循证口腔医学

第3版

主　编　史宗道　华成舸　李春洁
副主编　李　刚　陈　娥　苏乃川

人民卫生出版社

图书在版编目（CIP）数据

循证口腔医学 / 史宗道，华成舸，李春洁主编 . ——
3 版 . —北京：人民卫生出版社，2020

ISBN 978-7-117-29169-9

Ⅰ.①循… Ⅱ.①史… ②华… ③李… Ⅲ.①循证医
学 – 口腔科学 – 高等学校 – 教材 Ⅳ.①R78

中国版本图书馆 CIP 数据核字（2019）第 248552 号

| 人卫智网 | www.ipmph.com | 医学教育、学术、考试、健康，购书智慧智能综合服务平台 |
| 人卫官网 | www.pmph.com | 人卫官方资讯发布平台 |

循证口腔医学
（第 3 版）

主　　编：史宗道　华成舸　李春洁
出版发行：人民卫生出版社（中继线 010-59780011）
地　　址：北京市朝阳区潘家园南里 19 号
邮　　编：100021
E - mail：pmph @ pmph.com
购书热线：010-59787592　010-59787584　010-65264830
印　　刷：中农印务有限公司
经　　销：新华书店
开　　本：787 × 1092　1/16　印张：28
字　　数：681 千字
版　　次：2003 年 7 月第 1 版　　2020 年 4 月第 3 版
　　　　　2020 年 4 月第 3 版第 1 次印刷（总第 3 次印刷）
标准书号：ISBN 978-7-117-29169-9
定　　价：78.00 元
打击盗版举报电话：010-59787491　E-mail：WQ @ pmph.com
质量问题联系电话：010-59787234　E-mail：zhiliang @ pmph.com

编 者（中国作者以姓氏拼音为序，外国作者以姓氏首字母为序）

曹钰彬　四川大学华西口腔医学院

岑　啸　四川大学华西口腔医学院

陈　娥　四川大学华西口腔医学院

郭春岚　中国医学科学院北京协和医院

花　放　武汉大学口腔医学院

华成舸　四川大学华西口腔医学院

康德英　四川大学华西临床医学院

李　刚　空军军医大学口腔医学院

李　静　四川大学华西临床医学院

李春洁　四川大学华西口腔医学院

李幼平　中国循证医学中心

梁新华　四川大学华西口腔医学院

刘关键　四川大学华西临床医学院

刘雪梅　中国胸心血管外科临床杂志编辑部

马丽媛　四川大学华西口腔医学院

乔翔鹤　四川大学华西口腔医学院

瞿　星　四川大学华西口腔医学院

史宗道　四川大学华西口腔医学院

苏乃川　四川大学华西口腔医学院

王　萌　四川大学华西口腔医学院

王家良　四川大学华西临床医学院

卫茂林　中国循证医学中心

吴友农　南京医科大学口腔医学院

谢　尚　北京大学口腔医院

叶青松　School of Dentistry, University of Queensland, Australia

张国良　空军军医大学口腔医学院

张鸣明　中国循证医学中心

赵少峰　四川大学华西口腔医学院

Bickley SR   Cochrane Oral Health Group, University of Manchester
Fernandez LM   Cochrane Oral Health Group, University of Manchester
Glenny AM   Cochrane Oral Health Group, University of Manchester
Hooper L   Cochrane Oral Health Group, University of Manchester
Leese J   Cochrane Oral Health Group, University of Manchester
Littlewood A   Cochrane Oral Health Group, University of Manchester
Riley P   Cochrane Oral Health Group, University of Manchester
Worthinton HV   Cochrane Oral Health Group, University of Manchester

秘 书 曹钰彬 岑 啸

序　一

对客观的复杂现象通过思维做出的判断,不一定都是正确的。有时对同一客观现象,两个人做出截然不同的判断也屡见不鲜。作为医师,诊治患者的过程中,几乎时时刻刻在做出一个又一个判断,医师的正确判断对患者来说是生死攸关的。

对自然界最为复杂的生命现象以及疾病现象,要做出正确判断,正确的思维方法、逻辑思维过程当然十分重要,但是不仅如此,更需要循证。因为一个医师,即使是高明的医师,他们知识的大部分都取之于别人的经验、别人的成果、别人的结论,至于别人的东西是否真正正确,是否可以借用,也有一个自己正确判断的过程。如果以上两个过程都是循证的,医师诊治患者的误差将降到最低程度,这是每一个医师都盼望的事情。

当今是地球已变平,互联网技术快速发展到千家万户,大数据孕育而生也将随手可得的时代。由此,使得有关健康、疾病、预防、医学、医疗的信息已不再是医生独享的专利。在人们生活达到小康水平后,越来越关注健康、疾病防治的知识;越来越容易获取有关健康、疾病防治知识;人们越来越不满足传统有病求医的被动观念。生病的人们渴望主动参与治疗过程;渴望把传统诊治的神秘过程公开而透明。病人不再完全是大夫的病人;病人是他(她)所患疾病的主体;病人更是自己的病人,自己的健康与生命自己做主。在这样医疗语境下,要求医生每一步诊断、每一步治疗以及诊治全过程经得起医学伦理的拷问;经得起循证医学的拷问;对病人的诊治既是个性化的、又是最佳最适宜的,因而对于病人也是利益最大化的。所有这一切最后都要经得起病人及其亲人的拷问。千万不要以为这是医生道德层面的问题,现实已上升到法律层面。20世纪毕业的医学生,在他们本科教育时期,尚缺乏人文医学教育、社会医学教育和循证医学教育。当前紧迫的任务是所有在岗的医生必须补上这一课。循证医学应列入医学本科教育的必需课目和医学继续教育重点课目。循证医学的出现就是为我们提供这种需要,帮助我们去选择、运用知识,帮助我们去正确地判断。虽然国际循证医学网成立已几十余年,在口腔医学界应用该学科知识也已有十余年之久,然而在中国口腔医学界循证口腔医学可以说还不够普及,在治疗实践中自觉应用和遵守还有很大差距,高质量循证证据有关口腔医学的实例报告还很少,高质量的循证口腔医学研究成果更少,迫切需要全国口腔同仁们,尤其那些排头兵的口腔医学院奋起直追。

史宗道教授是我国口腔医学界最早在国外接受正规培训并获得临床流行病学理学硕士的口腔医学专家;也是我国最早参加中国循证医学中心的口腔专家。2003年出版了我国第一本《循证口腔医学》专著。接着2008年出第2版,眼下第3版也即将付梓。说明《循证口腔医学》深受广大口腔医务工作者的欢迎。第3版增加了近年循证医学最新进展和前沿动态;增加了有关健康医疗大数据、精准医学、临床路径的新内容;对学科研究设计、临床试验、新疗法、新技术和药物的临床应用作了更为全面的阐述;配合我国"健康中国"大思路发展战略,第 3 版还增加了口腔健康相关生存质量的测量与评价的新知识。参与编写的有的是我国循证医学的开拓者、有的是我国创建循证口腔医学的第一代专家,还有国外专家参编,因而第 3 版《循证口腔医学》具有权威性。它的出版将进一步推动我国循证口腔医学的发展。它应该是口腔医学临床专家、口腔医学实验研究人员、口腔医师、各类研究生和大学生的手头必备的参考书。

2019 年 6 月

序 二

史宗道教授主编的《循证口腔医学》第3版即将付梓,邀笔者再为之作序,欣然应之。

自《循证口腔医学》第1版问世以来已历14年之久,两次充实改进内容,对我国口腔医学界的影响甚大,起到了学习、应用和推广的效果。并促使一些学校成立了循证医学教研室,出版了《循证口腔医学》教材,丰富了口腔循证医学的教育。

随着循证医学理论与方法的新进展,以及临床实践中碰到的新问题,在新的第3版中取消了两章和另增加了5个章节新内容。其中,增加了循证医学的局限性及循证医学的伦理学考量。至于介绍口腔健康和相关生存质量的量表更是一件对口腔生存质量客观评价和口腔医学研究中一桩十分可喜的事。

循证医学(evidence based medicine,EBM)是在临床流行病学基础上发展起来的一门科学。它的优点是:通过科学化的研究方法应用流行病学与医学统计学手段寻求某类(种)疾病的最佳诊治方案,即"证据"以获得最好疗效,特别适用于药物的疗效评价。EBM以随机对照和盲法为基础设计出金字塔式的不同科研方法及可信度,以Meta分析为最可信结果等均为科研的科学设计严谨而著称。在较长一段时间内EBM被奉为经典,而对经验性的回顾研究而不屑;显然,这种认识是有一定片面性的。应当认识到EBM还有其局限性,它无法全面涵盖所有临床科研。

2012年,Concato在JAMA发表了医学循证(medicine based evidence,MBE)的文章,指出:经验仍是医学实践的主要特征。虽然经验性回顾性的研究具有研究假设不明确、无对照(或为历史性对照),随机化性不强,可比性不够,可能存在偏倚等缺点;但由于无RCT的严苛选择,缺乏事先研究的科研计划,没有设计的研究终点等,然而,恰好正是由于这些缺点,才能"真实反映出广泛患者人群的真实情况"。应当指出:Concato并不是反对EBM,而是提醒我们不能完全忽视临床实践经验。笔者也有同感:曾经的一个术前化疗效果回顾性研究结果,在后来进一步的前瞻性研究中竟然得出了几乎完全相同的结论。似也可以说明:在回顾性研究中,某些客观事物内部也存在有相似的规律。

2013年,JADA发表了Peterson等一篇关于应用某种药物减轻阻生牙拔除术后张口度影响的前瞻性研究中,得出的统计学差异是3.1mm,$P=0.03$,属差别显著,然而张口度仅差3.1mm,其临床上并无任何价值。说明统计学结论与临床结论上存在着明显差距。

再次,临床上的一些病例数少的罕见病,以及一些需要长期观察终点的疾病似也都无法用EBM研究所能解决。

总之,EBM优越性明显,但也有它的局限性,应当正确应用。当今,新的医学理念层出不穷：微创医学、转化医学、数字医学等，其中精准医学（precision medicine）更加受到重视。精准医学的发展始于对肿瘤及一些慢性病的认识的过程，随着各类分子医学，诸如基因组学、蛋白质组学、代谢组学以及网络通道等的发展，人类的多数疾病需要重新认识和分类、需要重新研究有效治疗方法。2011 年，美国科学院、美国工程院、美国国立卫生研究院及美国科学委员会共同提出"迈向精准医学"的倡议。科学革命可以是理念上的革命，也可以是技术层面上的革命。在上述新的理念中以循证医学、转化医学和精准医学关系最为密切。

  窃望循证口腔医学更加发达，凭其独有的优势为口腔转化医学以及口腔精准医学服务，取得更大的更多的成就！

上海交通大学口腔医学院
上海交通大学附属第九人民医院
2019 年 6 月

前　言

我国宪法规定,国家发展医疗卫生事业,发展现代医药和我国传统医药,保护人民健康。随着四个现代化的进程,社会经济和科学技术的发展,我国口腔医疗卫生事业包括口腔教学和医疗机构的数量、口腔医务人员队伍的规模、口腔医疗技术、设备和材料,龋齿等常见口腔重大疾病的预防,以及开展口腔卫生宣教等,与过去相比,都取得了巨大成就。但是,由于口腔疾病是人群患病率最高的一类疾病,如我国成年居民 85% 以上患牙周病,乳牙龋和恒牙龋的患病率居高不下,65 岁以上人群平均失牙高达 11 颗。然而大多数口腔疾病患者仍然没有得到及时的有效的治疗。牙齿的疼痛松动以及牙病引起的各种并发症严重影响着罹患者的身心健康,不仅如此,鉴于口腔与全身各系统的密切联系,一些严重威胁人群生命与健康的疾病如糖尿病、心血管疾病、妊娠不良转归的发生风险也与口腔疾病有关。

为了提高中国居民口腔健康水平,实现健康中国的国家战略,我国口腔医务人员与口腔医学服务有关的决策者和各相关行业从业者,都需要紧跟国内外口腔医学领域最新进展,将先进的理念与知识转化为自己的行动与实践,以病人为中心,将最新证据结合病人的社会心理状况及喜好制定最佳的个体化决策方案;在科学研究中设计在先,选择最佳研究方案,尽可能减少各种偏倚的干扰和影响,保证取得准确可靠的结果;在教学中以学生为中心,以问题为导向,实现将学生培养成为具有深厚人文底蕴、扎实专业知识、强烈创新意识、宽广国际视野的具有胜任力的精英人才的目标,使我国的口腔疾病防治队伍后继有人。为此,有必要学习和掌握循证医学(evidence-based medicine, EBM)的理论和方法。《循证口腔医学》的再次修订出版正是为了满足这种迫切需求。

临床流行病学(clinical epidemiology)是应用流行病学原理,探索群体研究的规律并用于指导临床实际的基础科学。该学科具有完整的方法学体系,是学好循证医学的基础,本书仍用约一半的篇幅系统介绍临床流行病学的理论和方法学知识。新兴的循证医学尽管只有二十多年的历程,但其概念和方法得到了全球医学界广泛认可,被看作临床医学的基础学科之一。世界医学教育联合会发布的本科医学教育质量改进全球标准(2012 年修订版)中关于教育计划及科学方法的项目中,对医学院校的要求是必须在整个课程计划中教授循证医学;在中华口腔医学会口腔医学教育专业委员会、全国高等医学教育学会口腔医学教育分会、中华医学会口腔医学教育学组提出的中国口腔医学本科教育标准(讨论稿)关于科学素质培养的项目中,要求口腔医学院校(系、专业)必须在整个教学期间实施科学方法及循证医学原理的教育,使学生学会批判性思维,了解一定的研究方法。由此可见学习和推广循证口腔医学的重要性和急迫性。

国际循证医学协作网 2013 年发布了至 2020 年健康世界发展战略,提出到 2020 年全球各国的卫生决策均应基于高质量的、相关的并且及时更新的科学研究证据。其口号是提供可信赖的证据促进决策的信息化以促进健康,并制订了详尽的年度规划。不管在国际上还是在国内循证医学的理论、方法和工具都是在不断发展和完善。我们在编撰《循证口腔医学》第 3 版过程中对此进行了深入学习,并注意贴近实践,结合国情反映循证医学的最新进展。取消了原第十四章循证医学与 Cochrane 协作网,原第十八章中文临床试验研究的检索。新增内容有:临床证据分级与 GRADE(第十八章)、临床试验注册与透明化(第二十二章)、知识转化(第二十三章)、患者安全(第二十五章)和临床路径(第二十六章)。在第一章增加了两节:循证医学的优势和局限性及临床医学研究的伦理学考量;在第三章增加了两节:同口配对随机对照试验及实效研究,第十章口腔健康相关生存质量的测量与评价,修改后着重介绍口腔健康相关生存质量的量表。

八年来,喜见循证口腔医学在我国口腔医学领域更加深入人心,得到了较好的发展,有志于从事循证口腔医学证据制作、传播的人才队伍不断成长壮大。四川大学华西口腔医学院成立了循证口腔医学教研室,使循证口腔医学的教学和科研工作更加系统化。本书第 1 版入选 2004—2005 年度教育部学位管理与研究生教育司推荐的"研究生教学用书",2007 年 4 月被全国高等医药教材建设研究会评选列入卫生部"十一五"规划教材。第 2 版获 2012 年四川大学校级优秀教材二等奖。这些与四川大学华西口腔医学院长期的坚定的支持密不可分,第 3 版的编写继续得到了四川大学华西口腔医学院的激励和大力支持。我院八年制岑啸同学在其繁忙的课程学习之余,在参考文献排序及一些章节的文字修改等方面也做了不少工作,特此致谢。

张震康教授和邱蔚六院士是中国口腔医学界领军人物,一贯坚定支持在我国发展循证口腔医学事业,李幼平教授曾经多年担任中国循证医学中心领导工作,积极参与 Cochrane 循证医学协作网的国际学术交流与合作,始终站在发展中国循证医学的最前沿,在第 3 版即将出版之际于百忙之中重新作序与跋,结合切身体会和对口腔医学和循证医学发展的高瞻远瞩,阐明了循证医学的宗旨,创新和对医疗卫生事业的贡献,对口腔医学的作用,指出了循证医学和循证口腔医学的发展前景及局限性,是阅读本书的重要指南。兹代表本书全体编委对三位前辈辛苦作序和跋表示衷心感谢。

本书编写过程中,得到了四川大学研究生课程建设项目(2017KCSJ046)的资助,在此谨表谢意。

本书是全体编写人员通力合作的结晶,更有赖于四川大学华西口腔医学院、Cochrane 协作网口腔卫生组(Cochrane Oral Health Group)、中国循证医学中心以及人民卫生出版社的大力支持,在此一并表示感谢。

亲爱的读者,学好用好循证医学并非易事,但是,它可以使口腔临床医务人员在承担繁忙医疗任务的同时保持与时代同步,始终站在时代最前沿,尽快成为学识丰富、医术精湛、善于解决临床疑难问题的口腔临床医学专家或科学家。让我们共同为创建中国的循证口腔医学,提高我国口腔医学水平而努力奋斗。

史宗道

2019 年 6 月

目　　录

第一章

绪　论

内容提要

　　临床流行病学立足临床、面向人群，是应用流行病学原理指导临床实际的基础医学科学，是基础科学与临床实践的桥梁，是发现和解决临床问题的重要手段。国际临床流行病学网络（international clinical epidemiology network，INCLEN）在推动临床流行病学的普及方面发挥了重要作用。循证医学作为新兴的学科，强调及时应用全球可得的可靠的证据指导临床实践和卫生决策，是大数据时代临床流行病学最重要的发展和延伸，对临床科研和临床实践有重要的指导意义。Cochrane 循证医学协作网极大地推动了循证医学理论的发展和完善，在全球范围内对各临床学科的发展产生了深远的影响。口腔临床医务人员有必要学习临床流行病学和循证医学的原理和方法，在尊重伦理学原则的基础上大胆实践，提高自身专业水平和实践能力。

第一节　临床流行病学的发展

　　为了更好地完成救死扶伤的天职，医务人员必须不断地寻求更加有效、更加安全、疗程更短、更经济的诊断和预防治疗方法，为此必须进行广泛深入的群体临床研究。为了更好地通过群体研究得出正确的结论，必须探索群体研究的规律。

　　临床流行病学（clinical epidemiology）是应用流行病学原理指导临床实际的基础科学。流行病学是研究疾病在人群中的分布、发生发展规律及其影响因素，探讨预防和控制这些疾病的对策与措施的科学。但是在生物医学模式盛行的时期，公共卫生学和临床医学高度分化，临床医生更关心个体病人的诊治，认为疾病调查和预防是公共卫生专业人员的任务，流行病学似乎和临床医务人员无关。在弥合临床医学和公共卫生学裂痕的进程中，流行病学发挥了特殊的桥梁作用。早在流行病学建立和发展的初期，Petty（1623—1687 年）、Frank（1745—1821 年）等学者就认为应该把个体病人放在自然、社会环境中来考察，临床医生的职责应该从医院和实验室扩展到社区和人群，不仅要从临床医学和基础医学角度认识疾病，还应该了解社会、环境、职业、行为以及风俗习惯等与健康状况紧密相关的各种因素。

　　20 世纪 70 年代，在洛克菲勒基金会工作的医学家 Kerr L、White 等认为无论对于医学还是公共卫生来说，作为群体医学分支的流行病学都是一门基础学科，其概念和方法应当被更广泛地理解和应用。除了器官、细胞和分子水平的研究外，许多重要的临床诊治措施需要甚至只能通过研究病人群体，在与正常人群的比较中取得。因此，应该帮助青年医师树立从群体看问题的观点，医院的服务要扩大到包括整个社区。这些认识促使洛氏基金会在美国、加拿大、澳大利亚等具有创新精神的大学资助建立了第一代临床流行病学与生物统计学培训中心（Clinical Epidemiology Resources Training Center，CERTC），设立了临床流行病学、生物统计学、社会医学和临床经济学硕士学位培养项目，主要任务是为发展中国家培训青年临床医师，使其成为临床流行病学骨干人才，将流行病学和临床医学有机结合，使学习者获得解决本地区卫生问题的方法和能力，改进医学教育和提高卫生规划水平。随后，由受过培训的临床医师在若干发展中国家建立了临床流行病学单位（Clinical Epidemiology Unit，CEU），其任务是根据当地卫生保健需要，定期监测社区健康状态，指导临床研究和评估卫生保健水平，把流行病学理论融合到医学教学中，建立新的临床模式，使临床医师具有群体观点，在注意降低医疗成本的同时保证医疗质量。在此基础上建立了国际临床流行病学网络（International Clinical Epidemiology Network，INCLEN），定期举行国际会议进行学术和经验交流。国际医学专家高度赞扬该项目，认为对临床医师进行临床流行病学、生物统计学和临床经济学培养是开创性的，对促进合理配置社会资源，改善大众健康起到了巨大的作用。

在我国卫生行政主管部门的直接领导和支持下，临床流行病学作为一个新的医学基础学科从 20 世纪 80 年代起得到迅速的发展。1980 年启动的 DME（design，measurement and evoluation，设计、测量与评价）项目在原华西医科大学及上海医科大学建立了 CEU，1983 年在华西医科大学、上海医科大学、广州中医药大学建立了国家临床流行病学培训中心，在这些中心工作的基础上，1989 年建立了中国临床流行病学网（China Clinical Epidemiology Network，China CLEN），1993 年建立了中华医学会临床流行病学分会，华西医科大学、上海医科大学 CEU 在 1994 年升级为 INCLEN 第二代临床流行病学培训中心，先后在 8 个医药院校建立了临床流行病学单位。从 1986 年起已陆续出版了多种临床流行病学专著，2000 年出版了卫生部规划临床流行病学教材。现在中华医学会临床流行病学分会已经更名为中华医学会临床流行病学与循证医学分会，每 1～2 年举办一次全国性学术会议，为全国临床研究提供理论指导和技术支持，将倡导循证医学作为己任，已经成为国内最具影响力的交流临床流行病学和循证医学新方法、新成果的平台。中国临床流行病学网各成员单位均是该分会的活跃成员，共同为提高促进临床科学研究和教学培训的质量，促进临床流行病学与循证医学的学科发展做出了巨大贡献。现在我国医药院校普遍为研究生和本科生开设了临床流行病学与循证医学课程，临床流行病学与循证医学已成为临床医师继续教育的必修课程。

在口腔医学领域接受国外或国内临床流行病学与循证医学专业训练的口腔医师数量不断增加，更多的口腔医务人员通过各地举办的临床流行病学与循证医学学习班得到了培训，临床流行病学关于科学研究设计与评价的原则在口腔临床研究中得到了广泛应用，提高了研究质量。

第二节　循证医学的兴起与发展

在 20 世纪最后一个十年，随着高质量临床研究逐渐增多，临床医务人员迫切需要更新知识,伴随着信息技术的高速发展,一个新的临床基础学科循证医学出现了。

　　循证医学(evidence-based medicine,EBM)这个词汇在20世纪90年代以前的医学文献中是没有的,是现代医学中的一个新鲜事物。1990年,加拿大McMaster大学医学院内科医生Gordon Guyatt在指导住院医师培训计划时,提出临床医生要"运用科学方法来决定个体病人的最佳处理方案",即将经过严格评价的文献知识用于帮助临床决策,并在其训练教材中用"evidence-based medicine"描述这种模式,于1991年在其发表的论文中对此进行了详细阐述。"evidence-based medicine"被译为"循证医学"肇始于原华西医科大学临床流行病学教研室。

　　循证医学的核心思想是在医疗实践中将最新最佳相关证据、临床医务人员个人经验与患者的实际状况和意愿三者相结合,为每个病员做出最合理的诊治决策。

　　个人临床经验是临床医师通过实践获得的知识、技巧和能力;现有的最好证据是指从基础医学研究、临床研究中产生的科学结论,如诊断试验的准确性和精确性数据、影响预后的重要因素、治疗和预防措施的效力和安全性结果等。患者意愿是患者价值观的体现,是患者对于治疗过程和目标的认知和期许。只有将三者完美结合起来才能对困扰人类的疾病不断推出更有效和更安全的诊治方法。

　　临床医务人员的个体经验非常重要,因为个体经验并不仅仅是其过去习得的显性知识的简单集合,还包括在长期医疗实践中形成的顿悟、直觉、洞察力、思维习惯、技巧和动手能力,表现为不易言传的隐性知识,具有独特的个体魅力和具体诊治病人的效力。缺乏临床实践经验的医生不可能合理地应用外部证据,因为这些外部证据并不一定适合于个体病人,需要医生结合病人个体状况量体裁衣;然而如果临床医生过分强调自己的临床经验而忽视应用外部证据,又会固守囿于环境的知识、成见和陋习,诊治决策缺乏科学性和效率,变成经验至上的匠人,甚者可能做出不利于病人的决策而不自知。

　　医生和患者是治疗活动的共同参与者,任何治疗活动都应该是在双方共同同意的基础上进行,忽视患者的意愿是有悖伦理学原则和医德的。

　　循证医学的起源应该追溯到两位著名的医学家。一位是英国的流行病学家和内科医师Archie Cochrane(1909—1988年),早在1972年Archie Cochrane就指出临床随机对照试验的结果应被视为可靠的证据,倡导使用被证明有明显效果的医疗保健措施,以应付卫生资源短缺。于1979年进一步提出应将特定病种同种疗法的所有随机对照试验结果合并进行分析,并随着新的临床试验的出现不断更新,使结论更加真实可靠。他的学生,著名的英国产科医生Iain Chalmers将其设想付诸实践,于1989年对类固醇药物治疗有早产倾向孕妇的随机对照试验进行了Meta分析,证明类固醇药物能明显降低婴幼儿死于早产并发症的风险。该研究结果在欧洲被广泛推广后,使欧洲新生儿病死率减少了30%~50%。

　　另一位是临床流行病学家和内科学家David L Sackett教授,他将流行病学、统计学及临床医学有机结合,创立了现代临床流行病学,是加拿大McMaster大学国际临床流行病学网络第一代临床流行病学与生物统计学培训中心的创始者。他在提出和发展临床流行病学的过程中建立的临床科研设计与评价的理论体系也正是循证医学的理论基础。1991年,Sackett教授的学生Guyatt在其论文中首次提出了"evidence-based medicine"一词。1992年,Sackett教授等创立了循证医学工作组(Evidence Based Medicine Working Group),应用临床流行病学原理指导临床实践和青年医师培训,并在国际著名医学杂志上发表了系列文章论述循证医学的理论和实践,在国际医学界产生了巨大的影响。他也是英国牛津大学英国循证医学中心的创建者。1997 年他主编的《怎样实践和教授循证医学》(*How to Practice and Teach Evidence-based Medicine*)一书出版,受到医学界广泛欢迎,激起广大医务人员学习循证医学的兴趣,被认为是循证医学发展史上的里程碑事件。

一个崭新的以 Cochrane 命名的非营利国际学术组织 Cochrane 协作网在循证医学初步发展的基础上于 1993 年诞生,在 25 年的蓬勃发展历程中日益壮大,进入 21 世纪,循证医学迅速被临床医学家所重视,大量的临床医师、统计学家、卫生经济学及社会医学专家等加入到循证医学的研究中,将循证医学原理和方法学运用到了医学的各个分支学科。Cochrane 协作网现有来自 130 多个国家的 11 000 多名成员,分布在全球的 19 个地区中心,56 个系统评价专业组,17 个方法学组,13 个领域。其宗旨是通过制作高质量的、临床相关的、可接受的系统评价及其他类型的合成研究证据,促进以证据为基础的医疗卫生决策,其愿景是世界各国的医疗卫生决策都应该整合高质量的、相关的、及时更新的合成证据,从而提高全世界的医疗卫生水平。该学术组织定期发行光盘期刊即循证医学图书馆 Cochrane Library,其中含系统评价资料库 Cochrane Database of Systematic Reviews(CDSR)、临床试验资料库等。

经 Cochrane 协作网批准,中国 Cochrane 中心于 1997 年正式注册成立,成为继巴西、南非后第三个发展中国家中心,现设在四川大学华西医院。

Cochrane 协作网从创立之时起,即获得国际医学学术界的高度推崇和赞赏,其对推动全球卫生事业发展做出的贡献被认为可与人类基因组计划相媲美。

作者于 2018 年 11 月 28 日在 PubMed 数据库用主题词 "Evidence-Based Medicine" 进行检索,发现自 1992 年以来每年发表的文章数量都有增长。在以每五年作为一个时间段进行统计时,从 1992 年到 2016 年的 25 年中,平均每年发表的相关文献量分别为 453、2 382、4 871、7 459、11 720 篇,显示了持续强劲增长的趋势。提示循证医学已经引起医学界的广泛重视,被看作临床医学的基础学科之一,是攻克临床科研难题、为病人制订合理的临床诊治方案、为医疗行政部门做好卫生决策、减少资源浪费、提高医疗卫生水平的犀利武器,不但医学生、研究生应该学习,任何专业、任何级别的临床医护人员,不管在何种地区、何种级别的医疗单位工作,都应将循证医学作为继续教育内容之一进行学习。图 1-1 为 1992—2018 年 Pubmed 中收录的以 "evidence-based medicine" 为关键词的文献数量。

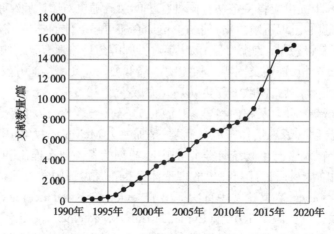

图 1-1

第三节 循证口腔医学的兴起与发展

循证口腔医学(evidence-based stomatology,EBS)是指口腔临床医务人员在防治口腔疾病的医疗活动中,自觉地应用相关的最佳证据指导实践,与自己的临床经验结合,针对病人的局部及全身情况,根据病人治疗需要和意愿做出临床决策。这里所指的最佳证据,首先是指综合若干随机对照试验而做出的系统评价(systematic review)或 Meta 分析的整合的结论,如果没有相应的系统评价或 Meta 分析,则应尽可能采用单个临床随机对照试验做出的结论。因为就真实性(validity)和可靠性(reliability)而言,系统评价或 Meta 分析的偏倚(bias)相对最小;随机对照研究在各种临床设计方案中被认为是最佳方案,其产生的结论属于最佳证据。其次是指有对照临床研究的证据,如队列研究、病例对照研究、断面调查研究等,其论证强度取决于是否具有良好的科研设计、是否能很好地控制科研中的偏倚。如果缺乏上述证据,没有对照的描述性研究也可能提供一定的决策线索,专家提出的相关建议也有一定参考价值。临床经验是指在长期认真严肃的工作过程中积累的,适应于本地区、本单位具体情况的最佳经验,对于有长期工作经历的医务人员来说,可以是个人的经验,对年轻的医生来说,应该是指上级医师的经验,多个医师会诊得到的集体经验更应予以珍视。病人对治疗的需求和意愿是指病人在完全了解病情和多个备选方案的情况下,根据个人身体状况、经济状况以及对预后的期望做出的理智的判断。

最佳证据并不是随手可得的。必须具有寻找文献、评价文献的能力,才有可能得到最佳证据。循证口腔医学不可能对所有的口腔疾病提供菜单式的治疗计划,而是要求根据病人的具体情况和治疗需求去寻找证据,做出最优治疗决策。因此首先要求口腔医务人员具有崇高的医德,把病人的疾苦放在第一位,没有强烈的责任感和事业心作为动力,就不会有坚定的毅力,费尽千辛万苦去寻找最佳证据。

Cochrane 协作网口腔健康组(Cochuane Oral Health Group)是 1994 年成立的,设在英国曼彻斯特大学牙学院,现有来自 40 个国家或地区的正式成员,主要工作是为全世界口腔医务人员提供高质量的临床相关的系统评价及其他合成证据。据口腔健康组统计,在 Cochrane 图书馆光盘杂志发表的口腔医学系统评价的影响因子于 2017 年达到 5.34,在 90 个国际口腔医学杂志中其影响因子水平排名第三位。其中不少系统评价被作为制订临床指南的证据,或被作为启动大型随机对照试验及真实世界研究的主要依据,说明循证医学证据可以促进口腔医学研究及临床实践,为推动全球口腔医学事业的发展做出积极贡献。在中国口腔医学领域,在中华口腔医学会领导的高度重视与支持下,口腔循证医学得到迅速发展。多个医学院校发挥了带头作用。如四川大学华西口腔医学院在培养国内第一代第二代口腔临床流行病学骨干、参与中国循证医学中心有关口腔医学领域的循证医学教学及科研工作及制作口腔系统评价等方面做出了开创性的工作:从 2000 年起,即为本科生开设了《口腔临床科研设计》课程;于 2003 年主编出版了国内第一部《循证口腔医学》专著(其第二版在 2008 年出版),中华口腔医学会会长张震康教授及副会长邱蔚六院士亲自为其作序,号召全国口腔医务人员学习和实践循证医学,该书 2005 年被教育部评为研究生教材,2007 年被列为卫生部"十一五"国家级规划教材。北京大学口腔医学院在中华口腔医学杂志发表了论述口腔循证医学临床应用的系列文章。武汉大学口腔医学院于 2018 年建立了循证口腔医学中心。用"循证口腔医学"作为关键词于 2018 年 11 月 29 日在百度中检索,相关的教材、专著、论文、消息等共有 223 000 条记录,提示循证口腔医学在我国确实已经有了很大的发展。

邱蔚六院士 2005 年在中国循证医学杂志发表述评,对此前全国循证口腔医学的进展做了详尽的总结,指出学习循证医学对提高口腔医学临床科研和诊治水平的重要性。王兴(2008)在一篇会议论文中指出,循证医学是当今世界医学领域最重要、最活跃、最前沿的新兴学科,循证医学就是遵循现有最好的证据进行临床实践和制订宏观医疗卫生决策,实施循证医学将会不断淘汰现行无效的医学干预措施,防止新的无效的措施进入医学实践,从而不断提高医疗卫生服务的质量和效率,充分利用有限的医学资源。

近年来,中华口腔医学会各专业委员会在其学术活动中强调和鼓励应用循证口腔医学的原理和方法进行科学研究和临床实践,更多高校的口腔医学院系开设了循证口腔医学课程。

随着网络技术的发展,处理大数据方法的改进与实现共享,循证医学新方法如网络Meta 分析、贝叶斯 Meta 分析、前瞻性系统评价等的出现,为推动循证医学的高速发展起到了很大作用。各种相关工具的出现,如 Revman5.3、GRADEprofiler、R 软件等,使证据及文献的评价不断完善,CONSORT 报告清单、PRISMA 报告清单等也为循证医学的不断发展增添了新的手段,循证口腔医学在融入这些进展后,将会在提高我国口腔医疗、科研和教学方面发挥更大的作用。

第四节　认真实践循证口腔医学

一、循证医学的优势

循证医学强调最佳证据与医生经验及患者需求的结合,从不同角度对证据进行客观公正的评价,基于数理统计方法整合证据,强调在疾病诊治实践中应用证据制订个性化的方案,充分体现了理论与实践的完美结合。

例 1:一位左舌溃疡经久不愈的患者,活检考虑为左舌鳞状细胞癌,临床诊断为左舌癌($T_2N_0M_0$),确定颈部是否存在转移灶有助于制订合理的治疗方案,主管医师决定首选无创性检查手段。为此查阅了影像学检查文献,发现有的临床研究显示颈部淋巴结 B 超检查较其他检查方法能更好地诊断患者颈部是否存在淋巴转移,另外的临床研究却显示 MRI 相对于B 超在诊断颈部淋巴结转移上更有优势。在这种情况下,该临床医师作何选择?

首先,我们可以利用证据分级的原则,在这两篇研究中采用证据等级较高的一篇研究提出推荐意见。然而当两篇研究的证据等级无明显差异时,又应该如何解决这一问题呢?一个可能的方案是收集所有的相关研究,通过 Meta 分析和系统评价,来比较两种方式诊断效能的优劣,基于数理统计方法进行相对准确的比较。一般来说完成这样一篇系统评价可能需要数月的时间,有必要首先确定是否已有其他作者进行过该项工作,如有则节约了临床决策的时间。

例 2:一名 60 岁的高血压患者需要拔除因牙周病松动的上颌左侧第一磨牙,病人惧怕深部注射,要求应用少量局部麻醉剂浸润注射达到无痛效果。拔牙前血压为 180/110mmHg,是否可以运用盐酸阿替卡因肾上腺素注射液? 若可以,其剂量多少为宜?

类似这样的问题可能是很多口腔医师每天都会面对的,但是可能已经被其他医师通过临床试验或系统评价解决了,那么,如果遇到临床问题的口腔医师能随手检索可提供相应证据数据库,这样的问题就能及时解决了。

国际循证医学网络汇集全世界各医学专业临床医务人员根据特定临床问题制作的系统评价和 Meta 分析以及临床试验结果,以 Cochrane 图书馆的形式提供光盘或网络查询服务,是寻求临床问题答案的首选途径。此外,循证医学更以其循证的理念促使临床医务人员尊重证据,追求最新最佳证据,永无止境,这就是循证医学优势所在,是循证医学为当代医学做出的贡献。

从全世界范围来看,在口腔医学领域内有成千上万的医护技及科技工作者在辛勤地工作,每天都可能产生新的有价值的证据,其中部分会发表在口腔及其他相关专业杂志上,但是繁忙的口腔临床医务人员有足够的时间大量阅读这些杂志吗?

一项关于英国内科临床医师阅读医学文献时间的调查报告显示:这些医师过去一周内阅读时间的中位数不超过 90 分钟,高年资住院医师以上的各级医师中,有 15%～40% 在过去一周内未阅读过任何医学文献。口腔医生的繁忙程度有过之而无不及,我们的亲身体验及观察表明,繁忙的口腔临床医生读书的时间是非常有限的,迫切需要经过整合的证据,不仅是因为其质量更高,偏倚更少,重要的是其需要阅读的文献数量大大减少了。

然而,不同的研究证据其真实性程度是有差异的。口腔临床医生作为证据的使用者除需要扎实的专业知识外,还必须具备科学评价文献的理论知识、方法和技巧,能准确的评价证据,才能有效的应用证据,这就需要口腔临床医生学习临床流行病学、生物统计学以及循证医学。

有研究表明,医务人员掌握最新知识的水平与从医学院毕业的年限之间呈显著负相关关系,这是不注意获取临床医学研究新证据、新知识的结果,其直接的影响就是临床技能逐渐减退,从而影响医疗质量。因此,我们应该学习和实践循证医学,善于查询和应用他人进行临床医学研究的结果,才能不断充实自己,不断提高临床医疗质量。

二、如何实践循证口腔医学

实践循证口腔医学包括四个步骤。

第一步:"聚焦"临床相关问题。使用过机械相机的人都有聚焦的体验,即只有调好镜头焦距,使焦点位于相机内的负片上,成像才清楚。拍好每一张照片都少不了聚焦的功夫。对一个诚实的、善于思索的口腔临床医生来说,在每天的临床实践中都会碰到新的问题。这里所指的临床问题,是临床医生在诊断治疗病人的过程中感到不清楚、没有把握、需要新的证据的问题。可以是诊断试验和/或治疗方案的选择问题、病因和危险因素问题,也可以是关于疾病的预后问题。事实上,不是没有临床问题,而是经常可能出现有大量问题需要解决的情况,在这种情况下只能选择急需回答的重要的问题。在开始阶段这种问题往往范围较大或者不太确切,为了方便文献查询,应该把问题具体化,如特定的性别、年龄段、具体的疾病病种、或某病种的具体临床期别、具体的治疗措施、药物剂量、用法,具体的疾病结局及其测量方法,特定疾病的预后等,形象地说就是把一般的临床疑问"聚焦"为可查询的临床问题。从上述描述的提出问题的过程来看,只有具有丰富的专业知识,又具有敏锐观察能力者才能做到这一点。

　　第二步:利用现有的检索手段查全、查准文献。首先,可以通过读者自己手边、所在单位图书室或图书馆的有关教科书、专著及现有期刊,寻找线索。然后充分利用现代信息手系统检索所有可得到的数据库,例如检索 Cochrane 协作网出版的 Cochrane 图书馆光盘、美国国家医学图书馆的 MEDLINE 数据库、我国的中文生物医学数据库等,争取查全、查准文献。

　　第三步:评价证据。用临床流行病学与循证医学的理论评价文献证据是临床医生应当掌握的基本功。

　　对任何一种设计类型的文章都应该从对象的选择、暴露因素及结局的测量、统计分析方法的运用、可能出现的偏倚因素及研究者如何采取措施减少或避免这些偏倚因素影响等方面实事求是地进行评价。对证据的评价还要注意其重要性及特定条件下应用的可行性。

　　第四步:整合最佳证据于临床实践。这是循证医学实践中最重要的一步。其原则是在考察证据科学性、重要性及可行性的基础上,结合个人经验积累和病人的治疗需求与喜好作出最佳临床决策,并对应用证据的后效进行实事求是的评价。

　　中华口腔医学会原会长张震康教授在评论学习循证口腔医学必要性时指出,传统医学模式在国内口腔医学界的影响仍然较深,存在着学风浮躁的现象,口腔临床实践中不少治疗方法未经随机对照试验验证,口腔医学杂志中高质量研究文章较少,与国际同行相比差距很大,因此提出下列建议:

　　1. 在口腔学术期刊上大力宣传、介绍循证医学,使口腔医学工作者树立循证医学的观念,掌握循证医学基本知识和技能。

　　2. 在口腔临床研究中提倡严谨的治学作风,避免急功近利、重数量不重质量的现象,加强临床科研设计的指导与培训。口腔专业杂志要大力推荐和鼓励采用随机对照试验方法的研究,提高论文的学术价值,从而提供更多的有价值的临床证据。

　　3. 为口腔医学研究生、本科生开设临床流行病学与循证医学课程,或者在临床流行病学中增加循证医学内容。

　　4. 引入循证医学的证据评价体系评价各级科研成果。

　　5. 对口腔专业杂志编辑和审稿专家进行临床流行病学与循证医学培训,加强编者与读者的交流,鼓励读者对已发表的文章进行分析和评价。

　　6. 经常开展对常见病的常用疗法、技术、设备和材料等的卫生技术评估。

　　7. 定期更新口腔科常见疾病诊断治疗的临床指南,建立包含最佳口腔医学证据的数据库,使临床医生能及时查到证据,有效地利用证据。

　　8. 中国口腔医务人员创造的证据也是对世界医学宝库的贡献,为此需要加强国际学术交流,进一步推动循证医学在我国口腔医学领域的发展。

　　我们应该尊重口腔医学界权威人士的建议,通过实践循证医学,把口腔医务人员紧密地和现代医学科学的最新进展联系在一起,把个人的经验和人类社会的知识积累连接在一起。我们相信,认真勤奋实践循证口腔医学的医生将会成为口腔医学领域最佳证据的使用者(user),也将是最佳证据的提供者(doer)。实践循证口腔医学的最终目的在于帮助临床医生为他们诊治的病人制订信息化、个性化的决策,提高口腔疾病诊断和治疗水平,病人是最大的受益者。人民群众卫生保健水平的提高为国家社会经济发展提供了健康的人力资源,由于卫生资源的合理利用,更多的口腔疾病状况将得到有效控制,而有利于整个国民经济的发展。由于医疗决策合理,减少了医疗差错和事故的发生率,治疗成功率得到提升,也将提高口腔医务人员个人及其医疗机构的社会和学术声望。

第五节 循证医学与伦理学

循证医学强调充分考虑患者意愿,追求为患者提供最佳的诊断和治疗手段,因此与患者的利益高度一致,完美契合伦理学的要求。循证医学提供的二次研究证据是建立在高质量临床研究的基础上,是否遵循伦理学的规范,保证患者的利益是被评价为高质量临床研究的基本条件。因此,循证医学是在伦理学指导之下发展、遵循伦理学原则的基础学科。

一、医学伦理的发展历史

伦理学(ethics)准则和规范从医学开始出现时随之产生。中西方医学家在这方面的论述可谓异曲同工,相得益彰。西方医学侧重于医务人员尽于职守并尊重患者的基本权利和隐私;中国医学家则更侧重于医者的素质和专业技能,提倡悬壶济世的精神。

随着医学、社会学、人类学等学科的发展,医学伦理学逐渐发展成为一门学科。基于对二战时期纳粹分子的反人类的、不人道的医学实验的审判和反思,《纽伦堡准则》(*Nuremberg Code*,1946 年)成为当代第一个成熟的有关医学试验的全球性行为准则。随后,相继通过了《日内瓦宣言》(世界医学协会日内瓦大会,1948 年)、《国际医德守则》(伦敦守则,1949 年),明确指出病人的健康是医务人员要首先关心、具有头等重要地位的问题,医务人员应无例外地保守病人的秘密,对同事如兄弟,坚持医业光荣而崇高的传统职业道德准则。针对医学临床试验中出现的以孕妇服用反应停致"海豹婴儿"出生等为代表的一系列不良事件,世界医学协会联合大会于 1964 年 6 月在赫尔辛基举行的第十八届大会上通过了《赫尔辛基宣言》(*Declaration of Helsinki*),成为医学临床试验所必须遵循的伦理学法则。

从 20 世纪 70 年代以来,世界各国针对安乐死、基因工程研究、器官移植、体外授精等相关的伦理问题展开了讨论,尽管社会发展水平和文化背景的差异导致各国对这些新的医学课题的伦理法则也有一定的差异,但依然在全球范围内形成一定共识,制定的重要法规有:悉尼宣言(1968 年)——关于死亡道德责任和器官移植的伦理学原则;东京宣言(1975 年)——关于对拘留犯和囚犯给予折磨、虐待、非人道的对待惩罚时,医师的行为准则;夏威夷宣言(1977 年)——关于精神病医生的道德伦理原则等。

在以往的文献中较少交待医学伦理审核的情况,但现在医学期刊等已经普遍重视医学研究的伦理问题,要求作者提供医学伦理审查的意见,尤其是受试者知情同意的情况。

二、临床医学研究所需遵循的伦理规范和法则

(一) 临床医学研究应遵循的规范

为了取得试验药物或医疗器械材料临床使用许可,必须进行临床研究。为了保护受试者的尊严、权利、安全和福利,以及研究结果的可靠性,必须对所有临床试验进行伦理学的审查并要求研究者遵循相关的伦理学原则。目前通行的伦理学审查管理办法和伦理原则都是基于《赫尔辛基宣言》来制订的,主要法规包括:国际医学科学组织委员会(CIOMS)的《人体生物医学研究国际伦理指南》、人用药物注册技术要求国际协调会议(ICH)的《药品临床试验管理规范》(*Good Clinic Practice*,GCP)和世界卫生组织的《生物医学研究审查伦理委

员会操作指南》等。

我国药物临床试验的规范化管理从本世纪初开始强化,并逐渐与国际接轨,目前主要遵循的法律法规有:食品药品监督管理局颁布的《药物临床试验质量管理规范》(2003 年)、《医疗器械临床试验规定》(2004 年),与之相配套,药物临床试验的伦理审查遵循食品药品监督管理局颁布的《药物临床试验伦理审查工作指导原则》(2010 年)和国家卫生健康委员会颁布的《涉及人的生物医学研究伦理审查办法》(2016 年)。

(二) 临床医学试验必须遵循的伦理学基本原则

根据《赫尔辛基宣言》的基本精神和我国卫生健康委员会颁布的《涉及人的生物医学研究伦理审查办法》,涉及人的医学试验必须遵循下述基本原则:

1. 项目科学性　临床试验的合理性和科学性是医学伦理的基础,所有的临床试验必须目的明确、设计合理、质量可控和操作规范,因为任何不科学的、无法保证试验结果可靠性的临床试验都是浪费研究者和受试者时间和精力的,并可能使受试者暴露于无法预知和不可控的风险中,不符合基本的伦理道德。

2. 知情同意原则　尊重和保障受试者对是否参加研究的自主决定权,严格履行知情同意程序,防止使用欺骗、利诱、胁迫等手段使受试者同意参加研究,允许受试者在任何阶段无条件退出研究。

临床试验中,患者不管是否愿意参与临床试验,均有权得到接受规范治疗的权利,不得以患者是否能接受完善治疗来要挟其参加临床试验。研究者有义务主动告知受试者选择的权利。

3. 控制风险原则　临床研究中,应首先将受试者人身安全、健康权益放在优先地位,其次才是科学和社会利益。研究风险与受益比例应当合理,力求使受试者尽可能避免伤害。

比如在对照组的设置方面,从理论上来说,安慰剂对照或空白对照是最佳的,但在临床已经有公认的或者可接受治疗措施的前提下,作为对照组参加试验的患者,应根据不伤害原则,给予标准的或者可接受的治疗措施。对干预措施的要求是,预计其应能取得优于或至少不劣于现有的治疗方案。

临床试验中出现的不良事件将为日后的临床应用提供重要的参考,临床试验中应重视对不良事件尤其是严重不良事件的报告和管理,因为不良事件有可能与试验药物或器械有关。

4. 免费和补偿原则　临床试验应当公平、合理地选择受试者,对受试者参加研究不得收取任何费用,对于受试者在受试过程中支出的合理费用还应当给予适当补偿。当然,在临床研究中也不主张给予受试者过高的补偿,以避免受试者单纯为了经济利益而罔顾自身安全参加临床试验。

5. 保护隐私原则　研究者应切实保护受试者的隐私,如实将受试者个人信息的储存、使用及保密措施情况告知受试者,未经授权不得将受试者个人信息向第三方透露。

受试者应知晓其权利,同时也应知晓为了保证临床试验的质量和受试者的权利,相关检查部门和伦理委员会委派的检查人员会得到其身份识别信息,但会严格保密。个人隐私的保护也是非干预试验和实验(如调查问卷、病例回顾研究、以病理标本为主要研究对象的研究等)的伦理审查重点。

6. 依法赔偿原则 受试者因参加研究而受到损害时,应当得到及时、免费治疗,并依据法律法规及双方约定得到赔偿。对于在研究中受试者损害风险较大的项目,通常会签订临床试验保险协议,由第三方(常为保险公司)来保证受试者的相关权益。

7. 特殊保护原则 对儿童、孕妇、智力低下者、精神障碍患者等特殊人群的受试者,应当予以特别保护。伦理审查时会对受试者的来源进行考察,对有可能受到明显或隐含胁迫的群体予以特别关照,比如:求助于研究者的患者是否会因为讨好研究者以保证其治疗而参与试验;参与试验的未成年人参加临床试验是否得到其法定监护人的同意;研究者或试验相关单位的员工或学生是否会因行政性手段影响而被迫参加试验等。

三、申请医学伦理审查的注意事项

负责医学试验伦理审查的机构常见的有两类,一类是地区性的伦理审查机构,即独立于任何机构的医学伦理委员会(Independent Ethical Committee,IEC),另一类是机构(医疗机构、学校或研究所等)内的审查部门(Institutional Review Board,IRB)。两类伦理审查机构出具的评审意见都是有效的。我国目前区域性伦理审查机构尚未成熟,根据《涉及人的生物医学研究伦理审查办法》的规定,主要由医疗机构内的医学伦理委员会负责医学研究的伦理审查。

(一)申请伦理审查研究项目的范围

从理论上来说,所有涉及人及人体标本的科学试验都要进行伦理学的评估和审查。某些临床试验,仅涉及患者废弃的体液、分泌物或标本,也应递交伦理审查。这类临床试验(实验)的伦理学考量重点在于个人隐私信息的保护和生物安全保护。不同类型研究涉及的伦理问题的深切度不同,对伦理审查的要求也不同,这个判断只能由伦理委员会做出。

(二)伦理审查的时间

任何研究项目均应在获得伦理批准之后开始实施,其判断标准是首例受试者的纳入时间应晚于伦理批件签署时间。一般伦理审查的批件均有确定的有效时间,研究者若无特殊原因均应在这个有效时间内启动临床试验,第一例受试者的入组时间不得晚于有效期截止日期。

(三)伦理审查的方式和决议

根据项目涉及的伦理风险的差异,伦理审查可采取会议审查、快速审查(简易审查)。快速审查程序仅适用于风险极小的研究项目或项目进行过程中风险极小的方案修订,其结果和理由应在例会上向委员会报告。会议审查和快速审查的决定可以是同意实施研究方案、建议修改后实施、建议修改后重新审查、不同意、停止/中止该项目研究等。

需要特别指出的是,对于特定的弱势群体,伦理委员会必须进行会议审查(如涉及未成年人的临床试验等)。

(四)受试者的补偿和受益

任何临床试验均应遵循完全自愿原则,给予受试者的补偿是为了补偿其为了参加试验所付出的时间和经济成本而言,不提以高额的补偿吸引受试者参与临床试验。而受试者的受益主要是疾病得到治疗、控制,以及作为特定患者群体所得的利益。

(五)知情告知和自愿同意

所有临床试验均应有项目针对性的知情告知和同意书。所有参加临床试验的受试者均应签署该同意书。

（六）不良反应监测和应急预案

在交付审查的研究方案中，应对可能发生的不良反应及应对措施进行充分的说明。当试验过程中遇到严重的不良反应或者受试者面临额外的严重风险时，试验者可立即暂停试验，或者修改方案、增加防范和补救措施，以保护受试者的权益。这种改变可以根据其危急程度由项目负责人决定实施，但应在事后立即呈报伦理委员会。

伦理委员会批准研究项目的基本标准是：坚持生命伦理的社会价值；研究方案科学；公平选择受试者；合理的风险与受益比例；知情同意书规范；尊重受试者权利；遵守科研诚信规范。在递交伦理审查申请时，研究者应关注上述各个方面。

（史宗道　李春洁　华成舸）

参考文献

1. 李幼平，李静，孙鑫，等. 循证医学在中国的起源与发展：献给中国循证医学 20 周年. 中国循证医学杂志，2016，16（1）：2-6
2. 邱蔚六，郑家伟. 提高口腔医学临床科研和诊治水平. 中国循证医学杂志，2005，5（11）：809-810
3. 史宗道，石冰，陈娥，等. 在我国口腔医学领域应用临床流行病学与循证医学的现状调查与分析. 中国循证医学杂志，2001，1（2）：102-105
4. 史宗道. 循证医学与口腔医学. 上海口腔医学，2001，10（4）：289-292
5. 王兴. 临床研究中的循证医学原则应用——从一篇临床研究论文获奖谈起［C］.// 江苏省第九次口腔医学学术会议论文集 .2008：1-2
6. 中华人民共和国卫生健康委员会. 涉及人的生物医学研究伦理审查办法［Z］. 2016-10-12
7. Evidence-Based Medicine Working Group. Evidence-based medicine. A new approach to teaching the practice of medicine. JAMA，1992，268（17）：2420-2425
8. GUYATT G H. Evidence-based Medicine. ACP Journal Club，1991，114（S2）：A16
9. LAZER D，KENNEDY R，KING G，et al. The parable of Google Flu：traps in big data analysis.Science，2014，343（6176）：1203-1205
10. WORTHINGTON H V，GLENNY A M，MAULEFFINCH L F，et al. Using Cochrane reviews for oral diseases. Oral Disease，2010，16（7）：592-596

思考题

1. 临床流行病学的定义是什么？是怎样发展起来的？
2. 循证医学的定义是什么？是怎样发展起来的？
3. 如何才能更好地实践循证口腔医学？
4. 如何在临床医学研究中贯穿伦理学原则？

第二章

口腔疾病负荷与临床科研切入点

 内容提要

口腔健康是全身健康的重要部分,口腔疾病常见多发,各个年龄段的人群都可能罹患,不但影响病人的重要功能,对其生命质量有严重影响,治疗相对复杂昂贵,给病人个体、家庭及社会造成较大的负荷。定期测量口腔疾病负荷有助于促进国家卫生决策,评价口腔疾病干预措施的效果,改善口腔卫生服务。口腔临床医务人员要善于寻找科研切入点,提高科研质量,不断取得突破性进展,持续有效地减少口腔疾病的负荷。

在医药卫生事业高度发达的当今时代,在大规模传染性疾病基本控制的情况下,在中、高收入国家以慢性疾病上升为主要的疾病负荷,在发展中国家也日益凸显其重要性。口腔疾病(oral diseases)就是这种慢性疾病的重要组成部分。口腔疾病是指口腔颌面部器官、组织的结构及其功能的异常或丧失,其发生和发展对全身健康、语言交流、表情及精神心理等也有重要影响。在人群各种健康问题中,口腔疾病是最常见的一种,几乎每一个人在其一生中都可能经历某种口腔疾病。

口腔疾病负荷(burden of oral diseases)是从群体角度对口腔疾病发病情况及其严重程度的测量和描述。准确测定口腔疾病负荷,不仅便于与全身其他各种疾病负荷相比较,作为政府制订全面卫生政策的参考,也便于对各种口腔疾病的严重性作比较,有利于确定口腔疾病防治的重点。对特定时点、特定人群、特定地区口腔疾病负荷的准确评价和再评价,也是筛选最佳防治措施的必要手段。此外,还应该从口腔疾病对个人生命质量造成的损失,对个人、家庭和社会造成的经济损失测量其负荷,其方法学参见第十章和第十一章。

一个国家的国民口腔健康水平,是这个国家整体健康水平的缩影,因为它反映出人们的卫生习惯和健康意识。对口腔疾病负荷的准确评价,不仅需要具备精湛的专业知识,明确的诊断标准,方便实用、准确可靠的诊断器械和设施,还需要研究者具有临床流行病学、生物统计学、卫生经济学和社会医学知识,善于从群体的角度,社会的角度,卫生经济和生命质量的角度准确评价口腔疾病负荷。

第一节　口腔疾病负荷的常用测量指标

一、用率表示的指标

当观察对象按照某种属性予以分类时,其分类结果称为分类变量或定性资料,按照属性是否有序又分为有序和无序两组种情况:无序定性资料也称为计数资料,如性别中的男女、四种血型的分布等;根据变量值之间无等级关系,有序资料又称等级资料。

在一定数量的人群中,某种疾病和健康属性发生的密度可以用其发生频数即率来表示。

(一)患病率

患病率(prevalence)是指对某种口腔疾病在某个时点、某特定人群中进行测量时,该病新老患者总数占该人群总数的比例(式 2-1)。

$$某病患病率 = \frac{某特定时点该病新老患者总数}{该时点受调查人群总数} \times k \qquad (式\ 2\text{-}1)$$

$$k = 100\%, 1\,000/1\,000 \cdots, 10\,万/10\,万$$

例如:2015 年第四次全国口腔健康流行病学调查 5 个年龄组中 12 岁男性恒牙患龋率可通过此公式计算:

$$全国城乡\ 2015\ 年抽样调查时\ 12\ 岁年龄组男性恒牙患龋率 = \frac{全国城乡\ 2015\ 年抽样调查时\ 12\ 岁年龄组男性恒牙\ DMFT>0\ 人数}{全国城乡\ 2015\ 年抽样调查时\ 12\ 岁年龄组男性总数} \times 100\%$$

DMF:龋失补,*D*= 牙齿有明显的龋洞、明显的釉质下破坏(潜行性龋)或可探及明确的软化洞底或洞壁的病损时,诊断为龋齿;*M*= 失牙;*F*= 龋齿已充填。

第四次全国口腔健康流行病学调查结果显示我国 5 岁儿童乳牙龋病的患病率为 71.9%,12 岁儿童恒牙龋病的患病率为 38.5%,35~44 岁中年人龋病患病率为 89.0%,65~74 岁老年人龋病患病率为 98.0%。与第三次调查结果比较,5 岁组、12 岁年龄组龋病患病率明显上升,35~44 岁年龄组也稍有上升,65~74 岁年龄组患病率略有下降,此外还新增 55~64 岁年龄组的龋病患病率(95.6%),学龄前儿童也增加了 3 岁、4 岁两个年龄组。在第三次全国口腔健康流行病学调查中,中年组人均失牙数为 2.6 颗,老年组为 11 颗。如果不计算第三磨牙缺失,35~44 岁组人均失牙 0.9 颗,65~74 岁组 8.3 颗,著名牙周病学家曹采方教授对该计算方法中对失牙的解读提出了质疑。认为中老年组失牙的数据提示大多数失牙发生在中年以后。而国内外研究均证明牙周病是成年人失牙的首位原因,如国内报道牙周病占拔牙原因的 44%,是高于龋齿的,因牙周病拔牙的高峰年龄为 51~61 岁。认为将中、老年的失牙都归因于龋齿缺乏科学依据。最好以龋补牙为患龋指标。在 2015 年 9 月 17 日发布 2016 年 2 月 1 日实施的中华人民共和国卫生行业标准《口腔健康调查检查方法》(WS/T472-2015)中,对失牙原因有了明确规定,即不能以正常替牙解释的儿童乳牙丧失均记为因龋失牙,30 岁以下者需区分牙缺失是因龋还是其他原因,30 岁及以上者的牙缺失均记为"因其他原因缺失",包括第三磨牙。

各种口腔疾病都可以用患病率表示其在人群中的分布情况,但是首先要确立对疾病诊断的准确性,此乃计算患病率的基本要求。现在常用的患病率指标还有根龋患龋率、氟牙症患病率;反映牙周健康情况的牙龈出血检出率、浅牙周袋检出率。深牙周袋检出率、牙周附着丧失≥4mm 检出率、牙周附着丧失≥6mm 检出率、牙周附着丧失≥9mm 检出率及牙周健康率;反映失牙治疗情况的义齿修复率、某类义齿修复率(种植义齿、固定义齿、可摘局部义齿、全口义齿、非正规义齿、有缺牙未修复等六种情况分别统计)及无牙颌率;反映口腔颌面部先天畸形的唇腭裂检出率;反映口腔黏膜健康情况的口腔黏膜异常的检出率、某种口腔黏膜异常(口腔癌,口腔白斑,口腔扁平苔癣、口腔溃疡、口腔念珠菌病、脓肿等)的检出率等。

（二）死亡率

死亡率(mortality rate)是指某疾病在一定时间内死亡人数与受调查人数之比,如口腔癌死亡率的计算公式(式 2-2)是:

$$口腔癌死亡率 = \frac{口腔癌患者在一定时间内死亡人数}{在该时间区间内受调查人数} \times k \qquad （式 2-2）$$

时间区间多以年为单位。由于不同地区人群的性别年龄构成可能有很大不同,而疾病的死亡率又往往与性别和年龄有关,转换为标化死亡率才能够互相进行比较。可通过直接法或间接法进行转换。

（三）病死率

病死率(fatality rate)是指某疾病在一定时间内死于该疾病的人数与受调查该疾病患者总人数之比(式 2-3)。用于不同致死性疾病严重程度的互相比较。

$$口腔癌病死率 = \frac{在一定时间区间内死于口腔癌总病例数}{在该时间区间内受调查口腔癌总人数} \times k \qquad （式 2-3）$$

（四）生存率

生存率(survival rate)是指某疾病在一定时间内生存人数与受调查该疾病患者总人数之比(式 2-4)。用于不同方法或措施治疗效果的互相比较。

$$某种口腔癌生存率 = \frac{在一定时间区间内该口腔癌生存总病例数}{在该时间区间内受调查该口腔癌总人数} \times k \qquad （式 2-4）$$

按预计生存期的长短可计算 3 年、5 年、10 年生存率等,以便对不同治疗方法、不同种类和病理类型的治疗效果进行评价。

表 2-1 是一个应用发病率、死亡率及生存率的例子。

表 2-1　中美两国人群口咽癌发病率、死亡率及 5 年生存率比较

	发病率	死亡率	5 年生存率
美国黑人男性	24.5/10 000	9.5/10 000	24.5
美国白人男性	16.8/10 000	4.5/10 000	46.6
美国黑人女性	7.0/10 000	2.3/10 000	44.4
美国白人女性	6.5/10 000	1.7/10 000	57.0
中国男性	3.6/10 000	—	53.7～61.0
中国女性	3.1/10 000	—	53.7～61.0

从表 2-1 可看出,在美国因人种不同、性别不同,口咽癌的发病率、死亡率及 5 年生存率

不一致,中国人群男女性别的发病率近似,并且都低于美国人群。5年生存率与美国人群中白人女性相似,但缺乏死亡率资料。

(五) 发病率

发病率(incidence rate)是精细反映疾病发病速度的重要指标(式2-5)。其含义为在某特定时间段内,新发病病例数与该观察期内暴露于发生该病危险的全部受检查人数之比。

$$某病发病率 = \frac{特定时间区间内新发病例数}{该时间区间内可能发生该病人数} \times k \qquad (式2-5)$$

时间区间如以年为观察单位,这时分母的单位为人年。分母人口数可为年初与年末人口数的均值,也可为年中人口数,如口腔癌的发病率为1.5/10万人年时,其含义为每十万经检查无口腔癌人群观察1年可发现1.5个口腔癌新病例。

发病率与患病率是两个不同的概念,但常被混淆使用。患病率通过断面调查可以获得,然而发病率多通过严密的前瞻随访观察才能得到的数据。

二、用指数表示的指标

口腔健康和疾病情况有时表现复杂,临床差异很大,通过对某种特定情况赋值使赋值大小与严重程度相关,这种间接指标称为指数,通过计量的方式描述其严重情况。赋值者应具有专业经验,赋值标准应该明晰易于判断。

(一) 社区氟牙症指数

氟牙症流行病学指标最早由 Dean 于1934年提出并于1942年修正,称为氟牙症指标(Dean index,DI)。该指标的诊断简单易行,易被专业人员掌握,不同检查者间具有较好的一致性,能相对客观地反映氟中毒疾病的流行状况,适于大范围的流行病学调查。判断被检查者是否患氟牙症以其最重的2颗牙的记分为准,如果二者有差别,则以略低的记分为此人的最终记分。常用社区氟牙症指数(community fluorosis index,CFI)测量一个地区人群氟牙症流行严重程度(式2-6)。

$$CFI = \frac{(0.5 \times N_1) + (1 \times N_2) + (2 \times N_3) + (3 \times N_4) + (4 \times N_5)}{N} \qquad (式2-6)$$

N_1:氟牙症诊断"可疑"人数,诊断依据:釉质透明度轻度改变,有少数白纹或白色斑点,临床不能诊断为"很轻",但又不完全正常;

N_2:氟牙症诊断"很轻"人数,诊断依据:牙面有似纸样白色不透明区不规则分布,但不超过牙面的25%,常见于前磨牙或第二磨牙牙尖顶部,呈1～2mm白色不透明区;

N_3:氟牙症诊断"轻度"人数,诊断依据:釉质白色不透明区分布更广泛,但不超过牙面的50%;

N_4:氟牙症诊断"中度"人数,诊断依据:釉质表面受累区超过牙面的50%,常见磨损和棕色斑,影响美观;

N_5:氟牙症诊断"重度"人数,诊断依据:釉质表面严重受累,明显发育不全,可影响牙齿的整体外形,有不连续或融合的凹陷缺损区,呈侵蚀样表现,棕染广泛;

N:受检人数。

（二）牙齿美学指数

错𬌗畸形表现为牙齿的不规则排列或（和）牙弓的关系异常，在人群中常见，严重程度不一，表现轻微是不需要治疗的，而表现严重的，则可能影响牙齿和面部美观、口颌系统功能如咀嚼、吞咽、发音、好发龋齿、牙周及颞下颌关节疾患，影响病人生活质量。为了了解人群对正畸治疗的需求，合理规划口腔卫生服务资源，对人群中不同错𬌗畸形的分布非常重要。在众多的描述错𬌗畸形严重状况的指标中，WHO 推荐 1986 年 Cons 等提出的牙齿美学指数（dental aesthetic index，DAI），该指数适于恒牙列错𬌗畸形评估，是计量指标，也已在全世界不同文化背景的人群中应用，并被证明简单易用，具有良好的重复性（式 2-7）。

$$DAI=6 \times N_1+1 \times N_2+1 \times N_3+3 \times N_4+1 \times N_5+1 \times N_6+2 \times N_7+4 \times N_8+4 \times N_9+3 \times N_{10}+13 \quad （式 2-7）$$

N_1：缺失牙数：记录上下颌前牙及前磨牙缺失的牙数；

N_2：切牙段拥挤量记分：0= 上颌及下颌切牙段均不存在拥挤；1= 上颌或下颌切牙段存在拥挤；2= 上颌及下颌切牙段均存在拥挤；

N_3：切牙段间隙量记分：0= 上颌及下颌切牙段均不存在间隙，1= 上颌或下颌切牙段存在间隙；2= 上颌及下颌切牙段均存在间隙；

N_4：中切牙间隙量：两个上颌中切牙近中面间最短距离（mm）；

N_5：上颌前牙排列不齐量：上颌前牙排列不齐的最大量（mm）；

N_6：下颌前牙排列不齐量：下颌前牙排列不齐的最大量（mm）；

N_7：覆盖量：最突出的上切牙切缘至相应下切牙唇面的距离（mm）；

N_8：前牙反覆盖量：前牙反覆盖的最大量（mm）；

N_9：前牙开𬌗量：前牙开𬌗最大量（mm）；

N_{10}：磨牙前后关系记分：0= 正常，1= 下颌第一恒磨牙与正常𬌗关系相比，向近中或远中错位半个牙尖；2= 下颌第一恒磨牙与正常𬌗关系相比，向近中或远中错位一个牙尖。

（三）描述牙周情况的指数

牙菌斑附着情况、牙周组织患病情况常用指数（index）表示其严重程度。例如 Loe 和 Silness 提出的牙龈指数（gingival index，GI）：

0= 正常牙龈；

1= 牙龈轻度水肿，探针探诊不出血；

2= 牙龈水肿，充血，探诊出血；

3= 牙龈肿胀严重或伴溃疡形成，或自发出血。

其他常用指数还有反映菌斑情况的菌斑指数（plaque index，PLI），反映口腔卫生情况的由软垢指数（debris index，DI）、牙石指数（calculus index，CI）构成的口腔卫生指数（oral hygiene index，OHI）或简化口腔卫生指数（simplified oral hygiene index，OHI-S），反映牙周情况的龈沟出血指数（sulcus bleeding index，SBI）、牙周指数（periodontal index，PI）牙周病指数（periodontal disease index，PDI）和社区牙周指数（community periodontal index，CPI）等。

在应用某些指数作人群牙周流行病学调查时，为了检查方便快捷同时又能反映被检查者牙周疾病严重程度，可以不检查全部牙位，而是将全部牙齿分为六个区段，只检查每个区段中有代表性的牙位，这些牙齿称为指数牙。对指数牙唇颊侧和舌腭侧各检查 3 个点，6 点均值为该牙齿相应的指数，6 个代表牙指数均值为该受检者指数，据此可算出某特定人群的待测指数。

上述指数指标与患病率的意义相同,都是表示在某时点内口腔疾病患病情况分布及严重程度的指标。但是均数和指数指标能更精确地、敏感地反映口腔疾病情况。

三、均数

鉴于人类牙齿为多个相同器官的集合,具有共同的患病特点,常用龋均(mean caries teeth),即人均患病牙齿数(区分恒牙和乳牙,分别计算)表示龋病等发病的严重程度(式 2-8)。如:

$$恒牙龋均 = \frac{DMFT}{被调查人数}$$ (式 2-8)

$$DMFT = \sum DT + \sum MT + \sum FT$$

注:DT=decayed tooth　M=missed tooth　FT=filled tooth

其他常用的还有:乳牙龋均 mdmft,龋面均(恒牙龋面均 mDMFS 及乳牙龋面均 mdmfs 分别统计)、根龋龋均,反映牙周健康情况的牙龈出血平均检出牙数及深牙周袋平均检出牙数等。

四、构成比

构成比是构成总体的各个部分的相互比较,而不是某一部分相对于总体的比较,龋充填构成比:受检人数中龋失补牙数之和中因龋充填的牙数所占的比重,用百分数表示,已充填存在继发龋的牙仍记为龋牙(式 2-9)。

$$P = \frac{DFT(dft)}{DMFT(dmft)} \times 100\%$$ (式 2-9)

第二节　口腔疾病测量的综合指标

根据 WHO 对健康的定义,健康不仅是没有病痛和残疾,而且是生理、心理以及行使社会功能上处于良好状态。口腔疾病不仅影响牙颌面器官的结构和功能,引起或轻或重的残疾和失能状态,还会因疾病直接造成学习、工作时间的损失,消耗医疗费用,给家庭和社会造成经济负担。也会因病引起精神痛苦,间接影响其社会适应能力、学习和工作能力。如果引起死亡,将给家庭及社会造成重大损失。

上一节论述的指标反映口腔疾病发生的频度,未能综合考虑口腔疾病造成的综合影响。也不能和其他病种进行比较。常常不容易为非专业人士包括卫生决策者了解。

有些口腔疾病可以直接导致死亡,如口腔颌面部恶性肿瘤、严重的损伤和感染等。可以结合预期寿命计算早死造成的生命损失。为了便于不同地区和人群的直接比较,可计算标准减寿年数(standard period expected years of life lost,SEYLL),模型期望寿命表是以全世界观察到的最高平均期望寿命为依据建立的(表 2-2)。

表 2-2　年龄别的标准期望寿命和早死造成的 SEYLL

年龄 / 岁	期望寿命		SEYLL	
	女性	男性	女性	男性
<1	82.50	80.00	32.45	32.34
1～4	81.84	79.36	33.37	33.26

续表

年龄/岁	期望寿命		SEYLL	
	女性	男性	女性	男性
5～9	77.95	75.38	35.85	35.72
10～14	72.99	70.40	36.86	36.71
15～19	68.02	65.41	36.23	36.06
20～24	63.08	60.40	34.52	34.31
25～29	58.17	55.47	32.12	31.87
30～34	53.27	50.51	29.31	29.02
35～39	48.38	45.48	26.31	25.97
≥40	43.53	40.64	23.26	22.85

标准减寿年数的计算公式见式 2-10：

$$SEYLL = \sum_{x=0}^{x=i} d_x e_x^*$$ （式 2-10）

注：式中 x 为死亡年龄，i 为出生时期望寿命，d_x 为 x 岁时的死亡数，e_x^* 为 x 岁时的标准期望寿命

有些口腔疾病并不直接导致死亡，而是引起痛苦、不适，功能受损或丧失。可能是器官水平的结构丧失或功能损害（impairment），也可造成个体水平的伤残和功能失常（disability），并且可能影响其完成相应的社会角色活动，而造成残障（handicap）。可以通过生命质量表测量口腔疾病对生理、心理和社会功能的影响。

为了评价疾病及其伤残造成的疾病负荷，WHO 和世界银行分析了包括口腔疾病在内的109 种主要的人类疾病，这些类别包括了全部导致死亡的疾病以及 95% 可能致残的疾病，还有这些疾病可能造成的 400 多种伤残情况，把疾病的伤残分为 6 个级别，对每一个级别给予一个权重值（可换算成效用值，表 2-3）。

表 2-3 疾病伤残 6 个级别的权重值或效用值

疾病伤残级别	描述	权重值	效用值
I	在娱乐、学习、性功能和职业 4 项活动中至少 1 种活动受限	0.096	0.904
II	在娱乐、学习、性功能和职业 4 项活动中有 1 方面的大多数活动受限	0.220	0.780
III	在娱乐、学习、性功能和职业 4 项活动中有两方面或两方面以上的活动受限	0.400	0.600
IV	在娱乐、学习、性功能和职业 4 方面的大部分活动受限	0.600	0.400
V	在诸如做饭、购物和做家务等日常活动方面需要机械性帮助	0.810	0.190
VI	在诸如吃饭、个人卫生和上厕所等自我照料活动方面需要帮助	0.920	0.080

根据各个国家报告的各种疾病在不同性别不同年龄组中的患病率、严重程度和持续时间等，结合与疾病和伤残严重程度相应的权重值，计算出由疾病造成的健康生命年损失

（years of life disability 或 healthy years of life lost due to disability，YLD），与疾病死亡造成的生命年损失（years of life lost due to premature death，YLL）相加，即可求得用伤残调整生命年（disability adjusted life year，DALY）表示的疾病总负荷。这个指标已被广泛用于估计全球各个国家的疾病负荷，成为 WHO 制订世界卫生政策以及各国政府卫生决策的重要依据。

澳大利亚用伤残表示疾病负荷（YLD）的顺位中，依次为精神疾患、神经疾患、慢性呼吸系统疾患、心血管疾病、肌肉骨骼系统疾病、癌症、损伤、生殖系统疾病、糖尿病、感染性疾病和口腔疾病，口腔疾病占第 11 位。但是在这个统计中，口腔疾患仅包括龋齿、牙周病和全口牙丧失，这三者引起的疾病负荷比重分别为 56.2%、30.3% 和 13.5%。龋齿及牙周病造成的健康生命年损失年龄分布（表 2-4）。

表 2-4　澳大利亚报告不同年龄人群龋病、牙周病造成的健康生命年损失（YLD）

年龄	龋病		牙周病	
	YLD/ 年	所占比重 /%	YLD/ 年	所占比重 /%
0～14	972	7.2	0	0
15～34	4 987	37.1	925	11.3
35～54	4 089	30.4	3 994	48.9
55～74	2 551	19.0	2 591	31.7
≥75	858	6.4	664	8.7

由此可见，使用 DALY 指标测量口腔疾病负荷后，不仅有利于不同口腔疾病进行比较，还能将口腔疾病与其他器官系统的疾病负荷相比较。可以全面地反映全球、全国和某特定地区人群健康水平总体情况。

DALY 指标的缺点是计算过程复杂，如果疾病死亡率资料、患病率、病程、病情严重程度及其致残等资料不完备，则难于进行计算。对于上述澳大利亚龋齿、牙周病的资料，有学者提出，在其评价过程中没有充分考虑到龋齿、牙周病的复发问题，每种具体疾病状况的分期及其带来的残疾的数量评价也值得进一步商榷。

现在所应用的有关口腔疾病负荷的 DALY 资料是国外专家根据当地的情况、特别是根据当地专家和病人对疾病状况、残疾状况估计的效用值进行计算的，不一定符合中国国情。根据我国国情用 DALY 作指标确定我国各种口腔疾病及其不同阶段的疾病负荷是一项值得探索的课题。

第三节　口腔临床科研切入点的选择

一、关于医学科技的突破性进展

所谓医学科技的突破性进展应该符合三条标准：①取得了前人所没有的知识、理论、方法和产品；②加深了对人体及疾病现象的认识；③经得起重复与验证，为国内、外同行所确认。据估计，我国医学科技每年属于突破性进展的项目约占总成果数的 5%。例如汤飞凡等发现沙眼的病原微生物是衣原体；陈中伟等创立的断肢再植技术；从传统中药研制的新药青蒿素,不仅抗疟作用强大,其抗疟机制也与已知的任何抗疟药不同;王振义等首次用维 A 酸治疗急性早幼粒细胞白血病,完全缓解率达 85%～90%;宋鸿钊等利用多种化学药物根治绒癌,10 年生存达到 75%,并使患者保留生育能力;韩济生等首次证明针刺镇痛存在物质基础,并建立了多项实验研究方法;汤钊猷等首创较低浓度甲胎蛋白诊断肝癌标准,首次提出肝癌自然病程约为 2 年的新概念,并成功地使肝癌 5 年生存率由原来的 1.7% 提高到 19.5%;法国 Léauté-Labrèze 医师偶然间发现普萘洛尔能够治疗婴幼儿血管瘤等。

这些突破性成果之所以能获得成功,主要在于这些研究者科研构思新颖,技术路线正确;对临床各种治疗手段的治疗作用、不良反应有仔细的观察;能及时获取最新信息,并遵循最新科研证据;注意长期的实践积累;艰苦奋斗,求实奉献。也和社会的尊重与支持以及研究者自身完美的修养和素质有关。相信在循证医学理论的指导下进行临床科研和医疗实践,口腔医务人员也一定能够做出为世界同行瞩目的突破性贡献。

二、临床科研选题

课题设计首先要明确准备做什么,要"有所为,有所不为"。一旦选定课题,就要花费人力、物力、财力和时间去做,做不好对病人、集体、医院和国家都是损失。科研设计的选题是综合相关的主客观因素,反复比较不同方案确定最佳方案的过程。

(一) 科研选题原则

1. 重要性　衡量选定的课题是否重要,主要看课题是否有理论价值和应用价值。理论价值是指所选定的研究课题符合口腔科学本身发展的需要,有利于检验、修正和发展理论,有利于建立科学的理论体系。应用价值是指研究成果可在实践中得到应用,有利于提高口腔临床医疗质量。因此要从口腔医学专业的实际出发,从国家医药卫生事业最迫切需要解决的问题入手,选择重要的科研课题。

2. 科学性　选题的科学性主要指选题的根据充分、合理。也就是说,选题要有实践基础和理论基础。科研课题是从医疗实践中产生的,必须具有可靠的事实依据和很强的针对性。要选择具体、明确的问题,研究的内容、范围和角度等都必须弄清楚。科研设计必须建立在充分回顾国内、外文献、获取充分证据的基础上,具有充分的理论依据,符合临床流行病学、科研方法学规律。

3. 创新性　医学科研的目的是要认识前人还没有认识或者没有充分认识的医学规律。因此,选定的研究课题必须具有一定程度的创新性,要争取在理论研究方面有新发现、新观点和新见解。然而,创新并不是要求一切研究都必须是前无古人的独创。有所创新,可以是前人或他人没有研究过的课题,可以是对前人或他人重要科研课题的补充和发展,也可以将国内、外的科技最新进展结合自己的临床实际进行应用,在应用中予以发展。为此,应该尽可能广泛地收集有关信息和资料,准确了解课题的研究现状,清楚已有的研究解决了哪些问题,还存在哪些不足,是否有其他作者将要研究类似的问题等,在此基础上确定课题的创新点。

4. 可行性　可行性指的是所选的课题在主观和客观条件的保障下,有正常开展研究并取得预期效果的可能。主观条件是指研究者具有足够的知识和实施科研的能力,对所选课题研究兴趣浓厚。客观条件包括具有保证课题顺利开展时间、人员、设备、经费和必要的行政支持。研究者要从实际出发,尽量选择本人熟悉,考虑比较成熟,兴趣最大,能够扬长避短的课题。

另外,作为临床及科研工作者应该站在捍卫伦理第一线的原则下,进行科研工作。这是一切临床科研设计的重要前提。抛开这一原则的科研,后果不堪设想。

那么,从哪里进行口腔临床科研选题?

(二)从医学模式的转换选题

首先可从医学模式的转换考虑。随着社会的进步,卫生事业的发展,许多传染病已经得到了有效的控制,患病率和发病率大幅度下降,过去常常看到因口腔颌面部严重感染而导致败血症、弥漫性颌骨骨髓炎的病例,因脓毒败血症死亡者不乏其人,近年来这种病例大为减少,而头面部外伤、颌面部肿瘤的发病则跃居前列,老年性疾病增多了。医学模式也由既往的生物 - 医学模式向社会 - 心理 - 生物 - 医学模式转换。口腔疾病表现为口腔颌面部的器官和组织的结构改变或生理的功能改变或阻断,但它不只是不良生物反应的结果,有证据表明严重的口腔卫生状况与不健康的心理和行为有关。在不同的人群中,口腔疾病状况可以有很大的差异,这和社会的、经济的、环境的因素如教育水平、职业、工作环境、经济收入等有直接和间接的关系。从多因致病、单因与多种疾病有关的观点探讨口腔疾病的病因学,确定口腔疾病的危险因素,针对这些危险因素采取预防措施有可能产生优异的干预效果。

口腔临床医学要密切结合基础医学、实验医学、流行病学、卫生统计学、卫生经济学、社会医学、人类学、心理学及社会学等,要综合考虑社会及自然环境因素、病人自身的心理因素以及遗传因素对疾病的影响,才能正确认识与理解疾病的致病与发展因素,提出合理的治疗方案。站在这样的高度看问题,就能发现很多有待开发的科研领域。

(三)从疾病防治的效应环选题

1. 可以进行口腔疾病负荷如患病率与发病率的研究、生命质量的研究以及卫生经济学评价,确定疾病对个人、家庭及社会造成的负荷。

2. 可以进行病因学的研究以确定可疑的致病因素与口腔疾病的因果关系。

3. 可以根据病因学研究的结果,提出预防方案并对其实施的效果进行客观评价。

4. 可以对防治措施进行卫生经济学评价,确定成本与效果的关系,从而选择成本最小而效果或效益最大的方案。

5. 可以对现有的防治措施定期进行回顾和总结,对国内、外的有关最新进展进行系统评价,选择最先进然而又具有可行性的防治方案提高效益。

6. 可以持续对现有具有重要临床意义的各种防治措施或者新的防治措施进行监测,或者对监测指标的敏感性、特异性及准确性进行评价。

7. 对新环境新条件下的口腔疾病负荷进行再评价。

(四)从国家长远宏观规划选题

2016 年 3 月 16 日十二届全国人大四次会议批准《中华人民共和国国民经济和社会发展第十三个五年规划纲要》,从全面深化医药卫生体制改革等八个方面对推进健康中国的建设提出了具体要求。根据这些要求口腔医务人员可以在以下方面选择科研课题:口腔医疗卫生体制的改革;鼓励研究和创制适合口腔医疗卫生保健的新设备、新药、新材料;完善口腔基本公共卫生服务,加强口腔疾病防控、实施慢性病如龋齿、牙周病、口腔黏膜疾病,口腔癌等综合防控战略;优化口腔医疗机构布局,加强口腔医疗卫生队伍建设,促进口腔医疗资源向中西部地区倾斜、向基层和农村流动;扩大中医药适宜技术在口腔临床的应用;开展应对人口老龄化行动,加强对老人、妇女、未成年人、残疾人等社会群体的口腔卫生服务。

　　总之,要善于提出科研假设,科学研究是一个不断提出假设和解决假设,从而更深刻的认识客观规律的过程,而提出有意义的假设是科学研究的起点。例如:某种因素与某种疾病之间是否真正有病因学联系? 研究方法可靠吗? 结果是否受到了混杂因素的影响? 可以提高诊断方法的敏感性与特异性吗? 可以进一步提高药物治疗或其他各种医护治疗措施的临床效果吗?

　　科学研究实际上就是对科研假设的验证过程,所获得的研究证据将成为改造社会和自然的利器。

三、口腔疾病负荷是应该深入研究的课题

　　我国口腔疾病负荷的调查研究,尚有不少空白及值得深入之处。

　　首先,在我国先后四次进行的、大规模的全国口腔健康流行病学抽样调查,其主要研究疾病包括最常见的龋齿、牙周病、失牙、口腔卫生一般状况及口腔卫生认知情况、口腔治疗需求等。然而有很多重要的口腔疾病尚未包括进来或者不是其调查的重点,例如各种口腔黏膜病、错𬌗畸形、唾液腺疾病、颞下颌关节紊乱病、口面疼痛、面部感觉与运动神经功能异常等。

　　其次,即使是全国性调查,也不可能覆盖各种特殊人群,只有了解中国社会构成的各种人群口腔疾病情况,才能准确了解我国口腔疾病负荷的全貌。例如,三次全国调查中未包括的年龄段,交通不发达的农村地区、山区、边远地区,少数民族,流动的打工者和他们的家属以及残障者等。

　　再次,群体调查使用的测量方法、诊断技术等需要改进,应随时吸纳新的技术。例如龋齿调查中使用的指标 DMFT(S),主要靠视觉及探诊检查,可能漏掉轻微病变。失牙可能由龋齿引起,也可能因牙周病牙齿松动引起,外伤、正畸治疗需要的拔除等也都可造成失牙。如 2013 年第五版 WHO 口腔健康检查方法中对恒牙的缺失只给出了两种可能的解释:失牙是由于龋齿的原因还是任何其他理由,对因为牙周病拔牙仍然是无法区分的。对牙周附着丧失只是检查 6 个指数牙,未包括菌斑指数,可能低估牙周疾病的严重性。另外现有指标不能预测牙周病的进展性。如果有新的更好的方法辅助检查,更精细地反映龋病及牙周病进展情况,将会进一步提高检查的结果对卫生决策的价值。

　　最后,要注意充分利用各种可采用的病历资料。口腔临床医师在为病人采取治疗措施之前,一般都进行了认真的检查。如果这些检查的方法在不同检查者之间,在不同医疗单位之间是一致的,且认真而详细地记录在案,并且采取措施很好地保存这些记录,日积月累必能形成大数据,为全方位准确描述疾病负荷做出更大的贡献。从三级口腔医院到个体口腔诊所,每一位口腔医师都有责任在其临床岗位上做好病历记录。现代科技的发展日新月异,用计算机储存大量病历资料已变为医疗常规。只要医护人员善于利用现代信息手段,一定能做好我国口腔疾病负荷的测定工作。

　　测量疾病负荷是口腔临床科研的起点,又是评估各种防治措施的可靠指标,是每一个口腔临床医务人员应该掌握的基本功。

　　作为口腔医学领域的重大事件,第四次大规模的全国口腔健康流行病学抽样调查(以

下简称口腔流调)于 2018 年完美收官。在我国先后进行的四次口腔流调覆盖的地区广泛、纳入人群众多,很好地反映了全国口腔常见病负荷和口腔治疗需求的总体水平,为我国口腔医学相关政策的制订提供了有力的支持,为我国口腔卫生保健工作的方向提供了重要参考。口腔流调所获得的数据是我国口腔医学界的一笔宝贵财富,也为改变我国口腔疾病的负荷打下了坚实的基础。如何在此基础上,进行努力改变我国口腔疾病负荷是未来重要的科研切入点。

1. 从"静止"到"动态"充分利用四次口腔流调的成果,将流调的数据作为基线数据,对参与调查的对象和抽样地区进行长期和定期观察随访,探讨群体中口腔健康状况变化的影响因素,为提出新的预防措施提供依据;

2. 从"横向"到"纵向"开展纵向研究,比较在不同地区和不同人群中采取不同防治措施对口腔疾病状况的影响,从而选择适合国情的经济然而疗效更好的防治措施;

3. 从"中心"到"基层"我国目前口腔医疗资源高度集中于大城市,在追求高精尖的同时带来了医疗费用高昂的不良后果,口腔医学发展的红利还远远没有惠及基层,为此我们必须探讨建立基层口腔卫生保健网络、培养初级口腔卫生保健人员、用简单有效经济可行的口腔保健措施改变口腔疾病负荷、让口腔医学发展的红利真正惠及广大居民群体的途径。鉴于我国幅员辽阔,不同地区经济发展水平、生活习惯差异极大,复杂的国情意味着基层口腔卫生保健人力和物质资源的配置需要通过反复比较口腔疾病负荷的强度,才能得出可靠的结论。

4. 从"海量"到"足量"任何的群体研究都是通过对一定量的样本量进行研究完成的,患病率越低,样本量需求越大,反之样本量需求越小。针对患病率居高不下的龋齿和牙周病等口腔重大疾病,更适于进行具有地域特点、地方特点和人群特点的小样本研究,并在设计横断面调查的同时考虑与纵向研究结合的可行性,重点在于改变调查对象背景人群的口腔疾病负荷。

口腔疾病负荷的研究是改变口腔疾病负荷的起点而不是终点,围绕口腔疾病负荷的研究,我们可以找到多种有意义的科研切入点。

(史宗道　马丽源　曹钰彬)

参考文献

1. 曹采方. 对牙周病和龋齿患病率的思考——如何解读第三次全国口腔健康流行病学调查的资料. 中华口腔医学杂志,2013,48(5):257-258

2. 胡德渝.21 世纪中国口腔保健科学发展趋势及目标与策略. 华西口腔医学杂志,2000,19(4):260-261

3. 齐小秋. 第三次全国口腔健康流行病学调查报告. 北京:人民卫生出版社,2008

4. 王兴. 第四次全国口腔健康流行病学调查报告. 北京:人民卫生出版社,2018

5. 陈洁,王吉耀,毛正中. 临床经济学. 上海:上海医科大学出版社,1999

6. PETERSEN P E.21 世纪继续提高人类口腔健康水平(世界卫生组织全球口腔卫生策略). 中华口腔医学杂志,2004,39(6):441-444

7. PETERSEN P E. World Health Organization global policy for improvement of oral health-World Health Assembly 2007. Int Dent J,2008,58(3):115-121

8. SHENOY R P,SHENOY-PANCHMAL G. Dentofacial abnormalities among adolescents:A study on the prevalence and severity. J Clin Exp Dent,2015,7(2):273-277

思考题

1. 什么是口腔疾病负荷？测量口腔疾病负荷需要哪些重要知识？
2. 患病率和发病率的定义、区别是什么？
3. 列举常用的口腔疾病生物学指标和综合测量指标，其含义是什么，如何计算？
4. 临床科研课题选题的原则是什么？
5. 结合自己的专业，考虑可以从哪些方面选择科研课题。

第三章

临床科研设计

 内容提要

在临床科研前应该进行良好的科研设计,务必遵循科研设计的三个基本原则:随机、对照和盲法。要熟悉各种临床设计方案的基本原理、实施路线,统计分析方法及优缺点等,善于根据科研要解决的问题及可以利用的资源,选择最适宜的设计方案。

中国古代先贤云:"凡事预则立,不预则废"是很有道理的。因为资源总是非常有限的,要想在资源有限的情况下得到科学研究的预期成果,必须做好科研设计。在临床科学研究中,研究者不可能对作为研究对象的总体中的个体——进行研究,必须要在能得出有意义结论的样本中进行研究,样本是否有代表性就非常重要。临床科研无非是通过观察或干预下健康和疾病状态的演变或其自发的演变过程,通过测量、比较和分析得出结论。但是影响结论真实性的因素非常多,重重迷雾会遮蔽研究者的双眼。如何才能拨开迷雾,看到事物的本来面目,即得出真实可靠的结论呢? 为此,掌握临床科研设计的理论和方法就非常重要。

第一节 临床科研设计的原则和方法

临床科研设计的三大原则是随机、对照和盲法,其主要目的是保证组间的可比性,减少和避免已知和未知的可能偏倚因素的影响,保证研究结果的真实性和可靠性。

一、随机

(一) 概述

随机(randomization)是临床科研的基本原则之一。随机化包括随机抽样和随机分配,随机抽样是指符合标准的研究对象都有相同的机会被选择为研究对象,使抽样研究的结果能够代表总体的特性。随机分配是指纳入研究的合格对象都有相同的机会被分配到试验组或对照组,使已知的和未知的影响结局的因素在两组的分布基本平衡,从而增强组间可比性。真正的随机化应符合下列原则:①研究者和被研究对象都不能事先知道或决定试验对象将分配到哪一组;②研究者和被研究对象都不能从其他研究对象的分组情况推断出下一个研究对象的具体分组。

随机分配方案的成功实施,包括产生不可预测的随机分配序列和分配方案的隐藏(allocation concealment),即在随机分配研究对象的过程中,研究者和研究对象均不能预先知道受试者的分配方案,可采用中心电话随机系统、药房控制或按将个体的随机方案保存于顺序编码的密封、不透光的信封中,等保证随机分配方案的隐藏。产生随机分配序列和确定受试对象分配要由不同的研究人员进行,确保随机方案的完善隐藏,避免选择性偏倚的产生。

（二）随机分配方法

1. 简单随机法（simple randomization） 常用的有抛硬币、抽签、掷骰子、查随机数字表、用电子计算机或计算器产生随机数字等方法。

（1）抛硬币法:任意抛掷一枚硬币,根据落地时向上的是正面或反面,决定试验对象的分组情况。该法简单,但两组的样本量可能差别较大求。

（2）抽签法:首先准备与研究对象总数相等的签数,每签注明一种方案,封入盒子内,然后将研究对象按纳入的顺序编号,按顺序逐个抽签,根据抽签情况决定治疗方案。

（3）掷骰子法:可先规定骰子点数与分组的对应关系,如骰子为1、2、3点时为试验组,4、5、6点时为对照组,纳入的研究对象分别根据骰子点数进入试验组或对照组,方法简单,但也存在组间样本量差异大的可能性。

（4）查随机数字表法:在随机数字表上任意取一组连续排列的数列与纳入总数相等,使随机序列每一个数字代表一个纳入对象,根据尾数是奇数或偶数,分为试验组和对照组。如果两组比例未完全符合设计要求时,继续取随机数字予以调整,详细方法可参阅临床流行病学或生物统计学专著。

2. 分层随机法（stratified randomization） 按研究对象的重要临床特点或预后因素进行分层,在每一层内做随机分组。从而减少该分层因素对试验结果的影响。例如在龋病的研究中,性别、年龄、城乡、家庭经济状况等可作为分层因素。

3. 区组随机法（block randomization） 将含有若干字母组合的区组作为随机分配单位的方法。组合内的字母不宜过多。如有3种互相比较的干预措施,分别用A、B、C三个字母代表,这三个字母组成一个区组。共有ABC,ACB,BAC,BCA,CAB,CBA等6种组合方式。取6张纸片,每张写上一个组合方式,将纸片折叠盖住字母,放入抽签筒中,每次摇匀后取出一张纸片,第一次取出的命名为组合1,以此类推,6张纸片依次取完为止。如此,6种组合通过简单随机的方法初步确定了排列顺序（组合排列1）。还可以进一步通过查随机数字表的方法强化随机过程,如取6个连续排列的随机数字,将每个随机数字的最后两位数依大小排序,最小的数字对应组合1,最大的数字对应组合6,如此可以将6种组合按随机数字表排序,形成组合排列2。将病人入组顺序号与之一一对应,即是最终形成的随机分配方案。第3、6、8、11、13、16位入组者接受A方案,第1、5、9、10、15、17位入组者接受B方案,第2、4、7、10、14、18位入组者接受C方案,可按照预先通过样本计算确定的样本量重复进行上述随机过程,需要分层随机时,要分别为每一层产生随机序列。但由于手工操作较烦琐,该方法适用于总样本量较小的情况。通过统计学软件进行区组随机更为简便。该方法的优点是,不管在任何时间停止试验,不同干预组的例数基本相等。

4. 半随机法（quasi-randomization） 根据纳入研究对象的生日、住院日期、电话号码、门诊号或住院号等,按尾数为奇数和偶数,分别分为试验组和对照组。此种随机方法因易破盲,不能保证受试对象被真正随机分配。

二、对照

(一) 概述

由于疾病的发生、发展和预后会受到疾病自身的演变、患者个体的心理、生理因素、社会环境与自然环境的影响,如果没有对照(control),难以判断疾病发生、发展和预后的变化是上述因素影响的结果还是某种干预措施或特定暴露因素影响的结果,因此必须在临床科研中设立严格的对照,使试验组与对照组除接受的试验措施不一样外,其他试验条件、观察指标、观察期限都应相同,以保证良好的可比性,获得客观、真实的研究结果。

(二) 目的

1. 排除安慰剂效应(placebo effect)和霍桑效应(Hawthorne effect) 安慰剂效应是由公认无效的物质或措施所产生的治疗效应或受试者对治疗措施依赖的心理效应。安慰剂是指与所研究药物在外形、颜色与气味相同,但不含任何药理成分的制剂。从广义上说,安慰剂可以是公认不具备治疗效应的任何对比措施。安慰剂治疗效应估计可能达到35% 左右。霍桑效应是指除了干预措施本身对受试者的心理影响即安慰剂效应之外,其他非干预因素如试验环境或条件的变化对受试者造成的心理影响。这两种效应都直接影响治疗效应的大小。

2. 排除疾病本身自然病程的影响 许多疾病不经任何治疗,可以自行缓解或痊愈,其症状体征的改善有时是疾病过程的波动或极端表现向均数回归的结果,设立对照有助于区别试验结局是试验措施的治疗效果还是疾病自然病程造成的。

3. 辨别病理及生理的变异 由于研究对象个体的病理及生理状况差异较大,对治疗的反应亦可能不同,设立对照可以排除这种非研究因素对疗效的影响。

4. 判定药品不良反应导致结果的差异 试验药物可能引起不良反应,而作为对照的安慰剂或传统有效药物也可能伴有不良反应,设立对照有助于判断不良反应是否与研究的药物有关。

(三) 对照的类别

1. 同期对照(concurrent control) 试验组和对照组的研究同步进行,两组的诊断、纳入和排除标准一致,试验条件、观察指标和观察期限一致,组间具有良好的可比性。

2. 自身对照(self control) 研究对象在试验的前后两个阶段,分别接受两种不同的干预措施,最后比较这两种措施的效果。

3. 历史性对照(historical control) 将新的研究结果与过去类似的研究结果或他人的研究结果进行比较,对照组来源于历史资料或他人的研究论文。其优点是节省费用,无医德问题,但由于是非同期研究,可比性差。

(四) 对照的措施

1. 空白对照(blank control) 对照组不给任何处理措施,在动物实验或实验室工作中常用,易于区别实验措施的效应,但在临床试验中,因为试验组与对照组的处理有明显差别,检查者与试验对象都明确知道试验分组情况,可能影响结局指标特别是主观判定指标的准确性。

2. 安慰剂对照(placebo control) 对照组采用安慰剂与试验措施进行比较,易于保证盲法的贯彻实行,能相对准确评价干预措施的效果。适用于:①目前尚无特殊治疗方法的疾病;②有明显自愈趋势的疾病;③自然病程复杂多样,个体差异很大;④短时间不治疗对预后无明显影响的疾病。

3. 阳性试验对照(experimental control) 也称标准对照(standard control),试验组使用新的治疗药物或治疗措施,对照组给予临床上公认的、效果肯定的标准疗法,比较两组的疗效差异。其优点是既能得到可靠的结果,又易于满足伦理学要求。

在下列两种特殊情况下,可不必强调设立对照组:①对预后险恶的疾病治疗,观察该病的病程和疗效;②经临床应用,确已证明具有强大效力的药物。但没有对照的研究,可能夸大治疗效应,下结论要慎重。

三、盲法

(一) 概述

在临床研究中,研究者或受试者都不知道研究对象的分组情况和所接受的是试验措施或对照措施,称为盲法(blindness)研究。其目的是有效地避免研究者和受试者的主观偏见。

(二) 分类

1. 单盲(single-blind) 即只有研究对象不知道自己被分配在治疗组或对照组。其优点是方法简单,可减少来自病人的偏倚,治疗中遇到问题医生可及时处理。但不能避免研究者主观意愿的干扰。

2. 双盲(double-blind) 受试者和观察者都不知道分组情况,不知道研究对象接受的是哪种试验措施,可减少受试者和观察者主观判断、预测的偏倚,尤其是主观判断指标测量的偏倚。但在管理上缺乏灵活性。需配合适当的应急处理程序,以保证病人安全。

3. 三盲(triple-blind) 受试者、观察者和资料输入、分析及报告者都不知道参与受试的对象在哪个组或接受哪种干预措施。能最大程度的减少测量偏倚,但实施较复杂。

一些开放性的研究,如外科手术、体育锻炼、饮食、教育等研究中,无法做到盲法。在这些非盲法的研究中,要真正做到随机分配试验方案,尽量采用客观测量手段测量结局指标,也是能保证试验结果相对准确性的。

第二节 临床随机对照试验

临床随机对照试验(randomized controlled trial, RCT)是采用随机分配方法将符合要求的研究对象(eligible subject)分别分配到试验组和对照组,接受相应的试验措施,在一致的条件下,同步进行试验研究,观察同样的期限,采用相同的效应指标进行结局测量和评价的一种研究方法。

近几十年来,随机对照试验得到广泛应用,已经成为推出新药、新的干预措施的基本研究手段,其研究成果越来越多,为推动临床医学发展做出了极大贡献,并以此为基础发展出了 Meta 分析、系统评价等研究手段,为临床提供了可靠的证据。

随机对照试验的特点:研究者可以主动控制试验因素,通过随机、盲法等手段可排除选择性偏倚的干扰;增强试验结果的可比性,试验在试验条件的一致的情况下同步完成;前瞻性实施,研究结果在试验结束时方可获得。

一、设计模式

随机对照试验是将合格的研究对象,在知情同意条件下,按随机分配的原则与方法分成试验组和对照组,接受相应的干预措施,在相同的条件或环境中,经过一段时间的观察,得出结果,进行资料整理和统计学分析。

设计模式见图 3-1,流程图见图 3-2:

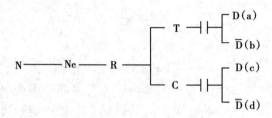

图 3-1 随机对照试验设计模式

N:研究对象 Ne:合格的研究对象 R:随机分组 T:试验组

C:对照组 ⊣⊢ 试验期限;D:无效 $\overline{D}$:有效

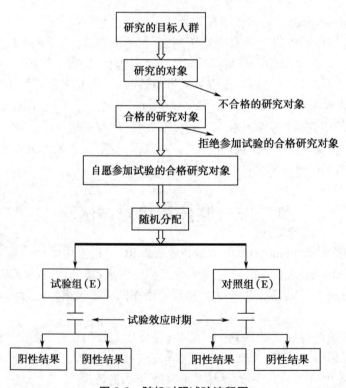

图 3-2 随机对照试验流程图

结果分析见表 3-1：

表 3-1 随机对照试验结果分析表

组别	结 果		
	有效	无效	合计
试验组	a	b	$a+b$
对照组	c	d	$c+d$
合计	$a+c$	$b+d$	N

$\longrightarrow$ （前瞻性）

要获得高质量的随机对照试验结果，在设计中要注意以下问题：

（一）研究对象的选择

要采用明确的诊断标准、纳入和排除标准选择合格的研究对象，纳入和排除标准过严，研究结果对总体的代表性差，而且也不容易得到足够的合格样本，过宽则影响内部真实性。对不愿意参加或中途退出的研究对象，应当给予适当的治疗措施，记录拒绝参加或中途退出的原因。

（二）样本量

研究开始前要计算样本量，并可根据试验中期的初步分析适度调整，避免样本量过大过小的情况出现，样本量过小易造成假阴性结果，样本量过大，不仅增加了严格控制试验条件的困难，也会造成不必要的资源浪费。样本量主要与干预效应的大小和Ⅰ类和Ⅱ类错误的界值设定有关，具体计算方法请参阅统计学专著。

（三）对照措施

对已有常规治疗方法的疾病的研究，可选择有效治疗方法作为对照。对尚无有效治疗的新干预措施的评价则可使用安慰剂对照或空白对照，但要严格保证病人安全。

（四）试验观察期限

根据研究目的和疾病对干预措施的反应特点确定适宜观察期限，观察时间过短，难以充分揭示试验措施的效应，观察期限过长，不仅浪费大量的资源，而且降低研究对象的依从性，增加失访率。

（五）盲法

盲法的实施可以减少测量偏倚的影响，在使用受主观影响较大的观察指标，例如疼痛、咀嚼无力、口臭、不适、疲乏等时，盲法使用尤为重要。

二、应用范围及优缺点

随机对照试验主要用于临床治疗性或预防性研究，评价新的药物或治疗措施与不治疗、传统方法治疗或安慰剂相比较，是否能提高疗效或减少副作用，或新的预防措施能否降低某病的发生率。

例 1：在口腔儿童牙病门诊选择患有根尖周炎的乳牙 120 颗，随机分配为试验组 60 颗牙，对照组 60 颗牙，试验组用 vitapex 糊剂作根管充填，对照组用氧化锌丁香油糊剂充填根管，同期观察 6 个月后，通过临床检查和 X 线片分别统计两组的成功率，试验组成功率为 92%，对照组为 82%,经检验有统计学有差异,vitapex 糊剂作根管充填的成功率优于氧化锌丁香油糊剂充填根管的成功率。

例 2:应用氟化钠滴剂预防乳牙龋病,以班为单位随机分配为试验组或对照组,试验组使用氟化钠滴剂,对照组仅予以常规口腔保健。2 年后观察结果,试验组与对照组相比,龋均、龋面均分别降低 36.54% 和 33.96%。

例 3:对替硝唑含片治疗牙周炎和冠周炎的疗效及安全性进行评价,试验采用多中心、随机、双盲、平行临床试验设计方案,纳入研究对象共 143 例,试验组 74 例,对照组 69 例,一个疗程后结果为替硝唑含片能有效抑制牙周炎、冠周炎常见病原菌,不引起菌群失调,可减少牙周、冠周炎的严重程度,不良反应少而轻微。

不是所有防治性研究都能进行随机对照试验,例如急性致死性疾病的治疗,病例来源困难的少见病的治疗,创伤较大的外科手术以及长期临床实践已肯定了疗效的疾病的治疗等。

由于伦理问题,一般不用于病因学研究,但在特定的情况下,亦可应用随机对照研究,其前提是:拟研究的可能致病因素,对人体尚无确切的危险性证据,但又不能排除与疾病的发生有关。如果从试验中证明了某因素对人体有害,就不允许将该因素做人体致病效应的随机对照研究。

（一）优点

有严格的诊断、纳入和排除标准,观察指标与结局判断标准统一,试验条件一致,组间可比性好;采用随机减少了选择性偏倚的影响;盲法衡量和分析结果减少了测量偏倚的影响;高质量的单个随机对照研究是 Meta 分析或系统性评价的可靠资源。

（二）缺点

人力、财力和时间花费较大,实施相对较困难;试验样本的代表性受到限制,研究结论的推广性常受到局限。

三、其他类型的随机对照试验

（一）半随机对照试验(quasi-randomized control trial)

与随机对照试验相似,其差别是采用半随机分配方法,如按试验对象的生日、就诊时间、住院日期或住院号末尾数字是奇数或偶数分配研究对象。容易受选择性偏倚因素的影响。

（二）非等量随机对照试验(unequal randomized controlled trial)

探讨某种新药或新的治疗措施的效果,而对照组采用传统的、疗效公认的治疗药物或措施,在病人来源困难,标准疗效的效果又为人们所熟知情况下,试验组和对照组的样本量之比可为 2∶1 或 3∶2,但两组的样本相差比例不能太大,否则会影响检验效能。

（三）整群随机对照试验(cluster randomized controlled trial)

与随机对照试验的不同点是随机分配的单位不同,不是单一个体,而是将家庭、社区、班级、乡镇或等作为试验单位,随机分配入试验组或对照组。常常运用在健康教育、饮食调整、预防措施的研究中。如研究低钠饮食对高血压的预防作用,与普通饮食相比,观察若干年后观察两组高血压的发生情况,此时应以家庭为观察单位。运用氟化物预防龋病的发生,应以班级、学校为随机分配单位,观察几年后龋病的发生情况,如采取个体随机对照试验,实施时可行性差,难以避免干扰和沾染,影响结果的可靠性。

（四）单个患者的随机对照试验（single case randomized controlled trial, 又称 number of one randomized trial, N of 1 trial）

需要长期治疗的慢性病患者，往往服用多种药物，有些药物效果好副作用小，而有些药物效果不佳或副作用大，但病人无法判定和选择最佳的治疗药物，此时可采取单个患者的随机对照试验为病人选出效果好、副作用少的药物。随机分配的对象不是患者，而是所使用的药物，通过随机的方法确定各药物的使用顺序，得出一种药物试验结果后，经过"洗脱期"再进行下一个药物的试验。

第三节 交 叉 试 验

交叉试验（cross-over design）的第一阶段按前述随机对照试验的原则和方法进行，完成预定的观察期并进行结局测量后，经过一段不接受任何治疗的"洗脱期（wash out period）"，即第一阶段处理的延滞效应（carry-over effect）消失后，试验组与对照组相互交换干预措施，经过同样时间跨度的观察期后，再次测量结局指标。交叉试验的特点：①每组受试对象均要接受试验组和对照组的处理措施，其结果可以进行前后配对比较；②在两种处理措施交换期间，需要一个"洗脱期"，以消除第一阶段处理措施的疗效，"洗脱期"的长度以试验药物的5~7个半衰期为宜；③受试对象的疾病情况在第二阶段试验开始时与第一阶段开始前基本相同。

一、设计模式

交叉试验采用随机方法分配试验措施与对照措施，见图3-3。

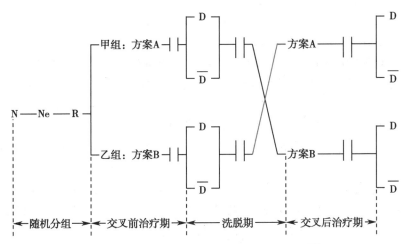

N. 研究对象；Ne. 合格的研究对象；R. 随机分组；D. 无效；$\overline{D}$. 有效

图3-3 交叉试验设计模式

结果分析：交叉试验结果为定性资料时用四格表归纳资料，如表3-2所示，采用配对卡方检验；交叉试验结果为计量资料时，首先比较两个阶段的综合效应是否有显著差异，如无显著差异表示第一阶段的治疗措施没有延滞效应，如果有显著差异则表示有延滞效应，只需要进行第一阶段的组间比较即可;接着还要对两组各自接受两种治疗措施的配对差值进行比较,以检测有无顺序效应。根据资料的特点采用适合的统计学分析方法,如 t 检验、方差分析或秩和检验。

表 3-2 交叉试验结果分析表

		方案 A		合计
		有效	无效	
方案 B	有效	a	b	$a+b$
	无效	c	d	$c+d$
	合计	$a+c$	$b+d$	N

（前瞻性）

二、应用范围及优缺点

主要用于体征和症状反复出现的慢性疾病的治疗效果观察,例如支气管哮喘、类风湿性关节炎、糖尿病、高血压、口腔扁平苔癣、口腔黏膜白斑、牙龈炎等,临床上主要用于对症治疗的研究,也可用于预防药物的效果观察,如不同牙膏预防牙周疾病的效果等。

对于急性病或不能回复到第一阶段治疗前状况的疾病,例如心肌梗死,牙周脓肿、急性冠周炎、牙髓炎等,以及那些不许可停止治疗让病情回到第一阶段状况的疾病,例如心力衰竭等,都不能采取交叉试验。

由于研究中有洗脱期,因此研究的观察时间较长,不能避免病人的病情和观察指标的自然波动,病人的依从性不能得到保障。

例:研究 Crest 抗牙结石牙膏对中学生龈上牙石形成的影响,以班为单位,随机分为试验组和对照组,试验组用 Crest 抗牙结石牙膏(含可溶性焦磷酸盐),对照组用不含可溶性焦磷酸盐,其他成分均相同的 Crest 牙膏,观察一年后,收集资料,经过"洗脱期"后两组交叉使用两种牙膏,再行资料收集,结果分析,得出的结论是:含可溶性焦磷酸盐的牙膏对牙石形成有显著的抑制作用。

优点:属前瞻性研究,可控制试验条件,论证强度高;每例研究对象先后接受治疗组和对照组措施,消除了不同个体间差异的影响;需要的样本量比两组比较的平行随机对照试验减少一半。

缺点:可以应用的病种范围受限,只能用于体征和症状反复出现的慢性疾病;研究对象需等待症状再出现,且与治疗前相似,难以保证交叉前后期病情一致;由于洗脱期及两阶段的治疗,试验期限较长;病人失访或退出试验对试验的全面安排及统计分析影响较大。

（陈　娥）

第四节　同口配对随机对照试验

早在 20 世纪 60 年代,就有学者在牙科学杂志上报道了同口配对设计(split mouth design)的临床探究。不同于一般的临床试验,同口配对试验是将干预方式分配到同一患者的牙齿及该牙对侧相类似牙位且存在相同情况/疾患的牙齿上;如果采用随机分配的方式,我们就将此类研究称为同口配对随机对照试验。这种研究方式在牙周疾患、口腔黏膜疾病及正畸学中有广泛的运用。当然,其在齿槽外科及牙体牙髓病学中也不乏运用。

同口配对设计与交叉设计类似,前者为位置上的配对而后者为时间上的配对。在使用某些干预措施时,交叉设计研究可能存在有延滞效应,而类似的效应也会出现在同口配对设计中,我们称为横向传播效应或沾染。例如,比较氟化物漱口水的防龋效果时,对照牙是不可能避免不受沾染。在同口配对设计的某些研究中,某些结局指标不好判断侧别时,也可能会影响疗效的判定。如放射性疼痛发生在一侧,其原发疼痛部位可能在同侧或另一侧。因此,同口配对设计的使用是有一定限制的,研究者在选择该设计方式之前应该有周全的考虑。

当然,同口配对研究的优点也不容忽视。与交叉设计类似,这类研究设计相对于平行设计的研究来说能够明显减少研究对象的数量,其原因主要是每一位患者又是自身的对照组,减少了患者间的异质性的影响,便于使用配对设计的统计方法,统计效能明显提高。因此同口配对设计所需样本量约为平行设计的一半。除此以外,同口配对设计还有优于交叉设计的地方。对于交叉设计的研究而言,其研究对象只能为慢性疾病的患者,且研究的结局指标多为反映症状体征改善的短期可测量的指标如菌斑指数、牙龈指数、牙龈出血指数、牙周袋深度等或生物学检查指标如血压水平,血糖水平等,由于疗程一般较短,难以应用长期指标;然而,同口配对研究却可以观察和测量远比交叉设计更广泛的指标,包括某些结局指标,例如影像学或病理改变消失、临床治愈等。因此,可以运用到急性及慢性疾病患者中,并且,其观察指标既可以为短期指标,也可以为长期指标。

在进行同口配对设计时,应该注意以下问题:

1. 同口配对设计在口腔医学研究中应用广泛,但是,不同研究的同口配对设计仍存在一定差异,特别是在随机单位上,如有的研究可能以单个牙齿或者牙位作为随机单位(如智齿相关的研究),有的可能选择牙列的所在相限(如牙周病的临床研究),甚至有些研究可能以颌骨作为随机对象;还有以口内一组牙齿或者牙位作为随机对象者。对于具体的设计方法,有兴趣的读者可以阅读 Hujoel 和 Loesche 的研究。

2. 在进行同口配对设计时,注意避免选择偏倚,其中十分重要的一点就是参与配对的牙位及牙位数量应该是一致的(例如将 A1 同 B8 进行配对就不合适;将 A1 同 B1-2 配对也不合适)。如果随机单位为多个牙位(如 A3-5 及其对应的 B3-5),那么最好是以患者为单位来进行随机而不要以牙位组合为单位随机,这样就能够增强配对组合的可比性。

3. 同口配对设计的统计学分析应该采用配对的统计学分析方法。对于随机单位为单对牙齿时,分析方法相对简单。如结果为二分类变量,就采用 McNemar 卡方检验;如比较两种充填材料的 5 年保存率时,就可以采用这种方法。对于连续性变量来说,应该使用配对 t 检验;比较不同的牙周治疗方法对患牙探诊深度的影响时就应该采用上述方法。而如果研究的随机单位为多个牙齿或牙位时,分析方法就要相对复杂了;但是,如果将统计分析的单位看作是单个患者,可将同一个患者的同一组处理的牙齿作为群组看待。将每个患者属于某组的所有牙齿计算平均数或通过比率判定疗效(有效、无效)进而作为该患者的结果,最终使用前述统计方法(如每位患者有 4 颗牙齿纳入研究,共 N 个患者;那么,试验组为 2N 颗牙、N 名患者,对照组为 2N 颗牙、N 名患者;数据统计时,每组的样本数量应该为 N 而不是

2N)。较复杂的统计学方法涉及处理非独立数据的回归模型,例如广义估计方程(generalized estimating equations,GEE)或随机效应模型(random effect model)等。

举例:在 Needleman 等研究者完成的一篇 Cochrane 评价中,研究者比较了翻瓣刮治后使用引导组织再生技术(Guided tissue regeneration,GTR)同单纯的翻瓣刮治对于严重牙周疾病患者的治疗效果差异。该系统评价纳入了同口配对研究及平行设计研究。对于所纳入的同口配对研究来说,每位患者仅纳入配对的两个牙位,并且通过随机分配的方式将同一患者一个牙位分到 GTR 组,对侧牙位分配到对照组。而平行设计的研究仅仅纳入每位患者的一个牙位进行研究。作者选择了附着水平变化作为其中一个主要指标;同时选择了疾病复发率作为次要指标;这里的疾病复发率是指治疗后 12 个月通过牙周探诊检查发现≥2mm 的附着丧失的牙位百分比。

在该系统评价的纳入文献中,Chung 等(1990)进行的关于牙周病干预的研究为同口配对设计。其纳入的患者必须至少有一个能够配对的双侧牙周疾患的位点,并且其探诊深度≥5mm 且影像学提示 >40% 的骨质丧失。这项研究最终纳入 15 名患者,研究侧使用了修复性胶原膜(Perio-Barrier),而同一名患者的对照侧则为空白对照。

表 3-3 展示了比较 GTR 的不同的研究设计并且列出了连续性变量及二分类变量的统计学处理的差别。研究者需深入了解这些统计学方法上的不同,同时在报告同口配对研究的时候,完整地报告研究数据,这样才能够方便读者的证据利用。这一点十分重要,因为在 Needleman 的系统评价中,我们发现大量的同口配对研究都没有报告差值的标准差和二分类变量的配对四格表,以至于最终结果无法被系统评价所使用。在正畸学的研究中,使用同口配对研究时,统计学上的问题更大(因为多数情况下其随机单位都是多个牙位);Pandis 在其研究中总结了一些注意事项。这些注意事项十分重要,比如当基线及结局测量值的相关性分析结果存在差异时,可依据治疗前后结局测量的差值,使用协方差分析校正基线值,并利用终点测量值计算出最小样本量。

表 3-3　平行设计和同口配对设计对 GTR 的比较

设计	随机单位	样本量	结局指标	统计学分析	报告规范
平行设计	患者:单个牙位	只有一个牙位的患者被随机	治疗后 12 个月的附着水平变化(mm)	成组 t 检验或非参数检验(比较两组治疗前后附着水平差值的均值(mm))	各组患者数量,每组基线与终点测量值及治疗前后差值之均值和标准差
			治疗后 12 个月疾病复发率	卡方检验或复发率的比较	四格表
同口配对设计	牙位:一侧行 GTR,一侧为对照	每个患者有两个牙位被随机(这种设计患者数量减少一半)	治疗后 12 个月的附着水平变化(mm)	以各患者两位点治疗前后差值的差值为基础,比较治疗前后附着水平的变化宜使用配对 t 检验	患者数目、试验位点和对照位点的基线均值和标准差、试验位点与对照位点间治疗前后差值的均值和标准差
			治疗后 12 个月疾病复发率	McNemar 卡方检验	配对四格表

结论:同口配对设计对于口腔领域科学研究来说十分重要,因为它有很高的统计学效能并且相对于平行试验设计样本量需求较小;在存在横向传播效应或者随机单位中的牙的位置及其数量不一致时不适合使用;在进行同口配对设计研究前要谨慎地进行样本量计算并规划好将要使用的统计分析方法。

(李春洁 岑 啸译,康德英 史宗道校)

附英文原文

Part 4 Split-mouth studies

Split-mouth studies started to appear on the dental literature in the late 1960s. In these studies each treatment is allocated to a different site or sites of the mouth. If the allocation of different treatments to sites within the mouth is at random then this is a split-mouth RCT. These studies are frequently used in the area of periodontics, oral medicine and orthodontics.

Like the carry over effect in cross-over trials the carry across effect or contamination may be a problem with some interventions (for example it is difficult to avoid contamination with fluoride rinse), or outcomes (for example pain may be referred and it is difficult to pinpoints its origin), so careful consideration is needed before these designs are used. The advantage of both cross-over designs and split-mouth designs is the reduction in the number of patients needed compared to a parallel group study. The patient is his own control and this removes much of the inter-subject variability which increases the power of the study. It has been estimated that the sample size requirement for split-mouth studies is about half that of parallel group trials.

The use of split-mouth studies is less restrictive than cross-over studies as they can be used for both short and long term outcomes, provided there is no carry across effect.Cross-over studies can only be used for chronic conditions whereas split-mouth studies can be used for both chronic and acute diseases.

When using split-mouth studies it is important that the sites to be randomized are uniform in nature to avoid possible selection bias, however randomization of sites across patients should help to avoid this provided the sites are similar. Split-mouth studies have been used in different situations in dental research. These different designs include randomizing two sites or teeth, randomizing quadrants of the mouth, or randomizing jaws within the mouth. Other more complex designs may randomize groups of teeth or sites within the mouth. These designs are discussed by Hujoel and Loesche.

The statistical analysis of split-mouth studies must take into account the paired nature of the data. How this is done will depend on the units of randomization and the level of measurement of outcome. If a simple pair of teeth have been randomized per patient and the outcome is dichotomous then statistical methods such as McNemar chi-square test, may be appropriate. An example of this would be comparing two different filling materials with an outcome of failure over 5 years. For continuous measurements a paired t-test may be appropriate. An example of this would be comparing different periodontal treatments for the outcome of probing pocket depth. For more complex designs where several sites or teeth are randomized within each patient then methods which take into account the clustering of sites within patients will be necessary. These methods may be straightforward by calculating a mean, or a proportion for the outcomes for each treatment and then applying simple statistical methods. More complex methods involving regression models for correlated data such as generalized estimating equations or random effect modeling may be appropriate.

Example

The guided tissue regeneration Cochrane systematic review looks at guided tissue regeneration, a periodontal treatment, and compares this with the control treatment of sites (open flap debridement) with severe periodontal disease. The review includes both split-mouth and parallel groups studies. The split-mouth studies all randomly allocate one site to GTR and one site to the control treatment, with only two sites per patient being included. The parallel group studies only include one site per patient. One of the primary outcomes measured is change in attachment level (mm). Another secondary dichotomous outcome was disease recurrence (% sites with $\geqslant 2mm$ loss of probing attachment measured from 12 months after treatment).

One of the included studies designed as a split-mouth study is that by Chung 1990. Patients had "at least one pair of contralateral periodontal lesions, with probing depths $\geqslant 5mm$ and radiographic evidence of >40% bone loss. Fifteen matched pairs of teeth were found suitable for the study. The experimental sites were randomly selected for the placement of the restorable collagen membrane (Perio-Barrier) with the matching contralateral site serving as a control within the same patient".

Tab.3-3 compares the two different study designs used to compare guided tissue regeneration with control for the primary outcome change in loss of attachment, and the dichotomous outcome disease recurrence. The table outlines differences in statistical approaches and the minimum information which should be reported in the study reports. Many of the standard deviations for the change scores and cross-tabulation of the paired data were missing in the split-mouth studies included in the Needleman review.

The use of split-mouth designs in orthodontics is discussed by Pandis. This paper gives some sample size calculations for parallel group and split-mouth studies when the correlation between baseline and final outcomes differs. Undertaking an analysis of covariance for the final measurements adjusting for the baseline measurements usually results in the smallest sample size when compared with using change measurement, or change measurements.

Conclusions

Split-mouth designs are appropriate for some studies in dentistry due to their efficiency and the deceased sample size required compared to parallel group studies.

• They may not be suitable when there are carry across effects, or lack of uniformity in the units for randomization.

- Sample size calculations and statistical analysis needs consideration when using a split-mouth design.

Tab. 3-3　Comparing parallel group and split-mouth designs for periodontal treatment GTR versus control

Design	Randomisation unit	Sample size	Outcome	Statistical analysis	To include in trial report
Parallel	Patient：one diseased site	Patient contributing one site	Change in attachment levels at 12 months（mm）	Independent sample t-test or non-parametric equivalent（comparing the difference in mean CAL（mm）between the two groups）	Numbers，baseline，final and means for change scores with standard deviations for each group
			Disease recurrence at 12 months	Chi-square test or comparison of two proportions	Cross-tabulation of data
Split-mouth	Site：one diseased site receives GTR and one control	Patients contributing a pair of sites（this design requires smaller sample size）	Change in attachment levels at 12 months（mm）	Paired tests or non-parametric equivalent（using the mean of the differences between the CAL for the two sites within each patient）. Report mean difference and its standard error	Number of patients，mean differences and standard deviation of mean difference，along with mean baseline scores and standard deviations for each group
			Disease recurrence at 12 months	McNemar chi-square test	Cross-tabulation of paired data

（Worthington HV）

第五节　前后对照研究

前后对照研究（before-after study）是指研究对象在不同的时间分别接受两种不同的治疗，比较两种治疗结果的差异，以确定所研究药物或措施的疗效，不是同一措施的重复使用。观察对象可以是相同病例，即自身前后对照研究；也可是不同病例，即不同病例的前后对照研究。前者可排除不同个体间的差异，比较两种不同措施的效果，后者由于是不同的研究对象，只能比较两种不同药物的治疗效果，而不能避免个体间差以及随着时间进展而出现的其他因素的影响,只能提供间接证据。

一、设计方案

(一)自身前后对照研究(before-after study in the same patients)

同一组受试对象在前后两个阶段接受两种不同的治疗措施,最后对其结果进行分析比较。可通过随机方法确定两种措施使用的先后顺序,为使第一阶段的治疗效果不影响第二阶段的治疗,两种措施间要有"洗脱期"。自身前后对照研究消除了个体间差异的影响,具有良好的可比性,结果的可靠性较好。

自身前后对照研究设计模式见图3-4。

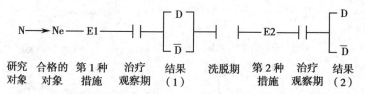

| 研究 | 合格的 | 第1种 | 治疗 | 结果 | 洗脱期 | 第2种 | 治疗 | 结果 |
| 对象 | 对象 | 措施 | 观察期 | (1) | | 措施 | 观察期 | (2) |

图3-4 自身前 - 后对照研究设计模式

结果分析(表3-4):

表3-4 自身前后对照研究结果分析

| | | 第1种措施 | | 合计 |
		有效	无效	
第2种措施	有效	a	b	$a+b$
	无效	c	d	$c+d$
合计		$a+c$	$b+d$	N

（前瞻性）

例:研究体育疗法和理疗对腰背疼痛的煤矿工人的治疗效果采用了如下所示设计方案:
腰背疼痛工人 ⟶ 体育疗法 ⟶ 结果1 ⟶ 洗脱期 ⟶ 理疗 ⟶ 结果2

(二)不同病例前后对照设计(before-after study in different patients)

以现在进行的前瞻性研究的对象为试验组,以既往应用对照措施的同类病例为对照组,是一种历史性对照,非同期对照,两种治疗措施之间的间隔期可长可短。由于是非同期进行的治疗,其诊断标准、治疗常规和治疗水平也会随时间而变化,两组的可比性较差,易受偏倚因素影响,结果的可靠性较差。

不同病例前后对照研究设计模式见图3-5。

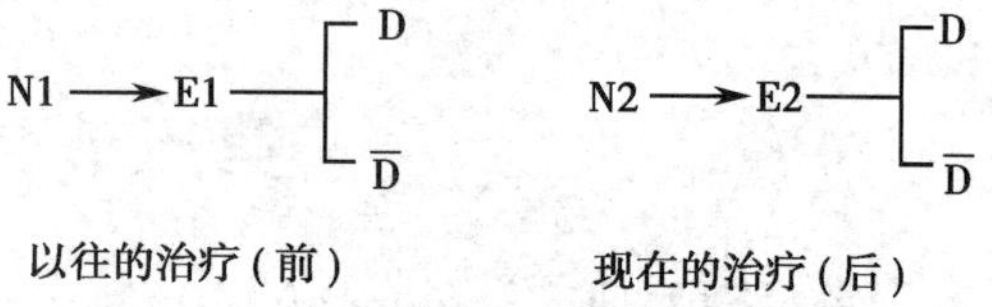

N1 ⟶ E1 ⟮ D / D̄

N2 ⟶ E2 ⟮ D / D̄

以往的治疗（前）　　　现在的治疗（后）

图3-5 不同病例前 - 后对照研究设计模式

二、应用范围及主要优缺点

适用于慢性稳定性或复发性疾病的治疗性研究,例如高血压、高血脂、溃疡病、风湿病、支气管哮喘、口腔扁平苔癣和口腔黏膜白斑等。

（一）自身前后对照研究

优点：同一患者先后接受两种治疗措施，可用随机方法安排前后两个阶段的治疗，因为不受个体间差异的影响，具有良好的可比性，结果的可靠性较高，且可节约样本量。

缺点：两个阶段的治疗是非同期进行，如果间隔期太长，不能排除环境因素改变对结局的影响；病人的依从性亦容易受影响；病种选择受限，只适用于慢性复发性疾病的治疗；洗脱期如选择不恰当，不能排除前一个治疗措施的延滞效应；盲法评价困难。

（二）不同病例前后对照研究

优点：同期内所有病例得到相同治疗，减少志愿者偏倚；可使用历史资料，可不限于慢性复发性疾病的治疗。

缺点：前后的病情、偏倚和并发疾病的影响不一致；试验组与对照组可比性差。混杂因素更多，前后收集资料的标准可能不一致。

第六节 队 列 研 究

队列研究（cohort study）又称群组研究、定群研究，是观察性研究方式之一，将一群研究对象按是否暴露于某种因素或其不同水平分成暴露组和非暴露组（对照组），经过一定时间的随访，比较和分析各组中结局发生率的差异与暴露因素之间的关系。

队列研究的特点是：被观察的对象在开始时都不具有研究的结局；被观察者是按照是否接触某种因素或措施分为两个群体，研究者不能主动控制暴露因素或措施。

一、设计模式

队列研究按开始观察的时间在暴露因素发生前或发生后分为前瞻性队列研究（prospective cohort study）和回顾性（历史性）队列研究（retrospective or historical cohort study），亦有兼顾二者特点的双向队列研究（ambispective cohort study）按观察群体的不同可分为同群体队列研究和不同群体队列研究。

（一）前瞻性和回顾性

前瞻性队列研究是从现在时点开始对确认不存在待研究疾病的对象进行暴露因素的观察和记录，随访预定的时间至终点，比较两组疾病或事件发生率的差异与暴露的关系，因果的时相关系明确。回顾性队列研究的结局是现在进行研究时确定的，而暴露因素是从过去的某个时间点开始存在的，即研究对象进入队列的时间是过去的某个时间点，但是有详细明确的客观记录（图3-6），双向性队列研究是根据历史档案确定暴露与否，根据将来的

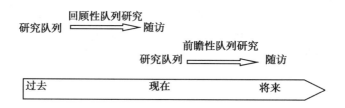

图 3-6 回顾性和前瞻性队列研究

情况确定结局,即在回顾性队列的基础上继续进行前瞻性观察研究,故又称为混合性队列研究。

例1:头颈肿瘤切除术后患者的种植体边缘骨吸收和存活率可能受到放射治疗的影响。一项研究观察随访了32位头颈肿瘤切除术后患者(113枚种植体)长达两年,发现进行调强放疗和三维适形放疗的两种患者的种植体边缘骨吸收和存活率的差异没有统计学意义(前瞻性队列)。

例2:一个西班牙的团队拟比较微创手术入路和无龈乳头切割的手术入路对深骨内袋的牙周病患者进行牙周重建手术的效果。他们回顾分析了2015至2017年所有该类患者的病历,发现两种手术入路都可以获得明显的临床附着、减少探诊深度,但是无龈乳头切割的手术入路能使得龈乳头的退缩明显减少(回顾性队列)。

例3:一个英国的团队对前哨淋巴结活检对早期口底癌患者生存的影响进行研究,在试验组中,他们招募了28名患者,用前哨淋巴结活检来判断患者是否进行选择性颈淋巴结清扫术,并以该院1991至2005年有医生凭经验判断的患者为对照组,分析认为前哨淋巴结活检能够帮助医生判断是否为早期口底癌患者进行颈清并提高患者的总体生存率(双向队列研究)。

(二) 同群体队列研究(cohort study in same population pool)

被观察的对象均来自于同一个群体,如同一家工厂、同一所学校、同一个社区或同一座城市等。同群体队列研究设计模式见图3-7。

(三) 不同群体的队列研究(cohort study in different population pools)

被观察的研究对象来自不同的群体,如两所不同的学校、两个不同的社区或两座不同的城市等,但为了保证基线的可比性,两个群体的基本情况应相似。不同群体队列研究设计模式见图3-8。

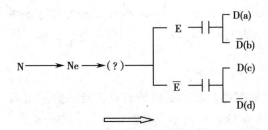

图3-7　同群体队列研究设计模式

N:不存在拟研究疾病D的人群　Ne:按纳入和排除标准选择的合格的研究对象　(?):非随机分组　E:暴露于可能的致病因素　$\bar{E}$:未暴露于可能的致病因素　D:阳性结果(某病或某临床事件的发生)　⊢⊢ 随访时间　$\bar{D}$:阴性结果(某病或某临床事件未发生)

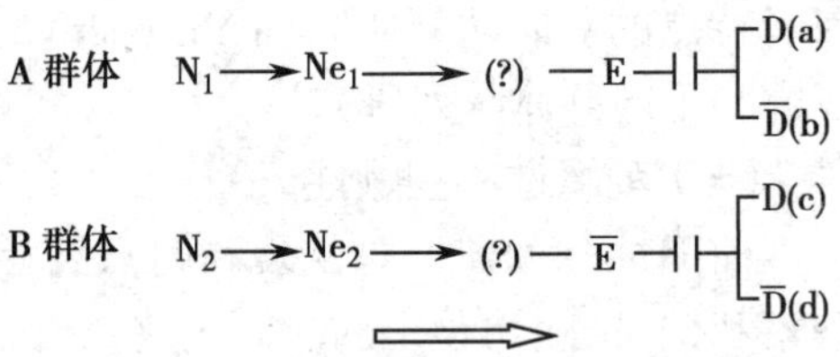

图3-8　不同群体队列研究设计模式

A群体和B群体随访,相同的时间,比较两组的阳性结果发生情况

N_1、N_2:两个群体的研究对象　Ne_1、Ne_2:两个群体的合格的研究对象　E:暴露于某因素　$\bar{E}$:非暴露于某因素

结果分析见表3-5:

表 3-5　队列研究结果分析表

暴露因素		结果		合计
		+	−	
	+	a	b	a+b
	−	c	d	c+d
合计		a+c	b+d	N

注:相对危险度(RR)=[a/(a+b)]/[c/(c+d)]。

例:对台湾地区参加人寿保险系统的男性政府雇员 22 707 人进行队列研究,探讨乙型肝炎病毒与原发性肝癌的关系(同群体队列研究)。

设计模式见图 3-9。

结果分析见表 3-6。

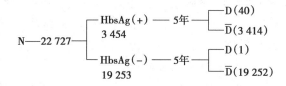

图 3-9　乙肝与肝癌的队列研究设计

表 3-6　乙肝与肝癌研究结果分析

HbsAg		原发性肝癌		合计
		有	无	
	+	40	3 414	3 454
	−	1	19 252	19 253
合计		41	22 666	22 707

注:相对危险度(RR)=[a/(a+b)]/[c/(c+d)]=223。

例 1:澳大利亚研究者通过两所饮食结构不同的学校研究饮食与龋病的关系,两组是自然形成的群体,一组是澳大利亚新南威尔市州学校儿童,另一组是社会经济状况差的农村 Hopewood House 学校儿童。前者的饮食结构与普通的澳大利亚学校学生相似,后者的饮食特点为:精制糖食较少,主食一般为未经烹调的蔬菜及含麦面包和水果,从 1947 年起,追踪 15 年,观察两所学校学生口腔健康状况与饮食的关系(不同群体队列研究)。

例 2:为了探讨美国城市癌症死亡率与自来水加氟的关系,从 1950 年到 1970 年,在美国 20 个自来水加氟的城市与 15 个自来水未加氟城市之间,进行癌症死亡率的比较。结果两组的死亡率的差异无显著性,说明自来水加氟与癌症死亡率没有关系(不同群体队列研究)。

美国 20 个城市自来水加氟与癌症死亡率研究设计见图 3-10。

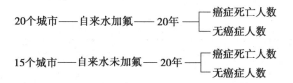

图 3-10　美国城市自来水加氟与癌症死亡率研究设计

二、应用范围及优缺点

队列研究在临床研究中应用广泛,可用于病因学中致病因素或危险因素的研究、疾病的防治性研究以及预后因素的研究,观察暴露因素对人群特定结局的影响。

许多致病因素是人们不良的生活习惯和饮食习惯、不同的经济条件及社会环境等,在伦理学上绝对不允许研究者将这些可疑的致病因素随机地分配给受试者,只能客观的测量和记录自然暴露的情况。有的干预措施例如特定的手术方案、某些综合治疗措施等只适用于个体病人,而不能随机分配。将这些待研究因素作为暴露因素看待,观察和测量受其影响可能发生的疾病或者结局,即可明确二者是否具有因果联系。因此队列研究是病因学及预后研究较好的设计方案。例如吸烟和肺癌的关系、乙型肝炎病毒和肝癌的关系、糖的摄入和龋病的关系、不同类型白血病的预后、年轻恒牙外伤的预后等。

在队列研究中,为了达到预定研究目标,要有足够的观察时间,且全部的观察对象都应尽可能被随访,如失访较多,会影响研究结果的可靠性。

优点:能相对准确地反映因果关系,无医德问题,是病因学研究可行性最好的设计方法;队列研究中疾病结局与暴露因素的时相关系明确,可研究疾病的发病率;并可同时进行多个队列的研究。

缺点:需花费较大的人力、物力和财力才能进行,不适宜研究少见疾病,随访时间长,易导致失访增加。

第七节　病例 – 对照研究

病例 – 对照研究(case-control study)是经典的回顾性研究,是从果到因的研究。选择具有某病或某项特征的作为病例组,不具有某病或某项特征的可比较的对象作为对照组,分别调查其既往暴露于某危险因素的历史,比较两组的暴露比例,以判断此危险因素与某病某项特征的发生有无关联及关联的强度。如果病例组的暴露比或暴露水平明显高于对照组,且具有统计学意义,则认为该暴露因素与该疾病或某项特征可能有病因学联系。这种研究方法可对疑似危险因素进行初步验证,但不能确定某因素与该疾病或某项特征的因果关系。

一、设计模式

按有无被研究的疾病或临床事件分成病例组和对照组,研究者回顾性地调查两组研究对象对某因素的暴露情况,以探讨暴露因素和疾病的关系。病例 – 对照研究设计模式见图3-11。

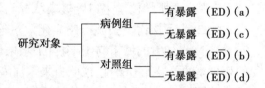

图 3-11　病例 – 对照研究设计模式

结果分析见表3-7:

表 3-7　病例对照研究结果分析表

暴露因素	病例组	对照组	合计
有暴露	a	b	$a+b$
无暴露	c	d	$c+d$
合计	$a+c$	$b+d$	N

比值比 $OR=ad/bc$ ⟵ (回顾性)

例1:1997年在上海市调查幼儿猖獗龋的危险因素,将400名2～5岁患猖獗龋的幼儿作为病例组,401名非患猖獗龋的幼儿作为对照组,向父母发放问卷,内容包括婴儿时期的喂养方式、补充食品种类、口腔卫生习惯、日常饮食、父母受教育程度等,探讨与猖獗龋发生的有关危险因素。

例2:为探讨乳牙反𬌗的危险因素,2001年对四川省成都市双流县华阳镇1 279名2～6岁儿童进行横断面调查,了解乳牙反𬌗的患病率,同时选择100例乳牙反𬌗的儿童作为病例组,100名年龄、家庭状况相似的无反𬌗的儿童为对照组,对父母进行问卷调查,探讨与乳牙反𬌗有关的危险因素。

在选择病例和对照时要注意:

1. 病例组有相对准确的确诊手段,对照组确定没有罹患同种疾病。

2. 对照组亦应具有暴露于被研究危险因素的可能性。

3. 为了消除混杂因素的影响,可采用配对的方法,如1∶1或1∶2等,除研究因素外使两组的某些因素相同。许多因素可作为配对的条件,例如年龄、性别、种族、城乡及职业等。

病例对照研究方式亦有新的延伸,例如巢式病例对照研究(nested case-control study)。巢式病例对照研究是队列研究和病例对照研究的结合,病例对照研究结巢于(nested in)队列之中。首先设计一项队列研究,队列研究中每新发1个病例即在队列内选择未发病的队列成员与之按照一定的比例和标准匹配,积累到一定样本量时按匹配病例对照研究的统计学方法进行分析。

该设计模式的优点是研究对象选择偏倚小,回忆偏倚小,研究和统计检验效率高,其论证强度明显高于传统的病例对照。随着近年来真实世界研究和医疗大数据的发现,常常可以见到巢式病例对照研究采用国家/地区医疗数据库作为队列来源,样本量庞大,选择偏倚减至最低,进一步增强了论证强度。

例:口腔来源的菌血症可能导致全膝关节置换术后感染。研究者中从中国台湾国立健保资料库中确定了1 291个因感染导致膝关节置换物去除的患者,按照约1∶4的比例和年龄、性别配对的原则匹配了膝关节置换物未发生感染的患者。对比研究发现三年内至少接受了一次洁牙治疗的患者的感染率明显更低,三年内洁牙5～6次的患者尤其明显,说明经常洁牙可能与膝关节置换术后感染率的降低有关。

二、应用范围及优缺点

(一) 应用范围

病例-对照研究可用于病因学研究、防治性研究和预后性研究。主要应用于以下几个方面:

1. 探讨疾病致病因素或危险因素的研究　在病因不明的阶段,可广泛地筛选可疑的致病因素或危险因素,亦可用于检验描述性研究提出的病因假说,为进一步进行前瞻性研究提供明确的病因线索。例如探讨吸烟、饮酒、生活方式、嚼槟榔、口腔感染与局部刺激等,是否引起口腔癌的危险因素。

2. 探讨疾病预后因素的研究　按照不同的预后结局分成病例组和对照组,如恶化与未变或减轻、死亡与痊愈,失败与成功等,调查导致不同结局的各种预后因素。如根据年轻恒牙外伤后根尖是否继续发育为结局,分成病例组和对照组,探讨患者年龄、外伤程度或就诊时间等是否为影响预后的重要因素。

3. 用于药物有害作用的研究 临床药物的使用,既要考虑药物的疗效,同时也不能忽视其不良作用。在揭示 20 世纪 50 年代欧洲孕妇使用反应停减轻妊娠反应导致其子女海豹肢畸形,20 世纪 60 年代控制儿童感染使用四环素族药物造成四环素牙,以及婴幼儿使用庆大霉素引起药物性耳聋等的研究过程中,都曾经应用了病例对照研究。

（二）病例对照研究的优缺点

1. 优点 适用于少见病和有较长潜伏期疾病的研究,无需大样本,短期内即可得到结果;省时、省钱、省力,易于组织实施;可同时调查分析多种因素;可使用病史记录资料;医德问题少。

2. 缺点 容易受偏倚因素影响,如选择性偏倚、回忆性偏倚等;选择恰当的对照组有时较困难;不能计算发病率和相对危险度（RR）,只能计算比值比（OR）。

第八节 横断面研究

横断面研究（cross-sectional study）又称为现况调查,是在某一时点或较短时间内,对特定人群中致病因素与疾病或健康状况的关系进行调查分析,得到该疾病的患病率或某事件的发生率、以及影响因素分布情况。

一、设计模式

横断面研究根据研究对象选择方式的不同,可分为普查（census）和抽样调查（sample survey）,最为常用的是抽样调查,即从总体中随机抽取一定的样本量,然后调查他们的疾病状况以及近期和过去的有关发病因素的暴露程度,分析其结果。

横断面研究设计模式见图 3-12。

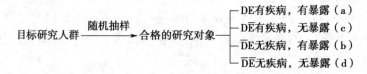

图 3-12 横断面研究设计模式

横断面研究结果分析见表 3-8。

表 3-8 横断面研究结果分析表

		结果		合计
		有疾病	无疾病	
危险因素	有暴露	a	b	$a+b$
	无暴露	c	d	$c+d$
	合计	$a+c$	$b+d$	N

注:患病率 $=(a+c)/N$ $OR=ad/bc$。

例1：一项多中心的横断面研究抽查了意大利、墨西哥和沙特阿拉伯的 13~15 岁的青少年的患龋情况和甜味觉阈值、甜味偏好的关系,发现龋失补牙数与甜味觉阈值、甜味偏好呈弱正相关关系。

例2：巴西的一个团队调查了镰状细胞贫血和正常血红蛋白的个体中经检查确认牙冠完整、牙髓活力正常的牙齿中的动脉血氧饱和度。调查发现镰状细胞贫血个体的健康上颌牙(除了尖牙)中的血氧饱和度比健康个体低。另外,在贫血和健康个体中均没有发现身体中和牙髓中的血氧饱和度有明显的相关性。

本例可以佐证现况调查也可以是对比性的研究,但是各因素一定在同一时间点上。本例为结巢于队列的横断面研究(结巢的概念可参考巢式病例对照)。

二、应用范围及优缺点

横断面研究可用于调查疾病负荷、高危人群,也是病因学研究的基本方法,最常用于卫生防疫和预防医学研究。

(一)应用范围

1. 描述疾病的患病率及其在人群的分布 多用于发展缓慢的慢性病的病因学研究,确定高危人群,为疾病的防治提供依据。如 2005 年我国进行第三次全国口腔健康流行病学抽样调查,样本来自全国 30 个省、市、自治区,共计纳入 93 826 人,调查对象为 5、12、35～44、65～74 岁人群,调查内容包括龋病、牙周疾病、牙齿缺失情况和口腔黏膜健康状况,同时进行口腔健康问卷调查,为国家制订口腔卫生保健规划目标提供了科学依据。

2. 探索与疾病发生有关的因素,为病因学和防治性研究提供线索 通过横断面研究,可发现某些因素与疾病的发生有一定的联系,如氟牙症、龋病与饮水氟浓度之间的关系;口腔癌与吸烟、咀嚼烟草、嚼槟榔、口腔炎症等之间的关系等。

3. 了解疾病及高危人群分布及变化趋势 如通过多次的现况调查发现我国儿童龋病的高危年龄段和地区,以及龋病患病率呈上升趋势。

4. 评价干预措施对疾病的防治效果 如使用氟化水源后调查儿童患龋率、氟斑牙及其他氟化物的不良反应等,以评价氟化物的防龋效果及不良效应;通过调查各种传染病的患病率,以评价预防接种的效果等。

(二)横断面研究优缺点

1. 优点 容易实施,如设计合理,样本足够大,结果有较好的代表性;一次调查,可同时观察多种疾病及多种因素;无须花费大量的人力、财力和时间。

2. 缺点 不能确定确切的因果关系;不能获得发病率的资料;如调查研究的疾病处在潜伏期,或经过治疗后临床表现不明显,容易误认为正常人群,而病程较短,发病后不久即死亡或痊愈者,常常漏诊,使结果发生偏倚。

第九节 非随机对照试验

在临床研究中,有时难以做到随机化分组,往往根据病人或医生的选择分为试验组和对照组进行对照研究。此类研究难以保证两组间的均衡性,常存在选择偏倚、测量偏倚等,从而影响研究结果的准确性,论证强度大大低于随机对照试验。但非随机对照试验(non-randomized control trial)易于实施,在临床治疗性研究中应用较为广泛,如果样本量大、有客观观察指标时也有一定的价值,当下结论时要持审慎的态度。

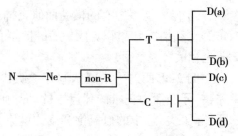

图 3-13　非随机对照试验设计模式

一、设计模式

除分组方式不同外,其他与随机对照试验相同,见图 3-13。

N:研究对象　Ne:合格的研究对象　non-R:非随机分组　T:试验组　C:对照组　⊣⊢:试验期限　D:阳性结果　D̄:阴性结果

结果分析见表 3-9。

表 3-9　非随机对照试验结果分析表

组别	结果		合计
	+	−	
试验组	a	b	a+b
对照组	c	d	c+d
合计	a+c	b+d	N

（前瞻性）

例:一项研究拟回答上颌扩弓能否为错过最佳治疗期的单侧唇腭裂患者提供足够的骨移植后刺激以减少移植牙槽骨的骨量丧失。研究者设计了一项非随机对照试验,患者分为两组:一组在上颌牙槽骨二次植骨前进行慢扩弓,另一组则在二次植骨 6 周后扩弓。分组的依据并不来自随机的结果,而是医生和患者的共同决策。结果表明二次植骨 6 周后扩弓更有利于减少移植骨的骨量丧失。

二、应用范围及主要优缺点

常用于治疗性研究,特别是用于急重病必须立即采取治疗时,或病人及家属强烈要求采取某种治疗方案时。例如口腔颌面部肿瘤病人,是采取彻底的根治手术还是保守治疗,往往取决于病情的轻重、家庭经济条件、病人的需求与期望等。

优点:因为是根据病人的选择进行分组,所以可行性好,病人的依从性好,易于实施。

缺点:受选择性偏倚和测量性偏倚影响大,组间可比性差,结论的可靠性亦受影响。

第十节　叙述性研究

叙述性研究(descriptive study)是研究者根据现成的临床资料加以追溯总结,没有对照组。包括个案报告、病例分析等。

叙述性研究的论证强度差,但对探索某些特殊病例或新发现疾病,仍有一定的意义。临床工作者在实践中如果能善于发现问题,及时总结,提出假说,有可能为前瞻性研究或基础医学研究提供重要的信息和研究方向。

一、分类

（一）病例报告（case report）

是临床上详细介绍某种罕见病的单个病例或少数病例，借此新出现的或不常见的疾病或疾病不常见的临床特征，能引起医学界的关注，为临床研究提供有价值的医学信息。例如 Léauté-Labrèze 等医师于 2008 年在新英格兰杂志上发表的普萘洛尔治疗婴幼儿血管瘤的病例报告，引起了国际医学界的极大震动，开启了婴幼儿血管瘤治疗的新篇章。

病例报告是高度选择的研究对象，易发生偏倚，特别是关于治疗成功的报道，因为不能估计疾病的自然病程和机遇的作用，加之治疗无效报道不易发表，因此对这种病例报告的结论要持谨慎态度。

（二）病例系列（case series）

是将一组（几十例、几百例、几千例）相同疾病的临床资料进行整理、统计、分析、总结并得出结论，对临床医师诊断和治疗决策有一定的参考价值。例如温玉明等对 1953～2000 年 6 月期间在华西医科大学口腔医院住院的、经病理确诊的 6 539 例口腔颌面部恶性肿瘤的临床资料进行回顾性分析，以探讨口腔颌面部恶性肿瘤的发病情况及各类肿瘤的构成比，为临床工作提供参考。

例：张智靖选择住院的 13 名口腔癌患者，均经过 X 线片和活检确诊，中重度冠状动脉狭窄患者都经过心脏 CTA 检查及冠状动脉造影确诊为中重度冠状动脉狭窄。13 例患者先经过内科经皮冠脉介入治疗（PCI），再行手术切除病灶加颈部淋巴结清扫术的手术方法，取得较好疗效。认为口腔癌合并中重度冠状动脉狭窄，可先行 PCI 治疗，再行口腔病灶切除及颈部淋巴清扫术，从而提高了患者手术耐受性，值得临床推广开展。

必须注意，病例系列因缺乏事先制订的严格的科研设计，没有合格的对照，且为回顾性研究，论证强度较低，在近年的医学杂志中，该类研究文献逐渐减少，而被其他论证强度高的研究设计所代替。

（三）专家评述

由在某个研究领域中具有丰富经验和渊博知识的专家、学者，对具体研究中的问题，特别是有争议的问题，引经据典，并提出自己的领悟和看法，对引导研究方向或扩展新的研究领域具有一定指导意义，可为研究者和临床工作者提供有益的参考。例如时影影等提出建立综合的口腔监测系统，实现信息整合与共享是口腔监测的发展趋势，就是一个很好的例子。但由于是某一领域的专家，所得结论有一定的倾向性，易受偏倚的影响。

二、叙述性研究的优缺点

优点：容易进行，不需要很多的人力和财力，就能对临床上的各种问题进行研究，为此后的研究提供线索，也无医德问题。对年轻医师是很好的锻炼。

缺点：缺乏严格的设计和规范的对照分析，易受偏倚因素影响；结论有局限性，论证强度低。

总之，必须根据研究类型和研究目的来选择设计方案，每种方案各有其优缺点，有其应用的范围。原则上应该在人力、物力和时间允许的条件下运用论证强度最高的设计方案。

但是,不论选用何种设计,应该尽量做到设计严谨、资料准确,提高其论证强度。

(陈　娥　曹钰彬)

第十一节　真实世界研究

一般认为随机临床试验在各种上述试验设计中是最佳设计方案,但通常是在相对理想的状态下而非真实临床环境下进行,例如大多数试验将高龄或低龄、患多种疾病如伴有严重系统性疾患如肝功或肾功不全、同时服用多种药物等患者排除在外,虽然获得了内部真实性较好的结果,但结论的外延性较差,在临床实际运用时其效果往往与报道的结果有较大差距。此外,随机对照试验较少涉及干预措施长期的效果及针对特殊人群治疗效果的评价,其结局指标大多直接指向治疗措施的优劣而不是以病人为中心。随着人群整体文化素质的提高,患者希望能更多地参与自我健康管理,临床医生有责任提供以病人为中心的信息。在这种情况下,真实世界研究应运而生,它是建立在临床流行病学、循证医学、卫生经济学、社会医学、决策学等学科的基础上,在临床及卫生决策中已经显示出重要作用。

一、真实世界数据

(一) 真实世界数据的定义和来源

真实世界数据(real world data,RWD)是指研究数据来自真实医疗环境,反映实际诊疗过程和真实条件下的患者健康状况;主要是与传统临床试验中人群可能高度选择、干预和对照可能严格控制、随访与实际存在差异等各方面形成明确的对比。一些权威机构和组织,如美国食品药品监督管理局(FDA)、国际药物经济学与结果研究协会(ISPOR),将真实世界数据定义为除开传统临床试验以外的数据。

根据以上定义,真实世界数据来源非常广泛。其既可是研究数据,即以特定目的开展的观察性研究数据,如基于特定研究目的患者调查、患者注册登记研究,以及基于真实医疗条件开展的干预性研究(如实效性随机对照试验)的数据;也可是非研究性质的数据,如多种机构(如医院、医保部门、民政部门、公共卫生部门)日常监测、记录、储存的各类与健康相关的数据,如医院电子病历、医保理赔数据库、公共卫生调查与公共健康监测(如药品不良事件监测)、出生/死亡登记项目等。

(二) 真实世界数据与医疗大数据的关系

医学领域的大数据涵盖范围广泛,根据数据收集内容的差异,可分为:①常规医疗和健康数据,包括个人健康和医疗数据(如人口社会学特征、诊断、实验室检查、影像学检查、医嘱、手术、成本数据等),即我们通常所指的医疗大数据,其典型实例有医院电子病历库(electronic medical record,EMR)等;②在部分或全部收集常规医疗数据的基础上,根据特定研究目的收集生物标本检测的检测数据(如基因组学、蛋白组学、代谢组学等),常被称为生物医学大数据。

从本质上讲,医疗大数据满足真实世界数据的所有特征,属于真实世界数据。但真实世界数据涵盖的范畴显然比医疗大数据更广,其并不一定要求数据达到海量,也不一定强调数据的多样性等。医疗大数据是真实世界数据与医学大数据的一个交集。

二、真实世界研究的定义和特点

真实世界研究(real world study,RWS),又称实效研究(outcome research),效果比较研究(comparative effectiveness research,CER),以患者为中心的研究(patient-centered research)等,来源于真实世界研究的证据称为真实世界证据(real world evidence,RWE)。真实世界研究是指在真实世界的情况下比较干预措施和策略在预防、诊断、治疗和监控健康状况中效果优劣,以实际的临床实践为基础,将纳入标准扩展到其治疗效果可能涵盖的所有人群,样本量往往更大而且观察期往往更长,以便取得外部真实性更好的结果,从患者角度评估医疗措施的"效果"(effectiveness),密切关注患者的价值观、偏好、需求、病理生理、社会经济背景等。其突出的特点是:①多参与者,让患者、公众、临床医生、政策决定者及其他相关决策者积极参与项目的研究与实施;②多干预措施,可同期比较多种干预措施或决策;③多结局,可同时评价多个健康相关的系列结局;④多病患个体,纳入同种疾患但临床情况千差万别的个体,使研究证据能在不同亚组及个体中运用。

三、真实世界研究拟解决的科学问题

真实世界研究最早提出是因新药和医疗器械Ⅲ期临床试验存在无法回答的临床诊疗和医疗管理决策问题。当时的考虑是建立一套更接近临床真实条件的方法体系,回答传统Ⅲ期临床试验无法回答的科学问题,如药物治疗的实际效果及人群差异、不同药物间的比较效果、治疗的依从性等。

随着对真实世界研究的广泛运用和认识加深,真实世界研究的运用也进一步扩展和延伸。目前,真实世界研究主要用于但不限于解决评估患者健康状况、疾病及诊疗过程;评估防治结局;评估患者预后与预测;支持医疗政策制订等四类科学问题。

美国2007年首先确定以真实世界研究作为医疗卫生改革的重要方向,并在两年后启动该研究项目,涵盖疾病预防和监测、护理、手术和药物治疗、医疗设备等方面的多个研究领域。随后发达国家相继将真实世界研究引入临床研究领域,如有的国家使用注册临床资料(clinical data registries)进行真实世界研究。从2011年起中国学者积极关注真实世界研究国家平台问题。并在某些领域有出色建树,如中国国家脑卒中登记研究及中国心血管代谢疾病预后系列研究等。

四、真实世界研究的研究设计

真实世界研究的基本设计通常包括干预性和观察性。

(一) 观察性研究

观察性研究设计是真实世界研究中广泛使用的设计类型之一。在真实条件下收集相关数据(如患者登记、医院电子病历数据、医保数据和流行病学调查等),建立数据库,并针对具体研究问题,运用观察性设计,开展数据分析,是观察性真实世界研究的自然过程。我们在前几节介绍的观察性研究设计均属于真实世界研究的范畴。

(二) 干预性研究

在真实世界条件下开展干预性研究的常见方式是对临床已使用的不同干预措施进行随机分组,在尽量贴近临床实际情况下对患者进行干预和随访,并针对患者、临床医生或医疗卫生决策者有重要价值的结局进行评价,常被称为实效性或实用性随机对照试验(progromatic RCT,pRCT)。在 pRCT 的设计中,尽管使用了随机手段,但患者在研究中所处的环境、干预实施和随访过程、数据和结局的收集方式在尽可能贴近真实条件下进行,与真实世界研究的核心实质较好地契合(表 3-10)。因此,其仍然属于真实世界研究的范畴。

表 3-10　实效性随机对照试验与传统 RCT 的区别

	实效性随机对照试验	传统随机对照试验
研究目的	干预措施在真实世界环境下的结果	干预措施在理想环境下是否有效
用途	常用于药物和器械上市后实际效果和安全性评价、非药物复杂干预的临床评价,为医疗卫生决策提供依据	常用于药物和器械上市前管理决策(CFDA)
研究环境	可在不同等级的医疗机构开展研究	一般在高等级医疗机构开展,医疗技术使用较统一
研究对象	真实世界患者(异质性相对较大、限制相对少)	研究对象真实世界患者(异质性相对较大、限制相对少)同质患者(相对高度选择)
样本量	样本量通常较大	样本量相对较小
干预措施	相对灵活可变(可调整方案),更符合日常医疗实际	相对严格规定(固定方案)
对照	一般阳性对照,往往选用常规或公认最佳的治疗方案	主要为安慰剂对照,以确定干预措施的"绝对"有效性和安全性
结局变量	通常选择具有重要临床意义的远期结局,如心血管事件、再次入院等	一般使用替代指标或临床中间指标,如血压、糖化血红蛋白等
随访时间	随访时间较长	随访时间较短
结果真实性	外部真实性较好	内部真实性较好

目前,我们认为 pRCT 适用于两大类研究。首先 pRCT 是上市后药物和器械(包含Ⅳ期及之后的研究)实际效果评价的最佳选择。其优越之处在于:(1)pRCT 研究结果不仅可验证上市前的结果,还能对上市前临床试验的资料和信息进行补充,为临床合理用药和使用器械提供依据;(2)在研究经费、可行性和伦理允许的前提下,相对于观察行研究,pRCT 可以通过随机分组平衡组间已知和未知的预后因素,最大程度提高组间的可比性,从而增强论证强度;(3)对于上市后药物和器械的安全性评价而言,pRCT 相较传统 RCT 更接近药物和器械真实的使用环境,因而具有相对更好检出频发不良事件的能力。但是,要识别罕见或迟发的药物和医疗器械不良反应,RCT 仍有其局限性,此时采用上市后观察性研究更为适宜。其次,pRCT 也是进行非药物复杂干预的临床评价的一种较好的方式。传统 RCT 因要求对受试对象采用标准化的统一治疗,一般很难用于评价复杂干预,而 pRCT 则给予治疗者较大的灵活度,不严格规定干预的实施细节,恰好符合复杂干预的临床试验要求。

另外,真实世界条件下的干预性研究还有非随机的实效性试验、自适应设计等其他设计,我们在此不作详细介绍。

五、真实世界研究的优势和局限

真实世界研究具备多种优势:①真实世界研究对研究对象常采用相对较少的排除条件,使纳入人群有较好代表性,研究结果外部真实性相对更好。②真实世界研究样本量通常较大,利于解决罕见疾病和事件所带来的问题,也可更好地处理治疗效应在不同人群之间的差异。③真实世界研究采集的数据可利用快速数据设计技术实现多个研究目标,效率较高。④真实世界研究相对传统临床随机对照试验,尽量减少人为干预、容易被研究对象接受,较容易通过伦理审查,成本 - 效益更优。⑤最重要的是真实世界研究提供了传统随机对照试验无法提供的证据,包括真实环境下干预措施的疗效、长期用药的安全性、依从性、疾病负担等证据,是对传统临床研究模式的重要补充。

真实世界研究自身也存在一定局限,这些局限来自于数据本身和相关设计。针对治疗结局的评价,除实效性随机对照试验外,观察性真实世界研究由于没有采用随机设计方案,组间的基线、预后差异总是或多或少地存在,可能导致结果偏倚;即便使用复杂的统计学方法尽量消除可能的混杂,其在最大程度上也仅能处理已知的混杂因素(无法处理未知的混杂)。此外,数据的准确性、完整性是真实世界研究可能存在的另一主要问题。这在基于回顾性数据库开展研究时,问题尤其突出。样本量增大和使用复杂的统计学处理并不能消除数据质量本身缺陷可能导致的偏倚。最后,基于回顾性数据的真实世界研究还面临事后分析、数据挖掘是否满足因果准则的问题。

针对其他研究问题(如预后等),真实世界研究面临的主要挑战在于数据的准确和完整性。数据质量不足和关键数据信息的缺失常导致在开展研究时无法充分地处理结局与相关因素的关系。例如,风险预测研究中,由于数据质量较低或关键数据缺失,导致预测功能降低(如区分度降低、曲线下面积减少)。

需要说明的是,不同设计和不同数据来源的真实世界研究,其表现出来的优势和不足是有差异的。研究者需要针对具体问题进行谨慎分析和理解利弊——过度放大优势或忽略不足都不可取。

(曹钰彬 岑 啸)

参考文献

1. 陈淑林,孙德全,夏建华,等.高中生结核病暴发流行发病危险因素的双向性队列研究.中华结核和呼吸杂志,2009,32(7):539-540
2. 陈娥,戴秀钧,徐庆鸿,等.氟化钠滴剂防龋二年临床效果观察.华西口腔医学杂志,1995,13(1):53-54
3. 黄平,俞守义.巢式病例对照研究.继续医学教育,2006,20(31):75-77
4. 李菊英,苏炳华.交叉试验设计统计方法探讨.上海预防医学杂志,1995,7(2):61-62
5. 刘建平.单个病例随机对照试验的设计与应用.中国中西医结合杂志,2005,25(3):252-254
6. 李绍忱.临床医学研究常用设计方案实施方法——交叉试验.中国实用儿科杂志,2008,23(2):157-160
7. 时影影,赵琦,赵根明.口腔卫生监测体系现况及发展趋势.疾病监测,2013,28(6):503-508
8. 史宗道,周学东,王晓毅,等.替硝唑含片治疗牙周炎和冠周炎的疗效及安全性的随机对照临床试验.中国循证医学杂志,2005,5(11):811-817
9. 王家良.临床流行病学——临床科研设计、测量与评价.第3版.北京:人民卫生出版社,2009:63-146
10. 王祖华,史宗道,秦均成.哺乳方法与乳牙前牙反𬌗关系的探讨.华西口腔医学杂志,1995,13:258-260

11. 徐丹,张哲,张会永,等.解释性 RCT 和实用性 RCT 在中医药临床研究中应用比较.中华中医药学刊, 2011,29(7):1529-1532

12. 詹思延.临床实效研究的特点和挑战.中华肾病研究电子杂志,2014,3(1):7-9

13. 张智靖.口腔癌合并中重度冠状动脉狭窄 13 例治疗体会.实用医学杂志,2013,29(6):1026-1027

14. ANITA S. US can draw insight from other nations' experiences with Evidence-Based Medicine. JAMA. 2012,307(15):1567-1569

15. ARMSTRONG K. Methods in comparative effectiveness research. J Clin Oncol. 2012,30:4208-4214

16. BROUWERS M C,THABANE L,MOHER D,et al. Comparative effectiveness research paradigm. J Clin Oncol. 2012,30:4202-4207

17. DAVE N,HOWARD G B,PAUL E G. Perspectives on comparative effectiveness reseach. Pharmacoeconomics. 2010,28(10):789-798

18. EDWARD L K,BORIS F. Methodology for comparative effectiveness research:potential and limitations. J Clin Oncol. 2012,30:4185-4187

19. ERICKSON J D. Mortality in selected cities with fluoridated and non-fluoridated water supplies. N Engl J Med. 1978,298(20):1112-1116

20. GOLUB R M,FONTANAROSA P B. Theme issue on comparative effectiveness research-all for papers. JAMA. 2011,305(7):717

21. HARRIS R. The biology of the children of Hopewood House. The pattern of dental caries experience. Aust Dent J. 1967,12(3):220-227

22. HAHN O M,SCHILSKY R L. Randomized controlled trail and comparative effectiveness research. J Clin Oncol. 2012,30:4194-4201

23. HERSHMAN D L,WRIGHT J D. Comparative effectiveness research in oncology methodology: Observational data. J Clin Oncol. 2012,30:4215-4222

24. HOCHMAN M,MCCORMICK D. Characteristics of published comparative effectiveness studies of medications. JAMA. 2010,303(10):951-958

25. KARAPETIS C S,KHAMBATA-FORD S,JONKER D J,et al. K-ras mutations and benefit from cetuximab in advanced colorectal cancer. N Engl J Med. 2008,359:1757-1765

26. LÉAUTÉ-LABRÈZE C,DE LA ROQUE E D,HUBICHE T,et al. Propranolol for severe hemangiomas of infancy. N Engl J Med. 2008,358(24):2649-2651

27. MARC L B,MUHAMMAD M P,DAVID A,et al. Good research practices for comparative effectiveness research:defining,reporting and interpreting nonrandomized studies of treatment effects using secondary data sources:the ISPOR good research practices for retrospective database analysis task force report-part I. Value Health. 2009,12:1044-1051

28. ALVAREZ J,BODAGIREM A,MCGIRL M,et al. Sentinel node biopsy in relation to survival in floor of the mouth carcinoma. Int J Oral Maxillofac Surg. 2014; 43:269-273

29. PAPI P,BRAUNER E,DI CARLO S et al. Crestal bone loss around dental implants placed in head and neck cancer patients treated with different radiotherapy techniques:a prospective cohort study. Int J Oral Maxillofac Surg. 2018,pii:S0901-5027(18)30436-3

30. MORENO RODRÍGUEZ J A,ORTIZ R A J,CAFFESSE R G. Periodontal reconstructive surgery of deep intraosseous defects using an apical approach. Non-incised papillae surgical approach (NIPSA):A retrospective cohort study. J Periodontol. 2018. doi:10.1002/JPER.18-0405

31. TA-WEI T,TZU-CHIEH L,CHIA-JUNG H et al,Frequent Dental Scaling Is Associated with a Reduced Risk of Periprosthetic Infection following Total Knee Arthroplasty:A Nationwide Population-Based Nested Case-Control Study. PLoS One. 2016; 11(6):e0158096

32. SOUZA S F C,THOMAZ E B A F,COSTA C P S. Healthy Dental Pulp Oxygen Saturation Rates in Subjects with Homozygous Sickle Cell Anemia:A Cross-Sectional Study Nested in a Cohort. J Endod. 2017;43(12):1997-2000

33. ASHI H,LARA-CAPI C,CAMPUS G,et al. Sweet Taste Perception and Dental Caries in 13- to 15-Year-Olds:A Multicenter Cross-Sectional Study. Caries Res. 2017;51(4):443-450

34. UZEL A I,BENLIDAY M E,KÜRKÇÜ M et al. The Effects of Maxillary Expansion on Late Alveolar Bone Grafting in Patients with Unilateral Cleft Lip and Palate. J Oral Maxillofac Surg. 2018. pii:S0278-2391(18)30843-7

35. PANDIS N,WALSH T,POLYCHRONOPOULOU A,et al.Split-mouth designs in orthodontics:an overview with applications to orthodontic clinical trials. Eur J Orthod,2013

36. HUJOEL P P,Derouen T A. Validity issues in split-mouth trials. J Clin Periodontol,1992,19(9 Pt 1):625-627

37. HUJOEL P P,LOESCHE W J. Efficiency of split-mouth designs. J Clin Periodontol,1990,17(10):722-728

38. LESAFFRE E,PHILSTROM B,NEEDLEMAN I,et al. The design and analysis of split-mouth studies:what statisticians and clinicians should know. Stat Med,2009. 28(28):3470-3482

39. DONNER A,ELIASZIW M. Application of matched pair procedures to site-specific data in periodontal research. J Clin Periodontol,1991. 18(10):755-759

40. DONNER A,ZOU G Y. Methods for the statistical analysis of binary data in split-mouth designs with baseline measurements. Stat Med,2007. 26(18):3476-3486

41. GIRAUDEAU B P,RAVAUD,A Donner. Sample size calculation for cluster randomized cross-over trials. Stat Med,2008,27(27):5578-5585

42. NEEDLEMAN,I G,WORTHINGTON H V,GIEDRYS-LEEPER E,et al. Guided tissue regeneration for periodontal infra-bony defects. Cochrane Database Syst Rev,2006(2):CD001724

43. CHUNG,K M,SALKIN L M,STEIN M D,et al. Clinical evaluation of a biodegradable collagen membrane in guided tissue regeneration. J Periodontol,1990,61(12):732-736

思考题

1. 临床科研设计的三项基本原则是什么？
2. 进行前瞻性临床研究时可以选用哪些设计方式？其主要特点是什么？
3. 进行观察性临床研究时可以选用哪些设计方式？其主要特点是什么？
4. 真实世界研究的主要特点？

第四章

病因学研究与评价

 内容提要

　　每一种疾病的发生发展,都有其相应的原因。疾病防治的最有效、最经济的手段是"治未病",即预防。临床上要想有效地预防和诊治疾病,则必须对疾病的发病病因或危险因素有清楚的认识。尽管现代生理学、病理学和分子生物学的发展,在相当程度上提供了病因学机理研究方面的有力手段,但很多疾病的发生发展并不是简单线性的过程,而是体现了人体、人群和环境之间错综复杂的关系。科学地归纳总结临床病症之间的因果关系仍是病因学研究的重要领域。在有关的病因学研究中寻找答案并分析评价这些答案的真实性和重要性,有针对性地运用这些研究结果指导自己的临床医疗实践,是解决病人实际问题和提高医疗质量的重要途径。本章介绍了病因学研究的基本方法以及如何评价病因学研究的结果。

　　医学史表明,医学的重大进展往往与明确病因并针对病因进行预防和治疗有关。在人类历史上,天花、脊髓灰质炎、人感染高致病性禽流感(H5N1)等病毒感染造成的烈性传染,百日咳、白喉、鼠疫(黑死病)、霍乱、伤寒、结核等细菌引起的感染,疟疾、血吸虫病、黑热病等原虫引起的烈性传染病等都曾经造成大量人群的死亡,在明确病因的基础上,通过免疫预防、抗病毒治疗,相应的抗菌治疗等,得到了很好的控制。如新中国成立以来我国先后消灭了天花、小儿麻痹,基本控制了鼠疫、霍乱等烈性传染病,免疫接种率达到国际先进水平,使得传染病已不再是最主要的死亡原因。各种抗微生物感染如抗菌药物的出现使得临床常见的严重感染性疾病得到治愈,挽救了大量生命。这些都说明了病因学研究的重要性。

第一节　病因概念及判断因果联系强度的指标

一、病因

(一)病因与病因学

　　可以引起疾病发生或发展的因素,称为病因(cause)。研究致病因素侵袭人体,引起人体发病及其发生机制的科学称为病因学(etiology)。

　　随着科学的发展,人们对病因的认识也在不断发展。由初始的单一病因学说(生物 –

医学模式)发展到多病因学说(致病因子、宿主、环境),再到先进被广泛认可的社会 - 心理 - 生物医学模式的病因学说,经历了长期而艰难的认识过程。

（二）病因致病的类型

病因的致病效应是十分复杂的。既有单一病因引起一种疾病;也有一种病因引起多种疾病;还有多个病因的综合作用而引起一种疾病。

1. 单一病因致病　一种病因引起一种相应的疾病,其中最常见的感染性疾病有四个特征:①在患者体内均有引起该病的病原体存在;②该病原体能从该病的患者体内分离、培养,并可纯化;③用该病原体接种易感动物,能够复制出该种疾病;④从这种被感染的动物体内,又能分离出该病原体,并被鉴定。例如颈淋巴结核、口腔黏膜的念珠菌口炎、疱疹性口炎等都属于这一类型。

2. 多病因致病　在一些非传染性以及慢性疾病病因学研究中,学者们发现一种疾病的发生,是多种致病因素的综合致病效应。例如:在龋病的病因学研究中提出的"四联因素学说",认为龋病的发生要有敏感的宿主(牙齿)、口腔致龋菌的作用以及适宜的底物(食物残留),而这些底物又必须在口腔滞留足够的时间。各个因素在致病效应上存在相互作用。

3. 生物因素、心理因素、社会因素三者共同致病　1977 年由恩格尔(George L. Engel)正式提出了社会 - 心理 - 生物医学模式(bio-psycho-social medical model)致病的假说,认为导致人类疾病的不只是生物因素,还有社会因素和心理因素,这三者共同构成统一体制约着人的健康和疾病,有时其中某个因素起主导作用,但三者总是相互影响的。

（三）病因的致病方式

在致病的效应方面,各种病因有着各自的特性。

1. 直接病因(direct cause)　又称主因。如只有病原体侵入人体,才能引起疾病,故称直接病因或主因,也称为必备病因(necessary cause)。例如结核菌是结核病的直接病因,人类免疫缺陷病毒(HIV)是艾滋病(AIDS)的直接病因,水痘 - 带状疱疹病毒(VZV)是口腔带状疱疹的直接病因,白色念珠菌是婴幼儿鹅口疮的直接病因等。

2. 间接病因(indirect cause)　例如病因 1→病因 2→疾病,则病因 2 为间接病因。间接病因实际上反映了引起疾病的阶段性或中间性过程,指可以促成和加速疾病发生的某些因素,其存在与疾病的发生呈间接关联。

3. 危险因素(risk factor)　是指增加疾病发生或死亡的可能性的因素。疾病的发生与该因素有一定的因果关系,当消除该因素后,疾病的发生概率也随之下降。在病因学研究中,将这类与疾病发生有关的因素即称为"危险因素"。比如精神因素,包括疲劳、紧张、焦虑等与口腔扁平苔藓的发病相关。有的危险因素,例如居住条件差、营养不良、心理和精神的刺激等,均有可能导致机体功能失调,造成疾病的易感性或者诱发疾病。

多种危险因素可能相继发生,形成时间链,也可能在个体内并存,并可能发生交互作用,这些危险因素就形成了所谓致病因素网(web of causation),从而使发病率大大地增高。例如口腔卫生不良、菌斑聚集、内分泌失调并存的患者,其发生牙周病的危险性远较没有这些因素或仅有一种者为大;然而,这并不意味着没有这些危险因素存在的个体,就不发生牙周病,因为还有我们迄今尚未完全了解的因素导致牙周病病的发生。只不过没有这些危险因素,牙周病的发生率可能低一些。

二、判定病因学因果相关性的指标

在随机对照研究及队列研究中,表示因果相关性的指标是相对危险度(relative risk,RR)、归因危险度(attributable risk,AR)、归因危险度百分比(attributable risk percent,ARP)等。随机对照研究或队列研究的结果可以采用四格表进行汇总和分析(表4-1)。

表 4-1　病因研究结果分析表

| | | 结果 | | 合计 |
		发病	不发病	
病因	暴露	a	b	$a+b$
	未暴露	c	d	$c+d$
	合计	$a+c$	$b+d$	N

相对危险度是病因暴露组的发病率与未暴露组发病率的比值。

相对危险度 RR

$$RR=[a/a+b]/[c/c+d]$$

归因危险度是病因暴露组发病率与非暴露组发病率相差的绝对值,又称为率差(rate difference,RD)或超额危险度(excess risk),说明发病危险归因于病因暴露因素的程度,即由于致病因素的存在使病因暴露组人群发病率增加的部分。

归因危险度 AR

$$AR=[a/a+b]-[c/c+d]$$

归因危险度百分比又称病因学分数(etiologic fraction,EF),是指某病因暴露人群中发病归因于该暴露的部份占全部病因的百分比。

归因危险度百分比 ARP

$$ARP=[(a/a+b)-(c/c+d)]/[a/(a+b)]$$

在病例对照研究中则用比值比(odds ratio,OR),其意义表示病例组中暴露于该因素者与未暴露者之间的比值,为对照组中该项比值的倍数。病例对照研究结果汇总及分析用四格表见表4-2。

表 4-2　病例对照研究结果分析表

		病例组	对照组	合计
致病/危险因素	暴露	a	b	$a+b$
	未暴露	c	d	$c+d$
	合计	$a+c$	$b+d$	N

注:比值比 $OR=ad/bc$。

三、多因素病因的概念

在细菌学发展的初期,由于不少传染病都可以分离到相应的病原体,所以逐渐形成了病原体是传染病发生的决定性因素,即单因素病因的概念。随着医学科学技术的发展,人们认识到由单因素决定疾病发生与否的情况是很少的,绝大多数情况下,疾病的发生受多种因素的影响,传染性疾病是这样(例如结核病),非传染性疾病更是这样。

多因素病因(multiple-factorial etiology)致病的形式有多种,如:

(一) 一病多因

例如口腔癌除与吸烟有关外,饮食习惯、口腔卫生、长期慢性刺激、遗传因素及内分泌功能紊乱等也有关联。

这些因素之间可有协同(相乘、相加)或拮抗作用。

1. 相乘模型 表现为:$(OR_{AB}-1) > [(OR_A-1)+(OR_B-1)]$

$$OR_{AB} \approx OR_A \times OR_B$$

例如 Wagner 等于 1980 年报告,石棉工人患肺癌症的相对危险度为 5,吸烟者患肺癌的相对危险度为 11。若两种因素同时存在,则患肺癌的相对危险度为 53,接近于相乘模型(表 4-3)。

表 4-3 石棉吸烟与肺癌的联系

吸烟	石棉	肺癌死亡 RR	吸烟	石棉	肺癌死亡 RR
−	−	1	+	−	11
−	+	5	+	+	53

2. 相加模型 表现为:$(OR_{AB}-1) \approx OR_A+OR_B-2$

$$OR_{AB} < OR_A \times OR_B$$

如在一项肝癌病例对照调查中,有精神创伤史者的 OR 为 1.94,有饮酒史者的 OR 为 1.48,同时有这两种危险因素时的 OR 为 2.74。

3. 拮抗作用 表现为:$OR_{AB} < OR_A$ 或 OR_B

例如在上述肝癌病例对照调查中,饮酒者 OR 为 1.48,HBV 免疫者 OR 为 0.14,饮酒兼 HBV 免疫者 OR 为 0.28。

(二) 一因多病

在非传染性疾病中,有些疾病具有共同的致病因素,因而一种病因可引起多种疾病。例如吸烟不仅可以引起口腔癌,研究发现吸烟同时与肺癌、肺气肿、食管癌、胃溃疡、心脏病等均有关。

(三) 多因多病

即一组疾病中,有两项或两项以上的共同病因因素。例如龋病、牙周炎均可能与口腔卫生不良、牙结石存在、食物残留等因素有关。

病因链:一种疾病的发生常是多种致病因素先后或同时连续作用的结果。例如龋病的发病过程中,在几个阶段都有几种危险因素参与,不同阶段的危险因素组成也不完全相同。

在变形链球菌致龋过程中,先后有细菌、食物、唾液成份、龈沟液、糖等多种因素的参与,构成病因链(图 4-1)。

病因网:一种疾病的发生和流行,可能是两条以上病因链并行作用,并彼此纵横交错,交织如网。

(四) 多因素病因的实际意义

1. 流行病学的病因研究主要以多因素病因为主。大多数疾病的病因都是由多因素所致,如果研究仅从单因素出发,则研究结果很可能是片面的,许多重要因素被遗漏了。在众多的因素中,有些是致病因素,有些是间接联系因素,它们之间相互作用,可能使研究结果如

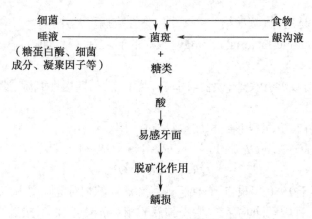

图 4-1　变形链球菌致龋机理

RR 或 OR 被人为地扩大（正混杂）或缩小（负混杂）。如进行多因素调查,并经分层统计处理或多元分析,则可以明确是否存在混杂因素,如果有,其对结果造成了什么影响。例如在吸烟与肺癌调查中,性别可成为混杂因素（性别与吸烟、肺癌均有关系）。

若不进行分层分析,OR 值为 2.97;当对上述资料按性别分层后（表 4-4）,其男、女 OR 值分别为 14.04、2.49,女性 OR 值略低于 2.97,而男性 OR 值则明显高于 2.97,可见性别是混杂因素。按 Mantel-Haenzel 法计算按性别分层后合并的 OR_{MH} 值为 4.61,高于 2.97,性别起到负混杂作用。

表 4-4　吸烟史在不同性别肺癌病例中的比较

吸烟史	男性			女性		
	病例	对照	合计	病例	对照	合计
吸烟	647	622	1 269	41	28	69
不吸烟	2	27	29	19	32	51
合计	649	649	1 298	60	60	120

2. 疾病的防治应采取综合性措施。导致疾病发生的因素既然是多方面的,则相应的防治措施也应该是综合性的,其中还要有重点措施。例如根据对龋病病因的研究,提出的综合防治措施包括早晚刷牙、用含氟牙膏、定期牙齿洁治、早期修复牙齿缺损等。

3. 针对病因链、病因网中的某些关键环节采取措施,有可能降低疾病发生率。例如在低氟地区通过水源加氟,可以使儿童患龋病的牙数下降。定期清除牙菌斑可以使成人患龋病牙数下降。

四、生物-心理-社会医学模式的概念

1977 年美国罗彻斯特大学精神病学、内科学教授恩格尔（George L. Engel）以人类的疾病谱及健康观念的变化为依据,正式提出了生物-心理-社会医学模式（bio-psycho-social medical model）。认为导致人类疾病的不只是生物因素,还有社会因素和心理因素,因而病因的分析应在传统的生物因素外,再包括社会和心理因素。该模式的研究对象不仅是自然的人,还研究人的精神心理状态和人所处的生存环境是否和谐适应,从而达到防病治病和健

康促进。因此,生物－心理－社会医学模式是对生物医学模式的超越。

2009 年甲型 H1N1 流感全球大流行,除了人群的普遍易感之外,因为快速交通工具和空调的普及、人口流动大、密集程度高成为重要危险因素。由于吸取了抗击 SARS 中的经验和教训,我国一开始就注重对环境的控制,坚持采用传统公共卫生、群防群控的手段,取得了举世瞩目的成就,综合防控效果明显好于许多发达国家,新的医学模式在及时控制传染病流行中起到了很大的作用。

第二节　病因学研究的基本方法

一、病因学研究的前提和步骤

(一) 病因学研究的前提

1. 对口腔医务人员来说,要首先选择对人类口腔健康危害较大的、病因尚不明了的疾病,进行病因学研究。

2. 必须在充分掌握历史和现在的有关信息资料的前提下确立病因学研究课题,切忌盲目地"研究"或重复模仿他人的"研究"。

3. 要准备敏感性好、特异性高的检测试验和科学仪器设备,以便有效地筛选和确诊病例并量化危险因素,准确测量是确定因果联系的关键措施。

4. 要根据研究目的选择切实可行的最佳的设计方案,采用科学的研究方法,以获得可靠的研究结论。

(二) 病因学研究的步骤

对疾病病因的研究,大体上可以分为二个阶段,即提出病因假说和验证病因假说。

1. 提出病因假说　假说的来源一般有:

(1) 临床观察或病例报告:临床医师工作在临床第一线,只要注意临床观察,就有可能及时发现新的疾病、疾病动态或其影响因素,从而为病因研究提供有价值的疑点或线索。许多成功的病因研究都是以临床观察为起点的。如眼科医师 Gregg 在 1941 年上半年注意到澳大利亚新生儿先天性白内障增多,在地区上分布较广,但时间相对集中,怀疑可能在胚胎期暴露于致病因子;根据晶体中心核纤维受损,推测疾病发生于妊娠早期。经过进一步调查发现,78 例新生儿先天性白内障中有 68 例患儿母亲妊娠初期有风疹史,提出这批新生儿白内障可能与妊娠初期感染风疹有关。

文献中的临床病例报告可能例数不多,而且缺乏必要的对照,在病因学研究中的论证性不强。但是对严重危害人类生命健康的少见或罕见疾病来说,病例报告仍然是极其可贵的参考,只要病例报告中的资料细致准确,仍然有可能提供有价值的病因学线索。

(2) 基础医学研究报告:如肝细胞肝癌与乙型肝炎病毒感染有关联的假说,系来源于病理学家关于肝炎肝硬化与肝癌关联性的发现,血链球菌和变形链球菌是菌斑和龋病病损中最常检出的菌种,也都能产酸,但只有变形链球菌可在无菌动物模型上致龋,因此后者被认为是致龋菌而前者不是。因此临床医务人员应高度重视基础医学研究进展。

(3) 现况调查研究:即到人群中进行疾病分布及相关因素的调查。往往能提供重要的病因学线索。例如 1902 年一个年轻的美国牙科医生 McKay 到美国科罗拉多开设牙医诊所后发现当地儿童的年轻恒牙多呈褐色斑点,命名为斑釉牙,乳牙很少出现这种异常。当时的文献中对此没有任何记载或理论解释,就在数年中对当地很多学校的出生于本地的学生及其饮用水源进行了广泛的调查,特别注意分析斑釉牙地区与无斑釉牙地区交接区域的地形与水系特点,怀疑斑釉牙与饮水中的某种微量物质有关,其病因学推测在新的检查微量元素的实验室方法出现后的 1931 年得到证实,原来是水源中氟化物浓度过高引起的,斑釉牙因此又被命名为氟斑牙。该病因学研究成果显然始于认真的现况调查研究。

随着微生物检测手段的改进,人们发现表兄链球菌也能在牙菌斑和龋病病损部位检出,且其产酸性和耐酸性比变形链球菌更强,在人群调查中发现口腔中同时感染这两种细菌的儿童,其龋活性显著高于单一菌种感染的儿童。这种流行病学证据是提出表兄链球菌也是致龋菌,且具有高度致龋活性的重要根据之一。

不同国家、不同年代香烟消耗量与肺癌死亡率呈正相关;不同国家或地区的肺癌死亡率与各地煤烟浓度呈正相关等,也都是现况调查提供了重要的病因学线索。

2. 验证病因假说　为了检验已提出的病因假说正确与否及判断病因学作用大小,通常先进行资源消耗最少,可行性最好的研究,初步验证病因学假说,例如病例对照研究,再进行资源要求高的队列(群组)研究或前瞻性研究以进一步验证。

(1) 病例对照研究:此研究方式是为一组明确诊断的病例选定一组没有罹患该病但其他条件类似的个体作为对照,回顾调查其既往的某些因素的暴露史,如果病例组的某种或某些危险因素的暴露比例明显高于对照组,则认为该因素与所研究的疾病可能有关。这是一种由现在回顾过去,由果到因的调查。它可用于筛选病因线索,也可用于验证病因。病例对照调查所需样本较小,所费人力物力较少,可同时对多种因素调查,并可在较短期间完成。但因调查中偏倚因素较多,在做结论时应慎重。有资料表明,如果病例与对照的可比性好,且对其所属人群有较好的代表性,则调查结果还是比较可靠的。病例对照调查可在临床医疗活动中完成,是临床流行病学中广泛使用的方法,由临床工作者完成的成功例子很多。例如妇产科医师 Herbst 通过对 8 例少女阴道腺癌病例和 32 例对照的仔细调查,发现其母亲在妊娠初期使用已烯雌酚(雌性激素),可能是导致其女婴进入青春期时出现阴道腺癌的原因。另外,口腔颌面外科学者 Bektas-Kayhan 通过对 47 例舌癌患者及 47 例配对的非舌癌患者进行调查,发现酒精滥用、家族患癌史、吸烟及慢性机械创伤可能是导致舌癌的重要因素。

(2) 队列研究:队列研究首先确定可能罹患待研疾病但尚未患该病的人群,按照有无某种暴露史(例如吸烟史)区分为暴露组、非暴露组(对照组)。然后进行随访,在预定随访期结束时再次进行是否罹患待研疾病的调查,统计两组人群该病的发病率或死亡率。如果暴露组待研疾病的发病率或死亡率明显高于对照组,两组在其他相关因素的分布又是可比的,则认为这种高发病率或死亡率主要与暴露因素有关。它是一种由现在到将来,由因到果的研究方法。正如在第三章提到的,如果对过去某个时间点是否罹患待研疾病是明确的,从那个时间点开始到现在为止人群是否暴露于某种可疑致病因素有客观准确的测量记录,也可以进行回顾性队列研究,甚至结合前瞻性与回顾性的双向性队列研究。但不管哪种队列研究方式,所需样本量大,随访时间较长,人力物力费用需求较大,故一般对意义重大的初步明确的病因假说,需要进一步进行验证时才采用这种研究方式。学者 Oda 等纳入 145 例患有智力障碍的门诊患者,根据患者口腔内变异链球菌族细菌类型将患者分为四组,随访 1 年后发现口腔内同时存在变异链球菌和表兄链球菌是导致门诊智障患者 1 年后新龋病发生的最重要因素。

(3) 随机对照研究:随机对照研究是前瞻性研究,研究者可以主动控制研究因素,偏倚因素少,论证强度高,但出于伦理学考量,研究者不可能将危险因素置于受试对象身上,因此在病因学研究中的可行性差。但在特殊情况下例如探讨某种防治措施的不良反应时可以使用,如果试验组不良反应的发生率明显高于对照组,则证明该不良反应是由干预措施引起的。

二、病因学的证据

病因学研究需要应用正确的统计学方法对资料进行分析,根据分析结果进行病因学指标的统计学推断,在研究因素与疾病之间存在统计学联系($P<0.05$)时,这种统计学联系相对于真实情况有三种可能。

(一)虚假联系

即由于调查中存在的某种系统误差或偏倚所造成的统计学联系。例如病例组、对照组病史调查的方法不同,或观测仪器测量时对不同个体的灵敏度不同,均可形成虚假联系。

(二)间接联系

系由某种未被发现或控制的混杂因素所致。所谓混杂因素系指与暴露因素和疾病均有联系的因素。当 A 事物与 B、C 均有联系时,则 B 与 C 也发生联系。但这各联系是间接联系。例如某项研究发现吃糖多的病人易患冠心病,认为嗜糖是冠心病危险因素,但后来的研究发现吸烟才是冠心病的危险因素,而吸烟者往往喜欢吃糖,也就是说嗜糖仅仅是混杂因素,而非冠心病的危险因素。

(三)因果关系

在排除了虚假联系和间接联系后的联系才可能是因果联系。因果联系的特征是某事物(果)继另一事物(因)之后发生,当病因因素发生变化时疾病的频率也发生变化。

病因论证即确定某暴露因素与疾病的因果关系。单纯用统计学方法不能确定某些联系是因果关系,必须系统地对这种关系加以论证,因果联系的条件和内容各处表达不完全相同,但实际上大同小异。

美国公共卫生署咨询委员会明确提出了五条标准来确定因果关系(1964 年):

1. 联系的一致性 即不同的研究产生方向一致的结果,尽管研究的设计方案不同,研究的人群不同,研究的国家或地区和经济状况不同,但调查的结果方向一致。

2. 联系的强度 指所发现的相对危险度的大小,相对危险度越大,因果关系的说服力就越强。此外如能证实存在剂量效应关系,则因果联系的可能性更大。

3. 联系的特异性 指某种特定的暴露引起一种特异疾病的程度。例如孕妇在孕早期感染风疹病毒,其分娩的新生儿常发生先天性白内障。早年这类报告较多,但均未证明孕妇患风疹是该畸形之因,后又发现仅在妊娠初 2 个月内感染风疹病毒才能导致发生这类先天性白内障,这种特异性强烈支持两者的因果联系。

4. 时间先后 乃指对该因素的暴露必须先于疾病的发生,即先因后果。

5. 联系的有理性 指在生物学上要言之成理,如这种联系可在动物模型中确立,可在分子生物学等基础研究中证实,或与其他现代医学科学发现一致。

第三节　病因学研究结果的评价

正确认识某种疾病和并发症的病因是临床预防和诊治疾病的关键,每年都有大量的研究结果发表于医学刊物、各种医学研讨会和专题讲座等,对于我们了解某种疾病的病因或危险因素是非常有用的参考资料。但是,不是所有的研究结果都是有价值的,有些研究结果因为存在研究设计上的问题可能得出虚假的、甚至相反的结论,因此,在医疗过程中临床工作者除了需要考虑这些研究结果对自己的临床实践有无真正的指导意义外,也需要学会评价这些研究结果。例如:吸烟是否会增加患口腔癌的危险? 妇女孕期维生素缺乏是否会导致唇腭裂的发生? 这就需要在有关的病因学研究中寻找证据并评价这些证据的真实性、可靠性、与患者的相关性。才能有针对性地将有关证据应用于医疗实践,提高临床医疗水平。

一、病因学研究结果的真实性

病因学研究通常是应用一定的研究方法来验证有关因素是否与疾病的发生、发展有因果联系及这种因果联系的强弱,对同一危险因素的研究采用不同的病因学研究方法其结果的真实性可能会有一定的差异。

（一）病因学研究是否采用了论证强度高的研究设计

病因学研究的方法通常有叙述性研究、横断面研究、病例对照研究、队列研究、随机对照试验以及多个随机对照试验的系统评价等,表 4-5 是各种研究设计论证强度的比较。

表 4-5　各种设计类型的性质、实施难度和论证强度

设计类型	性质	实施难度	论证强度
随机对照试验	前瞻性	难	++++
队列研究	前瞻性/回顾性	较难	+++
病例对照研究	回顾性	易	+
横断面调查	断面	易	+
叙述性研究	前瞻或回顾	极易	+/-

在随机对照试验中,所有研究对象被随机地分配到试验组和对照组,避免或减少了研究措施以外的因素对结果的干扰,试验组和对照组有较好的可比性。研究者能主动地控制暴露或干预措施,这也是随机对照试验论证强度高的原因。随机对照试验常用于研究某种治疗措施的不良反应,但在疾病危险因素的研究中可行性差,因为研究者不可能主动地将危险因素施加于受试对象。除非需要迫切了解某种不肯定的致病因素或尚无充分证据说明对人体有害的危险因素,在这些特殊情况下,也可做病因学的随机对照试验。

由于单个随机对照试验很少能够收集足够的样本去研究致病效应,采用系统评价方式将所有的相关随机对照试验进行合并,使其有足够大的样本量,所获得的结果具有大样本量研究同等价值,真实性最好。

队列研究可以是前瞻性的,有同期对照,将被观察的人群按其是否接触某种危险因素,分为两个群体,经过一定时间后进行随访,统计两组间的待研疾病发病率并比较各群体中发

病率的差异,其结果有重要价值,真实性仅次于随机对照研究。但前瞻性的队列研究是在人类自然环境中进行观察的,研究者无法主动控制暴露因素,还可能受到多种混杂因素的影响,这些混杂因素可能影响结果的真实性。

病例对照研究是一种回顾性的对照研究方法,是从果到因的一种研究方法。分析患有某病的病例组和不患有该病的对照组中有无暴露于某危险因素的历史,然后比较两组的暴露情况。适用于少见病、长潜伏期疾病的研究,时间短、省力省钱,对病人无害。病例对照研究已被广泛用于病因学研究,例如:包皮过长与阴茎癌、输血与乙型肝炎、吸烟与肺癌、小剂量放射线接触与白血病、单纯疱疹病毒与面神经麻痹、雌激素与阴道癌等。但由于病例对照研究本身不可避免地受多种偏倚的影响,其结果不如上述两种设计方案的真实性高。例如:以医院为基础的病例对照研究受入院率偏倚的影响,危险因素暴露人群较非暴露人群有更高的入院率。

个案报道或系列病例的分析报告也常用于病因学研究,但由于缺乏对照,只能根据临床及流行病学的特殊规律提出有关病因的假设。例如:1960 年 Kosenar 首先报道了两例新生儿短肢畸形,随后,英国和德国相继发表了这类畸形的病例报道。据以往经验,这种畸形罕见,从病例分析发现,有些孕妇在妊娠早期因妊娠反应服用过"反应停",因而推测这种畸形是否与用药(反应停)有关,此后被进一步的病例对照研究和队列研究所证实。所以个案报道或病例的分析报告也可以提供重要的病因学线索。

(二)观察组和对照组的暴露因素、结局的测量方法是否一致,是否采用了盲法

在病因学研究中,观察组和对照组之间所有研究对象的诊断标准以及结果的测量指标都应一致,而且观测时最好采用盲法,这样才能保证结果的真实性。

(三)观察期是否足够长,结果是否包括了全部纳入的病例

研究某些疾病特别是慢性非传染性疾病发病危险因素的致病效应时,由于其自然病程长,往往需要足够时间才能观察到结果的发生,观察期过短则容易获得假阴性的结果。如现在认为在根管充填治疗术后疗效的远期观察需要 5 年以上。

按照统计学要求,结果分析时丢失的病例不宜超过总观察数的 10%,一旦超过 20%,则影响结果的真实性,因为中途退出的病例可能在某些重要特征上与仍然留在研究中的病例有很大差别。

(四)病因学研究因果效应的时相顺序是否确切

先因后果是判断因果相关性的基本标准,在评价病因学研究时,如果能明确危险因素(或治疗措施)的出现早于疾病(或副作用)的发生,则研究结果的真实性高。因此,采用前瞻性随机对照研究以及队列研究的结论是比较可靠的。但有时并不易明确判定孰先孰后,例如高血压患者往往同时有较高的血清胆固醇水平、糖尿病患者往往有心血管疾病,在研究他们之间的关系时,对其时相关系不能草率下结论。

因果效应时相顺序的确定一般有赖于采用前瞻性研究方式,而回顾性、横断面调查、叙述性研究等均不能确定因果效应时相顺序。

(五)危险因素与疾病是否存在量 - 效关系

危险因素的量 - 效关系是指其致病效应大小与危险因素强度大小有显著的相关性(正比关系)。增加危险因素强度或频率时,疾病的发生率相应的增加,减少危险因素的强度或频率时,疾病的发生率随着也下降。例如,每天吸烟的支数与肺癌发病率呈量 - 效关系。是

否符合这种量 - 效关系是检验病因学研究真实性的重要标准,病因学研究中呈现量 - 效关系时,则结果的真实性较高。

（六）病因学研究的结果是否符合流行病学的规律

疾病在人群中的分布特点和消长的变化,往往与相关的危险因素消长的变化相吻合。当危险因素存在时,某种疾病的发病率与患病率随之增高;或者相反,当其减弱或消除时,该病的发病率也随之下降;二者密切相关,说明存在着某种病因学关联。例如反应停致胎儿海豹肢畸形的例子,反应停销售高峰时,海豹肢畸形的出生率也随后达到高峰,当对孕妇禁用反应停后,该畸形的发病率也很显著地下降,符合流行病学规律,其因果相关强度较高。

（七）在不同的研究中,病因学研究结论是否相一致

真实的病因学研究在不同的地区、不同单位、不同研究者、不同的设计方案研究中应该再现方向一致的结论,其病因学联系强度的大小可能有所不同,但其结论方向应当是一致的。例如吸烟引起肺癌的病因学研究,世界上至少有 7 次以上队列研究、30 次的病例对照研究得出相似的结论,说明吸烟与肺癌的因果关系较为真实。

（八）病因致病效应的生物学依据是否充分

某种因素的致病效应如能在动物实验、细胞生物学、分子生物学、微生物学、或免疫学等基础研究中得到证实,则研究结果的真实性高。但如果缺乏生物学上的合理解释,下结论时必须慎重。受科学发展水平的限制,可能现在无法合理解释的因素,若干年后可以得到解释。例如 1747 年 Lind 发现海员的坏血病与食用水果蔬菜少有关,百年后才分离出维生素 C,最终确定坏血病是维生素 C 缺乏所致。

二、病因学研究结果的可靠性

在进行病因学研究结果评价时,如果不能满足上述 8 条标准的前三条,则说明其结果的真实性较差。如果符合前三条标准,仍需进一步明确这种病因学因果关系是否有足够的强度及精确度,以验证其结果的可靠性。

除评价因果关系的强度外,我们还需评价其精确度,方法是计算 RR 和 OR 的 95% 置信区间(95%CI,CI:confidence interval),在具有统计学意义的前提下,如果 95%CI 范围较狭小,提示其精确度较高。

三、与患者的相关性

如果对病因学研究的结果进行上述评价后,认为具有良好的真实性,又具有临床重要意义,需进一步考虑其结果是否与自己的患者相关。可将文献中病例的主要特征例如年龄、对治疗的反应、社会地位、经济收入等与我们自己所处理的患者进行比较。联系患者的实际情况应用这些研究结果,解决患者的临床实际问题。

（张国良　苏乃川）

参考文献

1. 樊明文,周学东 . 牙体牙髓病学 . 第 4 版 . 北京:人民卫生出版社,2012
2. 樊明文 . 龋病病因及免疫预防 . 中国实用口腔科杂志,2008,1(10):583-585
3. 胡德渝 . 口腔预防医学 . 第 6 版 . 北京:人民卫生出版社,2012

4. Bektas-Kayhan K，Karagoz G，Kesimli MC，et al. Carcinoma of the tongue：a case-control study on etiologic factors and dental trauma. Asian Pac J Cancer Prev，2014，15（5）：2225-2229

5. CHEN Z，SANDERCOCK P，XIE J X，et al. Hospital management of acute ischemic stroke in China. Journal of Stroke & Cerebrovascular Diseases，1997，6（5）：361-367

6. FRIEDMAN L S，RICHTER E D. Relationship Between Conflicts of Interest and Research Results.J ournal of general internal medicine，2004，19（1）：51-56

7. ODA Y，HAYASHI F，OKADA M. Longitudinal study of dental caries incidence associated with Streptococcus mutans and Streptococcus sobrinus in patients with intellectual disabilities. BMC Oral Health，2015；15：102

思考题

1. 直接病因、间接病因和危险因素的定义？
2. 在研究疾病病因时可以采用哪些研究方法，具体步骤是什么？
3. 常用的病因学测量指标有哪些，如何计算？
4. 怎样评价病因学研究结果的真实性？

第五章

诊断性试验研究与评价

 内容提要

所谓诊断是指临床医务人员采取一定措施和手段对疾病性质、种类、发展阶段、严重程度、治疗反应及预后状态等进行判定，正确的诊断是及时有效治疗的前提。随着医药卫生科技的发展，对疾病理解的不断深入，先进科技手段得以在医学领域广泛应用，新的诊断技术层出不穷。为了保证新的诊断技术的安全性和有效性，必须通过诊断性试验研究检验其与金标准或标准诊断试验的一致性，并评判其准确性。本章将讨论诊断性试验设计的基本原则、评价指标与诊断性试验研究的质量评价原则。

第一节 诊断性试验研究进展

临床医生在临床实践过程中，最常规的工作是对疾病进行诊断，即综合患者的症状、体征、各种医学检验和检查结果、对既往治疗的反应等等因素，对疾病的种类、病因、病程、严重程度和预后等进行判断，这个判断是通过表象来追求本质的过程，由于疾病本身的复杂性和不同个体的差异，临床诊断很可能出现错误或遗漏。有时，一些貌似必然的诊断并不正确或者全面，例如艾滋病病人发生口腔念珠菌感染，若单纯按照已有的诊断标准，可以明确诊断为口腔念珠菌病，而艾滋病则可能被忽略。所以，从这个意义上来说，所有的临床诊断过程，均是一个临床试验，尚待明确的诊断需在后续治疗和处置效果来验证。

在人类长期的临床实践过程中，建立了很多常见病、多发病的表征与疾病本身的联系，得以形成一些常规疾病的诊断标准。但这种联系并非一成不变的，随着医学科学的发展，人们对疾病的认识也在不断加深，而诊断也必然随之发展，在新的疾病或新的疾病分类明确的同时，也必然伴随着新的诊断方法、技术和标准的产生。近二十年来发展迅速的免疫组织化学和分子病理学诊断技术即是在分子水平对肿瘤深入研究的结果。同时，随着新的治疗手段的出现和发展，也需要一些新的诊断技术来支持这些新的治疗手段，如近年来方兴未艾的肿瘤免疫治疗，即需要对每个肿瘤病例进行激素水平、免疫功能和基因分型的甄别。

广义而言，一切揭露真相的手段均可看作是诊断性试验。诊断性试验不仅包括实验室检查，还包括病史、体检结果、影象学检查等。诊断性试验的发展曾经并将继续极大地推动医学发展。

例如美国口腔医生 Mckay 等从 1902 年到 1916 年对斑釉牙进行了系统的临床研究和牙齿切片的病理观察,确认这是一种前人尚未报道过的牙釉质发育性疾病,并在此基础上进行了广泛的流行病学调查,发现斑釉牙具有区域性流行的特点,认为斑釉牙可能与饮用水源中的某种物质有关。对所调查区域的很多水样进行了钠、钾、镁、钙、铁、铝、硅、氯、硫化物及有机质等的定量检查,但都不能合理解释其与斑釉牙的关系。1923 年他建议某流行区域改变饮水供应来源,数年后观察到该地区儿童继续萌出的恒牙不再有斑釉牙的表现,更加肯定了水源与斑釉牙有关的设想,但与水中何种物质有关仍是未知。直到 1931 年化学家 Churchill 及其同事利用光谱分析的方法发现斑釉牙流行区域水源有高浓度氟化物污染,要求 McKay 送检更多水样得到同样结果,才揭开了谜底,原来斑釉牙与饮用水中的微量元素氟有直接病因学关联,从此斑釉牙被命名为氟斑牙。但是直到 20 世纪 30 年代末化学家 Elvove 发现更精密然而更简单的实验方法,使得检测水中氟化物含量的敏感度达到千万级水平(0.1mg/L),才使口腔卫生专家 Dean 组织实施美国多个州的水氟浓度、斑釉牙和龋齿关系的调查成为可能,从而发现了水氟浓度与斑釉牙和龋齿严重程度的剂量效应关系,即水氟浓度越高斑釉牙越严重,然而在某一浓度区间龋齿的严重程度反而越低,在水氟浓度在 1.0mg/L 时龋最低然而只有 20% 的儿童出现极轻或轻度氟斑牙。这个水氟浓度界值的发现,为 20 世纪十大公共卫生成就之一的低氟区水源加氟预防龋齿提供了坚实的理论依据。在这个突破性科学进展中,3 个诊断方法的发展起到了关键作用,即千万级敏感度的水氟浓度检查法、量化的诊断指标氟斑牙指数和龋失补指数,前者可以细致评估社区氟斑牙的严重程度,后者可以用龋均细致表达社区人群龋病的严重程度。

还有很多诊断技术的提高推动医学发展、提高医疗质量的例子。例如磁共振技术可以清楚地显示软组织病变,对深藏体内重要生命器官的病变进行准确定位,使得外科手术等治疗更精准,更安全,挽救了更多的生命;增强 CT 的出现可以帮助口腔颌面外科医师对头颈部肿瘤性疾病进行更准确的定位和鉴别,使肿瘤患者得到及时治疗;近年来出现的锥形束 CT(CBCT)技术,也为牙科临床诊断提供了新的手段。

口腔临床医务人员始终面临着病因尚待破解的医学难题、巨大的口腔卫生需求,然而可用资源总是十分有限的严重局面。有责任不断提出更多诊断技术和方法,提高口腔临床医疗质量。例如,患病率居高不下的龋病,临床表现实际上是很复杂的,其发生发展有着较长的过程。早期龋常难以觉察,发展的快慢也不一致,有时是断续的,可以终止成为停止性龋,更多的是造成牙髓和根尖周组织的感染,甚至更加严重的牙源性感染,引起剧烈的疼痛,严重影响生活质量,残冠残根造成的软组织损伤,也可能造成癌前病变。但由于患病率高,治疗需求极大,现有的口腔医疗资源远不能满足每一个患者的治疗需求。对龋病高危人群实施口腔预防技术,则可减少龋病治疗量并提高经济效益。因此,有必要寻找简单可靠的方法判断龋病高危人群,预测人群中龋病的发生和发展。近年来有作者提出的龋病活跃性试验(caries activity test)的设想,如能准确评估人群患龋的易感性和倾向性,确定龋病高危人群,将对预防龋病具有重要意义。

理想的龋活跃性试验的应该具有以下特点:

1. 检测结果与被检对象龋患现状有相关关系;

2. 检测结果对新龋的发生和龋患的发展有预测性;

3. 具有可靠性,即试验结果相对精确和稳定;

4. 可在较短时间如数小时或数天内得到试验结果。

试验方法相对简单,费用低,不需要精密昂贵的仪器和复杂的操作过程,这些特点也反映了对新的诊断试验的基本要求:即有效性、可靠性和可行性。

现在已有若干方法在社区及临床使用,例如测定菌斑产酸能力的 cariostat 法,可敏感地反映儿童患龋现状;通过培养测量儿童口腔中变形链球菌数量的 Dentocult SM 法,能反映儿童龋齿现状即龋齿敏感度,较准确地预测现有龋病的进展和新龋的发生;通过培养测量口腔中乳杆菌数量的 Dentocult LB 法,可反映开放性龋齿的严重情况,在预测现有龋病的进展方面可信度较高,有一定的临床应用价值。

第二节　诊断性试验设计的基本原则

诊断性试验研究的核心问题是确定新的诊断方法或技术对疾病状态的分类与金标准(gold standard)或参考标准(reference standard)所得结果的一致性。

一、选择金标准或参考标准

诊断性试验优劣的判断是基于对疾病实情的准确判断,即"诊断"。诊断性试验不能"无中生有",也不能"熟视无睹",所以确定受试者的疾病实际情况是对任何新的诊断性试验进行评价的基本要求。在诊断性试验中对疾病进行诊断的最佳标准是既有的"金标准"(gold standard)。金标准是指当前临床医学界公认的对某一疾病最可靠的诊断方法,也称为标准诊断。应用金标准可以确切区分"有病"或"无病",例如活体组织检查、手术发现、尸检、某些影像学诊断、医学专家或权威机构认定的综合诊断标准等。对一些慢性进展性疾病,没有公认的标准诊断或者使用标准诊断风险太大,而在数月或数年的随访过程中疾病的表现可能变得明了,从而获得诊断,对这部分疾病持续较长时间的随访的结果也可以作为金标准。

有时金标准本身就是相对操作简单、安全、便宜的诊断,例如乙型肝炎病毒的抗体检测等。但有时,标准诊断可能是侵入性、危险性较大或操作复杂、等待时间长或价格昂贵的诊断方法,因此需要寻找另外一种更为简单、快速、安全且经济,然而造成错误的可能性又在可接受低水平的诊断方法作为替代,也只有这样的诊断性试验才具有推广意义。

实际临床工作中常常会遇到这样的情况,即疾病的标准诊断复杂或有较大的风险,医师选用了容易得到的、但准确性不高的诊断方法作为标准诊断,在这种情况下尽管待检测的诊断性试验有较高的诊断价值,但由于诊断标准选择不当,而不能得到证实。因为部分测试阳性结果被看作了假阳性,同样一部分阴性结果也被作为假阴性,敏感度和特异度反而降低了。由于金标准是评价新的诊断方法的参照,所以,选择公认的和新的金标准至关重要。如果选择的金标准"含金量"不高,有这样或那样的缺陷,结果会导致与客观事实相悖的结论,对新的诊断方法的诊断价值的评价形成偏差。当然,也很难找到敏感度 100% 同时特异度也 100%,既不存在误诊又不存在漏诊的所谓"金标准"试验,所以将作为金标准看待的试验称为参考试验(reference test)更为合理。

二、诊断性试验设计方案与样本量估算

诊断性试验的目的是区分有病和无病,待评估的测试对象自然也应包括病例和非病例,因此是有对照组的设计,属于分析性研究。

因为是要通过诊断措施得到的结果帮助进行临床决策,诊断措施本身不是干预,研究者也不需要改变诊断措施的强度和频度去得到更好的结果,相反对诊断措施的要求是稳定、一致和规范,因此属于观察性研究。

因为对临床工作中新遇到的疑诊病人才有必要进行诊断性试验,所以其时间方向是前瞻性的。诊断性试验要求在一定期间内完成而且对病例和对照的试验结果要求同期进行比较,因此属于断面研究。

在断面研究中,病例和非病例在空间及时间的分布上是连续性的,可以按照以患病率作为样本率估计总体率的方式,首先按式 5-1 计算该断面研究需要的样本含量:

$$N = \frac{Z_{\alpha/2}{}^2 P_0 (1-P_0)}{\delta^2} \qquad (式 5\text{-}1)$$

公式中 P_0 表示患病率估计值,δ 为总体患病率与样本患病率的差值,可以用患病率估计值 $1-\alpha$ 置信区间间距的一半表示,Z 值可查阅统计学专著中的 Z 值表,一般 α 取双侧,用 $Z_{\alpha/2}$ 表示。这样计算的样本量 N 是包括了患病者与无病者的总受试人数,然后可以用待评估诊断试验的敏感度估计值 Sen 计算需要检查的患病者人数 $N_{有病}$,总人数 N 减去 $N_{有病}$,即是应该纳入的无病者人数。

用敏感度估计值计算患病人数的公式如式 5-2:

$$N_{有病} = \frac{Z_{\alpha/2}{}^2 Sen (1-Sen)}{\delta^2} \qquad (式 5\text{-}2)$$

式中 Z 统计量可查阅统计学专著中的 Z 值表,适用于总体方差已知且为正态分布,或者总体不是正态分布但大样本时可以近似看作是正态分布时。δ 为容许误差,α 为检验水准,通常为 0.05。

另外一种简化的计算样本的方式是分别通过敏感度估计值计算需要纳入的有病人数,再通过特异度估计值计算需要纳入的无病人数,前者公式如上述,用特异度估计值计算无病人数的公式如式 5-3:

$$N_{无病} = \frac{Z_{\alpha/2}{}^2 Spe (1-Spe)}{\delta^2} \qquad (式 5\text{-}3)$$

式中 Spe 为特异度估计值。

此外,还可以通过对 ROC 曲线下面积置信区间的估计值等方法计算样本含量,具体方法请参阅有关专著。

正确确定样本含量是试验设计中的一个重要部分,足够的样本量是排除机会干扰、如实反映诊断性试验准确性的保证,通常样本量的增加,反映试验评价指标的准确性也增加。例如,在只有 10 个患有某种疾病的受试对象时,观察到的敏感性为 0.75,由于抽样误差的作用,敏感性可能高达 1.00,也可能低至 0.45,随着样本量增加,95% 的置信区间的范围逐渐变窄,样本量达到 30 例时,置信区间的上限降至 80%,下限升至 60%,此后随样本量的增加,置信区间变窄的幅度明显减缓。所需样本含量的大小还与个体差异和所要求达到的精度有关。

因此,在医学科研设计中,必须根据资料的性质,借助适当的计算方式,进行样本含量的估计。研究者可以根据需要和可能来确定一个适合的样本含量。另一方面,当医务工作者阅读专业文献时,对于那些假设检验的阴性结果($P>0.05$),有必要复核样本含量和检验效能是否偏少、偏低,以便排除因检验效能过低而造成的假阴性结论。

第三节　诊断性试验的评价指标

待评估诊断性试验与金标准诊断进行同步对比的结果,可以列出四格表(表 5-1):

用金标准诊断为"有病"的病例数为 $a+c$,其中经诊断性试验检测阳性者为 a,阴性者为 c;用金标准诊断为"无病"的病例数为 $b+d$,其中经诊断性试验检测阳性者为 b,阴性者为 d。将 a,b,c,d 的例数分别填入下列四格表(表 5-1)。

表 5-1　诊断试验四格表

诊断性试验结果	金标准或参考标准		合计
	有病	无病	
+	真阳性 a	假阳性 b	$a+b$
-	假阴性 c	真阴性 d	$c+d$
合计	$a+c$	$b+d$	N

实验室诊断为定量结果时,需要确定区分阳性和阴性的临界值,如果从多个测量值中选择最佳界值时,可利用受试者工作曲线(ROC)予以确定,诊断性试验评价指标反映试验结果和疾病实际存在状况的关系,深入探讨这些指标,对判定诊断试验的准确性有重要意义,分述如下:

敏感性(sensitivity,Sen):又称真阳性率,采用金标准诊断为"有病"的病例中,诊断性试验检测为阳性例数的比例,反映新试验正确判断是否罹患某种疾病的能力(式 5-4)。敏感性与漏诊率互为补数,敏感性越高,漏诊病例(漏诊率、假阴性率)的可能性越小,一个敏感的诊断性试验应有较少的漏诊率。

$$敏感性计算公式:Sen=\frac{a}{a+c} \qquad (式 5-4)$$

特异性(specificity,Spe):又称真阴性率,采用金标准诊断"无病"的例数中,诊断性试验结果为阴性的比例,特异性高的试验较少发生非疾病人群的假阳性或误诊,特异性反映新试验正确排除某病的能力(式 5-5)。特异性与误诊率互为补数,特异性越高,误诊的可能性就越小,即误诊病例(误诊率)较少。

$$特异度计算公式:Spe=\frac{d}{b+d} \qquad (式 5-5)$$

误诊率(mistake diagnostic rate,α):又称假阳性率,既非患者中被诊断试验判为阳性的概率(式 5-6)。

$$误诊率计算公式:\alpha=\frac{b}{b+d} \times 100\% \qquad (式 5-6)$$

漏诊率(omission diagnostic rate,β):又称假阴性率,即患者中被诊断试验判为阴性的概率(式5-7)。

$$漏诊率计算公式:\beta = \frac{c}{a+c} \times 100\% \qquad (式5-7)$$

敏感度越高,则假阴性越低,假阴性率等于漏诊率。因此,高敏感度的试验,用于临床诊断时漏诊率低。

高敏感度试验用于:

1. 疾病漏诊可能造成严重后果;

2. 用于排除疾病;

3. 用于筛选无症状且发病率又比较低的疾病。

特异性越高,则假阳性率越低,假阳性率等于误诊率。因此,特异性高的试验,用于临床时误诊机会少。高特异性试验,用于肯定诊断、确诊疾病。当试验结果阳性时,临床确诊价值最大。

特异性高的试验适用于:

1. 肯定疾病诊断;

2. 凡假阳性结果会导致病人精神负担,或不当防治措施会给病人带来严重危害。

理想的诊断性试验应具有高敏感性和高特异性,而在实际情况中很难做到这一点,一般情况下提高敏感性总是以牺牲特异性为代价的,反之亦然。通常做法是以产生漏诊和误诊之和最小的数值确定为区分阴性和阳性的临界值,此时的准确性最大。也有人建议临界值的确定应考虑漏诊或误诊给患者带来的损害程度孰高孰低等因素,如果漏诊会给患者带来无法挽回的损失,即诊断的目的是减少漏诊率,则应选择有助于提高敏感性而特异性也在可接受范围的临界点,相反,则应考虑提高特异性的临界点。

预测值包括阳性预测值和阴性预测值。

阳性预测值(positive predictive value,+PV):诊断性试验检查结果全部阳性例数中,"有病"患者(真阳性)所占的比例,又称预测阳性结果的正确率,是指在待评估诊断试验结果阳性的患者中,真正患病的例数所占的比例(式5-8)。用一句通俗的话来说,就是新的诊断试验认为患者有病,正确的可能性有多大,这是临床医生得到诊断结果时最关心的问题之一。

$$阳性预测值计算公式:+PV = \frac{a}{a+b} \qquad (式5-8)$$

阴性预测值(negative predictive value,−PV):经诊断性试验检测,全部阴性的例数中,"无病"者(真阴性)所占的比例,又称预测阴性结果的正确率,是指在待评估诊断试验结果阴性的病人中,真正没有患该病的例数所占的比例(式5-9)。即新的诊断试验结果阴性时患者真的没病的把握有多大。

$$阴性预测值计算公式:-PV = \frac{d}{c+d} \qquad (式5-9)$$

预测值反映待评估诊断试验的临床实用性。阳性预测值从群体的角度看是试验结果阳性的受试者群体中的患病率,从个体的角度看是反映了阳性受试者的患病概率。阴性预测值为试验结果阴性的受试者群体中无病率或试验结果阴性时个体受试者无病的概率。预测值反映了通过诊断试验得到的受试对象患病概率,也称为验后概率。

预测值既受敏感性和特异性的影响,也受目标疾病患病率的影响,因此在介绍预测值时,应告知具体试验场所的患病率。因为在不同层次的医院,目标疾病的患病率可能存在非常大的差异。

准确度(accuracy,AC):诊断性试验检测为真阳性者和真阴性者在总检查例数中所在比例(式 5-10)。

$$准确度计算公式:AC=\frac{a+d}{a+b+c+d} \qquad (式 5-10)$$

似然比是描述诊断性试验特性的另一重要指标,反映了特异性和敏感性两个方面的特性,也是计算验后概率必须使用的中间指标。

阳性似然比(positive likelihood ratio,+LR):指试验结果为阳性时受试者患有相应疾病概率(真阳性率)与未患疾病概率(假阳性率)的比值,即正确判断阳性的可能性为错误判断阳性可能性的倍数(式 5-11)。此值越大,该诊断方法就越好。阳性似然比不受患病率的影响,是稳定的诊断性试验指标。

$$阳性似然比计算公式:+LR=\frac{a}{a+c} \div \frac{b}{b+d} = \frac{Sen}{1-Spe} \qquad (式 5-11)$$

阴性似然比(negative likelihood ratio,−LR):指试验结果阴性时,受试者患有疾病的概率(假阴性率)与确实无病的概率(真阴性率)之比,即错误判断阴性的可能性是正确判断阴性的可能性的多少倍,比值越小,说明诊断方法越好(式 5-12)。因此阳性似然比越大或阴性似然比越小,诊断疾病的准确性越高,即阳性结果反映疾病存在的可能性越大,而阴性结果反映无病的可能性越大,尤其适于对多项试验的综合评价。

$$阴性似然比计算公式:-LR=\frac{c}{a+c} \div \frac{d}{b+d} = \frac{1-Sen}{Spe} \qquad (式 5-12)$$

患病率(prevalence,P)是指诊断性试验检测的全部病例中,真正"有病"患者所占的比例,也称验前概率(式 5-13)。在级别不同的医院中,目标疾病的患者集中程度不同,故患病率差别大,例如在普通的口腔诊所口腔癌很少见,但在专科口腔医院的口腔颌面外科门诊特别是口腔肿瘤专科门诊,口腔癌就很常见了,口腔癌患病率在这种两种医疗场所的差别极大。

$$患病率计算公式:P=\frac{a+c}{a+b+c+d} \qquad (式 5-13)$$

受试者工作特征曲线(receiver operator characteristic curve,ROC curve)是以(1- 特异性,即误诊率)为横坐标,以敏感性为纵坐标所绘制的曲线。在诊断性试验结果为连续性资料时,可选择多个截断点作为临界点,分别计算敏感度和特异度,绘出 ROC 曲线。ROC 曲线下的面积反映了试验的准确性,面积越大,准确性越高,适用于多个试验的直观比较。

在 ROC 曲线上距左上角最近的一点,即为区分阳性与阴性结果的最佳临界值。用该点数值区分正常与异常,其敏感度及特异度都比较高,误诊及漏诊例数之和最小。

在诊断性试验中,阳性预测值与患病率成正相关,在诊断性试验的敏感度与特异度不变的情况下,阳性预测值随患病率的增高而增高;随患病率的下降而下降。如果诊断性试验的敏感度低,阳性预测值也随之降低。

第四节 诊断性试验的运用

一、计算验后概率

进行诊断性试验的目的就是为了证实或排除某种诊断,指导临床决策。证实或排除某种诊断取决于验后概率的大小,可根据试验结果的阳性或阴性,计算验后概率。在进行诊断试验之前,可根据疾病资料统计或专家经验估计试验场所的验前概率(患病率),将验前概率转换为验前比(pre-test odds)(式5-14);进行诊断试验后,可根据该试验的敏感度、特异度计算似然比,似然比与验前比的乘积即为验后比(post-test odds)(式5-15),然后转换为验后概率(post-test probability)(式5-16),临床医务人员可据此进行临床决策。

$$计算验前比:pre\text{-}test\ odds = \frac{验前概率}{(1-验前概率)} \qquad (式5\text{-}14)$$

$$计算验后比:post\text{-}test\ odds = 验前比 \times 似然比 \qquad (式5\text{-}15)$$

$$计算验后概率:post\text{-}test\ probability = \frac{验后比}{(1+验后比)} \qquad (式5\text{-}16)$$

二、多项诊断试验的联合应用

临床上的诊断试验并不都是尽善尽美的,有时是敏感度不高,有时是特异度不高,或二者均不尽如人意。这种情况下,若条件允许,可采用联合诊断试验的方法,以提高临床诊断的效率。

联合试验时,根据综合判断结果的方式可区分为平行试验和序列试验。

平行试验(parallel test):对患者作两个或两个以上的诊断试验,均为阳性或任何一种试验阳性,即可判断为阳性结果。平行试验提高了敏感度和阴性预测值,但降低了特异度及阳性预测值,也就是减少了漏诊率,但增加了误诊率。故这种方法在临床应用时,应注意到阳性结果中误诊人数增加了,即诊断为阳性时的诊断价值反而降低了,但阴性结果时确诊为无病的把握度却增加了,故平行试验的阴性结果更具临床参考价值(表5-2)。

表5-2 平行试验结果的判断方法

项目	结果		判断结果
	试验A	试验B	
平行试验	+	−	+
	−	+	+
	+	+	+

例如:试验A:$Sen=80\%$,$SP=60\%$;

试验B:$Sen=90\%$,$SP=90\%$;

平行试验:$Sen=Sen\ A+(1-Sen\ A)\times Sen\ B$

平行试验：$Spe=Spe\,A \times Spe\,B$

结果：平行采用两种试验后

$$Sen=0.80+(1-0.80) \times 0.90=0.98$$

$$Spe=0.60 \times 0.9=0.54$$

序列试验(serial test)临床上缺乏特异度高的试验时，为提高诊断性试验的特异度，可采用序列试验，即第一个试验结果为阳性时才继续进行下一个诊断试验，以此类推，可连续使用多个诊断试验。序列试验提高了特异度及阳性预测值，但降低了敏感度及阴性预测值。

序列试验中 Sen 及 Spe 的计算如下：

$$Sen=Sen\,A \times Sen\,B$$

$$Spe=Spe\,A+(1-Spe\,A) \times Spe\,B$$

例如：心肌梗塞时，酶学测定的 SEN，SPE 各有高低，单项应用易发生假阳性的结果，造成误诊，如三项序列应用，则可提高特异度，有助于确诊(表 5-3)。

表 5-3　心肌梗塞酶学测定序列试验表

酶学检查	敏感度(%)	特异度(%)
CPK	96	57
SGOT	91	74
LDH	87	91
三项结果均为阳性	76	99

注：CPK. 血清磷酸激酶同工酶；SGOT. 谷草转氨酶；LDH. 血清乳酸脱氢酶。

$$Sen=0.96 \times 0.91 \times 0.87=0.76$$

$$Spe1=0.57+(1-0.57) \times 0.74=0.89$$

$$Spe2=0.89+(1-0.89) \times 0.91=0.99$$

在计算序列试验的特异度时，先根据第 1、第 2 项试验计算 Spe1，再以 Spe1 与第 3 项试验合并计算三项试验同时使用时的 Spe2。随着特异度的提高，假阳性率减低到低水平，一旦诊断试验的结果为阳性，确诊为目标疾病的把握度增加了，也就是说，序列诊断试验的阳性结果更具临床参考价值。

第五节　诊断性试验研究的质量评价

诊断性试验可以是以金标准为对照，检测待测诊断方法的准确性和效能，也可以是比较不同的诊断方法之间的诊断效能。而随着循证医学的兴起，综合不同诊断性试验的结果进行 Meta 分析也成为了临床研究中的重要内容，通过 Meta 分析可以纳入大量数据，综合比较多种不同诊断方法之间的诊断效能。然而，由于纳入的诊断性试验质量参差不齐，所有这些诊断试验研究都应该从其临床重要性，真实性及实用性方面进行科学的评价，以便更好地应用诊断性研究的证据。

从临床重要性来说，要看这些相关研究是否针对重要疾病，急需解决的疑难诊断问题，为临床决策提供了高级别的诊断证据。

英国牛津大学循证医学中心证据水平工作组对诊断试验证据水平的分级是：

Ⅰ级：对以断面研究方式进行、应用相同金标准并盲法评价的诊断试验研究的系统评价；

Ⅱ级：单个以断面研究方式进行、应用相同金标准并盲法评价的诊断试验研究；

Ⅲ级：非断面研究设计或没有始终应用相同的金标准；

Ⅳ级：病例对照研究设计或金标准质量差，或金标准不具备独立性；

Ⅴ级：以病理机制为基础而设计的诊断性试验。

对诊断试验真实性的评价，可以应用 Sackett 等提出的评价原则：

1. 是否将待测试验与参考试验对比研究，是否采用盲法　判定待测试验诊断效能时必须与金标准或参考试验比较，才能确定是否可靠，也就是所有受试者均应同时接受待测试验与参考试验，如果因为某种原因，例如参考试验是有创且风险较大，只有在待测试验阳性时才接受金标准检查，则会产生部分证实偏倚（partial verification bias），过高估计待测试验的敏感度。当其为阴性时，研究者可能不愿再使用有一定侵害性的参考试验。为了坚持未患病组也接受待测试验与参考试验双重检测的原则，如果条件许可，可将侵害性参考试验更改为有同样诊断效能，但是非侵害性的诊断试验，例如用随访结果证明其确实未患某病。

如果参考试验是一组试验方法，有的病例接受某一个参考试验，另外的病例又接受其他参考试验，就会出现多重参照偏倚（differential verification bias）。

研究者应用盲法判定结果，如果研究者知道参考试验的结果可能影响对待测试验结果的判读，或者相反，这种偏倚称为评价偏倚（Review bias），都会影响对结果的准确判断。

2. 是否在被检查的病例中包括各型病例和易于混淆的病例　在患病组应包括各型病例，在未患该病组应包括易于混淆的病例，这样才能客观评定诊断试验的效能。较为可靠的方法是通过确定合适地纳入标准，连续地纳入患者，以确保所研究的对象中包括各种常见的各型病例和易于混淆的病例。

3. 是否将该试验应用于另一组病例也具有同样的真实性　在阅读新的诊断性试验的报道时，可通过了解该试验的重复性（reproducibility）判断其真实性，如在另一独立的标本中获得的结果接近，说明该试验是真实可靠的。

4. 是否作了敏感度、特异度及阳性似然比的计算　在诊断性试验效能的数据中，应该计算敏感度和特异度，敏感度高则漏诊率低，在试验结果阴性时可排除诊断，特异度高误诊率低，诊断阳性时可肯定诊断。而似然比的计算，可方便计算特定疾病接受待测试验的验后概率。临床试验的测定结果为计量资料时，可计算不同截断点的似然比，从而可以更准确地估算验后概率，为临床决策提供准确的依据。

5. 是否在本单位能够开展待测试验　在新诊断试验报道资料中，是否明确地叙述了操作步骤与方法，检测对象与该试验的准确性，从而协助判断是否可在本单位引入该试验。例如肾动脉造影检查青年性高血压病，或血红蛋白电泳检查长期贫血的病人，如在专科门诊进行则阳性率较高，价值较大。如上述检验用于基层医院，去检查一般的高血压及贫血病人，则阳性率很低，实用价值不大。

6. 是否能够合理的估算临床病人的验前概率　一般可依据医师本人的临床经验、本单位就诊病人患病率的统计资料、临床大数据库等估算验前概率，并需注意诊断性试验所检测的病人是否与临床实际的病例相同。

7. 得到的验后概率是否有助于对病人诊断的决策　如果验后概率足够大，大于治疗阈值,即应及时治疗,使病人及早获得效果。如概率值小于诊断阈值,则可排除诊断。如果概率值在诊断阈值和诊断治疗阈值之间时,应进行另外的诊断试验,以免延误病情。

而对于诊断试验实用性的评价,可参考以上 3、5、6、7 条原则。

应当指出,完整、客观准确的病史采集和细致的体检,与实验室或影像学检查的结果一样具有重要临床诊断价值,口腔临床医师应善于发现和综合运用疾病诊断信息,利用诊断性试验知识,不断提高临床诊断水平。随着循证口腔医学的发展,对口腔疾病诊断性试验进行 Meta 分析和系统评价已经提上议事日程。其结果将有助于更准确地判断口腔疾病严重性,预计口腔疾病临床过程或病人预后,提高口腔医疗质量,其研究结果的报告清单详见本书第二十八章。

(李　刚　史宗道　华成舸　李春洁　乔翔鹤)

参考文献

1. 陈耀龙,姚亮,杜亮,等.GRADE 在诊断准确性试验系统评价中应用的原理、方法、挑战及发展趋势.中国循证医学杂志,2014,14(11):1402-1406

2. 蒋兴国.临床诊断性试验研究.宁夏医学杂志,2008,30(8):763-764

3. 刘俊平.诊断试验偏倚来源的研究进展.中国循证医学杂志,2011,11(7):835-840

4. 刘树贤.疾病的诊断性试验研究与评价.疑难病杂志,2004,3(1):59-61

5. 刘续宝,王家良.临床诊断性试验研究的正确方法及评价原则.实用医学杂志,2000,16(8):614-616

6. 张俊,徐志伟,李克.诊断性试验 Meta 分析的效应指标评价.中国循证医学杂志,2013,13(7):890-895

7. DEAN H T. The investigation of physiological effects by the epidemiological method. In:Moulton FR, ed. Fluorine and dental health.Washington DC:American Association for the Advancement of Science,1942,23-31

8. DEAN H T. Endemic fluorosis and its relation to dental caries. Public Health Rep,1938,53:1443-1452

9. Mckay F S. Relation of mottled enamel to caries. JADA,1928,15:1429-1437

10. SCHÜNEMANN H J,OXMAN A D,BROZEK J,et al. Grading quality of evidence and strength of recommendations for diagnostic tests and strategies. Br Med J,2008,336(7653):1106-1110

11. LI C,MEN Y,YANG W,et al. Computed tomography for the diagnosis of mandibular invasion caused by head and neck cancer:a systematic review comparing contrast-enhanced and plain computed tomography. J Oral Maxillofac Surg,2014,72(8):1601-1615

思考题

1. 什么是金标准?

2. 什么是敏感性和特异性? 二者的关系是什么?

3. 诊断性试验设计有哪些基本原则?

4. 临床诊断性试验实用价值的评价原则有哪些?

5. 在口腔疾病的诊断方面,我们可以运用什么方法对多种检查手段的诊断效能进行比较? 试列举一例。

第六章

防治性研究与评价

 内容提要

　　治疗疾病和预防疾病的发生是临床医生、患者最为关心的问题,在临床研究中所占比重最大,质量高的研究能提供科学、有效的疾病防治方法,反之则会贻误治疗,甚至加重病情。本章主要介绍防治性研究的设计原则、实施方法、偏倚的控制和评价原则。

　　疾病被确诊后,能够采用某些方法将其治愈,或是缓解其给患者带来的身心痛苦是医者追求的目标;在疾病发生之前就能采取措施加以预防,是其追求的更高目标。而这些都离不开防治性研究。临床研究是以人为试验对象,以控制疾病为目标,在医疗场所开展的科学研究。包括病因学研究、诊断性研究、防治性研究、预后研究等。其中,防治性研究因与临床实际需求最为贴近,也因为新方法、新技术的不断出现,其开展得最为活跃,在临床文献中所占的比重最大。在口腔医学领域通过随机对照临床试验确定和推广先进的预防治疗方案从而提高了防治水平的例子不胜枚举,最为耳熟能详的例如各种氟制剂的防龋作用,氯己定抑制菌斑,对抗牙龈牙周感染的作用,刷牙的口腔保健作用等。随机对照临床试验正在被应用于口腔临床医学的各个亚专业,例如 Gow-Gates 法下牙槽神经阻滞麻醉的应用(杨介平等,2013 年),联合应用抗菌药物治疗口腔颌面外科随后感染(吴萌萌等,2014 年),在颞下颌关节疾病治疗中低强度激光的应用(王晓冬等,2011 年),口服盐酸氨基葡萄糖片与关节内注射玻璃酸钠的联合应用(李春洁等,2011 年),心理干预对正畸患者治疗性疼痛的影响(张利华,2014 年),牙周炎治疗中抗菌药物的应用(路瑞芳等,2012 年),新型龈下超声工作尖的应用(黄振等,2012 年)等,均在推荐使用更好的治疗方法方面起到了不可替代的作用。

第一节　防治性研究的重要性和复杂性

一、重要性

　　为了战胜疾病,人们不懈地探索着,希望找到某些能预防疾病的发生、终止疾病发展或减轻疾病带来的身心痛苦,延长生命和 / 或提高生命质量的新方法。这些方法中,有的迅速

传播,红极一时,但很快就被证明是无用甚至有害的。究其原因,不外以下几点:

(一) 科学发展的限制

在历史长河中,我们的祖先们通过劳动生产积累了大量的有关医学的经验,有些成为了系统性理论,如我国的中医药学,其中有很多经过实践检验有效的治疗方法和药物。20 世纪中叶,基础医学科学体系逐渐完善、成熟,临床治疗方法的科学基础成为其应用于临床的先决条件。在《赫尔辛基宣言》中,要求医学伦理审查中首先需要进行科学性的审查。原来一些囿于科学发展限制而产生的错误观点和理论,随着科学技术的迅猛发展而被推翻,新的证据不断出现,临床研究的目的就是验证基于科学证据的既有和新的临床药物和疗法的疗效。

(二) 以偏概全

医学是一门经验性的学科,其历史发展在相当程度上依赖于临床医生个人的实际经验和临床数据。在 20 世纪 70 年代以后,随着临床研究的逐步规范和循证医学的兴起和发展,很多药物和治疗方法的效果评价不再依赖于个别医生或患者的经验,而是基于系统、可追溯、可重复的临床试验和循证依据。无论是临床研究还是循证医学研究,其目的之一就是依据真实、严谨的数据,基于科学的理论,对药物和治疗方法的疗效、不良反应和适应证等进行研究,以免以偏概全。

(三) 缺乏长期考察

临床上,药物或治疗方法的效果或者不良后果可能需要较长时间才会表现出来,所以,临床研究常常对临床效果的观察维持一定的时间。即便如此,仍然会有意外的情况发生。如 20 世纪 60 年代沙利度胺导致的"海豹婴儿"事件引起了对药物致畸性的高度重视。曾在牙科治疗中风靡一时的干髓术(pulp mummification)是 1899 年由 Gysi 等人根据古埃及木乃伊方式保存尸体的原理创立的。方法是将失活的根髓固定后长期留存在原位。该法因操作简便,曾作为牙髓炎的主要治疗方法,在世界范围内广泛开展长达一个多世纪。后来,许多口腔医学较发达的国家已停用该法,因为有研究表明,干髓术的远期疗效很差。这在我国也得到证实。一项研究发现,干髓术后 15 年的"痊愈率"和"有效率"分别只有 15.10% 和 20.75%。中华口腔医学会牙体牙髓专委会决定在我国停用该法,2003 年起,相应内容在口腔专业教材中被删除。所以目前很多国家都建立了临床不良事件监测系统,如我国的药物不良事件报告系统。

二、复杂性

然而防治性研究的设计和实施并非易事,其复杂性主要表现在以下几个方面:

(一) 种属间存在差异

20 世纪 70 年代,在动物试验中显示对治疗急性心肌梗塞很有效的某些药物,在临床试验中却被证实没有什么效果。这说明人类机体的解剖生理和疾病的病理过程与其他种属之间存在差异。更何况,除了具有生物属性外,人还有社会属性和复杂的心理活动。因此,新方法能否用于人类,其决策依据只能是临床试验,而不是动物试验,更不是理化实验。

(二) 个体间存在差异

同一种疾病在不同个体身上的表现不同;同样的治疗方法,也可因患者的不同而得到不同疗效。例如,两位患者都有一个龋源性的残冠,甲曾有过剧烈的牙痛史,乙却没有,这是感觉方面的个体差异;又如,两位患者都有一个被诊断为慢性根尖周炎的患牙,X线片显示患牙根尖周围都有一个直径约10mm的暗影,经同一位医生相同方法的治疗,1年后复查,早已无临床症状,X线片显示根尖周的暗影消失,疗效为"成功";而乙却一直有胀痛,检查有叩痛,有窦道。X线片显示,根尖周的暗影与治疗前相比没有变化,疗效为"失败"。这是疗效方面的个体差异。这些情况在临床上并不少见。

(三) 自身存在差异

同一个体,也可因年龄、健康状态、情绪、环境、气候等不同,而对疾病的抵抗力、耐受性和对治疗的效果不同。如某些疾病在一段时期内,因劳累、失眠、紧张、焦虑等,症状加重,过了这段时期又会缓解。例如牙本质敏感症、口腔溃疡等就常有这种表现。为了降低拔牙后出现的感染、干槽症等并发症的发生率,有经验的颌面外科医生常常会调整拔牙期,例如妇女避开经期,复杂牙齿拔除避开感冒后恢复期,糖尿病患者预防性地给予抗生素等措施,这也是因为考虑到同一患者不同情况下的差异。

(四) 疾病的复杂性

临床上"一病多因"和"一因多病"的情况都很常见。例如以"牙痛"为主述者,其病因可能是深龋、牙髓炎、牙周炎、牙隐裂,也可能是上颌窦炎、中耳炎、青光眼等邻近器官疾患的表现之一,还可能是神经、精神方面的原因;吸烟既可导致肺、心、脑等多个器官的多种疾病,也是口腔黏膜白斑、牙周病、口腔癌等的危险因素。另外,一些疾病可能与高空、深海、过高、过低气温的工作环境有关,心理、性格和许多迄今未知因素的存在,更是造成了疾病的高度复杂性。

(五) 干预作用的多重性

干预(治疗)措施对机体产生的作用往往不是单一的,而是有益、有害的结果共存。如曾经广泛采用的根管消毒药物甲醛甲酚合剂(FC),虽有良好的除菌消毒作用,却因甲醛类药物的半抗原作用会对根尖周组织产生不良影响;根管的扩大虽能去除"感染的牙本质",但也会导致根管壁变薄而增加牙根折断的概率;用涡轮机车针制作洞型时,点线角明确的窝洞有利于增加充填物的固位,但也会将一些健康的牙体硬组织削除,使牙体的抗折力下降。

(六) 涉及伦理学问题

临床防治研究的受试对象是人,而人的权益是受到伦理保护的。根据伦理的原则,研究者应向受试者清楚地说明试验目的、步骤,可能会发生哪些不适和风险,可能预期的受益等,获知情同意,并签署知情同意书后方可成为受试者。其个人资料应予以保密,允许退出而不受到歧视和报复。这些与实验室研究和动物实验是完全不同的。有毒的生物制剂首次用于人体更要慎重。如拟采用蟾酥制剂进行炎症牙髓的失活试验,虽已经过动物试验和小范围人群试用并证明其安全有效,推广使用也符合"维护病人利益"宗旨,但该制剂的主要成分来自蟾酥的耳后腺、皮肤腺所分泌的白色浆液,具有破坏血管和无髓鞘神经的作用,是有毒物质,存在一定风险。根据药物临床试验管理规范(GCP)的要求,需要伦理委员会的审批和志愿者的知情同意,否则不能开展。临床防治性研究在设置空白对照组时也必须慎重。

第二节 防治性研究的设计原则和方案

一、设计原则

设计方案有多种,不同的设计方案执行难度不同,论证强度也不同。要结合实际进行选择,但应符合以下原则:

(一) 研究目的明确

在广泛查阅国内外文献的基础上,找出某些不清楚或不完全清楚的问题。如果是临床工作中迫切需要解决的问题更好,因为这样的课题完成后,对临床水平的提高有积极影响。还要根据已有的工作基础和条件,最终确定一个有临床意义的,既有创新、又切实可行的研究课题。

(二) 假说相对成熟

选题要有一定的根据,不能臆想。必须是经过文献查阅、预试验等方式,对研究结果已有了一个根据较充分的估计,对几种可能性要做到心中有数。

(三) 研究对象明确

为了减少干扰因素,保证试验结论的可靠性、代表性,增加推广时的可行性,必须确定研究对象,并有严格的纳入和排除标准。

(四) 对照设置合理

对照是防治性研究的基本原则。事物的好与坏、长与短、冷与热、白与黑等特性往往不是绝对的,而是相比较而存在的。对照是排除非干预因素影响后对干预效应进行相对准确评价的依据。因此,必须有对照,且最好是同期对照,这对于自愈性疾病更为重要。例如一篇报道采用了某种新的糊剂局部涂擦后,口腔溃疡的愈合期缩短。但由于未设同期对照,就分不清效果来自干预还是自愈,结论的可信度差。

(五) 分组遵循随机

做到随机化是防治性研究的又一重要原则。医者总是想给患者以最好的治疗,研究者常常希望试验组的效果好,这些因素都可能影响分组。例如将病情较轻的患者分到试验组,这无疑将影响到试验的结果。如果做到了随机,就可使组间的差异平衡分布,服从概率论的原理,可以借助恰当的统计方法对结果进行判断。

(六) 样本量大小适当

样本量太小,会使偶然性因素放大,结论不可靠。例如对 5 例患者进行了治疗,全部成功,说"成功率 100%"显然不可信;从理论上说,样本量越大越好,因为样本量越大,抽样误差越小,结果越接近总体。但实际上,样本量太大不仅浪费人力、物力和时间,还会在许多环节上出问题,或增大研究的系统误差(systematic error),或提供一个有统计学意义而无临床价值的结果。因此,确定样本数量的原则应当是:在能够说明问题的前提下,用最小样本量。方法可参照文献有关研究的报道,根据确定的检验标准,用公式计算得出。

在口腔临床科研设计中,鉴于牙齿等的器官结构、形态的对称性,在某种目标疾病对称存在时,可以使用同口配对设计(split mouth design,有作者译为分口设计,口腔裂区设计等),例如新型龈下超声工作尖与手工器械龈下刮治效果比较的随机对照研究(黄振等,2012 年),

Gow-Gates 法下牙槽神经阻滞麻醉在下颌阻生第三磨牙拔除术中的麻醉效果研究（杨介平等，2013 年）等，可以减少一半样本数量而达到同样的统计学效能。

（七）方案步骤明确

干预措施的选用、具体的操作步骤、追踪复查的时机、终止试验的标准等都应明确。各种标准应当尽可能采用最具权威和最新的。例如根管治疗术操作步骤的根据是 2004 年中华医学会编著的《临床技术操作规范——口腔医学分册》，追踪复查的时间是依据中华口腔医学会牙体牙髓病专业委员会 2004 年上海会议上制订的全国根管治疗技术规范和质量控制标准。

（八）尽量采用盲法

盲法（blindness）即受试者、实施者（发药者）等与疗效评价者、统计者等应互不通气。对于分组情况，在得到治疗效应的组间差异之前始终处于"盲"的状态，以确保将主观性干扰因素降至最低。盲法也是防治性研究的重要原则。

（九）选用统计方法

根据资料的分布是正态还是偏态，资料的性质是数值变量还是分类变量等选用恰当的统计方法。

（十）谨慎做出结论

除了统计学意义外，更要考虑临床意义。结合近期及远期疗效、操作难易程度、患者的接受性、价格等因素，综合比较，缜密思考后才能做出结论。由于研究不可能尽善尽美，因此下结论时要留有余地，不可绝对化。

将临床防治研究设计的原则进行浓缩提炼，可概括为六个字：随机、对照、盲法。

二、设计方案

凡事"预则立，不预则废"，临床防治研究开始前如果没有一个周密的设计方案，整个工作可能陷入混乱，顾此失彼；有些设计上的缺陷或实施过程中的错误，事后用统计分析方法是无法弥补的。相反，如果事前有一个考虑周全的设计，整个研究就能按部就班，有条不紊地推进。良好的设计应当具有科学性、先进性和可行性。三者是互相关联的。科学性是核心，没有科学性整个试验就是失败的；没有先进性研究的水平就不高，其产生的证据没有实用价值；没有可行性则不可能付诸实际或会虎头蛇尾，不得不中途收兵。因此，在开始试验前，应当根据文献所获信息和现有条件，制订出一个好的方案，用计划书（protocol）的形式确定下来非常必要。常见的设计方案有以下几种：

（一）随机对照试验

随机对照试验（randomized controlled trial，RCT）方案是将研究对象按随机化的方法分入试验组和对照组，试验组给予待评价的防治措施，对照组不给予或给予安慰剂（阴性对照）也可以是有肯定疗效的防治措施（阳性对照），前瞻性地同期观察两组转归的差别。要注意空白对照与安慰剂对照是有明显差别的，安慰剂对照实际上也有治疗作用，在心理干预对不同性别正畸患者治疗性疼痛的影响研究中（张利华等，2014 年），安慰剂组被称为暗示组，和其他治疗组一样，与空白组相比不同性别患者正畸治疗性疼痛值明显降低，差异具有统计学意义。因此，在确认新的治疗措施如新药的效果和安全性时，设置安慰剂组非常重要，否则不能排除新药效应中的安慰剂效应。非药物的随机临床对照试验要尽可能采取"安慰"措施,例如低强度激光治疗颞下颌关节紊乱病的疗效评价(王晓冬)研究中,作者就为对照组采用了行假激光(激光功率为 0,但发出相同的红色可见光)照射操作。

过去医学的发展主要根据经验资料和叙述性的研究,直到 20 世纪中叶建立了此方法后,医学防治性研究水平才得到了实质性的提高。事实证明,随机对照试验的科学性最强,论证强度大,偏倚最少,是目前公认最好的所谓"金方案"。建议在防治性研究中尽量采用此方案。

(二) 序贯试验

序贯试验(sequential trial)是试验前不规定样本数,患者按入院或就诊顺序随机进入试验组或对照组,可从试验开始后的任何时间点开始,每纳入少量病人后即进行分析,一旦可以进行统计学推断即可停止试验。

优点是:①缩短研究周期,及时下结论,无效则停,有效则推广;②节约样本,受试者人数可减少 30%~55%,节省人力、物力。缺点是:适用范围较窄,只适用于干预后疗效立即出现,且可用明确的单指标判定疗效的情况,如某种药物降低血压效果的比较等。

(三) 自身前后对照研究

自身前后对照研究(before-after study in the same patient)试验中,病例不作平行分组,而是分为前后两个阶段,用随机的方法确定第一个阶段使用的某种干预措施,例如传统方法或安慰剂治疗,经过一段"洗脱期",确定体内药物及其作用完全消失后开始第二阶段,采用另外一种干预措施例如新疗法试验。适用于病程长,症状和体征稳定,反复发作的慢性疾病的研究,如口腔扁平苔藓等。

优点是:①每个病例都有接受新疗法的机会,消除了自愿者偏倚的影响。医生、患者都易接受,可行性好;②每个病例都先后接受了两种干预,消除了个体差异,可比性好;③每个病例既作试验组,又作对照组,样本量节约一半。缺点是:①急性病不适用。因其病程短,第一阶段已治愈,无法进行第二阶段的治疗而导致研究失败,如带状疱疹、创伤性口炎等;②病情波动太大,症状变化不定的慢性疾病也不适用。如天疱疮、慢性唇炎等,可能因两个阶段的病情变化太大而影响基线的可比性。

(四) 交叉对照研究

交叉对照研究(cross-over design)是上述自身前后对照研究的一个特例。即将全部受试对象随机分为两组,第一阶段分别接受甲、乙两种干预,治疗结束且经过洗脱期后两组对调,分别再接受乙、甲两种干预。这种方案的优缺点大体上与自身前后对照研究相同,但因设置了同期对照,可比性较好。由于某些口腔疾病具有复发性特定,可选用交叉对照试验设计,只要有足够的消洗期即可,例如牙周基础治疗对慢性牙周炎伴继发性咬合创伤患牙临床及咬合影响的随机对照研究(王鹏程等,2013 年),不仅可以在减少一半样本量的情况下比较两种治疗措施的优劣,还可以比较两种治疗措施联合应用时孰先孰后优劣的时序作用。

(五) 非随机同期对照试验

非随机同期对照试验(non-randomized concurrent controlled trial)的分组是由临床医师主观决定的,适用于病情急、重、复杂,不愿或不能随机分组的情况。

优点是易为医生、患者所接受,研究能顺利开展,可行性极好;缺点是组间可能有许多不平衡因素而出现多种偏倚,从而使可比性下降。

临床实际工作中,有时只能采用这种设计。例如:为了考察根管内折断器械对尖周病变愈合的影响,对根管预备中器械意外折断在根管内的患者可以分入试验组(显微、超声技术)或空白对照组(将折断的器械作为根管充填物不予去除)。但有的患者是专为去除根管折断器械从基层医院转来的,如果不根据患者意愿分到试验组,往往导致已有的医疗纠纷加剧。

(六) 历史性对照研究

历史性对照研究(historical controlled trial)是一种非随机、非同期的对照。是将现在某种方法治疗的病例与过去某种方法治疗的病例作比较。历史对照的材料可以是本人或本单位过去的病案总结,也可以是文献资料的回顾,适合罕见病或预后极差的疾病。常见的是某种新药物对晚期癌症的治疗研究等。例如近年来正在进行的泰索帝联合顺铂和5-氟尿嘧啶治疗局部晚期不能手术的鳞状细胞头颈癌的多中心 II 期临床药物试验就是这种研究。另外,历史性对照研究可以用于比较不同治疗方式的效果。例如有学者于 2016 年纳入 15 例上颌骨缺失的患者,研究患者接受无翼上颌分离的手术辅助快速上颌扩弓后短期内颌面骨骼和牙弓改变情况,并与该学者在 2014 年发表的另外一篇纳入 15 例接受有翼上颌分离的手术辅助快速上颌扩弓的上颌骨缺失患者的研究结果进行比较,发现相较于有翼上颌分离的手术辅助快速上颌扩弓,无翼上颌分离的手术辅助快速上颌扩弓对上颌骨缺失患者的治疗效果更好,且围手术期并发症更少。优点:可行性好,因为病例均可得到当时最佳方法的治疗,不论对患者和医生,都有极好的可接受性;所用时间少,不需要额外开支,适合临床一线开展;不存在伦理问题。缺点:可比性较差。因时过境迁,疾病的诊断标准、医护质量、疗效的评价指标以及医院的管理水平的等都会有很大的不同,故只能作粗略的比较,下初步的结论。

第三节 防治性研究的资料类型和处理

经过临床防治性研究获得的数据是原始资料,还不能据之做出任何结论,而应按照规范的方法对其进行统计处理。这一步骤进行得好,将最大限度地利用第一手数字资料,揭示现象背后的本质规律。并据之提出对今后的医疗实践和研究有重要参考价值的结论。资料处理中应考虑以下因素:

一、资料类型

弄清资料的性质非常重要,因不同的统计方法适用于不同的资料。

资料大体上可分为两类:一类是数值变量(numerical variable),又称定量资料(quantitative data),其值可用某种量具测出并用一种单位表示,例如体重的量具是秤,单位是千克,体温的量具是温度计,单位是摄氏度等,数值变量的特点是表达精确;另一类是分类变量(categorical variable),又称定性资料(qualitative data),依据是类别或属性,分类变量还可细分为有序分类变量和无序分类变量,有序分类变量的各变量之间有某种渐进关系,例如疾病程度分类中的"轻、中、重",疗效分类中的"无效、好转、显效、痊愈"等,在实际应用中最容易出问题的就是这种变量,如不明确界定各等级的定义,不进行人员培训和进行一致性检验,不采取盲法等防范措施,就难以避免操作时的困难、系统误差和评判中的主观因素;无序分类变量其变量之间截然不同,无大小之分,例如性别中的男、女,牙齿中的乳牙、恒牙,血型中的A 型、B 型、AB 型、O 型等,不会产生歧义,也不会混淆。

数值变量、有序分类变量和无序分类变量资料习惯上常称为计量、等级和计数资料。

对于同样的数量信息,等级资料比计量资料提供的信息减弱,故而除非很有必要,不宜将计量资料转化为等级资料。例如将170cm以上、160cm以下分别定为"高个子"和"矮个子"等,因为计量资料转化为等级资料后将损失一些信息。

二、资料处理

(一)统计描述

统计描述(descriptive statistics)是为了反映资料的基本特征,对数据的基本情况,用统计指标、统计图或统计表等方式予以表达,使之更清晰或更直观的方法。常见的统计指标有均数、标准差、百分率等,常见的统计图有条图、线图和饼图等,呈现数据的统计表常规为三线表。

(二)统计推断

统计推断(inferential statistics)是运用概率理论,通过样本对总体进行推断(估计)的方法。事实上,绝大多数研究结果都来自样本,而结论是为总体而下的。例如要确定某地区氟牙症患病率是否高于正常;甲、乙两种药物相比哪个疗效更好等,都要经过统计检验后才能做出推断。对于定性资料,常用的统计推断方法有 χ^2 检验;对于定量资料,常用的统计推断方法有 t 检验、u 检验、方差分析等,但前提是:数据的分布是正态的,而且各组的总体方差齐性。否则就可能要用到非参数统计方法,例如 Wilcoxon 检验等。故统计推断前必须对资料分布情况进行检验;对于等级资料,可采用非参数统计方法。请参阅第十四章。

第四节　防治研究中常见的偏倚和防范

一、常见的偏倚

偏倚(bias)是指系统性误差。偏倚在临床医学研究中普遍存在,与实验室中所作的基础研究相比,临床科研更易出现偏倚。原因是研究的对象是人。由于伦理学的限制,不可能像动物实验,更不可能像生化实验那样可严格控制条件和量化操作,加之人有着复杂的心理活动、情感变化,拒绝试验、中途退出都是可能的,研究者欲达到某种预期结果的愿望等也会导致偏倚,进而影响研究结果。开展临床试验要充分认识到偏倚的危害,更要了解其发生的原因,从设计开始就充分考虑、慎密规划,实施中谨慎细致,资料分析时合理运用统计方法,以将偏倚降低到最低限度。

偏倚大致上可以分为三类:选择性偏倚(selection bias),测量性偏倚(measurement bias)或信息偏倚(information bias)和混杂性偏倚(confounding bias)。

(一)选择性偏倚

这种偏倚出现在研究的初始阶段,选入到试验组或对照组的对象本身就存在一些因素的差别,即干预(研究因素)实施之前,组间已存在差别,可比性就不好,结论会因此出现偏差。选择性偏倚中常见的有:

1. 志愿者偏倚(volunteer bias)　愿意参加试验者为志愿者,不愿参加试验者包括态度冷淡甚至反对者称为非志愿者。二者对研究结果的期望值和配合程度显然是不一样的,如果没有采取特别的措施加以防范,很可能影响结果的真实性。

2. 失访性偏倚(loss of follow-up bias) 防治研究中的疗效往往要在干预后的一段时间才能确定。如一个根尖周炎患牙治疗完成后,X 线牙片检查是判断其疗效的重要手段,但须经至少 2 周以上时间,才能从 X 线牙片上看出被破坏的尖周牙槽骨是否发生变化,期间病人可能失去联系或不愿复查。失访率必须控制在较低的水平,否则会影响结果,造成偏倚。一般来说,从治疗结束到复查的日期之间的跨度越大,复查率越低,从表 6-1,大致可以看出这种关系:

表 6-1 牙髓治疗临床疗效追踪时间与复查病例数量关系

作者	发表时间	研究内容	总例数	第 1 次复查例数(%)	第 2 次复查例数(%)
肖明振	1980	空管药物	560	141(25.8)/1 年	115(20.54)/3 年
宋黔英	1987	一次法	370	215(58.11)/1 年	
唐荣银	1988	一次法	337	260(77.15)/1 年	
顾淑萍	1988	干髓术	600	473(78.84)/0.5 年	371(61.85)/1 年
韩永战	1991	盖髓剂	262	191(72.90)/1 年	
杨富生	1999	自血疗法	464	362(78.02)/1 年	158(34.05)/3 年

因此确定合理的疗效复查时间很重要。死亡、搬迁,已痊愈、依从性差等都可能导致失访。失访是无应答偏倚的一种,应答率＝实际调查人数 / 应调查人数,一般要求在 90% 以上,严格地说,应答率小于 80%,即失访率大于 20%,结论就不可靠了。但是值得注意的是,以上数据仅是经验法则,实际情况中也有可能即使很低的失访率也可能导致显著的偏倚,因此在确定一个研究应答率是否有效时,应具体问题具体分析。

3. 非同期对照偏倚(non-contemporary comparison bias) 也称历史对照偏倚。由于不同时期防治研究的许多情况不同,例如器械、方法、诊断标准和疗效判定、医生的技术水平,甚至气候条件等都可能影响结果,因此,除非是罕见病(如口腔黏膜病中的巨型口疮、重型多形红斑等),一般不宜采用此法。比如,有报道牙髓的塑化疗法成功率是 97.6%,比持续逾百年、公认疗效最好的根管治疗术还高,这当然是不可能的。如果采用同期对照,采用同一个标准进行盲评,结论就会不同。

4. 异地对照偏倚 一种新材料、新仪器为了要尽快推广,往往会在在几所医院同时进行试验。如 20 世纪 80 年代用 EB4(一种化学固化的高分子树脂)对变色牙进行的遮色处理,20 世纪 90 年代用于控制牙龈炎的口洁素漱口液等,都是同时在许多家医院开展的。尚且不论使用者的期望值、广告效应等人为影响,仅医院之间的治疗水平的差别就可能比干预本身的效果差别还要大。一个医院全部作试验组,另一个医院全部作对照组,就会产生这种偏倚。

(二)测量性偏倚

测量性偏倚也称观察性偏倚(observation bias)和信息偏倚(information bias)。出现在研究设计的实施阶段。疗效观察者已知受试对象接受了何种干预措施,就可能产生这种偏倚。如用车针进行牙体预备时多少会产生一些疼痛感,使患者产生牙科畏惧(dental fear,DF),局部麻醉后,这种畏惧感很可能会减弱。有了这个倾向性的概念之后,就会对未麻醉组患者更仔细地搜寻有关牙科畏惧症的证据,而对麻醉组患者采取较马虎的态度。这样,未麻醉组的DF程度就会向检查者期望的方向偏斜,变得更加严重。

测量偏倚中常见的有疑诊偏倚、回忆性偏倚或称寻因性偏倚(recall bias)、沾染性偏倚(contamination bias)、疑因性偏倚或称暴露怀疑偏倚(exposure suspicion bias),错误归类偏倚(misclassification bias)等。这些偏倚中,有的大同小异,有的在防治研究中不是主要问题,请详见有关章节。

(三) 混杂偏倚

当研究以外因素(extraneous factor)或称第三因子存在时,研究因素和疾病之间的联系强度会变大或变小,从而导致错误结论。这种因第三因子的存在而出现的偏倚即是混杂偏倚。例如比较不同漱口剂疗效时,用菌斑和牙龈指数在治疗前后的组间差异作为判断疗效的指标,忽略了收集刷牙次数、刷牙方法等个人口腔卫生的信息。如果治疗组更多的人更注意口腔卫生,则可对疗效做了过高的估计,如果相反是对照组更注意口腔卫生,则缩小了两组间疗效差异。个人口腔卫生就是混杂因素。例如,在 20 世纪 80 年代之前,牙髓病学领域内流行的观点是:超声根管器械能杀菌,可用于根管内消毒。依据是:超声根管预备之后,根管内采样作细菌培养结果显示细菌量明显低于对照组(手持器械根管预备法)。但物理学知识提示:超声波强度达到 $1.5 \sim 2.0 W/cm^2$ 以上才能对水进行消毒,而人体对超声波强度的耐受阈为 $0.02 W/cm^2$,因而符合安全标准的根管超声治疗仪是不可能对根管进行消毒灭菌的。那么,为什么超声处理后根管内的细菌量总是比对照组的明显减少呢? 经过认真的文献回顾、分析思考和实际操作(1988 年)后,我们发现,传统法预备根管时一般采用 3% 的过氧化氢液和生理盐水交替冲洗,每牙平均用量为 18mL;超声法一般采用 0.5%~5% 的次氯酸钠液,每牙平均用量为 200mL,这种冲洗液化学成分的不同和用量上的悬殊差别很可能是混杂因素。后来采用同种、等量的冲洗液在离体牙和活体牙的同期随机对照研究证实:两种方法处理后的根管内细菌量并无差别。使超声根管器械本身能灭菌的错误结论得到纠正。

二、偏倚的防范

对混杂偏倚可以通过统计处理等方法加以弥补,然而更多的情况是,时过境迁,经费用完了,人员解散了,偏倚已无法弥补。因此,减少偏倚,应从源头抓起,即在设计阶段就要尽可能想得周全一些。有些医护人员,热衷于引进新的材料、器械和设备。在没有复习文献,没有完善计划(protocol)的情况下,根据说明书就匆匆开始了临床试验。并对厂家的推荐或广告深信不疑。问及厂家的资质是否合法、国内外有无相关报道、受试者的纳入和排出标准是什么、怎样分组、如何控制质量等问题时,一片茫然。结果是,辛辛苦苦做了几百例,投稿时只能短篇发表甚至退稿,非常可惜。要防范偏倚,应注意以下问题:

(一) 设计要规范

规范的设计是减少各种混杂因素的前提。如果能在试验设计阶段考虑得全面一些,规范一些,许多偏倚是可以减少或避免的。规范设计的要点如下:

1. 正确选择研究对象　要有明确、合理的纳入和排除标准。同时要注意纳入标准不可过严,排除标准不宜过多,否则,研究结果的代表性和适用性将受到影响。

2. 对照组与试验组要有良好的可比性　试验组除了干预因素不同外,其余条件应尽可能一致。最常见的控制条件是年龄、性别、牙位等,因为这些因素常常是混杂因素。有时为了更好地进行对照,还可采用配对设计,但配对条件不可过多,否则,对照选取困难;另外不能将研究因素作为配对条件而造成过度配比(over matching),导致不能观察两组间的差异。

3. 正确估算样本 正确估算样本量(sample size estimation)是临床科研设计规范与否的重要标志之一。样本的大小要合适,太小则检验效能低,太大则会增加研究中的工作量和各方面的浪费。正确估算样本就是要在保障科研结论有一定可靠性的条件下,确定最小的样本量。样本的估算可用公式法或查表法,考虑到失访等可能性的存在,算出的样本量可适当增大。

4. 统一的标准 诊断标准和疗效判断标准要统一,应用公认的,或有一定权威的标准。尽可能做到客观和量化。

5. 其他 所用表格的设计应全面而简捷,定义明确。在易出问题的环节应当有相应的质量控制措施,如一致性检验等。

(二) 原则要遵循

1. 随机 随机化是指每个研究对象有同样机会进入治疗组或对照组。随机化是预防选择性偏倚最有效的手段。优点是平衡了已知或未知的影响结果判断的因素。提倡广泛使用。

2. 盲法 盲法是指采取某种措施,使试验研究中担任重要角色的人员不知道分组情况,处于"盲"的状态。盲法是减少测量性偏倚的最重要的措施,应尽量采用。但有时难以实行。如比较一种新型化学去龋法(伢典)和传统的机械去龋法的效果时就难以做到,因为操作完全不同;而在药物疗效比较的研究中多用。盲法一般可分为 3 种:

(1) 单盲(single-blind):是让研究对象不知道自己所在组,如药物试验中,各组所用的药物在外观相同。当然,有时对化验人员、病理学检验人员隐瞒患者的诊断也属于这种。单盲的优点是简单易行,且安全,因观察者心中有数,可在意外情况出现时及时采取措施。缺点是不能避免来自观察者的偏倚。因而可能存在霍桑效应(Hawthorne effect)。即观察者对自己感兴趣的患者特别热情地询问,特别仔细地检查记录。而这种过度的关心会给患者以暗示,对患者的心理产生影响而出现报喜不报忧的现象,从而影响疗效。

(2) 双盲(double-blind):即受试者与观察者都不知道分组情况,只有研究者或研究者委托的人员知道。双盲能控制来自受试者和观察者两方的主观因素引起的偏倚,结果可靠性会明显升高。在药物疗效比较的研究中多用,只要能使对照组药物在外观、味道等方面与试验组相同即可实行。但在管理和设计上要求很高,必须有严格的防泄密措施,要有停、换药和破盲相应的指征。

(3) 三盲(triple-blind):指除了受试者和观察者之外,还有资料输入及进行统计分析者均不知分组情况。只有研究者委托的人员掌握着密码和编号,试验和统计分析均结束后才当众揭密(破盲)。三盲可有效避免资料分析时的衡量偏倚。但比双盲有更大的操作难度。一般不宜用于药效强烈和危重患者,以免出现危险。

第五节　防治性研究的评价

临床试验是非常复杂的,任何一项防治性研究总会因主、客观原因的限制,在设计实施上可能存在多方面的缺憾,从而导致结论的不完全、甚至不正确。何况任何一项研究成果不论其当时的评价有多高,也只是浩瀚的医学研究工程中的一点、一瞬,研究还应继续下去。文章发表后进行严格的评价(critical appraisal),是为了对其真实性、实用性进行考察,肯定成绩,发现不足,以利今后的研究。阅读别人的研究报道时也要养成这种习惯,这样才能迅速确定文章是否有参考价值并在有限的阅读时间里获得有用的信息。这也是当今从事临床医学,医学杂志编辑,基金和奖项评审者们的基本功。在对防治类研究的评价中既要注意真实性和可靠性,也要注意临床的实用性。以下 7 条标准中可供评价时参考。

一、防治性研究质量评价标准

(一) 是否真正作到了随机对照

随机分配是保障临床试验结果具有重复性和真实性的基本措施。虽然随机方法并不能保证非试验因素在组间完全平衡,但可以使组间的差异服从概率论的原理,因而可采用统计方法对结果进行判断。随机绝不是"随意",有的文章没有交代具体的随机方法,令读者对其是否真正实施了随机存疑。下面举一个随机设计的实例,以初步了解贯彻随机原则的过程。

儿童在龋病充填过程中常常发生畏惧现象,称为牙科畏惧症(dental fear,DF)。表现为行为的不配合,从而影响操作和医疗质量。文献查阅发现两种方法可预防或降低 DF,为了考察两种方法是否有效,哪一个更好,决定分 3 组(分别以 A,B,C 命名)进行同期随机对照研究。根据 DF 的分布、预试验所得均数和标准差等信息,经计算确定每组 50 例(男、女各半),共 150 例。

为切实做到随机,预先确定每 6 人为一个区组,每个区组中含一对处理(各 3 种),这种组合共有 90 个,制成区组随机样表,见表 6-2。

表 6-2　区组随机样表

01 AABBCC	02 AABCCB	03 AABCBC	04 AACCBB	05 AACBBC	06 AACBCB
07 BBAACC	08 BBACCA	09 BBACAC	10 BBCCAA	11 BBCAAC	12 BBCACA
13 CCBBAA	14 CCBAAB	15 CCBABA	16 CCAABB	17 CCABBA	18 CCABAB
19 ABABCC	20 ABACCB	21 ABACBC	22 ABBACC	23 ABBCCA	24 ABBCAC
25 ABCABC	26 ABCBAC	27 ABCACB	28 ABCBCA	29 ABCCAB	30 ABCCBA
31 BAABCC	32 BAACCB	33 BAACBC	34 BABACC	35 BABCCA	36 BABCAC
37 BACABC	38 BACBAC	39 BACACB	40 BACBCA	41 BACCAB	42 BACCBA
43 ACACBB	44 ACABBC	45 ACABCA	46 ACCABB	47 ACCBBA	48 ACCBAB
49 ACBACB	50 ACBCAB	51 ACBABC	52 ACBCBA	53 ACBBAC	54 ACBBAC
55 CAACBB	56 CAABBC	57 CAABCB	58 CACABB	59 CACBBA	60 CACBAC
61 CABACB	62 CABCAB	63 CABABC	64 CABCBA	65 CABBAC	66 CABBAC
67 BCCBAA	68 BCCAAB	69 BCCABA	70 BCBCAA	71 BCBAAC	72 BCBACA
73 BCACBA	74 BCABCA	75 BCACAB	76 BCABAC	77 BCAACB	78 BCAABC
79 CBCBAA	80 CBCAAB	81 CBCABC	82 CBBCAA	83 CBBAAC	84 CBBACA
85 CBACBA	86 CBABCA	87 CBACAB	88 CBABAC	89 CBCACB	90 CBAABC

　　根据估算的最小样本量(150)、分层(2)和区组(6)等因素,查随机数字表,只取小于等于90的数字,男性从第一行第一列起,从上往下;女性从第一行第二列起,从上往下,根据所查12对随机数字,在表6-2中找出相同的数字,确定分组,另用抓阄法将男女各3例分入各组,结果见表6-3。这样,根据病例就诊顺序和性别,按表6-3的顺序安排分组,达到了随机分组的要求,有效避免了选择性偏倚。

表 6-3　随机分组情况

男			女		
区组号	随机数字	分组	区组号	随机数字	分组
01	22	ABBACC	01	17	CCABBA
02	19	ABABCC	02	36	BABCAC
03	16	CCAABB	03	77	BCAACB
04	78	BCAABC	04	43	ACACBB
05	03	AABCBC	05	28	ABCBCA
06	78	BCAABC	06	22	ABBACC
07	23	ABBCCA	07	76	BCABAC
08	15	CCBABA	08	68	BCCAAB
09	58	CACABB	09	39	BACACB
10	57	CAABCA	10	71	BCBAAC
11	48	ACCBAB	11	35	BABCCA
12	61	CABACB	12	50	ACBCAB
抓阄结果		ABC	抓阄结果		ACB

(二) 有关研究结果是否全部作了报告

　　在疗效报道中,除了即时和短期效果外,应考察相对远期的疗效。否则可能得出类似"干髓术疗效与根管治疗术相同"和"塑化疗法的疗效高于根管治疗术"的错误结论。

　　正面效果和负面效果都要如实报道,譬如在考察机用根管扩大器械时发现:其切削效率、钙化根管的扩通率等比传统的手持根管扩大器械要高得多,这些是研究者期望得到的正面效果,但如果只做此正面报道就会在读者中造成"机用根管扩大器械明显优于手持根管扩大器械"的片面印象;如果同时报道了机用器械根管扩大时,其侧穿事故的发生率和根管中轴的偏移率以及断针率等均比传统法高的话,就会使读者全面、客观地了解两种方法。从而有助于决策。

(三) 进入试验的全部对象是否完成了全部治疗

　　理想的研究应当是:符合纳入标准而进入试验组或对照组的全部病例,按设计要求接受了干预和复查的全过程,无一遗漏。但事实上,总有一些病例会因各种原因中途退出试验而导致数据的不完整(见表6-1)。对于这些病例,在统计、分析和结论中都要有所交代,才能使研究报道客观、真实。从原则上说,丢失的病例总数应控制在10%以内。假如丢失病例超过20%,其临床价值将受到严重影响甚至会变得毫无意义。

降低病例丢失率的主要途径是提高患者的依从性;另一个途径是确定合理的复查间隔。在文献回顾中,我们注意到,一些研究者做了 5 年、10 年甚至更长时间的疗效复查,非常辛苦,但复查率太低,所得结论并不可信。众所周知,由于搬迁、死亡以及患者自身的关注性下降等因素,治疗完成后的时间越长,能够追踪到的病例数肯定会越低。所以,疗效复查的间隔时间要有合理的长度,不宜过长。以根管治疗术为例,不论从病理,还是临床、X 线牙片检查,术后 1~2 年足以显示疗效,没有必要延长。另外,随着现代通讯技术的进展,适当应用有效的联系方式可一定程度上降低失访率。如使用 QQ、微信等网络社交工具,即使患者变更电话号码和住址仍可能保持联系,同时可利用该工具方便病人及时咨询医疗问题,增强医患感情,从而尽可能提高依从性。

对于已经丢失病例,可做如下处理作为补救:将试验组丢失的病例全部作为“无效”,对照组丢失的病例全部作为“有效”,再做统计学处理。如结果仍有显著性差异时,可得出“试验组和对照组间确有差别”的结论;如果统计分析无显著性差别时,应当在进行更加细致的分析后谨慎做出结论。

（四）试验结果的临床和统计学意义如何

结果的分析中,要考虑到临床意义,也要考虑到统计学意义。二者一致时不难下结论;不一致就要具体分析了。表示临床意义的常见指标有:

1. 事件发生率（event rate） 这是许多人都熟悉的。如痊愈率、有效率、病死率等。这种指标可以给人以大体的印象,但不确切。

2. 相对危险减少率（relative risk reduction，RRR）（式 6-1）

$$公式:RRR=(P-A)/P \qquad (式 6-1)$$

P:对照组的事件率,如病死率;A:试验组的事件率。

RRR 表示试验组比对照组有关事件发生减少的水平,或相对危险度下降的水平,通常 RRR 值在 25% 以上时被认为是有临床意义。

3. 绝对危险减少率（absolute risk reduction，ARR）（式 6-2）

$$公式:ARR=P-A \qquad (式 6-2)$$

P:对照组的事件率;A:试验组的事件率

如试验组的根管治疗的术后疼痛发生率为 8%,对照组的为 10%,绝对危险率为 10%-8%=2%。ARR 值越大,临床意义也越大。

4. 防止 1 例不良结局需要治疗人数（number needed to treat，NNT）（式 6-3）

$$公式:NNT=1/ARR \qquad (式 6-3)$$

NNT 的意义:为了避免 1 例严重事件的发生需要治疗的人数,亦即让一个患者从该治疗方法中受益所需要治疗的患者总数。该值越小临床意义越大。

明确试验结果的临床意义对于正确判断其作为证据的价值非常重要。统计学分析的意义是考察试验中出现的疗效差异是否真的来自防治措施。假如疗效的差异来自机遇,统计学处理的目的就是要计算出这种来自机遇可能的大小。如统计学分析表明 P<0.05,说明这种差异来自机遇的可能性小于 5%,而来自防治干预的可能性很大,超过 95%。它评价的是这种差异存在的真实程度,不是疗效本身。所以不可将统计学检验的结果与临床价值的判断等同起来。

如果组间的临床差异无意义时,可不做统计学推断。因为将样本例数增大到一定程度时,统计学上总是会具有统计学意义。换句话说,$P<0.05$ 时,也不能说组间的差别一定有重要意义。要参考临床意义才能做出结论。两者的关系如下:

1. 有临床意义,也有统计学意义 如果样本量合适,做出"差别有意义"这个结论,发生错误的可能性(假阳性率)很小,即 $\alpha<0.05$,如假阴性率 $\beta\leq0.1$,检验效能≥90%,结论是可靠的;但如果样本太小(如 $n<30$),即便有临床意义,又有统计学意义,下结论时也要慎重,因为抽样误差导致假阳性错误存在的可能性很大。

2. 有临床意义,但统计学差别不显著 这时要考虑样本是否足够大,应当计算假阴性错误的发生率。如果 $\beta>0.2$,应当扩大样本再试。防止对有临床价值的成果得出阴性结论。

3. 无临床意义,统计学差别显著 样本量很大的时候容易得出这种结果,如果无临床意义,即使统计学差别显著也是没有意义的;

4. 既无临床意义,也无统计学意义 结果当然是无价值的。

临床意义、统计学意义、结论的关系见表 6-4。

表 6-4　临床意义和统计学意义与结论的关系

	有临床意义	无临床意义
有统计学意义	有价值(+++)	无价值(-)
无统计学意义	扩大样本再试(+/-)	无价值(-)

从表 6-4 中可以看出,临床意义是第一位的。

（五）防治性措施是否切实可行

对防治性措施的内容和操作方法如药物的剂型、剂量和给药途径,所用器械的名称、型号和操作手法等都要做详细的交代。这样才能保证试验结果被重复和推广。

（六）被研究对象是否明确

对纳入和排除标准是否做了详细的描述。包括性别、年龄、种族、疾病的诊断和病情的轻重等。这些细节都有明确的交代,才能经得起检验和重复。

（七）有无卫生经济学价值

一项新的材料、药物或技术等是否能推广,不仅取决于临床效果和统计学意义,还在很大程度上受到经济方面的限制。WHO(世界卫生组织)在 2000 年的年度报告中指出:全球卫生总费用占世界 GDP 的比例从 1948 年的 3% 增至 1997 年的 7.9%,而根据 WHO 公布的全球健康观察站数据显示,2015 年全球卫生总费用占世界 GDP 已达到 10%。如何在保证医疗服务质量的前提下控制费用的过快增长已成为各国政府关注的焦点。世界各国都面临着不断增长的医疗卫生保健需求与有限的经费、设施不相一致的矛盾。卫生经济学正是建立在资源绝对不足,而有限的资源必须满足需求的基础上的一门新的学科。

卫生经济学评价的意义从宏观层面上说,国家投资决策部门要考虑的问题是怎样使全社会有限的资源得到优化利用;从亚宏观层面说,医院和科室决策者要考虑的是所购买的仪器、设备和药品的成本何时能收回,何时能产生效益;从微观层面上说,医、患关注的是,新方法采用之后,能否提高效率和疗效、降低痛苦和并发症等。

例如根管显微镜的使用能够帮助医生发现并处理细微结构,从而提高根管治疗术的成功率;采用根管纤维桩修复大面积缺损的牙齿,因弹性模量(elastic modulus)与牙体组织接近,与使用多年的金属桩相比,能降低牙根折裂的危险;用必兰作为口腔小手术的局部麻醉剂,与常规使用的利多卡因相比,针头细小能降低疼痛感,药量小能降低肿胀感,麻醉效果也好;但这些设备、材料的使用和新方法的开展都提高了成本,例如购买根管显微镜的投资近20万元。是否值得? 要经过卫生经济学评价后才能确定。

以上标准是判断防治性研究科学性和实用价值的标准,前6条是基本的,第7条是根据近年来国际上对卫生经济学日益重视的趋势提出来的。在防治研究中如果考虑到经济成分,特别是用到贵重仪器、设备、材料时采用了适当的经济学分析,将为试验成果的能否推广提供更有力的依据。

二、Jadad 随机临床试验评价量表

又称为 Jadad 评分量表(Jadad score)或牛津评分系统,由 Jadad 等于1996年在其关于盲法在随机对照试验质量评价重要性的论文中提出,主要涉及是否随机,是否采用盲法及是否报告失访和退出等三个部分内容组成,前二者分值0~2分,最后一项0~1分,因此对一篇临床随机对照试验报告的评价结果最低分值为0,最高分值为5。而改良 Jadad 评分量表则增加了随机方案是否予以隐藏的部分,分值0~2分。因此对一篇临床随机对照试验报告的评价结果最低分值为0,最高分值为7。对这两种评价系统。凡属0~3分者均可判定为低质量研究,而4分或4分以上可判定为高质量研究。

1. 随机方法

(1) 未随机或不恰当,如采用容易猜测随机方案的所谓半随机方法(0分);

(2) 仅仅提到实行随机,但未报告随机分配的方法(1分);

(3) 报告的随机方法是恰当的,如根据随机数字表、计算机产生随机序列,区组随机等(2分)。

2. 随机方案的隐藏

(1) 随机方案隐藏不恰当,如半随机方法不可能隐藏分配方案(0分);

(2) 没有详细报告随机方案是如何隐藏的(1分);

(3) 随机方案的隐藏是可靠的(2分)。

3. 是否采用盲法

(1) 未采用或不恰当,如互相比较的干预措施有明显区别,容易为受试者或观察者识别受试者属于治疗组或对照组,并可能因而影响了结果测量的准确性(0分);

(2) 仅仅提到实行了盲法,但未详细报告其方法(1分);

(3) 采用了恰当的设盲手段,如采用安慰剂或类似方法;或尽管没有设盲,但是测量手段是客观的,或第三者测量,测量结果的准确性不可能受到受试者或观察者知道互相比较的组别的影响(2分)。

4. 失访与退出

(1) 未报告受试者失访或退出的数量及其理由(0分);

(2) 详细报告了受试者失访或退出的数量及其理由(1分)。

近年来不少作者对发表于中文口腔医学杂志的临床随机对照试验进行了科研质量的研究,例如对发表在19种中文口腔医学期刊上的治疗牙本质过敏症的63个 RCT 报告进行质量评价(项陈洋等,2012年),对2000—2012年发表的牙种植领域的28个 RCT 的报告质量

进行评价(杨树亮等,2014年),对2011年1月到2012年8月在5种中文核心期刊上发表的有关口腔医学领域的68个RCT的报告质量进行评价(李星等,2014年),其属于Jadad评价系统高质量者所占比例分别为12.7%(8/63),3.6%(1/28),7.4%(5/68)。上述结果提示,目前国内口腔医学RCT研究的报告质量亟待提高。鉴于RCT设计被公认为评价干预措施效果和安全性的金标准,希望我国口腔医师认真学习科研设计的基本原则,严格按照RCT设计与实施的要求进行临床试验,才能及时发现和推广新的更好的治疗方法,提高医疗质量,为促进口腔医学的进步提供可靠的高质量的临床证据。

(吴友农　苏乃川)

参考文献

1. 董稳航,李春洁,项陈洋,等.我国口腔颌面外科临床随机对照试验的报告质量评价.华西口腔医学杂志,2012,30(5):505-508

2. 樊明文.牙体牙髓病学.第4版.北京:人民卫生出版社,2012

3. 黄振,于晓潜,张立,等.新型龈下超声工作尖与手工器械龈下刮治效果比较的随机对照研究.中华口腔医学杂志,2012,47(9):513-517

4. 李春洁,贾源源,张绮,等.盐酸氨基葡萄糖片联合玻璃酸钠治疗颞下颌关节骨关节炎的临床随机对照试验.华西口腔医学杂志,2011,29(6):632-639

5. 梁秋娟,古力巴哈·买买提力,刘海霞,等.认知行为疗法治疗颞下颌关节紊乱病随机对照试验的质量评价.华西口腔医学杂志,2011,29(5):509-513

6. 骆筱秋,王晴.《华西口腔医学杂志》2000-2005年载文分析.华西口腔医学杂志,2006,24(2):179-181

7. 路瑞芳,徐莉,冯向辉,等.侵袭性牙周炎基础治疗中不同时机口服抗生素的短期疗效观察.中华口腔医学杂志,2012,47(11):666-670

8. 李星,张舒,苏乃川,等.口腔医学随机对照试验报告的质量研究.国际口腔医学杂志,2014,41(2):156-161

9. 王鹏程,唐杭瑞,许杰,等.牙周基础治疗对慢性牙周炎伴继发性咬合创伤患牙临床及咬合影响的随机对照研究.中华口腔医学杂志,2013,48(5):266-271

10. 吴红霞,吴友农,陈晨.三种桩核系统修复后牙体组织抗折裂强度的体外实验研究.口腔材料器械,2004,3(2):69-71

11. 吴萌萌,李三红,赵珺,等.口腔颌面外科患者术后感染因素分析研究.中华医院感染学杂志,2014,(23):5925-5927

12. 吴友农,杨淑琴,朱庆萍,等.去髓操作中3种局部麻醉剂的综合比较.口腔医学,2005,25(5):291-292

13. 王晓冬,杨征,张伟华,等.低强度激光治疗颞下颌关节紊乱病的疗效评价.华西口腔医学杂志,2011,29(4):393-399

14. 王泽泗,王嘉德.干髓术远期临床效果的评价.中华口腔医学杂志,1995,30(4):220-221

15. 徐德忠.循证医学入门:临床科研方法与实例评价.西安:第四军医大学出版社,2006

16. 项陈洋,李春洁,董稳航,等.牙本质过敏症临床随机对照试验的报告质量评价.华西口腔医学杂志,2012,30(3):267-224

17. 杨介平,刘伟,高庆红,等.Gow-Gates法下牙槽神经阻滞麻醉在下颌阻生第三磨牙拔除术中的麻醉效果研究.华西口腔医学杂志,2013,31(4):381-384

18. 杨树亮,谢乙加,欧国敏,等.牙种植临床随机对照试验的报告质量评价.华西口腔医学杂志,2014,32(5):467-471

19. 张利华,徐晓梅,宋思权,等.心理干预对不同性别正畸患者治疗性疼痛的影响.国际口腔医学杂志,2014,41(4):396-400.

20. 中华医学会.临床技术操作规范.口腔医学分册.北京:人民军医出版社,2004

21. 中华口腔医学会牙体牙髓病专业委员会 . 全国根管治疗技术规范和质量控制标准 . 华西口腔医学杂志，
    2004,22(5):379-380
22. 朱庆萍,刘卫红,吴友农,等 . 牙科手术显微镜临床应用效果评价 . 口腔医学,2005,25(5):285-286
23. JADAD A R,MOORE R A,CARROLL D,et al. Assessing the quality of reports of randomized clinical
    trials:Is blinding necessary？ Controlled Clinical Trials,1996,17(1):1-12
24. ZANDI M,MIRESMAEILI A,HEIDARI A,et al. The necessity of pterygomaxillary disjunction in
    surgery assisted rapid maxillary expansion:A short-term,double-blind,historical controlled clinical trial. J
    Craniomaxillofac Surg,2016,44(9):1181-1186

思考题

1. 方案选择

牙髓治疗时,常常需要开髓,开髓前通过局部麻醉法控制疼痛。目前多用的是利多卡因等,其麻醉深度和持续时间有时不理想,偶尔出现心慌头晕等副作用。但价格便宜(成本价为人民币 0.20 元);

近年来,有一种来自法国的局麻针剂,斯康杜尼,设备精巧,麻药用量小(1.7ml),而利多卡因用量较大(5ml),说明书、文献检索以及预试验结果均表明这种局麻药物在麻醉效果好,副作用少,但价格高。

这种药物有无引入和推广的必要？请按照所学知识,选择一个临床试验方案。

提示:重点是纳入、排除标准,临床效果和经济学的评价指标和标准。

2. 质量控制

传统的去除龋坏方法是机械法,即牙钻磨除法,其缺点是对龋坏组织的鉴别来自操作者的肉眼判断,常常会将一部分健康的牙体组织磨除,而且牙钻的使用常会导致患者的恐惧;有鉴于此,出现了一种新的方法,即用一种称为伢碘的化学物质对牙齿龋坏部分进行选择性的腐蚀,配合刮、刷等轻微的机械作用去除龋坏部分。为了考察两种方法对有龋坏的离体牙的去龋效果,设计采用了随机对照研究,将 20 个患重度龋的离体牙随机分入牙钻组和伢碘组,分别按各自的要求去龋后在扫描电镜下观察,拟对去龋效果进行评价。

请思考:

(1) 将得到什么类型的资料,能否将资料加以转换使统计效率提高？

(2) 如何避免评价者的主观偏信？

第七章

药物和医疗器械临床试验

 内容提要

　　药品临床试验规范(Good Clinical Practice,GCP)是新药研究开发中必须执行的一系列标准化规范之一,是涉及人类受试者的临床试验的设计、实施、记录及报告的国际性伦理和科学质量管理标准。其目的是为了保证受试者的权利并保障其安全,并保证了临床试验的过程规范,数据及评价结果的科学、客观和可靠。GCP实际上是国家对于实现特定目标的干预性研究的法定要求,通过学习和贯彻GCP,可以大大提高进行防治性研究的能力及维护GCP的自觉性。医疗器械是现代临床诊断及治疗等中最为重要的基础设备,它的发展需要相关科学技术的支撑及科学的临床试验研究,最终才能确保其应用于人体的有效性和安全性。医疗器械临床试验起源于药物临床试验,《医疗器械临床试验质量管理规范》明确临床试验质量管理原则上按照药物GCP执行,其管理是否规范直接影响到临床试验结果及受试者安全,同时管理上任何一个小错误都可能导致整个临床试验以失败告终。本章介绍GCP要点,并以常见的口腔疾病牙周炎和冠周炎为目标疾病探讨如何在测试新药的疗效和安全性时遵循GCP。

第一节　药物临床试验

一、概述

　　药物是指能影响机体的生理、生化和病理过程,用以预防、诊断和治疗疾病和计划生育的化学物质。历史上,用药物控制疾病、进而拯救人类的例子很多:例如源于中国唐朝的人痘接种法在清朝经法国人传到欧洲,经英国的琴纳改良成为了牛痘接种法。经大规模推广,1980年世界卫生组织(WHO)宣布,使千百万人毁容或死亡的天花在世界上消失了;德国医生科赫1882年发现了结核杆菌,经法国医生卡尔迈特和介兰(1921年)以及美国微生物学家瓦克斯曼(1944年)等人的努力,出现了卡介苗和链霉素,加之后来不断出现的新药,使结核病,这种曾是人类历史上患病率和死亡率最高的传染病在相当程度上得到了控制;20世纪出现的青霉素,更是遏制了猩红热、白喉、脑膜炎、淋病、梅毒等烈性传染病的蔓延。

由于药物在疾病防治中可能发挥的巨大作用,新药的开发历来受到重视。然而,一个新药从研发到上市,是庞大而复杂的工程,周期长、费用高。有资料表明:开发周期平均为11~15 年,最长的达到 23 年;1996 年与 1981 年相比,平均每个上市新药的投入从 1 亿美元上升到 11.25 亿美元。而且,任何一种新药,不论实验室和动物试验的结果如何,用于人类都可能出问题甚至危险。只有经过人体使用药物的系统性研究,也就是临床试验,确定了疗效和不良反应,并经过有关权威部门审评、批准后才能正式生产和上市。使疗效低劣、价格昂贵的老药退市,让高效、不良反应少、花费少的新药上市,形成良性循环,才能造福人类。

鉴于二次世界大战中纳粹残忍地进行人体医学试验,如用俘虏做活体高空试验、冷冻试验和克隆人试验等以及医学试验数据造假的历史教训,国际社会对于新药的临床试验极其重视。1964 年出台了《赫尔辛基宣言》,长期以来该宣言被看作是关于临床研究的伦理道德规范的基石。但由于某些措辞不是很准确,此后世界医学大会进行了多次修订,该过程反映了国际医学界对保证临床试验的安全性和有效性的高度重视。1995 年,WHO 颁发了《药物临床试验管理规范指南》。1996 年,美国、日本、欧盟通过人用药物注册技术要求国际协调会议(international conference on harmonization,ICH)制订了统一的 GCP 标准(guidelines for good clinical practice),即 ICH-GCP 指导原则。

GCP 对于药物临床试验的每一个环节都有严格和明确的规定,加之不断地补充和修订,使药物临床试验的设计更精密、严谨,措施更全面、周到。是保护受试者的安全和权益,保证结果科学、准确和可靠的保障。迄今,世界上许多国家已将其加入到本地的法律之中。

二、中国药物临床试验质量管理规范

Good clinical practice(GCP)在我国的正式译名是"药物临床试验质量管理规范"。国家食品药品监督管理局(State Food and Drug Administration,SFDA)以 WHO 和 ICH 的 GCP 为蓝本,结合中国实际制订了《新药临床试验研究管理规范》,即中国的 GCP,并于 1999 年 9 月 1 日公布执行《中华人民共和国药品管理法》规定,药物临床研究机构必须执行 GCP。这体现了政府决策的科学化。贯彻执行中国 GCP,能使我国的药物临床试验操作规范,水平提高,与国际接轨,为人类医药事业做出贡献。

中国 GCP(2003 版)包括 13 章 70 条内容。对临床药物试验的各个阶段都有明确的要求和详细的规定。GCP 规定,新药临床试验必须在积累了足够的临床前研究证据,特别是动物药理学实验研究和毒理学研究,初步证明试验药物有效性和安全性,并获得国家食品药品监督管理局批准之后才能进行。参加试验的主要医疗机构必须是国家药物临床研究机构,负责临床试验的研究者应具有高度责任心、有丰富的专业知识和临床经验,有良好的研究信誉,熟悉临床试验资料和文献,有权支配参加试验的工作人员和设备。2013 年 3 月,国家食品药品监督管理局改名为国家食品药品监督管理总局(China Food and Drug Administration,CFDA)。2018 年 3 月,考虑到药品监管的特殊性,国家单独组建了国家药品监督管理局(National Medical Products Administration,NMPA),由国家市场监督管理总局管理。

中国 GCP 在伦理合理性和科学性两个方面都有明确要求。

(一) 伦理学要求

在中国 GCP 中,伦理学要求史无前例地被提到首要位置。GCP 规定,新药临床试验开始前必须经过伦理委员会的审议批准。目的是使受试者在获得预期效益的同时,尽量避免发生危险。保护受试者的人格尊严、健康、安全与合法权益。

药物临床试验机构伦理委员会(ethic committee,EC),隶属于所在医疗机构,也称机构审查委员会(institutional review board,IRB)。我国医疗机构的伦理委员会都要在国家食品药品监督管理部门和卫生部门备案。伦理委员会的组成和活动有其独立性,不受临床试验的组织者和实施者的干预或影响,因而也被称为独立伦理委员会(independent ethic committee,IEC)。

伦理委员会委员应当有不同的背景。即必须包括医药专业人员和非医药专业人员、两种性别、有法律或伦理专家,至少有 1 名外单位人员。由于委员一般都是兼职人员,不一定参加每一次会议,故委员人数应比最低要求的 5 人稍多。参会审查项目者应与审查工作没有利益冲突。

伦理委员会的审查依据是国际性指南和我国的法律法规,如世界医学会(WMA)1964 年 6 月通过的《赫尔辛基宣言及其系列修订版本》,WHO 2000 年通过的《生物医学研究审查伦理委员会操作指南(Operational Guidelines for Ethics Committees That Review Biomedical Research)》和我国食药监局 2010 年发布的《药物临床试验伦理审查工作指导原则》等。

伦理审查的主要内容是研究方案的科学性和伦理合理性,包括风险受益比、知情同意程序和研究者资格等。试验开始后出现的任何问题,包括方案需要修改、不良反应等都要向伦理委员会报告。要求研究者向受试者清楚地说明试验目的、步骤,可能会发生哪些不适和风险,可能预期的受益,使得受试者在知情的基础上同意并自愿参加试验,受试者或其法定代理人应签署知情同意书。其个人资料应予以保密,允许退出而不受到歧视和报复。受试者有权了解试验有关信息。如发生与试验有关的损害,可以获得适当的赔偿。

过去我国缺乏人体生物医学研究和药物临床试验传统,对于伦理的重要性更是缺乏认识。现在,许多单位已建立了伦理委员会,但在操作的规范化和审查能力方面还存在许多问题。需要通过"严格要求,加强培训"逐步解决。作为口腔临床工作者,一定要树立伦理学的观念,执行中国 GCP 和药物临床试验伦理审查工作的有关规定,才能使研究合理合法,成果才能发表。

(二) 科学性要求

科学性是伦理学的基本要求,一个不合理的临床试验是对研究者和受试者的不尊重,是不符合医学伦理基本原则的。同时科学性也是临床试验质量保证的基础,一个科学性有缺陷的方案直接会影响临床试验的质量及结论的可靠性。因此,无论是国际还是我国的 GCP 原则中,对试验方案有严格的规定和严谨的要求。

随机对照临床试验(randomized controlled clinical trial,RCT)可以提供真实而可靠的证据,在医学科研设计中属于论证强度高的设计方案,是新兴学科循证医学(evidence-based medicine)中系统评价(systematic review)的基石。RCT 为现代治疗学的发展做出了巨大贡献,是淘汰疗效低劣、价格昂贵的防治措施,选择新的高效、不良反应小、花费少的防治措施的主要手段。

中国 GCP 把随机对照试验的要点采用行政规章的形式颁布，体现了随机对照试验的科学性及政府决策的科学化。其设计精密、严谨，措施全面、周到，堪称临床试验设计的典范。虽然中国 GCP 主要针对药物临床试验，但其原则和方法可应用于所有筛选和评价防治措施的试验设计之中。

GCP 要求事先制订新药临床试验方案（protocol）。方案应该包括以下内容：题目、试验背景、试验目的、试验场所、申办者、研究者；试验设计方案；受试者纳入和排除标准，参与步骤；达到试验目的需要的病例样本数；给药剂量、途径、疗程；需要检查和检验的项目；试验用药使用、分发、储藏的规定；观察及随访指标；中止、停止、结束试验的规定；疗效评定标准；对各种诊断、测量指标的量化和编码，设计各种表格用于临床记录和资料汇总分析；不良事件处理与随访措施以及报告的方法；保存盲底及破盲的规定；剔除病例的依据、数据处理的规定；全程质量控制的方法；预期的试验进度；试验结束后的其他医疗措施；参加试验的各方承担的职责及权益；试验有关的参考文献等。在进行多中心试验（multi-center trial）时，应对参加人员进行培训，对于重要的操作方法、评价标准、量表的使用等要进行一致性检验（consistency test）。在进行统计分析时，还需要检测中心与处理间的交互影响。

新药的临床试验研究分为四期。每个阶段的设计依据都来自先前的研究结果，同时为下一阶段的开展提供依据。

Ⅰ期临床试验是新药安全性的评价阶段。在这一阶段，新药首次用于人体。研究包括人体耐受性试验（clinical tolerance test）和人体药代动力学研究（clinical pharmacokinetics）。试验对象是健康的志愿者，数量较少（10～100 例）。目的是为制订给药方案提供安全依据。

Ⅱ期临床试验是新药疗效的初步评价阶段。在这一阶段，新药首次用于患者。试验对象是患病的志愿者。范围小、例数少（一般为 100～500 对）。目的是初步评价符合适应证患者的有效性和安全性。为下一个阶段研究设计和给药剂量提供依据。

Ⅲ期临床试验是新药疗效的确定性评价阶段。试验对象是更多的患病志愿者。在同一个设计方案的基础上纳入更多的单位同时开展多中心研究。目的是进一步评价药物对目标适应证患者的疗效和安全性，收集扩大适应证的证据。

Ⅳ期临床试验是新药上市后的监测阶段。试验对象是符合适应证，但类型不同、程度不同的患者。目的是考察在广泛应用（包括人群扩大，周期加长）条件下药物的疗效、副作用和不良反应，特别是罕见的不良反应，评价在普通人群或特殊人群中使用时受益与风险的关系，发现新的适应证。

关于中国 GCP 的详细规定，可参阅有关专著，也可从中国食品药品监督管理局网页或国家药品监督管理局查阅。

第二节　医疗器械临床试验

一、概述

医疗器械是指直接或者间接用于人体的仪器、设备、器具、体外诊断试剂及校准物、材料以及其他类似或者相关的物品,包括所需要的计算机软件。其效用主要通过物理等方式获得,不是通过药理学、免疫学或者代谢的方式获得,或者虽然有这些方式参与但是只起辅助作用。医疗器械中的体外诊断试剂,是指包括在疾病的预测、预防、诊断、治疗监测、预后观察和健康状态评价的过程中,用于人体样本体外检测的试剂、试剂盒、校准品、质控品等产品。可以单独使用,也可以与仪器、器具、设备或者系统组合使用。医疗器械的使用目的包括了:

(1) 疾病的诊断、预防、监护、治疗或者缓解;

(2) 损伤的诊断、监护、治疗、缓解或者功能补偿;

(3) 生理结构或者生理过程的检验、替代、调节或者支持;

(4) 生命的支持或者维持;

(5) 妊娠控制;

(6) 通过对来自人体的样本进行检查,为医疗或者诊断目的提供信息。

医疗器械使用单位,是指使用医疗器械为他人提供医疗等技术服务的机构,包括取得医疗机构执业许可证的医疗机构,取得计划生育技术服务机构执业许可证的计划生育技术服务机构,以及依法不需要取得医疗机构执业许可证的血站、单采血浆站、康复辅助器具适配机构等。

相较于 2004 年生效的《医疗器械监督管理条例》(国务院令第 276 号),医疗器械定义的范围扩大,不再局限于传统的预防、诊断及治疗,而是以医疗为目的直接或间接作用于人体的各种物品。医疗器械与药品的共同属性是都可用于疾病的诊断、预防和治疗。但是其最大的区别在于作用原理的不同,药品的疗效主要依靠作用于人体后的药理作用、免疫学或者代谢的作用。医疗器械却正好相反,其效用主要通过物理等方式获得,而不是通过药理学、免疫学或者代谢的方式获得,或者虽然有这些方式参与但是只起辅助作用(指某些药械结合的医疗器械,例如药物支架等)。

根据《医疗器械分类规则》,医疗器械可以根据结构特征的不同分为无源医疗器械和有源医疗器械。其中无源医疗器械是指不依靠电能或者其他能源,但是可以通过由人体或者重力产生的能量并发挥其功能的医疗器械。有源医疗器械是指任何依靠电能或者其他能源,而不是直接由人体或者重力产生的能量而发挥其功能的医疗器械。此外,根据是否接触人体,医疗器械可以分为接触人体器械和非接触人体器械。在国际上,监管机构对医疗器械都是按照风险程度实施分类管理的。在我国,医疗器械按照风险程度由低到高,管理类别依次分为第一类、第二类和第三类。第一类是风险程度低,实行常规管理可以保证其安全、有效的医疗器械。如外科用手术器械(刀、剪、钳、镊、钩)、检查手套等;口腔医疗器械如口腔灯、口镜、成形片夹、咬合纸、牙周袋探针、牙挺、拔牙钳、牙龈分离器、根管充填器等。第二类是具有中度风险,需要严格控制管理以保证其安全、有效的医疗器械。如血压计、显微镜等;口腔医疗器械如涡轮手机、三用喷枪、根管治疗仪、牙髓活力测试仪、超声洁牙机、吸唾器、牙正畸结扎丝、正畸带环等。第三类是具有较高风险、需要采取特别措施严格控制管理以保证其安全、有效的医疗器械。如植入式心脏起搏器、植入器材、综合麻醉机;口腔医疗器械如合成树脂牙、根充材料、根充糊剂、方丝弓矫治器、口腔植入及组织重建材料如种植体、种植支抗、正畸支抗、颌骨固定装置、颌面接骨螺钉、牙科骨粉等。详可见国家食品药品监督管理总局于 2017 年 8 月 31 日发布的《医疗器械分类目录》。根据《医疗器械监督管理条例》第一类医疗器械不需要进行临床试验;第二类医疗器械原则上不需要进行临床试验,部分需要进行临床试验;第三类医疗器械应当进行临床试验。

医疗器械新产品在上市以前,为了确认产品安全有效,一般应对其进行临床试验。世界各国对进行医疗器械临床试验的要求都非常严格,FDA、欧盟和我国的监管部门都已颁布了医疗器械试验的相关法规和指令。ISO 14155 标准是用于世界范围内医疗器械的临床研究标准,其主要内容是评价医疗器械在人体应用的安全性并确认其使用的有效性。ISO 14155:2011 名称为《医疗器械临床研究 临床质量管理规范(GCP)》,与 ISO14155 版本相比,该新版标准内容更加丰富、要求更高、实用性和可操作性更强。我国也将具有良好的应用的 ISO 14155:2011 标准用于人体的医疗器械临床试验,其规定了旨在保护人体受试者的权利及安全的一般要求,并确保临床试验的科学性和结果的可信度。

医疗器械临床试验,是指对拟申请注册的医疗器械在正常使用条件下的安全性和有效性进行确认或者验证的过程。由于医疗器械本身具有学科交叉、种类繁多、不同类型产品风险差异大、新技术应用快等特点,只有建立科学有效的质量保证和控制体系,对医疗器械临床试验过程实施有效的监督管理,才能保证产品的有效性和安全性。对医疗器械临床试验过程实施质量保证和控制,是健康所系、性命相托,关乎国计民生的大事。

二、中国医疗器械 GCP

在我国,医疗器械 GCP 的发展相比药物 GCP 而言相对滞后。2004 年 1 月原国家食品药品监督管理局(SFDA)发布《医疗器械临床试验规定》(即 5 号令),共包括了 7 章 29 条内容,对医疗器械的临床试验做了一些原则性的规定,这也形成了我国医疗器械 GCP 的原型。

2016 年 3 月,CFDA 会同国家卫生和计划生育委员会发布了《医疗器械临床试验质量管理规范》(国家食品药品监督管理总局及中华人民共和国国家卫生和计划生育委员会令 第 25 号令),于 2016 年 6 月 1 日起正式施行。该规范共包括了 11 章 96 条,包括总则、临床试验前准备、受试者权益保障、临床试验方案、伦理委员会职责、申办者职责、临床试验机构和研究者职责、记录与报告、试验用医疗器械管理、基本文件管理和附则共 11 章内容。

医疗器械 GCP 即《医疗器械临床试验质量管理规范》的简称,是对医疗器械临床试验全过程的规定,其内容包括了试验方案设计、实施、监查、核查、数据采集、记录、结果分析及总结报告等。实施医疗器械 GCP 的意义在于,能够加强对医疗器械临床试验的管理,并维护医疗器械临床试验过程中受试者权益,保证医疗器械临床试验过程规范,结果真实、科学、可靠和可追溯。

医疗器械 GCP 与药物开发要求总体一致,医疗器械临床试验的实施过程中,也必须遵循药物 GCP 相关法规的要求,即伦理原则、科学原则以及依法原则。

第三节 口腔新药的多中心临床随机对照试验

一、Ⅱ期临床试验目的

在与对照药如标准药物(standard drug)或安慰剂(placebo)比较的情况下,对新药

(investigational new drug, IND)的疗效和安全性做出初步评价,推荐临床适应证、给药剂量、不良反应防治方法等。

二、试验设计

按随机、盲法、同期平行对照试验的原则进行设计。

严格遵循随机分组原则,对随机分组的程序和方法应有详细的描述。随机分配方案应隐藏保存。

根据具体病种的特征与新药特点,设计对照方法。对照组在患者数量,性别、年龄及病情程度的分布等方面均应与新药组相似。例如全身用药或含漱剂等,应采用组间对照;牙周炎常波及多个牙,且有一定的对称性和牙位特异性,在研究牙周袋内局部应用的新药时,可采用病情相似的患牙作同口配对比较(split-mouth design);在研究具有反复发作且每次发作严重程度均在相似水平的疾病如菌斑导致的牙龈炎时,可采用交叉对照。采用交叉试验时,应设置足够的间隔期,以消除首次使用药物的影响。

尽量采用双盲法,参与试验的研究人员和受试者均应处于盲态,直至试验结束,完成资料输入后第 1 次揭盲,确定受试者在甲组或乙组,以便进行组间比较。统计学分析完成后,第 2 次揭盲,确定甲乙组中哪一个是试验组,哪一个是对照组。

受试者入组前,为了病人安全,需配备与入组顺序号一致标记的不透明信封,又称为应急信封,内有该顺序号病员的治疗方案。在试验过程中如个别受试者出现紧急情况可个别揭盲,但应作为脱落病例处理。

无法保证双盲的试验条件时,给药者与临床检查者最好是不同的医师,后者仅负责同一受试者的每次检查,以便相对准确地记录用药前后的变化,但是不能也不应该探听受试者用药情况,更不能根据用药情况有倾向性地判断临床指标的变化。必要时应采取第三者复查的方法或检查小组共同判断的方法避免临床评价的主观随意性。另外,尽可能选择客观的检测指标是保证结果可靠性的重要措施。

三、病例选择

根据试验药物的特性及试验病种的特征,根据目标人群确定相应的病例选择标准。诊断标准可以纳入特征性的病史和临床检查指标,应包括可以协助确诊的所谓硬指标,例如相对敏感而有具有必要特异性的实验室和影像学(如 X 线)检查结果。根据入选标准和排除标准按照病人就诊时间先后顺序纳入病例。入组前一律签署知情同意书。第一类到第三类新药(第一类:我国创制的原料及其制剂;第二类:国外已批准生产,但未列入药典;第三类:复方制剂)Ⅱ期临床试验的病例数应不少于 100 对,若由多个单位完成,每个单位病例数不得少于 30 对。

(一)诊断标准

以下以口腔常见病牙周炎和冠周炎为例进行说明。

1. 牙周炎 成人牙周炎是检验治疗牙周炎药物的主要试验病种,代表性好。试验中要排除青少年牙周炎、快速进展性牙周炎、顽固性牙周炎等特殊类型的牙周炎。

成人牙周炎多见于 30 岁以上成人,临床症状有口臭、咀嚼无力、牙齿移位及松动等、检查时发现牙龈充血、肿胀、质地松软、探诊易出血,甚至牙周溢脓等。但这些不是特异的诊断指标。主要是通过检测临床牙周袋探诊深度（Probing Depth,PD）,影像学证实的牙槽骨吸收确诊,并且可以借助这两个指标区分病情严重程度。

（1）轻度:PD≤4mm,牙周附着丧失 1～2mm,X 线片显示牙槽骨吸收不超过根长的 1/3。

（2）中度:PD 介于 5～6mm,牙周附着丧失 3～5mm,X 线片显示牙槽骨吸收超过根长的 1/3,但不超过根长的 1/2,后牙根分叉区可能有轻度病变。

（3）重度:PD>6mm,牙周附着丧失 >5mm,X 线片显示牙槽骨吸收超过根长的 1/2,后牙多有根分叉病变。

另外,在检验抗菌药物治疗牙周炎的疗效时,可对龈下菌斑或牙周袋内分泌物进行细菌培养,评价用药前后可疑病原菌的变化情况。如数量减少、数量未变或增加,是否出现新的可疑病原菌等。细菌数量常用菌落形成单位（colony forming unit,CFU）的变化表示。也可采用龈下菌斑刚果红涂片负染色法作为粗略评价牙周袋内微生物变化情况的方法。即在选择的牙位点,用取菌环或消毒刮匙,刮取龈下菌斑刚果红涂片负染色,计算杆菌、球菌、螺旋体百分比。

2. 冠周炎　一般特指发生于下颌第三磨牙的冠周炎。主要靠临床症状和检查确诊。急性发作时冠周牙龈组织胀痛,严重时可出现跳痛并放射至耳颞区;伴有不同程度的开口困难和吞咽困难。可伴全身症状如不同程度的畏寒、发热、头痛、食欲减退等。检查见下颌第三磨牙阻生;冠周牙龈组织充血、肿胀、压痛、糜烂,盲袋可见溢脓;张口受限;邻近软组织水肿;颌下淋巴结肿大、压痛;外周血白细胞计数增高;对冠周袋内的分泌物进行检测,可检测出需氧和厌氧菌;治疗后应复查以评价可疑病原菌的变化情况,如数量减少、未变或增加,以及是否出现新的可疑病原菌等。还有一些等级指标既可作为症状严重程度的判定指标,也可作为疗效判定的指标。

（1）牙龈肿胀范围（根据颊侧、远中、舌侧三个区域中的肿胀个数）:

轻度,一个区域肿胀;

中度,两个区域中肿胀,伴颊侧皮肤软组织轻度水肿;

重度,三个区域均肿胀;伴颊侧皮肤软组织中重度水肿。

（2）开口度（上下切牙切缘间最大距离）:

正常,开口范围为≥40mm;

轻度受限,开口 30～39mm;

中度受限,开口 21～29mm;

重度受限,开口范围为≤20mm。

（3）局部疼痛:根据直观疼痛标尺法（visual analog scale,VAS）所得数据,再分五级或三级,两种分级法与 VAS 的对应关系如下。

五级:

无痛,VAS<10mm;

微痛,VAS 11～30mm;

中度痛,VAS 31～60mm;

重度痛,VAS 61～80mm;

剧烈痛,VAS 81～100mm。

三级：

轻度痛,0mm<VAS<34mm；

中度痛,34mm≤VAS<67mm；

重度痛,VAS ≥67mm。

（二）纳入标准

纳入对象是指符合试验要求的患者,要点如下：

1. 首先必须符合所治疗疾病的诊断标准或某一病程的患者。

2. 一般不应有性别和年龄限制。但根据 GCP 要求,对未成年患者常需采取严格的保护措施,而年老体弱的患者常常由于身体基本素质的限制和其他疾病的干扰而不适于纳入临床试验,为了避免不必要的经费和精力投入,常按照 GCP 的要求将年龄范围规定为18～65岁。但某些疾病有好发年龄段或限于特殊人群,这时,可选择特定的年龄段或性别等条件,例如冠周炎可选择18～35 岁之间的患者,研究经期对牙周炎的影响只能限于女性,研究前列腺癌患者激素治疗对牙周的影响则只能限于男性,研究吸烟对口腔卫生的影响不可能要求男女性等量入组等。

3. 试验药物为抗菌药时,受试者应在参加本试验之前1～2 个月内,没有使用过任何抗菌药物。对牙周炎患者还要求在参加试验之前 6 月内,未接受过系统的牙周治疗或参加过其它临床试验。

（三）排除标准

排除对象是指虽符合纳入条件,但因某些方面的限制不应被纳入试验的病人。所以排除标准与纳入标准并不是非此即彼的关系,不能以不符合纳入标准作为排除标准。有以下情况者,可考虑排除：

1. 对同类药有过敏反应,因而可能对新药也存在过敏反应者。

2. 有严重的全身系统性疾病,如血液系统疾病、心血管疾病、肝肾功能障碍,可能严重影响试验药物的药代动力学过程,或者试验药物会对原有疾病造成影响,从而干扰对药物疗效及不良反应评价者。

3. 孕妇和哺乳期妇女　这是为了避免对胎儿和婴儿可能造成的不良影响。除非有特殊需要,才纳入该类患者,如研究某治疗措施对妊娠性牙龈炎的治疗效果等。

4. 智力不健全、有精神障碍者　因为智力缺陷者无法对自身权益受到侵害做出理智判断,而且药物疗效和不良反应的判定在许多情况下要靠受试对象的感受和正确表达。故而除非必须,一般不纳入智力不全和精神障碍患者。若确需该类患者（如研究精神类药物对牙周炎的影响）,亦须额外的保护措施,如同时征得其法定监护人的知情同意等。

5. 存在局部异常者　如试验牙及相邻牙有错位、试验牙有冠修复、邻面有充填体、口内有正畸装置或可摘局部义齿等,都可能影响牙周炎的发展和疗效的观察。

6. 伴有相关疾病者　如复发性口疮、念珠菌感染等,可能影响疗效的判断。

7. 正在参加其他临床研究的患者。

（四）脱落和剔除

脱落对象是已进入临床试验,但因各种原因应当中止或退出试验者。例如试验中出现了重要器官的功能障碍、药物过敏反应、病情加重、依从性差等情况者。也可能是无任何理由的主动退出。

剔除对象是已接受了所分配的治疗方案,但统计分析时发现不应列入疗效分析者。例如:试验中纳入了不符合入选标准的受试者;未遵循治疗方案服药,用药量极少(<10%)或使用了作用相似的其他药物者。

对这些患者,都要了解退出原因,做好记录,并在一定时间段内做观察、治疗和护理。这有助于全面了解试验药物的疗效和不良反应。特别要注意对其不良反应的分析。按完成治疗分析(per-protocol analysis)时,这些患者都不能列入疗效分析中,但是在意向治疗分析(intent to treat analysis)时,仍要纳入这些。因不良反应而退出者应纳入安全性评价的分析中。

以上情况应详细记录。如有可能,应对中途失访者进行补充随访。

四、观察指标

观察指标应能敏感地反映新药治疗疾病后的各种变化。指标的检查方法应该是标准化的,分级应该是明确的,例如龈沟出血指数 SBI(sulcus bleeding index,SBI Mazza 1981)是临床上判断牙龈炎症程度的较好指标。

龈沟出血指数:用钝头的牙周探针轻探至龈缘下约 1mm 处,轻轻滑动,取出探针 30 秒后,根据观察有无出血及出血程度。6 级记分。

0= 牙龈健康,无炎症及出血;

1= 牙龈颜色有炎症性改变,探诊不出血;

2= 探诊后有点状出血;

3= 探诊后出血沿牙龈缘扩散,出血呈线状;

4= 出血流满并溢出龈沟;

5= 自动出血。

随访观察的频率和实验室检查的频率取决于药物效应特点和安全性要求,同时要考虑临床的可行性。住院患者可每日观察,门诊患者可采用间隔 1~3 日复查。一般采取疗程中期和结束前复查的方法。疗程结束后 4 周左右最好再次复查,以发现残余的疗效和延期的不良反应。

五、疗效判断

临床疗效评价一般采用三或四级评定标准,痊愈(cure)或临床缓解(clinical relief)、显效(markedly improvement)、进步或好转(improvement)、失败或无效(failure)。以痊愈加显效病例数计算有效率(%)。个别病例无法评价疗效时可作为不可评价(unassessable)处理。

(一) 牙周炎

1. 显效　PD 减少≥2mm,探诊后不出血。

2. 有效　PD 减少≥2mm,探诊后出血;或 PD 减少 1~2mm,探诊后不出血。

3. 进步　仅 PD 减少 1mm 或仅表现为探诊后不出血。

4. 无效　临床探诊深度无改善或恶化,探诊后仍出血。

因为牙周炎为不易治愈的慢性病,疗效判断不宜太细,计算"有效率"时,只将"显效"作为"有效",其余为"无效"。

在评价抗菌药物疗效时,还应将龈下微生物的检查情况作为指标。

（二）冠周炎

可根据症状、体征、实验室指检查结果综合评价疗效。

1. 痊愈 所有阳性症状、体征、化验室及微生学检查的异常者均恢复正常。

2. 显效 症状、体征,化验室及微生学检查中有一项未完全恢复正常。

3. 有效 症状、体征、化验室及微生学检查有一项以上未达到显著减轻。

4. 无效 症状、体征、化验室及微生学检查无减轻甚至加重。

计算"有效率"时,将"痊愈"和"显效"计为"有效",其余为"无效"。

六、依从性

依从性（compliance）原指受试者和研究者对试验方案的遵循程度。但一般指的是前者。受试者的依从性表现在是否按方案的要求用药和接受随访。一般来说,住院患者的依从性高、好于门诊患者,病情较重的患者的依从性好于较轻者。因依从性的好坏会影响试验结果,故必须重视。

要提高受试者的依从性,首先要使受试者充分理解试验目的和要求,自愿合作;要通过提高医护质量增加受试者对医护人员的信任感,提供方便措施,如在药品包装上加印提示性语言和标志。将预约工作做到位,如约定复诊时间,电话、信件提醒等。

应建立依从性的监测制度。如受试者服药时,医护人员现场观察,包装药品的直接计数,检查药房的发药量,血、尿药物浓度监测等。

研究中发现受试者没有遵从试验方案时,要查明原因。对于不依从的患者,也要争取继续观察。报告结果时应包括依从与不依从的所有入选研究的患者。

七、样本病例数估计

1. 新药审批办法中已明确规定新药临床试验病例数要求。例如Ⅰ期临床试验病例要求在20～30例以上,Ⅱ期要求在100例以上,Ⅲ期要求在300例以上,Ⅳ期要求在2 000例以上。一般情况下应按试验规范完成规定的例数,特殊情况可按统计学要求计算试验样本量大小。

2. 按序贯试验（sequential trials）要求中止试验。

3. 根据统计学公式估算样本量。

八、不良反应式估算

1. 药品不良反应 药品不良反应（adverse drug reaction, ADR）是指受试者用药后发生的与药物有关的不良事件。对药品不良反应的观察和报告方法详见第八章。

2. 不良事件记录 不良事件（adverse event, AE）是指暂时与研究产品相关联的,非预期的不适体征、症状或疾病,无论是否与研究产品的使用有关,无论轻微或严重。新情况或现有情况恶化都被认为是不良事件。每个不良事件以下所有内容需被记录。

（1）不良事件完整描述

（2）出现的日期

　　（3）消退的日期

　　（4）不良事件的严重程度

　　（5）采取的行动（若有则记录）

　　（6）结局和进一步随访内容

　　3. 严重不良事件报告　　主要是指针对试验期间发生严重不良事件的安全报告，严重不良事件（serious adverse event，SAE）是指任何出现以下情况的不良事件。

　　（1）导致死亡

　　（2）威胁生命

　　（3）导致永久或严重的残疾

　　（4）导致先天失常

　　《药品注册管理办法》第四十一条规定：临床试验过程中发生严重不良事件的，研究者应当在 24 小时内报告有关省、自治区、直辖市药品监督管理部门和国家食品药品监督管理局，通知申请人，并及时向伦理委员会报告。

　　《医疗器械临床试验质量管理规范》第五十四条规定：对于严重不良事件和可能导致严重不良事件的器械缺陷，申办者应当在获知后 5 个工作日内向所备案的食品药品监督管理部门和同级卫生计生主管部门报告，同时应当向参与试验的其他临床试验机构和研究者通报，并经其医疗器械临床试验管理部门及时通知该临床试验机构的伦理委员会。

九、资料的统计处理

　　保存好原始记录（病历、观察表、化验及各种功能检查结果、特殊检测结果），数据采用独立的两次录入或双人输入，盲态审核，数据锁定，由专业人员用统计学分析方法进行资料分析。

十、临床试验数据真实性和规范性问题

　　2015 年 7 月 22 日，CFDA 发布了《关于开展药物临床试验数据自查核查工作的公告》，在全国开展了被称为"史上最严"药物临床试验数据自查核查工作。此次自查核查涉及公告发布前的 1 622 个待审药品注册申请，其中新药 948 个，仿制药 503 个，进口药 171 个。2016 年 9 月 CFDA 公布了一批抽查结果，显示共 51 家企业撤回 101 个医疗器械注册申请项目。遭到抽查的 10 个注册申请项目中有 4 个被查出存在临床试验数据真实性问题。真实性的含义是通过样本得出的研究结果与总体的趋势一致，研究结果经得起重复检验。真实性问题主要涉及了涉嫌造假，如编造数据、篡改数据、瞒报数据、原始数据无法溯源、试验用医疗器械不真实和故意破坏医疗器械临床试验数据真实性等。此外，临床试验数据也存在完整性和规范性方面的问题，如部分临床数据缺失，不足以做出有效性和安全性的判断。此类行为严重危及申报上市药品和医疗器械的有效性和安全性。

　　核查发现申请人、药物临床试验机构、合同研究组织的直接责任人和主要研究者有数据造假行为的，由国家食品药品监督管理总局依法处理，涉嫌犯罪的，移交司法机关处理。2017 年最高人民法院最高人民检察院公布了法释〔2017〕15 号，《关于办理药品、医疗器械

注册申请材料造假刑事案件适用法律若干问题的解释》,自 2017 年 9 月 1 日起施行。其中第一条:药物非临床研究机构、药物临床试验机构、合同研究组织的工作人员,故意提供虚假的药物非临床研究报告、药物临床试验报告及相关材料的,应当认定为刑法第二百二十九条规定的"故意提供虚假证明文件"。

十一、临床试验资料的保存

临床试验中的资料均须按规定保存及管理。研究者应保存临床试验资料至临床试验终止后 5 年。申办者应保存临床试验资料至试验药物被批准上市后 5 年。临床试验机构应当保存临床试验资料至临床试验结束后 10 年。申办者应当保存临床试验资料至无该医疗器械使用时。

(梁新华　吴友农　史宗道)

参考文献

1. 毕京峰,陈素红,魏振满,等.基于有效性及伦理学原则探讨新药Ⅱ、Ⅲ期临床试验的设计思路与方法.中国临床药理学与治疗学,2011,16(5):586-589
2. 楚长彪,刘媛媛,程哲,等.新药Ⅱ期临床试验的管理规范.中国医药导报,2011,8(24):114-116
3. 刘成虎,吴平,施燕平.ISO14155:2011 标准简介及其在我国应用前景的展望.中国医疗器械信息,2011,17(5):25-28
4. 刘伟丽,刘泽源.新药Ⅰ期临床试验病房的建设与管理.中华医院管理杂志,2008,24(10):688-689
5. 李萍,王芳芳.从关怀伦理到人的权益保护—以新药临床试验中的受试者为例.北京科技大学学报(社会科学版),2014,30(3):81-86
6. 林凯容,雷孝锋,陈琼,等.浅谈医疗器械临床试验过程的质量控制和监查要点.分子诊断与治疗杂志,2016(3)
7. 彭朋,元唯安,胡蕙慧,等.我国药物临床试验质量管理规范实施过程中存在的问题及其对策.中国医院药学杂志,2012,32(24):2006-2007.
8. 单爱莲,权菊香,吕媛,等.新药临床试验方案设计的研究.中国临床药理学杂志,2011,27(1):50-52
9. 单爱莲,蒋玉凤.新药Ⅳ期临床试验与药品上市后再评价的异同点以及存在的问题.中国临床药理学杂志,2014,(5):387-396
10. 史俊南.现代口腔内科学.第 2 版.北京:高等教育出版社,2004
11. 孙燕.循证医学和临床研究的 GCP 指导原则.循证医学,2005,5(1):39-44
12. 孙燕.循证医学和临床研究的 GCP 指导原则(续前).循证医学,2005,5(2):103-109
13. 史宗道,章锦才,史青.保证药物临床试验结果真实性的几个重要问题.药物流行病学杂志,2001,10(1):41-42
14. 田少雷,邵庆翔.药物临床试验与 GCP 实用指南.第 2 版.北京:北京大学医学出版社,2010
15. 汪秀琴,熊宁宁.临床试验机构伦理委员会操作规程.北京:科学出版社,2006
16. 王玉珠,王海学,王庆利,等.新药临床试验前安全药理学研究的发展过程.中国临床药理学杂志,2011,27(7):557-560
17. 薛薇,董凡,李可欣,等.我国新药临床试验的风险管理模式探讨.中国药物警戒,2014,(8):488-491
18. 杨春梅,袁丹江.临床试验用医疗器械的规范化管理.中国医疗设备,2016,31(7):149-150
19. 杨焕.新药上市前临床试验安全性数据的管理.中国临床药理学杂志,2009,25(4):357-359
20. 医疗器械临床试验质量管理规范.中华人民共和国国务院公报,2016(19):50-62

思考题

1. GCP 的中文意思是什么？
2. 制订 GCP 的意义是什么？
3. GCP 如何体现对受试者的尊重和关怀？
4. GCP 如何体现试验设计的科学性？
5. 中国 GCP 的颁布和施行有何意义？

第八章

药品、医疗器械不良反应／事件的
因果关系评价

> ### 内容提要
>
> 　　药品及医疗器械所致的不良反应／事件常见多发,有时甚至非常严重,乃至危及生命。为了更好地减少和控制药品不良反应／事件,医生应该在用药及医疗器械使用前对其可能发生的不良反应／事件了然于胸,严格按照规范使用药品及医疗器械。识别不良反应／事件是必须及时完成的病因学因果关系论证过程,只有及时作出正确的判断才能处理好不良反应／事件,要发现罕见的新的药品的不良反应更是对病因学研究能力的挑战。严格遵循和执行国家法律规定的药品和医疗器械不良反应／事件监测报告制度是每一个口腔医务工作者的责任。

第一节　流行情况及其危害性

一、药品不良反应的流行情况及其危害性

　　在药品使用过程中,通过各种途径进入人体后诱发的生理生化过程紊乱、结构变化等异常反应或疾病,称为药源性疾病(drug induced disease,DID)。药品不良反应(adverse drug reaction,ADR)是药源性疾病的一种重要类型。特指正常剂量的药物用于预防、诊断、治疗疾病或调节生理机能时出现的有害的和与用药目的无关的反应。该定义排除有意的或意外的过量用药及用药不当引起的反应,ADR 不属于药品生产质量问题,也不是医疗事故。

　　ADR 可以引起机体组织、器官产生功能性甚至器质性损害,引发一系列的临床症状,严重者可致死。根据 2011 版《药品不良反应报告和监测管理办法》(卫生部令第 81 号),严重 ADR 是指因使用药品引起以下损害情形之一:①导致死亡;②危及生命;③致癌、致畸、致出生缺陷;④导致显著的或者永久的人体伤残或者器官功能的损伤;⑤导致住院或者住院时间延长;⑥导致其他重要医学事件,如不进行治疗可能出现上述所列情况的。另外,在药品使用过程中也可能出现新的药品不良反应。新的 ADR 是指药品说明书中未载明的不良反应。说明书中已有描述,但不良反应发生的性质、程度、后果或者频率与说明书描述不一致或者更严重的,按照新的 ADR 处理。

　　历史上有很多因为药品不良反应引起的惨痛的教训。例如国外应用汞和汞化合物作为

药物已有 1 000 多年的历史。可引起急性汞中毒,腐蚀性口腔炎和胃肠炎,恶心呕吐,腹痛腹泻,胃肠道穿孔,周围循环衰竭、急性肾功能衰竭及肝脏损害等。慢性汞中毒如精神、神经症状,肌肉震颤,口腔溃疡,齿龈肿胀出血,牙松动脱落,肾小管功能损害等,死亡率达 5%,直到 19 世纪末才证实汞和汞化合物是元凶。非那西丁曾是广泛使用的解热镇痛药。1953 年以后欧洲及北美肾脏病人大量增加被证实与服用非那西丁有关,其中有数百例死于慢性肾功能衰竭,限制含非那西丁的药物出售以后,这类肾脏病人的数目就明显下降。20 世纪 30 年代,美国、巴西等国发现使用二硝基酚作为减肥药后,白内障病人大量增加,白内障的发生率约为 1%,而服用过该药的人数竟然超过百万人之多。沙利度胺(反应停)于 1956 年上市,因对抑制妊娠反应的呕吐有效,曾经风行于欧洲、亚洲、澳洲、拉丁美洲等。后来发现许多新生婴儿的上肢、下肢短小,称为海豹肢畸形,最后证实是与母亲在怀孕期间服用沙利度胺有关。而在美国、瑞士等国由于对进口药品审批严格把关,基本上没有受到这种畸形的冲击。

我国中医药宝库中有很多药物临床疗效卓越,但如对其有效化学成分的分子结构的确定,最佳提取及纯化方式等缺乏深入的基础研究,缺乏严格的生产工艺,在此基础上制成中药注射液静脉滴注则有可能引发严重药品不良反应。例如鱼腥草是三白草科植物蕺菜的全草,入药具有清热解毒、排脓消痈、利尿通淋的作用,将其蒸馏提取后制成灭菌水溶液作为注射液就曾经引起严重 ADR,如过敏性休克、全身过敏反应和呼吸困难等,并有死亡病例发生。涉及多个企业、多个品种、多个批号,然而对其发生机制、可否通过干预措施避免等却是不明确的,为避免此类严重 ADR,保证公众的用药安全,国家食品药品监督管理局 2006 年通告暂停此类药品的使用和审批。并承诺及时组织相关的鉴定工作。

据 2000 年 3 月第一次全国"爱耳日"宣传资料,我国有听力语言残疾人 1 770 万,其中 7 岁以下聋儿达 80 万,老年性耳聋有 949 万,每年新生聋儿 3 万余名,其中,由于用药不当造成的耳聋约占 20%,且以每年 2 万～4 万人的速度递增。主要原因是某些抗生素致聋,其中氨基糖苷类(包括庆大霉素、卡那霉素等)占 80%,新霉素滴耳、冲洗伤口也可致耳聋,红霉素、万古霉素、多黏菌素 B 等均存在耳毒性。

ADR 在世界范围内也造成了巨大的社会危害和经济损失。据 20 世纪 90 年代报告估计,美国住院患者严重 ADR 发生率为 6.7%,每年有 200 多万病人由于 ADR 导致病情恶化,因 ADR 死亡患者占所有死亡人数的 4.2%。在死因顺位中排第四位。治疗 ADR 人均费用为 2 284.0～5 640.0 美元,每年门诊患者治疗 ADR 费用高达 1 770 亿美元。

我国是药品不良反应的重灾区,据国家食品药品监督管理总局(CFDA)统计,1999 年至 2017 年,全国药品不良反应监测网络累计收到《药品不良反应/事件报告表》1 218.2 万份,2017 年收到《药品不良反应/事件报告表》142.9 万份,全国 98.0% 的县有 ADR 报告,每百万人口平均报告数量达到 1 068 份。新的和严重 ADR 报告 43.3 万余份,占同期报告总数的 30.3%,其中严重 ADR 报告 12.6 万份。据统计,我国每年因 ADR 致死人数达 50 余万人(在 2011 年,我国每年因为药品不良反应而入院治疗的患者约 250 万,死亡约 19 万)。因此,有人认为 ADR 已经成为继癌症、高血压、心脏病之后,导致我国居民死亡的第四大原因。

在我国抗菌药物滥用是一个普遍存在的问题。2017 年全国药品不良反应监测网络共收到抗菌药物 ADR 报告 50.8 万例,其中严重 ADR 4.0 万例,占 7.9%。抗菌药物的 ADR 报告占 2017 年药物总体报告的 35.6%。2017 年抗菌药物的 ADR 数量排名前 3 位的是头孢菌素类、喹诺酮类、大环内酯类,排名前 3 位的品种为左氧氟沙星、阿奇霉素、头孢曲松。严重报告中排名前3位的是头孢菌素类、喹诺酮类、抗结核病药,与2015年相比,抗结核病药超过青霉素类上升至第3名。严重报告中排名前3位的品种左氧氟沙星、头孢曲松、头孢哌酮舒巴坦。根据用药方式统计,注射剂占80.1%,口服制剂占17.6%,其他剂型占2.3%。每年有上千万人次因抗感染药物ADR需要处理,至少10万患者因之而死亡,直接导致100亿元左右的经济损失。

在口腔医学领域,ADR也是普遍存在的严重临床问题之一。例如治疗三叉神经痛的卡马西平,药疹发生率可达57%,也可引起骨髓抑制、中枢神经系统损害、低钠血症、甲状腺功能低下及卡马西平超敏综合征等,后者主要表现为皮疹、发热、肝功异常、血常规白细胞及嗜酸性粒细胞增高等。口腔科常使用的抗菌药物甲硝唑已被许多学者发现具有心脏毒性,多数表现为心电图异常,如阵发性室上性心动过速、频发性室性期前收缩伴心动过速、单纯室性期前收缩、不完全右束支传导阻滞等。Liu等对近年来使用口腔局麻药物导致ADR的情况进行系统评价,在1 645例ADR患者中,43.17%与使用利多卡因有关,16.32%与使用布比卡因有关。在45.37%的患者中其麻醉药物中含有肾上腺素。所有这些患者中,有7名因使用局麻药物死亡。这说明,在口腔临床的药物使用过程中,ADR同样是无法回避的问题。

二、医疗器械不良事件的流行情况及危害性

医疗器械不良事件(medical device adverse event,MDAE)是指获准注册或已备案、质量合格的医疗器械,在正常使用情况下发生的,导致或可能导致人体伤害的各种有害事件。MDAE与质量事故、医疗事故的区别在于:①医疗器械不良事件主要是由于产品的设计缺陷、已经注册审核的使用说明书不准确或不充分等原因造成的,但其产品的质量是合格的;②医疗器械质量事故主要是指其质量不符合注册产品标准等规定造成的事故;③医疗事故是指医疗机构及其医务人员在医疗活动中,违反医疗卫生管理法律、行政法规、部门规章和诊疗护理规范、常规,过失造成患者人身损害的事故。

严重MDAE的定义是:指有下列情况之一者:①导致死亡;②危及生命;③导致机体功能的永久性伤害或者机体结构的永久性损伤;④必须采取医疗措施才能避免上述永久性伤害或者损伤;⑤由于医疗器械故障、可用性等问题可能导致上述所列情况的。

在我国,具有代表性的医疗器械不良事件有聚丙烯酰胺水凝胶不良事件。聚丙烯酰胺水凝胶是一种无色、无味、透明的胶状高分子化学物,曾被认为"当前国际上较理想的具有前景的可注射填充剂",1997年在我国开始应用。主要用于体表各种软组织凹陷性缺损的填充,增大组织容量,如小乳房的乳房增大(隆乳)、隆颞、隆颧、隆颊、隆臀以及体内软组织的填充等。但在其使用过程中陆续出现感染、血肿、硬结变硬、团块、局部变形、移位、残留、胸大肌炎、创伤性无菌性炎症等情况。自2002年至2005年11月,国家药品不良反应监测中心共收集到与注射用聚丙烯酰胺水凝胶有关的不良事件监测报告183份。原国家食品药品监督管理局于2006年4月30日撤销了聚丙烯酰胺水凝胶(注射用)等相关产品的《医疗器械注册证》,全面停止该产品的生产、经营和使用。

据CFDA统计,2017年国家药品不良反应监测中心共收到《医疗器械不良事件报告表》376 157份,共收到死亡可疑不良事件报告211份,严重伤害可疑不良事件报告57 754份,共计57 965份,占报告总数的比例为15.41%。全国上报的医疗器械不良事件报告中,报告数量排名前十位的无源医疗器械分别为一次性使用输液器、一次性使用无菌注射器、静脉留

置针、宫内节育器、导尿包、角膜接触镜、玻璃体温计、导尿管、医用输液贴和一次性使用心电电极；有源医疗器械分别为病人监护仪、输液泵和注射泵、心电图机、电子血压计、血液透析机、呼吸机、生化分析仪、特定电磁波治疗机、婴儿培养箱、血糖仪。全国上报的医疗器械不良事件报告中，涉及Ⅲ类医疗器械的报告 154 192 份，占总报告数的 40.99%；涉及Ⅱ类医疗器械的报告 181 175 份，占总报告数的 48.16%；涉及Ⅰ类医疗器械的报告 25 555 份，占总报告数的 6.79%；部分报告涉及的器械管理类别不详，共 15 235 份，占总报告数的 4.05%。这与医疗器械风险程度高低相吻合。

在口腔医学领域中，MDAE 也是普遍存在的。如根管锉针发生器械分离，断针滞留于患者根管内；充填材料发生过敏反应、感染、继发牙髓炎，刺激神经产生疼痛；麻醉注射针头折断；拔牙器械折断、螺丝松动；微波治疗部位红肿、水泡、皮肤灼伤；使用医用缝线处伤口红肿、感染、化脓、伤口愈合不良等。

第二节　不良反应／事件分类及影响因素

一、药品不良反应的临床表现与分类

药品不良反应的临床表现多种多样，应注意与原发疾病相区别。

(一) 副作用

在药物作用范围广，当其中某一作用被用来作为治疗目的时，其他作用就可能成为副作用。由于副作用是药物本身所固有的，所以可以预料，也可以通过合并用药避免或减轻，例如麻黄碱在解除支气管哮喘时，也兴奋中枢神经系统，引起失眠，可同时给予巴比妥类药物，以对抗其兴奋中枢的作用。

(二) 毒性反应

指用药剂量过大或用药时间过长，或机体对药物过于敏感而产生的对机体有损害的反应，大多是可以预知的。控制用药剂量或给药间隔时间及剂量的个体化是防止毒性反应的主要措施，必要时可停药或改用他药。毒性反应可见于各重要系统。

1. 消化系统的毒性反应　最为常见。一些对胃肠黏膜或迷走神经感受器有刺激作用的药物均可引起胃肠道的毒性反应，例如氟尿嘧啶、甲氨蝶呤等可致消化道黏膜损害，引起口干、腹痛、消化不良、便血、恶心、呕吐等反应。

2. 肝脏毒性反应　肝脏为代谢的主要器官，也是药物解毒的主要脏器，药物在肝脏中可达较高浓度，对肝脏有损伤，例如四环素、红霉素、磺胺类药、异烟肼、利福平、抗肿瘤药物等可不同程度地引起肝脏损伤、黄疸、肝细胞坏死。

3. 泌尿系统反应　例如卡那霉素可引起蛋白尿、血尿，长期大剂量应用可使肾功能减退。庆大霉素在剂量过大、疗程过长时可出现蛋白尿及血尿；某些抗肿瘤药物、也可引起肾损伤或急性肾功能衰竭。

4. 神经系统反应　氯丙嗪及其衍生物以及利血平、胃复安等可引起锥体外系反应；异烟肼、巴比妥类等可诱发惊厥；糖皮质激素、地卡因等可引起癫痫发作；安定、氟尿嘧啶等可引起共济失调、眼球震颤、复视；去甲肾上腺素、肾上腺素等可引起急性颅内血压升高、血管剧烈收缩以致脑血管意外；甲硝唑、消炎痛、长春新碱等可诱发周围神经炎；引起听神经障碍者主要为耳毒性抗生素如新霉素、卡那霉素、万古霉素等,对耳蜗神经可造成损害,产生听力减退或耳聋,该损害是进行性而不可逆的,停止用药后仍可继续加重,因此应用此类抗生素应特别慎重。

5. 造血系统反应　抗肿瘤药物可引起再生障碍性贫血,抑制骨髓功能而导致血小板减少。

6. 循环系统反应　肾上腺素、去甲肾上腺素、异丙肾上腺素、麻黄素可引起心律失常;静注大剂量钙剂可引起室性期前收缩、心室颤动以致停搏。

7. 其他毒性反应　例如吗啡、哌替啶(杜冷丁)、巴比妥类、安定等可产生呼吸抑制;卡那霉素、庆大霉素等可引起呼吸肌麻痹;多种药物可引起皮炎、光敏性皮炎、固定性药疹等。

(三) 后遗效应

指停药以后血浆药物浓度已降至最低有效浓度以下时残存的药理效应。后遗效应时间的长短因药物不同而异。少数药物可引起永久性器质性损害,例如大剂量链霉素可引起永久性耳聋。

(四) 首剂效应

一些病人在初服某种药物时,由于机体对药物作用尚未适应而引起不可耐受的强烈反应。有些药物,本身作用较强烈,首剂药物如按常量给予,可出现强烈的效应,致使患者不能耐受。如降压药哌唑嗪,首剂按常量应用,常出现血压骤降现象。

(五) 继发反应

继药物治疗作用之后出现的一种反应,例如长期应用广谱抗菌药后,由于改变了肠道内正常存在的菌群,敏感细菌被消灭,不敏感的细菌或真菌则大量繁殖,外来细菌也乘虚而入,从而引起二重感染,导致肠炎或继发性感染,尤其常见于老年体弱久病卧床患者。

(六) 变态反应

指药物引起的病理性免疫反应,亦称过敏反应。这种反应与药物剂量无关,致敏原可能是药物本身或其代射物,也可能是药物制剂中的杂质,它们与体内蛋白质结合形成全抗原而引起变态反应。常见的变态反应表现为皮疹、荨麻疹、皮炎、发热、血管性水肿、哮喘、过敏性休克等,后者可导致死亡。青霉素的过敏反应率居各种药物变态反应的首位,其过敏性休克反应率也最高,占用药人数的 0.004%~0.015%。对于常致过敏的药物或过敏体质的病人,用药前应进行过敏试验,阳性反应者应禁用该药。

(七) 特异质反应

主要与病人特异性遗传素质有关,属遗传性病理反应。如红细胞 6-磷酸葡萄糖脱氢酶缺乏是一种遗传性生物化学缺陷,这种病人服用有氧化作用的药物如磺胺等就可能引起溶血。

(八) 药物依赖性

长期使用某些药物后,药物作用于机体产生的一种特殊的精神状态和身体状态。药物依赖性一旦形成,将迫使患者继续使用该药,以满足药物带来的精神欣快和避免停药出现的机体不适反应。

(九) 停药综合征

一些药物在长期应用后,机体对这些药物产生了适应性,若突然停药或减量过快易使机体的调节功能失调而发生功能紊乱,导致病情或临床症状上的一系列反跳回升现象和疾病加重等。

（十）三致作用

即致癌作用、致畸作用、致突变作用，药物引起的三种特殊毒性，均为药物和遗传物质或遗传物质在细胞的表达发生相互作用的结果。

ADR 按其与药理作用及药物剂量有无关联而分为三类：A 型（量变型）、B 型（质变型）和 C 型（长期型）：

1. A 型 ADR　又称为剂量相关的不良反应。该反应为药理作用增强所致，常药物剂量升高有关，例如治疗高血压的降压药服用过量可导致血压过低，头昏、眩晕，治疗糖尿病的降糖药物过量服用可导致血糖过低，无力、大汗淋漓、恶心、心悸等。有时药物使用剂量正常，但因为其他原因如同时使用多种药物时由于药物的相互作用其中某些药物的药代动力学过程紊乱，也会使其在体内的剂量水平相对升高。一般来说是可以预测的，发生率高而引起严重后果的概率低。

2. B 型 ADR　是与剂量无关，其发生机制与药物的正常药理作用无关的一种异常药物反应，如皮疹、黄疸、白细胞减少、贫血、肝肾功能损害等，通常难以预测，发生率低，但死亡率高。药物变态反应和特异质反应均属 B 型反应。如氟烷引致的恶性高热，青霉素引起的过敏性休克等。

3. C 型 ADR　是在长期用药后出现，例如致癌、致畸等，其潜伏期较长，没有明确的时间关系，影响因素复杂，难以预测，长期服用避孕药可能导致的乳腺癌和血栓几率增加，妊娠期用乙烯雌酚，子代女婴至青春期后患阴道腺癌。

二、药品不良反应的影响因素

（一）机体因素

1. 种族差别　不同人种之间对药物的反应有相当的差别，例如甲基多巴所诱发的溶血性贫血在不同种族间的发生率是不同的。

2. 性别　在药物性皮炎中，男性发病者多于女性，其比率约为 3∶2。保泰松和氯霉素导致的粒细胞缺乏症，妇女比男性高 3 倍。

3. 年龄　老年人、少年、儿童对药物反应与成年人不同，例如青霉素，成年人的半衰期为 0.55 小时，而老年人则为 1 小时。小儿药物代谢速度较成人慢，肾排泄较差，对中枢抑制药，影响水盐代谢及酸碱平衡的药物均较敏感。

4. 个体差异　不同个体对同一剂量的相同药物有不同反应，这是正常的"生物学差异"现象。例如，对水杨酸钠的不良反应就是个体差异。300 例男性病人用水杨酸钠治疗，约有 2/3 的病人在总量为 6.5～13.0g 时发生不良反应，有个别病人在总量达 30.0g 左右时才出现反应，引起反应的剂量在不同个体中相差可达 10 倍。巴比妥类药物在一般催眠剂量时，对大多数人可产生催眠作用，但对个别人不但不催眠甚至引起焦躁不安、不能入睡。

5. 病理状态　病理状态能影响机体各种功能，因而也能影响药物作用。例如腹泻时，口服药的吸收差，作用小。肝肾功能减退时，可以显著延或加强许多药物的作用，甚至引起中毒。

6. 营养状态　如异烟肼引起的神经损伤，当处于维生素 B6 缺乏状态时则较正常情况更严重。

7. 血型　据报道，不同 ABO 血型的女性，口服避孕药引起血栓性疾病风险不同。

（二）药物因素

1. 药理作用 很多药物在应用一段时间后，由于其药理作用，可导致一些不良反应，例如长期大量使用糖皮质激素能使毛细血管变性出血，以致皮肤、黏膜出现瘀点，瘀斑，同时出现类肾上腺皮质功能亢进。

2. 药物杂质 例如胶囊的染料常会引起固定性皮疹。青霉素过敏反应是因制品中含有的微量青霉素烯酸、青霉素噻唑酸及青霉素聚合物等物质引起的。

3. 药物污染 由于生产或保管不当，使药物污染，常可引起严重反应。

4. 药物剂量 用药量过大，可发生中毒反应，甚至死亡。

5. 剂型影响 由于制造工艺和用药方法的不同，影响药物的吸收与血药浓度，亦即生物利用度有所不同，如不注意掌握，即会引起不良反应。

6. 药物降解产物 药物代谢的产物可能会导致不良反应。例如酯类局麻药物在血浆中被酯酶水解，部分在肝脏内代谢，可能产生半抗原而导致过敏。

7. 药物的质量问题 同一组成的药物，可因厂家不同，制剂技术差别、杂质的除去率不同，而影响其不良反应的发生率。

（三）给药方法

1. 误用、滥用、医护药人员处方配伍不当，病人滥用药物等均可发生不良反应。

2. 用药途径 给药途径不同，关系到药物的吸收、分布，也影响药物发挥作用的快慢强弱及持续时间。例如口腔局麻药物应该是采用局部注射，但是，一旦注射时出现失误，药物入血，就可能导致严重的不良反应。长春新碱误作鞘内注射曾经造成过严重的药品不良反应事件，轻者导致神经功能受损，重者迅速昏迷死亡，被禁止用于鞘内注射的。

3. 用药持续时间 长期用药易发生不良反应，如发生蓄积作用而中毒。

4. 药物相互作用 指两种或两种以上的药物同时应用时所发生的药效变化。即产生协同（增效）、相加（增加）、拮抗（减效）作用。药物相互作用的后果包括期望的（desirable）、无关紧要的（inconsequential）和有害的（adverse）3 种。合理的药物相互作用可以增强疗效或降低药品不良反应的发生率或强度，反之可导致疗效降低或毒性增加，还可能发生一些异常反应，干扰治疗，加重病情。由于药物的相互作用，不良反应的发生率亦随之增高，据报告5 种药并用的发生率为 4.2%，6～10 种为 7.4%，11～15 种为 24.2%，16～20 种为 40%，21 种以上达 45%。

5. 减药或停药 例如停用糖皮质激素或减药过速时，会产生反跳现象。

（四）其他因素

1. 妊娠 许多药物可影响胎儿的正常发育，因而孕妇应尽量不用药，特别是妊娠早期，用药时应监护。

2. 疾病 可以改变药物吸收、代谢、排泄和机体对药物的反应。

3. 遗传 也可使某些人对一些药物特别敏感而致不良反应。

4. 不明原因。

三、医疗器械不良事件的影响因素

（一）产品的固有风险

1. 设计因素 设计缺陷导致的不良事件约占全部不良事件的 14%。受现代科学技术条件、认知水平、工艺等因素的限制,医疗器械在研发过程中存在不同程度的目的单纯、考虑单一、设计与临床实际不匹配、应用定位模糊等问题,造成难以回避的设计缺陷。

2. 材料因素　医疗器械许多材料的选择源自于工业,经常不可避免地要面临生物兼容性差,放射性、微生物污染,化学物质残留、降解等实际问题。并且医疗器械无论是材料的选择,还是临床的应用,跨度都非常大。而人体还承受着内、外环境复杂因素的影响,所以一种对于医疗器械本身非常好的材料,不一定就能完全用于临床。

3. 临床应用　主要是风险比较大的三类器械,不良事件的发生与手术操作过程、与其他医疗器械协同、应用人群特性、医师对医疗器械的熟练程度等因素密切相关。

（二）医疗器械性能、功能故障或损坏

医疗器械使用者在按照产品性能规范、符合其要求的条件下使用时,医疗器械发生故障或损坏,不能按照预期的意愿达到所期望的目的(是指按照企业在标签、产品说明书等资料中提供的数据在使用时应实现的功能)。如:整形外科的一些软组织充填物使用后沿重力方向移位或受肌肉活动挤压移位导致外观畸形等。

（三）在标签、产品使用说明书中存在错误或缺陷

企业在产品注册时由食品药品监督管理部门批准的标签、使用说明书是具有法律效力的文档。由于使用说明书中存在的错误、缺陷,或者是使用者未按照说明书的要求使用等原因导致的医疗器械不良事件往往危害大且波及面广,约占不良事件总数的 60%～70%。

（四）上市前研究的局限性

医疗器械在上市前都必须做一系列的安全性评价,包括物理评价、化学评价、生物学评价和临床评价。目前的生物学试验都依赖于动物模型,而材料在动物体内出现的组织反应,在人体内不一定出现同样的反应。即便已证实是最好的材料,由于个体间的差异,也会在某些人身上产生不良反应。临床评价存在时间短、例数少、对象窄、针对性强、设计与应用容易脱节、应用定位不准确、长期效应不可知、适用人群选择偏倚等问题。由于人类认知水平的限制和试验范围、数量的有限,许多问题在试验阶段无法全部发现。

第三节　个例药品不良反应/事件的诊断和处理

一、个例药品不良反应的诊断和处理

对 ADR 的诊断属于病因学研究。而且是要求对个体发生的 ADR 迅速做出诊断。药物的不良反应属于药源性疾病或药源性不良事件。临床表现复杂,常常难以准确预计,可能突发或缓慢发生,甚至远期发生,可能发生于多个器官和系统,需要在前瞻性的观察中及时做出准确判断,以便及时进行有效的处理。

以下五条是 CFDA 发布的旧版药品不良反应/事件报告表中不良反应分析栏目列出的 5 个诊断个体药品不良反应的重要条目。

1. 用药与不良反应的出现有无合理的时间关系? 有＿＿＿　无＿＿＿

先因后果是判定使用药物与不良反应的发生具有因果关系的重要依据。用药后立即发生的明显的不良反应如过敏性休克、皮疹、神经系统症状等容易发现,但缓慢发生,或有很长潜伏期的,如致畸、致癌等判断其直接的用药因素可能较困难。

2. 反应是否符合该药已知的不良反应类型? 是____ 否____ 不明____

如果符合,则药物与不良反应之间的因果关系较易肯定。

3. 停药或减量后,反应是否消失或减轻? 是____ 否____ 不明____ 未停药或未减量____

该条可看作去激发试验(dechallenge),这种剂量-效应关系是很重要的判断因果关系的依据。注意应用特异性对抗药物后,也可达到减少该药的体内剂量水平或降低该药的药理作用的效果,使不良反应获得改善。

4. 再次使用可疑药品后是否再次出现同样反应? 是____ 否____ 不明____ 未再使用____

这种方法又可称为再激发试验(rechallenge)。一般适用于与剂量有密切关系的 A 型反应。而对 B 型反应例如特异性反应、药物变态反应,激发试验对病人有一定危险,应慎用。

5. 反应是否可用并用药的作用,患者病情的进展、其他治疗的影响来解释? 是____ 否____ 不明____

该条的意义在于排除混杂因素的影响,进行鉴别诊断。

2011 版《药品不良反应报告和监测管理办法》附表《药品不良反应/事件报告表》中,上述 5 条标准中的第 3 条和第 4 条保留了,文字稍有修改,即:

停药或减量后,反应/事件是否消失或减轻? 是____ 否____ 不明____ 未再使用或未减量____

再次使用可疑药品后是否再次出现同样反应/事件? 是____ 否____ 不明____ 未再使用____

新表的时间关联主要体现在下列栏目中,即:不良反应/事件过程描述(包括症状、体征、临床检验等)及处理情况(可附页)栏目。该栏目是新表的主要栏目,留有足够空间,而在旧表中不良反应的表现(包括临床检验)及不良反应处理情况占有空间较少,尽管也可以根据实际需要,填写更多的内容,但不如新表的设计,更加强调临床表现及处理情况的动态描述,而在这些描述中可以清楚地反映不良反应/事件与实际用药时间的时相关系。

另外,还可以从中看出不良反应是否符合可疑药品已知的不良反应类型。

去激发试验与再激发试验的保留,不仅可从剂量-效应关系论证因果关系,也是先因后果时相关系的良好证据。

对于混杂因素的鉴别在若干个栏目中有所体现:如家族药品不良反应、既往药品不良反应情况、并用药品,相关重要信息:吸烟史、饮酒史、妊娠期、肝病史、肾病史、过敏史及其他 7 个选项。

在填写该表格时,要明确表明可疑不良反应/事件的发生时间,首次出现时的症状、体征及相关实验室辅助检查的结果,随着时间进展临床表现的动态变化,采取临床措施对其进行干预的时间以及随之发生的临床变化,可疑不良反应/事件结束的时间及最终结局的具体临床表现。有了这些详实的资料,《药品不良反应/事件报告表》所提供的信息才能有较大的把握判断可疑药品与不良反应/事件是否存在因果关系。

一般,个例药品不良反应的处理原则如下:

1. 终止药物损害 如果判断为 B 型不良反应,原则上首先停止用药,及时终止药物的继续损害。如果疑为 A 型不良反应,可以尝试调整剂量。

2. 严密观察　如果不良反应轻微,可能有自限性,停药后无需特殊处理,待药物自体内消除后症状可以完全缓解。

3. 治疗　症状严重时应该及时治疗,必要时住院或者延长住院时间。

国家食品药品监督管理局对不同类别新药分别制订了 3～5 年监测期期限,在新药监测期内的国产药品、自首次获准进口之日起 5 年内的进口药品,应当报告该药品的所有不良反应;其他国产药品及满 5 年的进口药品,需要报告新的和严重的不良反应。

二、个例医疗器械不良事件的处理

医疗器械生产企业、经营企业和使用单位发现或者知悉应报告的医疗器械不良事件后,应当填写《可疑医疗器械不良事件报告表》向所在地省、自治区、直辖市医疗器械不良事件监测技术机构报告。国家鼓励有关单位和个人在发现医疗器械不良事件时,向食品药品监管部门报告。

在 2011 年国家食品药品监督管理局颁布的《医疗器械不良事件监测工作指南(试行)》(国食药监械〔2011〕425 号附件)附表《可疑医疗器械不良事件报告表》中,提出了医疗器械与不良事件关联性评价的内容,即:

(1) 使用医疗器械与已发生／可能发生的伤害事件之间是否具有合理的先后时间顺序?
是□　否□

(2) 已发生／可能发生的伤害事件是否属于所使用医疗器械可能导致的伤害类型?
是□　否□　不清楚□

(3) 已发生／可能发生的伤害事件是否可用合并用药和／或器械的作用、患者病情或其他非医疗器械因素来解释?是□　否□　不清楚□

评价结论:很可能□　可能有关□　可能无关□　无法确定□

并且省(区、市)、国家医疗器械不良事件监测技术机构评价建议中也应再次进行关联性评价。

2011 年,中华人民共和国卫生部发布了《医疗器械召回管理办法(试行)》(第 82 号令),其中对医疗器械召回进行了定义,即指医疗器械生产企业按照规定的程序对其已上市销售的存在缺陷的某一类别、型号或者批次的产品,采取警示、检查、修理、重新标签、修改并完善说明书、软件升级、替换、收回、销毁等方式消除缺陷的行为。缺陷是指医疗器械在正常使用情况下存在可能危及人体健康和生命安全的不合理的风险。2014 年新修订的《医疗器械监督管理条例》(国务院令第 650 号)将召回制度纳入其中。2017 年,CFDA 对原《医疗器械召回管理办法(试行)》进行了修改,形成《医疗器械召回管理办法》(国家食品药品监督管理总局令第 29 号),其重点对召回的范围和个别操作程序作了补充和调整,强化了生产企业的主体责任和法律责任,加大了对违法违规行为的惩处力度。

三、可疑药品／医疗器械与不良反应／事件因果联系强度的判断

1. 肯定(certain)　不良反应／事件(包括实验室化验异常)发生在药物／医疗器械使用后,不能由现患疾病或其他并用药物／医疗器械解释;停用该药或减少剂量或停止该医疗器械后临床症状体征或实验室指标显示的严重程度减轻(去激发);如果预计不良反应／事件

对机体不会造成重大损害．可启用再激发程序,如果不良反应／事件再现,则因果关系可以肯定。

2. 很可能(probable/likely) 不良反应／事件(包括实验室化验异常)与药物／医疗器械使用有合理的时间关联,其发生不可能归因于现患疾病或其他并用药物／医疗器械。当药物／医疗器械停用(去激发),临床上反应减轻或消失。由于再激发试验风险大,不进行再激发试验。

3. 可能(possible) 不良反应／事件(包括实验室化验异常)与药物／医疗器械使用有合理的时间关联,与该药品／医疗器械已知不良反应／事件属于同一类型,但是．不能完全排除由现患疾病或其他并用药物／医疗器械引起,停药或减少剂量或停止该医疗器械后不良反应减轻的程度不明显。再激发试验结果存疑。可能无关(Unlikely):不良反应／事件(包括实验室化验异常)与药物／医疗器械使用没有明确的时间关联．与该药品／医疗器械已知不良反应／事件不属于同一类型,似乎可用其他并用药物／医疗器械或疾病自身的变化予以解释,停药或减少剂量后不良反应减轻的程度不明显。再激发试验结果存疑。

4. 待评价(conditional/unclassified) 不良反应／事件(包括实验室化验异常)可能为不良反应／事件,但需要更多的资料才能做出适当的判断,或者已经有资料正在分析中,尚不能做结论。

5. 无法评估(unassessable/unclassified) 因资料不充分或相互矛盾,或尚不能补充或核实资料,对所报告的不良反应／事件不能评估。

第四节 药品不良反应的监测

一、我国药品不良反应监测状况

1984 年 9 月 20 日第六届全国人民代表大会常务委员会第七次会议通过《中华人民共和国药品管理法》,从此我国关于药品的生产、经营和使用有了正式的法律依据。该法律在 2001 年 2 月 8 日第九届全国人民代表大会常务委员会第 20 次会议修订,第七十条规定:国家实行药品不良反应报告制度。我国的药品不良反应监测,也是于 20 世纪 80 年代末开始的,尽管比发达国家起步晚了大约 20 多年的时间,但发展很快,并逐渐走上法制轨道。卫生部药政局早在 1988 年就开展了相应的试点工作,1989 年建立了"药品不良反应监测中心"。1998 年 3 月,我国正式加入了 WHO 国际药品监测合作中心,并成为第 68 个成员国。1998 年 4 月,国家药品监督管理局(SDA)成立以后,组建了专业技术机构—国家药品再评价中心(CDR),使得我国药品不良反应监测工作进入了快速发展阶段。1999 年,颁布《药品不良反应监测管理办法(试行)》,标志我国正式实施药品不良反应报告制度。

2001 年 11 月,国家药品不良反应信息通报制度和各地药品不良反应病例报告情况通报制度建立。截止到 2002 年 12 月底,31 个省、自治区、直辖市均成立了本地区药品不良反应监测中心,加上军队 ADR 监测中心,共有 32 个省级 ADR 监测中心,并且 50% 以上的省、自治区、直辖市还成立了本地区的二级 ADR 监测机构,国家药品不良反应监测技术体系框架基本建成。其间,2001 年,建成覆盖全国的 ADR 监测信息网络系统,这为中国的 ADR 的监测工作提供了现代化的管理手段。

2004 年，卫生部和国家食品药品监督管理局（SFDA）联合发布了法规性文件《药品不良反应报告与监测管理办法》，就 ADR 报告的管理体系、执行主体、报告方式、报告范围、报告时间与程序，都作了具体而明晰的规定，推动了我国药物警戒的发展和药品不良反应突发事件预警机制的建立。上述办法中，第 24 条规定了对各地上报的药品不良反应，经 CDR 分析评价后，由 SFDA 采取责令修改药品说明书，暂停生产、销售和使用的措施，对不良反应严重或者其他原因危害人体健康的药品，撤消该药品的批准证明文件，并予公布。

我国自 2011 年 7 月 1 日起施行修订后的《药品不良反应报告和监测管理办法》，新增了药品重点监测以及信息管理的规定。药品重点监测是指为进一步了解药品的临床使用和不良反应发生情况，研究不良反应的发生特征、严重程度、发生率等，开展的药品安全性监测活动。特别强调了重点监测药品的类型，"对新药监测期内的药品和首次进口 5 年内的药品，应当开展重点监测，并按要求对监测数据进行汇总、分析、评价和报告。对本企业生产的其他药品，应当根据安全性情况主动开展重点监测"。信息管理涉及药品不良反应报告和监测资料，药品不良反应事件，商业秘密，个人隐私，患者和报告者信息等。

我国药品不良反应报告以自愿报告为主。2011 版《药品不良反应报告和监测管理办法》第三条指出：药品生产企业（包括进口药品的境外制药厂商）、药品经营企业、医疗机构应当按照规定报告所发现的药品不良反应。

二、药物警戒

从 20 世纪 70 年代初，美国、英国等西方国家先后建立药品监管机构及药品不良反应报告制度。1974 年，法国科学家首次提出药物警戒这一概念。1992 年，法国药物流行病学家 Begaud 正式给出药物警戒（pharmacovigilance，PV）的明确释义：防止和监测药品不良反应的所有方法，不应仅仅限于针对上市后的药品，应该包括上市前的临床试验及临床前试验研究阶段。药物警戒可以借用药物流行病学的方法，在实验室里进行或使用动物模型去探索和确定不良反应的机制。

对不良反应准确归因有助于临床决策，确定合理的治疗方案，药品管理机构可据此确定是否许可药品上市，并对上市后的安全性采取相应控制措施。即从新药的研究设计开始着手，使药物警戒贯穿于药物研发过程的始终。

2002 年，WHO 进一步完善了药物警戒的定义：认为药物警戒不仅与药物治疗学、临床或临床前药理学、免疫学、毒理学、流行病学等学科相关，而且还与社会学相关。药物警戒的范围已从一般化学药品扩展到生物制品、疫苗、血液制品、传统中草药及医疗器械等。

新药研发上市前即终止的原因，20.2% 涉及临床安全性，19.4% 涉及毒理学，22.5% 是由于有效性不能接受，其余涉及投资考虑等。提示临床前研究对于安全性非常重要，要尽力通过体外试验以及动物试验预测临床研究结果，尽可能地降低临床试验中受试者的风险。忽视临床前研究，可能带来惨重的临床后果，如 2006 年英国在开发用于治疗白血病和自身免疫疾病的静脉注射用单抗药物 TGN412 时，首次人体临床试验的全部 6 例受试者都出现严重的多器官衰竭。

虽然欧盟在 2005 年 11 月发布和实施了《人用药品风险管理系统的使用指导原则》，指导注册申请人和销售许可证持有者如何提供药物警戒和风险管理的资料，以满足对新药风险管理的要求，但此后为了吸取 TGN412 事件的教训，降低首次人体临床研究中安全性风险,EMEA 立即又组织起草了《甄别和降低研究用药物(IND)首次人体临床试验风险的策略指导原则》(strategies to identify and mitigate risks for first in human clinical trials with investigational medicinal products),详细介绍了如何通过非临床评价(药物质量控制和临床前药理毒理评价)和临床评价,来控制首次人体试验的安全性风险的主要思路和对策。

三、药物流行病学研究

随着医学模式的转变,20 世纪 80 年代,诞生一门对药品上市后监测有重要意义的新兴学科—药物流行病学(pharmacoepidemiology,PE)。药物流行病学是临床药理学(clinical pharmacology,CP)与流行病学(epidemiology,EP)相互渗透而发展形成的一门交叉学科,是一门应用流行病学原理与方法,为社会提供更大范围人群的药物使用信息,并提供有关药物在人群应用的利弊分析(risk/benefit ratio),以便为药品上市后监测(post-marketing surveillance)、上市药品再评价(reevaluation)及临床合理用药(rational drug use)提供决策依据。药物流行病学这门学科的形成,起源于药物警戒的开展,而后者又构成了药物流行病学的重要分支。

在药物流行病学的研究中也同样应用了临床流行病学群体研究方式,例如队列研究、病例对照研究、横断面研究等。随着我国药品不良反应监测网的完善,药品不良反应报告质量的提高,电子及网络科技的发展,将会出现有关药物引用的大数据和更加方便的数据链接,低发生率的和迟发性的药品不良反应将更易于被发现,从而使药品不良反应的数据更加准确和完善,病人用药更加安全。

四、我国医疗器械不良事件监测状况

2004 年 7 月,全国医疗器械监督管理工作会议提出了医疗器械不良事件监测工作应按照“围绕一个目标,注重两个借鉴,建立三个体系,实现四个结合”的基本思路进行,医疗器械不良事件监测工作走上了全面推进并快速发展的轨道。2008 年,国家食品药品监督管理局和卫生部联合发布《医疗器械不良事件监测和再评价管理办法(试行)》,这是我国第一部医疗器械不良事件监测和再评价工作规章,标志着监测和再评价工作迈上了规范化轨道。2011 年,国家食品药品监督管理局和药品评价中心联合发布了《医疗器械不良事件监测工作指南(试行)》,进一步规范、指导开展医疗器械不良事件监测工作。2014 年,《医疗器械监督管理条例》颁布实施,专门设立“不良事件的处理及医疗器械的召回”章节,明确提出国家建立医疗器械不良事件监测制度,增加了医疗器械不良事件监测、处理规定,标志着我国医疗器械不良事件监测迈入了更加法制化、规范化的新进程。目前,我国医疗器械不良事件监测的依据是“可疑报告”原则,收集报告,即报告可疑医疗器械不良事件。

2006 年,国家食品药品监督管理局药品评价中心加挂“国家药品不良反应监测中心”牌子,在开展国内外药品、医疗器械不良反应(事件)监测工作时,均以“国家药品不良反应监测中心”的名义实施。之后,各省陆续建立药品不良反应(医疗器械不良事件)监测机构。国家药品安全“十二五”规划中提出“健全药品医疗器械监测机构:加强市级和县级监测机构建设”。2013 年,国家食品药品监督管理总局下发《食品药品监督管理总局关于进一步加强医疗器械不良事件监测体系建设的指导意见》指出“力争通过 3 年左右时间,建立健全各级医疗器械不良事件监测技术机构和监测网络”。截至 2013 年年底,除中国人民解放军医

疗器械不良事件监测中心外,全国医疗器械不良事件监测机构均设置在各级药品不良反应监测中心,共34个省级药品不良反应监测中心、406个地市级中心。国家药品安全"十三五"规划中提出加强国家、省两级医疗器械检验检测机构和市级分中心能力建设;利用医疗机构电子数据,建立药品医疗器械安全性主动监测与评价系统;在综合医院设立300个药品不良反应和医疗器械不良事件监测哨点;对100个医疗器械产品开展重点监测;医疗器械不良事件县(市、区)报告比例达到80%以上。

(梁新华　张国良　史宗道)

参考文献

1. 陈念,王立平.卡马西平在临床常见的药品不良反应.中国临床药理学杂志,2013,29(7):543-544

2. 侯笑闻,余正.新旧《药品不良反应报告和监测管理办法》比较和建议.药品评价.2013,10(2):18-21

3. 黄燕萍.药品不良反应监测探究.中国现代药物应用,2007,1(11):67-68

4. 金丹,刘智勇,迟戈.新条例下推动医疗器械不良事件监测工作的探讨.中国医疗器械信息.2015,21(12):34-37

5. 史宗道,王晓娟.口腔临床药物学.第四版.北京:人民卫生出版社,2012

6. 肖永红,侯芳,王进,等.抗菌药品不良反应的社会与经济后果调查.中国卫生经济,2010,29(5):94-96

7. 杨焕.国内外药品不良反应监测发展概况.中国临床药理学杂志,2009,25(1):75-78

8. 杨志伟,王琼,欧阳敏,等.老年患者药品不良反应危险因素.中国老年学杂志,2014,(23):6768-6769

9. HOLVEY C,CONNOLLY A,TAYLOR D. Psychiatric side effects of non-psychiatric drugs. Br J Hosp Med (Lond),2010,71(8):432-436

10. LIU W,YANG X,LI C,et al. Adverse drug reactions to local anesthetics:a systematic review. Oral Surg Oral Med Oral Pathol Oral Radiol Endod,2013,115(3):319-327

11. SCHMIDT C O,KOHLMANN T. When to use the odds ratio or the relative risk？ Int J Public Health,2008,53(3):165-167

思考题

1. 药品不良反应的定义,主要类型及其特点?

2. 药品不良反应的临床表现有哪些?

3. 如何在临床实践中评价不良反应和所用药物之间的病因学关联?

4. 新的药品不良反应、严重药品不良反应的定义? 其报告程序是什么?

5. 医疗器械不良事件的定义,与质量事故、医疗事故的区别。

6. 在口腔领域中,哪些情况属于药品不良反应及医疗器械不良事件?

7. 您在未来的工作中如何根据《药品不良反应报告和监测管理办法》开展药品不良反应监测?

8. 根据《医疗器械监督管理条例》,您对医疗器械不良事件的发生会采取哪些措施?

第九章

预后研究与评价

 内容提要

　　预后(prognosis)研究是指对疾病发展可能后果及其影响因素的研究,目的是帮助临床医师做出合理的治疗决策,改变疾病结局。本章要求了解常用的预后指标,预后研究的设计,影响其研究结论真实性的常见偏倚及预后研究评价原则。

　　患者或家属经常会询问医生所患疾病能否痊愈,治疗时间需要多长,哪些因素会影响结果,最终结局如何等。临床医师只有自己对这些问题已经深思熟虑才能准确地回答这些问题。一个有责任心的、敢于担当的医生面对病情复杂并且千变万化的个体患者,总要像军事战略家一样通盘考虑自己手中有多少武器(药品及治疗措施)可以使用,如果运用不同的武器或其不同的组合,会有什么样的结果发生? 这些结果发生的可能性有多大? 这些结果大约过多久会发生? 经过这样的周密谋划,才能用兵如神,手到病除,妙手回春。由此可见,预后问题在治疗策略中占有多么重要的地位。

　　疾病预后的好坏与患者的年龄、性别、病程、疾病性质、病情程度,并发症、患者的身体素质、精神心理状态、家庭及社会支持以及治疗依从性等因素有关,全面研究影响疾病预后的可能因素,有助于临床医师及时而合理地进行医疗干预,如治疗方案的选择、健康教育等,为改善疾病的预后做出有效的努力。

　　预后研究的目的是:①通过研究疾病的发生、发展过程的规律性,充分认识疾病对人体造成的各种后果及危害性,识别疾病的危害程度,帮助医生做出治疗决策;②探索影响疾病发生及进展的重要因素,发现估计预后的预测指标,寻找改善疾病预后的措施。疾病从发生到最终结局经过了长短不等的过程,其中有很多因素影响疾病的预后,对不同患者而言这些影响因素的权重又会各不相同,通过对个体影响因素的探讨,临床医生才可采取个体化的措施;③准确解答疾病预后的有关问题,争取患者和家属合作,以利患者康复。

第一节　预后研究的基本概念

一、预后及预后因素

(一) 预后及预后研究

预后(prognosis)是指疾病发生后对其将来发展为各种不同后果的预测或事前估计,包括自然预后和干预后的预后(治疗效果)。通常以概率表示,如治愈率、复发率、死亡率等。

自然预后是指在未经治疗的情况下,特定疾病发展过程及其后果的预测。有些疾病是自限性疾病,自然预后好,例如上呼吸道病毒感染、复发性口腔溃疡等。有些疾病的自然预后不良,例如口腔癌、心脑血管病、糖尿病等。

预后研究是关于疾病各种结局发生概率及其影响因素的研究。要求医生根据自己的专业知识、患者的疾病特征以及预后文献提供的科学依据进行综合性判断,使预测结果尽可能接近患者的实际情况。

(二) 预后因素

预后因素(prognostic factors)是影响疾病结局的一切因素,常指某特定患者所具有的特征,而这些特征能用来准确地预计患者结果事件。

临床工作中,我们每天都会遇到需告诉患者预后如何的情况,例如一个 8 岁儿童上前牙外伤冠折,家长常会问到牙齿能否继续发育、是否会发炎、牙齿能否保留、什么时候可以修复外形等问题。医生会根据患儿的年龄、受伤状况、牙齿发育程度等初步估计其预后,并告知家长,使治疗方案得到家长和患儿的理解与配合。

常见的预后因素有:

1. 疾病本身的特点　有些自限性疾病,无需特别的治疗也可自愈,如上呼吸道病毒感染、复发性口疮等;有些疾病经过及时的干预治疗预后良好,例如早期龋病、牙龈炎的治疗等。疾病自身的临床病理表现可预示疾病的预后,例如牙周病患者探诊出血,糖尿病患者血糖水平,口腔癌患者的区域淋巴结转移等。

2. 患者的人口学特征及身体素质　如年龄、性别、营养状况、免疫功能等。

3. 社会 - 经济地位　家庭收入的高低,职业和受教育水平对疾病预后有明显影响,例如受教育程度高,医疗卫生知识较好,家庭经济富裕,居住条件好,营养膳食好,则许多疾病预后较好。例如受教育程度高者往往定期进行口腔健康检查,因而可在龋病早期进行治疗,则预后很好,受教育程度低者往往忽视口腔健康,即使知道已有龋患,也常因种种原因延误治疗而导致残根、残冠,则预后差。

4. 个性特征(心理因素)、生活习惯及嗜好　心理脆弱,敏感多疑的人,患病后预后可能较差。吸烟、酗酒等不良嗜好也会影响疾病的预后。

5. 依从性　急慢性牙髓炎、根尖周炎、牙周炎常需多次复诊才能彻底治疗或控制病情,需要患者配合和理解,如果遵守医嘱,定时定期复诊,则预后较好。

6. 医疗条件　医疗条件的优劣,直接影响疾病的预后。在农村基层医院由于缺乏医疗设备和仪器,医生临床经验不足等,对疑难复杂疾病的治疗效果不如大学教学医院、专科医院或省市级医院,影响患者的预后。

7. 治疗措施 治疗也可被认为是预后因素,因它可直接影响到结局。

(三) 预后因素与危险因素的区别

1. 预后因素(prognostic factors) 是指在已经患病的患者中与疾病结局有关的因素,其结果事件是疾病的不同结局,包括死亡、并发症、残疾或痊愈等。危险因素(risk factors)是指作用于健康人,增加患病危险性的因素,其结局是疾病的发作。

2. 发生率的不同 预后因素是相对频繁的事件,有经验的临床医生常可以在一定程度上进行估计。危险因素是低概率事件,即使是临床经验丰富的医生,很难对暴露后的危险性进行确切估计。

预后因素与危险因素两者的关系存在三种情况:①某因素主要是危险因素,与预后关系不大,据报告,某院重症监护室中危重患者 267 例中,血小板减少症(TCP)的发生率约为 26.6%,通过对发生危险因素的多因素分析,发现脓毒症是 TCP 高风险的独立致病因素,前瞻性观察发现,住院期间大于 30% 幅度的血小板计数下降是 ICU 患者有统计学意义的死亡预后因素。在本例中脓毒败血症是血小板减少症的危险因素,但不是直接导致死亡的预后因素,而严重的血小板减少症是与预后结局死亡有关的预后因素。②某因素可同时是危险因素又与预后有关(预后因素),例如年龄既是心肌梗死的危险因素又与预后有关,不良口腔卫生是牙周疾病的危险因素同时与其预后有关。③某种因素只是疾病的预后因素,而与该病的发生关系不大,不是危险因素。例如:急性心肌梗死的预后与是否合并心衰有关,而心衰不是心肌梗死的危险因素;牙根的发育状况与牙外伤的预后有关,而与是否发生牙外伤没有关系。

二、疾病的自然史及病程

疾病的自然史(natural history)是指不给任何治疗或干预措施情况下,疾病从发生、发展到结局的整个过程。疾病的自然史包括四个时期:

(一) 生物学发病期(biologic onset stage)

是指病原体或致病因子作用于人体引起机体的生物学反应,造成了复杂的病理生理改变,但很难用一般临床检查手段发现疾病的存在。

(二) 亚临床期(subclinical stage)

又称临床前期,是指病变损害加重,但患者还没有或仅有轻微的症状、体征,自觉"健康",如果采用某些实验室检查或特异性高及灵敏性好的检查手段,可以早期发现疾病。

(三) 临床期(clinical stage)

病变进一步发展,出现解剖上的改变和较重的功能障碍,临床上出现症状、体征,实验室检查异常,此时可做出诊断。

(四) 结局(outcome)

疾病未经治疗或经过治疗后,发展到相对稳定的特定状况,称为结局。常用的结局指标有:痊愈率或治愈率(cure rate),有效率(respond rate)或缓解率(remission rate),复发率(recurrent rate),致残率(disability rate),病死率(mortality rate),生存率(survival rate),潜在减寿年数(potential years of life lost,PYLL)即相对于预期寿命因病丢失的健康年数,伤残调整寿命年(disability adjusted life year,DALY)即因疾病造成死亡或伤残合计丢失的健康寿命年数,还有生命质量指标等。

病程(clinical course)是指从疾病的临床期,即首次出现症状和体征,一直到最后结局所经历的全过程,这也是临床医生最为关心的时期。病程可以因受到医疗干预而发生改变,从而使预后发生改变。

疾病自然史的研究是预后研究的重要内容之一,不同疾病其自然史差异很大,例如急性感染性疾病,比如急性牙髓炎或急性化脓性根尖周炎等,其自然史较短,进展较快,短期内出现症状、体征和实验室检查异常,较短时间内出现结局。而心脑血管病、龋病、慢性牙周炎等自然史较长,甚至于可达数十年之久,其自然史也比较复杂。

第二节 预后研究常用设计方案

随机对照试验是论证强度最高的临床研究方式,但不能应用于预后研究,因为影响预后的研究因素不可能按研究者的意愿随机进行分配,预后因素是自然存在的,例如要了解口腔卫生与牙周疾病预后的关系,不可能随机地让一组受试对象不采取任何口腔卫生措施进行随访,来观察他们的牙周疾病进展状况。因此,预后研究常用的设计方案是观察性研究。

一、队列研究

要揭示与预后因素有关的结局变化情况,队列研究是最佳设计方案,可以是前瞻性或回顾性的。在患者未发生结局之前,根据待研究预后因素将患者分组到相应队列中,随访一段时间后,比较结局发生的情况,从而测得预后因素与疾病过程的关系。对于需要多年观察才能得出可靠结果的临床情况,只要对暴露因素有确切记录,对患者有严密随访,回顾性队列研究也可以提供可靠的证据,指导临床实践。例如恶性多形性腺瘤是一种危及生命的恶性病变,然而发病率很低,前瞻性评价不同治疗方案的疗效是很困难的。某肿瘤治疗中心对 1970—2000 年 30 年间收治的 95 例涎腺恶性多形性腺瘤的临床资料进行回顾性分析,用寿命表法计算累积生存率,5、10 及 15 年累积生存率分别为 $64.9\% \pm 4.9\%$,$56.3\% \pm 5.4\%$ 和 $47.8\% \pm 6.1\%$,采用 Gehan 法对生存率曲线进行组间比较,结果证实手术治疗或以手术为主的综合治疗是涎腺恶性多形性腺瘤的有效治疗方法,手术治疗和手术加放疗的疗效明显优于非手术治疗,即使局部复发,积极治疗仍然可以取得较好的预后。这个实例说明回顾性队列研究可以提供有临床指导意义的证据。临床决策的最好境界是为每个患者提供个体化最佳治疗方案,在较短的时间内看起来似乎每个人的治疗方案都有一定差别,但只要坚持认真准确地进行临床记录和随访,在大数据的基础上可以最终确定什么方案对什么样的患者是最适宜的科学证据。

队列研究方式用于探索预后影响因素的设计要求是:①对可疑暴露因素要尽可能选择可量化指标。例如对口腔卫生状况、牙周袋深度、患者年龄及有无糖尿病等可疑影响牙周疾病预后的因素,可采用简化口腔卫生指数、刷牙次数、用牙周探针测量、精确到毫米的牙周袋深度,血糖水平等指标;②有明确的疾病诊断标准,纳入和排除标准;③研究对象入组时,没有结局的发生;④采用客观的疾病终点指标,评判标准统一,必要时采用盲法判断;⑤随访时间要足够长,采取措施防止队列中失访人数过多,影响研究结果的真实性。

二、病例对照研究

该研究根据疾病的不同结局,将研究对象分别作为病例组和对照组,进行回顾性分析,追溯产生该种结局的有关影响因素。与队列研究相反,该研究设计是回顾性地寻找预后因素与结局之间的关系。例如,口腔颌面外科学者 Alissa 等通过对 22 例口腔内有至少一颗种植体失败脱落或移除的种植患者与 61 例口腔内种植体处于良好状态的种植患者配对以探究导致种植体失败的风险因素。该研究发术后使用抗生素及采用宽直径种植体可显著降低种植体失败的风险,而吸烟和饮酒可显著升高种植体失败风险。然而,这种设计需时短,花费少,但是预后因素的有无、强弱,主要依靠患者的记忆或早期的记录,被研究的对象可能记忆不清而出现回忆性偏倚,早期记录提供的资料往往是不完整的。如果结局指标不明确,还有可能将研究对象错误分组,故所得结果论证强度低。

另外,因研究对象难以代表总体,这种设计只能告知危险度比值比(odds ratio,OR),而不能告知相对危险度(relative risk,RR)。

三、横断面研究

横断面研究可同时调查疾病的结局及可能的预后因素,探讨结局和预后因素是否有关联。例如,可在青少年人群中调查年轻恒前牙外伤后的最终结局,如根尖是否形成,有无根尖周感染,可能的预后因素例如患者年龄、恒前牙外伤后治疗情况等。横断面研究的论证强度低,只能提供有关预后因素的线索。

叙述性研究亦可用于疾病的预后因素研究,但论证强度更低。

第三节　疾病预后研究的评价

一、研究结果的真实性

(一) 被研究的对象是否有代表性,是否都处于疾病的早期或同一阶段

科学研究一般是通过反映总体特点的样本进行研究,因此样本是否有在主要疾病特点上如人口学特点、疾病种类及严重程度的分布等方面一致非常重要。单是观察时间起点不同,疾病结局就可能不一样。例如牙齿拔除后第一年和随后的几年,牙槽嵴的吸收率有很大不同,往往是第一年吸收率高,随后趋于稳定或很少吸收,因此从拔牙后不同的时间开始研究,其结局可能因起点不同而出现差异。要获得客观真实的研究结果,必须将患者进入研究的时间设定在拔牙后某一特定时间。

队列研究的起始点称零点时间(zero time),在研究设计时必须要有明确规定,是在病程的哪一点进行观察,例如发病日、确诊日、手术日或治疗开始日算起。研究开始的时间并非一定是疾病发病的时间,但是进入的研究对象必须是疾病发展过程的同一时间点或同一阶段,并尽可能选择疾病的早期。这一点在队列研究设计时就应明确。例如开始的时间点为口腔肿瘤手术后第一天,牙周疾病的第一次就诊,颞下颌关节疾病的确诊日,牙外伤的第一天等。

(二) 是否详细叙述了研究对象的来源

在预后研究中,除必须详细介绍疾病的诊断标准、患者的纳入标准和排除标准外,还必须叙述研究对象的来源,因所纳入的患者是整个患者群体中的一个样本,它必须有较好的代表性,患者的来源不同,疾病预后也不一样。在教学医院,三级甲等医院、专科医院等,收治的重症、疑难病例多,预后可能会比基层医院和普通医院差,这不能表明其医疗水平低于基

层医院。要客观准确的反映疾病的预后,必须叙述患者的来源,要注意与样本来源有关的四种偏倚:①集中性偏倚(centripetal bias,assembly bias):专科医院或三级医院往往收治更多危重或疑难患者,如选择此类医院的患者为研究对象,就容易发生这类偏倚;②倾向性偏倚(popularity bias):一般专科医院的医师更加关心专科患者,而对非专科的普通患者则关心较少,在诊断、治疗过程中不够仔细,常可发生此类偏倚;③转诊偏倚(referral bias):如一般基层医院根据医疗条件,需要将重症、难治患者转至上级医院诊治,致使大学或省市级医院的重危患者较多;④诊断条件偏倚(diagnostic access bias):能早期诊断、及时治疗的疾病,一般预后较好,而能否早期诊断和治疗疾病,与当地的医疗条件有关。相同的疾病在医疗条件差的乡村医院与条件好的三级医院由于得到正确诊断的时机不一致,其预后亦不一样。

(三) 是否随访了全部的病例,随访时间是否足够长

只有随访时间足够长,才能保证所研究的结果发生与否。假如所研究的结果不恒定或发生多种结果,应增加随访频率及延长观察时间,直到待研究的结果发生。理想情况下,研究从病程早期开始进行观察,直到其完全恢复或是发生其他疾病或死亡。随访的完整性直接影响到结果。

对失访病例应该详细说明失访的原因。有些失访可能与预后无关,例如患者迁移到其他城市,更换工作单位等,但有的患者可能会因病情加重而失访,从而影响对结果的解释。例如对牙周疾病的预后研究,在随访期间如果患牙因各种原因被拔除,则无法对牙齿附着丧失的结局事件继续进行随访。

失访程度可能影响报告的真实性,失访多少会影响结果的准确性呢? 有两种评估方法可以参考。第一种方法是简单的"5 和 20 规则",即失访 5% 以下,因失访而产生的偏倚较小,结果可靠。大于 20% 则将严重影响结果的真实性。失访率介于 5% 和 20% 之间,结果真实性的差异可能会很大,需进行统计学处理,目前科研中较为常用的处理缺失数据的统计学方法为插补法(imputation)。简单来说,插补法是通过样本中已知数据去推测缺损数据。第二种方法是进行敏感性分析,假设一项关于牙周病预后的研究中,共纳入 100 个患者,每人有 1 个患牙,有 4 个患牙因严重牙周疾病无法治疗而拔除,16 例失访,则实际患牙拔除率为 4/84(4.8%)。如果失访的 16 例即 16 个患牙均因牙周疾病而被拔除,则最高拔除率为 (4+16)/100=20%,大大高出实际拔除率;如果 16 例失访者中没有一颗牙被拔除,则最低拔除率为 4/100=4%,与实际拔除率(4.8%)相差不多,可见因失访而造成的拔牙率范围可能界于 4%~20% 之间,对结果的真实性有很大影响。因此应探讨失访对结局的影响、报告失访人数在不同预后组分布的情况等信息。

(四) 是否采用客观的指标判断结局

预后研究对结果事件应有明确的定义。观察者之间对结果判断需有统一的评判标准。尽量使用客观的指标来进行结果判断,例如年轻恒牙外伤后的预后可通过 X 线片显示的根尖长度、根尖周病变大小等判断结果;口腔癌的预后可通过生存率判定。

(五) 判断结局是否采用了盲法

为了客观估计预后因素,应用盲法判断疾病的结局,可避免产生两种偏倚:①疑诊偏倚(diagnostic suspicious bias):如果研究者了解患者某种预后因素与结局有关,可能在具有这种结局的病例组竭力去寻找这种预后因素,而对对照组则不然;②预期偏倚(expectation bias):研究者根据文献知识或自己的经验,凭主观印象判断预后。

（六）是否校正过影响预后的其他重要因素

一种疾病可有多种预后，疾病结局可能受到多种可疑预后因素的影响，因此在对某种重要的预后因素进行研究时，应校正其他因素的影响。解决的方法有：①统计分析时，采用分层分析法；②进行多因素分析。如对儿童龋病的预后，可对年龄、性别、社会经济状况、父母亲教育程度、釉质发育不全等进行多因素分析。

二、研究结果的重要性

在对研究结果的真实性得到肯定后，应对其临床重要性进行评价。临床重要性体现在预后指标的变化强度和频度上。常用的指标有：

生存时间（survival time）：从某个起始事件开始，到某个终点事件的发生所经历的时间，例如术后生存 5 年，即表示自手术之日算起，随访 5 年仍然生存；一个样本的平均生存时间是一个估计值，其 95% 可信限区间代表总体平均值可能的波动范围。如果所有观察对象在预定观察期内都出现终点事件，该数据可称为完全数据（complete data），这时记录到的时间信息是完整的。如果由于某种原因停止了随访，尚未观察到研究对象出现终点事件时，该数据称为截尾数据或删失数据（censored data）。截尾原因可能为失访如拒绝访问或搬迁失去联系，死于与研究疾病无关的原因，或研究终止时终点事件尚未发生。

中位生存时间（median survival）：即观察到 50% 的研究对象死亡时随访的时间，适用于不同患者生存时间变异很大的情况。

某一时间点的生存率（survival rate）：例如舌癌治疗后 3 年、5 年生存率即表示舌癌治疗后随访 3 年、5 年者生存者占同期随访同种病例总数的比例；其 95% 可信限区间代表总体 3 年、5 年生存率可能的波动范围。若观察期内有删失：如观察对象在各个单位时段内是否生存的事件是相互独立的，应计算各个单位时段内生存概率，根据条件概率乘法原理，某一时点的生存率可以看作是累积生存概率（cumulative survival probability）即是各单位时段内生存概率的乘积。可用寿命表法通过式 9-1～式 9-6 进行计算：

$$L_{x+1}=L_x-W_x-D_x \qquad\qquad (式 9\text{-}1)$$

$$N_x=L_x-1/2W_x \qquad\qquad (式 9\text{-}2)$$

$$N_x=L_x-1/2W_x \qquad\qquad (式 9\text{-}3)$$

$$_1Q_x=D_x/N_x \qquad\qquad (式 9\text{-}4)$$

$$_1P_x=1-{_1Q_x} \qquad\qquad (式 9\text{-}5)$$

$$_nP_0={_1P_0}\times{_1P_1}\times{_1P_2}\times{_1P_3}\times\cdots\cdots{_1P_{n-1}} \qquad\qquad (式 9\text{-}6)$$

以上公式内各符号的含义是：L_{x+1} 期末观察人数；L_x 期初观察人数；W_x 期内属于截尾数据的人数例如失访、死于其他疾患者数及期终仍然存活的人数之和；D_x 期内死亡人数；$N_x=$ 校正人数；$_1Q_x$ 期内死亡概率，$_1P_x$ 期内生存概率，$_nP_0$ 累积生存率（$n=x+1$）。

有的作者认为寿命表法计算的生存率有可能对生存率高估，建议在观察例数较多、截尾数值较少的情况下采用直接法计算生存率。直接法计算的 n 年生存率时是将活满 n 年的人数除以观察满 n 年的人数得到的，方法简单、直观，但是不能利用截尾资料，当例数少时有可能出现后一年比前一年生存率高的不合理现象。

生存曲线（survival curve），是指以时间为横轴、生存率为纵轴，将各个时点的生存率连接在一起的曲线图。其绘制基于乘积极限法(Kaplan-Meier)或基于寿命表法(life table),通过曲线高度和下降坡度展示研究对象的生存信息,并能通过 Log-Rank 检验、Breslow 法或似然比检验法进行生存曲线间的比较。在需要调整协变量时,可采用 Cox 比例风险回归模型进行分析。

图 9-1 显示了某大型口腔专科医院在舌癌联合根治术中采用不同颌骨处理方式对患者 5 年生存率的影响,从曲线高度观察,术中阶段性颌骨切除者生存率低于边缘性颌骨切除者,但差异未达到统计学显著水平,而区域淋巴结转移阳性者的 5 年生存率曲线显著低于区域淋巴结转移阴性者,故可得出是区域淋巴结转移是影响舌癌患者 5 年生存率主要因素的结论。

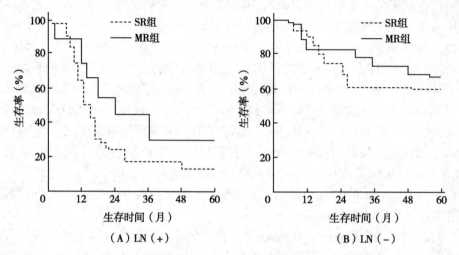

图 9-1　舌癌联合根治术中不同颌骨处理方式对 5 年生存率的影响
SR:阶段性颌骨切除　MR:边缘性颌骨切除　LN(+):区域淋巴结转移阳性　LN(−):区域淋巴结转移阴性

生存分析的方法也可用于牙齿治疗效果的评价。周修能等评估某些临床检查指标牙隐裂治疗预后的影响时,共纳入 50 例上颌前磨牙,均进行了根管治疗和冠修复,以牙齿拔除作为治疗失败的终点事件,牙齿未拔除作为“生存”,以隐裂纹范围、牙周探诊深度、X 线片牙周间隙增宽等作为分组变量,用寿命表法计算生存率,Kaplan-Meier 法绘制术后累计生存率曲线,Log-rank 检验行生存曲线之间的比较,COX 比例风险回归模型进行单因素和多因素分析,结果:1、2 年患牙生存率分别为 94%、82%,单因素分析提示牙周探诊深度 >3mm 和 X 线片牙周间隙增宽为影响隐裂牙预后主要因素,多因素分析显示 X 线片的牙周间隙增宽是影响隐裂牙预后的独立指标。

另外,通过预测模型(prediction models)的建立来预测个体患者将来疾病发生、发展及预后也越来越受到学者重视。简单来说,预测模型就是使用一系列与患者、疾病和治疗相关的预测因子来预测患者预后结局。预测模型主要针对患者个体,而非群体。它可以通过个体患者特异性的特征评估出该患者出现特定预后结局的风险概率,从而协助临床医师根据特定患者作出个性化决策。在口腔医学中,预测模型尚未广泛应用。目前口腔临床上较为成熟的预测模型仅有用于评估患者将来患龋病风险的 Cariogram 预测模型和 CAMBRA 预测模型。以 Cariogram 预测模型为例,临床医师可以根据患者在首次就诊(基线)时存在的相关风险因子,包括龋病经历、相关疾病、饮食频率及膳食组成、氟化物应用、菌斑量、唾液分泌情况、唾液缓冲能力以及变异链球菌数等通过该模型来预测患者在未来产生新龋齿的风险。该模型可以帮助临床医师为患者制订预防龋齿的个性化措施，预防患者龋齿发生。

三、研究结果的实用价值

（一）研究纳入的患者是否与自己的患者相似？

应详细描述纳入的患者特征，并将这些特征（人口学特征、临床特点）与自己的患者相比较，越相似，越有把握使用这些结果。

（二）研究结果是否可直接用于临床决策，有助于向患者和家属解释？

1. 如果研究结果提示即使不治疗也会有良好的预后，与治疗后的预后无明显差异，我们就应如实告知患者和家属，并进行讨论。

2. 如果文献提示不治疗预后差，而目前又有效果良好的治疗方法，就应向患者解释说明，病促使患者接受相应的治疗，以改善预后。

3. 如研究显示疾病目前缺乏有效地治疗方法，也应如实的告知患者和家属，尽量缓解患者的负担，采取相应的措施，提高患者的生存质量，减轻痛苦。

（陈 娥 苏乃川）

参考文献

1. 安琳 . 对寿命表法计算生存率的探讨 . 中国卫生统计，2000，17（1）：55

2. 陈志兴，张诠，郭朱明，等 . 95 例涎腺恶性多形性腺瘤的临床分析 . 癌症，2006，25（9）：1144-1148

3. 谷鸿秋，王杨，李卫 . 生存曲线校正方法 . 中华流行病学杂志，2014，35（1）：97-99

4. 江宏兵，廖小宜 . 舌癌联合根治术中不同颌骨处理方式的预后评价 . 实用肿瘤杂志，2000，15（3）：210-211

5. 刘金来，赵长林 . 疾病预后研究的循证医学评价 . 循证医学，2002，2（2）：108-111

6. 秦满 . 年轻恒牙外伤后牙髓预后评估及影响因素 . 中国实用口腔科杂志，2012，5（9）：517-520

7. 邱蔚六，蒋灿华 . 疾病预后的评价及统计学处理 . 上海口腔医学，2004，13（6）：473-475

8. 王兵，韩鹦赢，李红洁，等 . 危重患者血小板减少症发病危险因素与预后分析 . 中华流行病学杂志，2014，35（12）：1072-1075

9. 于丽娅，刘莉，穆慧娟，等 . 单纯被动随访评估人群肿瘤生存率偏倚分析 . 中华肿瘤防治杂志，2015，22（6）：407-411

10. 周修能，崔春，边专，等 . 隐裂牙预后的多因素相关分析 . 口腔医学研究，2012，28（7）：711-713

11. ALISSA R，OLIVER R J. Influence of prognostic risk indicators on osseointegrated dental implant failure：a matched case-control analysis. J Oral Implantol，2012，38（1）：51-61

12. BRATTHALL D，HÄNSEL P G. Cariogram-a multifactorial risk assessment model for a multifactorial disease. Community Dent Oral Epidemiol，2005，33（4）：256-264

13. LAUPACIS A，WELLS G，RICHARDSON W S. For the evidence-based medicine working group. Users' guides to the medical literature V. How to use an article about prognosis. JAMA，1994，389-391

14. RANDOLPH A G，GUYATT G H，CALVIN J E，et al. Understanding articles describing clinical prediction tools. Evidence based medicine in critical care group. Crit Care Med，1998，26（9）：1603-1612

15. STEINBERG S. Adding caries diagnosis to caries risk assessment：the next step in caries management by risk assessment（CAMBRA）. Compend Contin Educ Dent，2009，30（8）：524-526

16. STERNE J A，WHITE I R，CARLIN J B，et al. Multiple imputation for missing data in epidemiological and clinical research：potential and pitfalls. BMJ，2009，338：b2393

第十章

口腔健康相关生存质量的测量与评价

 内容提要

> 　　传统意义上的纯生物学指标已不能满足对口腔疾病和口腔健康的评价要求。为此，口腔健康相关生存质量概念和理论应运而生，它全面反映了口腔疾病患者的身体机能、心理功能和社会功能状态，作为一个较为完善的多维综合评估体系已被广泛用于口腔健康危险因素、疗效评价以及预后研究。本章介绍常用口腔健康相关生活质量量表及评价方法。
>
> 　　健康相关生存质量对临床科研与循证口腔医学的证据评价均颇为重要。随着医学模式以及疾病谱的转变，临床科研与医学实践所面临的不单是纯生物学病人，而是具有生物、心理和社会等综合属性的患者。以患者（病人）为中心的健康相关生存质量的分析与评价，又把临床研究与循证医学实践推向了一个更宽的范畴，具有十分重要的临床意义。

第一节　口腔健康相关生存质量的概念

一、产生的背景

　　随着医学模式从纯生物医学模式向生物 - 心理 - 社会 - 环境综合医学模式的转变，临床医疗实践与研究理应从单纯片面的生物学和临床视角，全方位扩展到患者的生理、心理以及社会功能等范畴；同时由于现有疾病谱中慢性非传染疾病已占主导地位，传统的纯生物学指标在测评临床结局或疗效有一定的局限性，也不符合以患者为中心的新医疗观，迫切需要一套新的指标体系，用以全面反映疾病的转归与患者的健康状态。

　　在此背景下，健康相关生存质量（health-related quality of life，HRQL）就应运而生。最早有关健康相关生存质量的测评量表，当推 20 世纪 40 年代的 KPS 量表（Karnofsky performance status，KPS），用于评估肿瘤术后功能恢复情况；进入 20 世纪 70 年代后，医学领域开始探索性引入通用量表并用来测定病人的整体健康状况，如 ADL 量表（index of independence in activity of daily life，ADL）、NHP 量表（nottingham health profile，NHP）、QWB 量表（quality of well being index，QWB）、MOS-SF36 量表（short form 36，medical outcomes study）。20 世

纪 80 年代后则开始制订量表，专门测量有关慢性疾病及肿瘤患者的健康相关生存质量，如 EORTC-QLQ 量表系列（european organization for research and treatment）、FACT 量表系列（functional assessment of cancer therapy，FACT）等。近年来，健康相关生存质量文献数量呈几何倍数增长，已成为现代临床研究与临床实践的热点问题。同时越来越多的临床工作者以及卫生决策者逐渐重视生存质量研究，并与经济学评价结合用于指导临床决策与卫生决策。

在口腔医学领域，Cohen 等 1976 年最早提出要建立一个以患者为中心的口腔健康评价标准，以准确反映患者对口腔疾病的主观感受以及疾病对机体功能和心理健康的影响；Resine 等在 1985 年利用疾病影响程度量表评价了口腔健康相关生存质量。Locker 基于 WHO 对伤害、残疾和身心缺陷的分类模型，建立了口腔健康相关生存质量评价标准的理论框架，用于评价口腔疾病对患者生理功能、心理功能和社会功能状态的影响。进入 20 世纪 90 年代，各类测评工具相继研制出来，并被广泛应用于流行病学调查、临床研究之中。

二、口腔健康相关生存质量的定义

要了解健康相关生存质量，应与健康的科学涵义结合，世界卫生组织（WHO）对健康的定义为：“健康不仅意味着无病，而且在生理、心理及社会功能等方面，都要处于一种完全的良好状态（health is not only the absence of infirmity and disease but also a state of physical, mental and social well-being）”。

何谓生存质量？什么是健康相关生存质量？口腔健康相关生存质量又是什么？目前对生存质量的定义已达百种之多，尽管形式不一，但均有如下共同之处：①生存质量是一个多维概念，应包括生理、心理及社会等方面的功能；②生存质量评价主观感受，应由被测试者自己评价；③生存质量是建立在一定的文化和价值体系之下的。其中，WHO 提出了一个能被广泛接受的标准化定义：即生存质量是指个人处于自身的生存环境与文化价值体系之下，对本身生存的一种自我感受，它与个人的生存目的、期望、标准及其关注有关（QOL is an individual's perception of their position in life in the context of the culture and value systems in which they live and relation to their goals, expectations, standards and concerns）。

鉴于环境、社会经济、文化信仰、疾病等均可能对生存质量产生影响，为此，特将与疾病和健康等直接相关的部分，称为健康相关生存质量（health related quality of life，HRQL），指病人对其疾病和相关临床干预等在躯体、心理、社会地位所产生的影响和作用的主观认知和体验；而将与健康间接相关的，例如受社会经济、环境等影响的部分，称为非健康相关生存质量（non-health related quality of life，NHRQL）。

口腔健康是人体健康不可或缺的组成部分，维系着人们正常的说话、进食、社会交往功能。任何口腔疾病或不适对身体的损害，不仅仅是生理上的，而是全方位的，在经济、社会与心理等方面均有反映，从而影响总体健康与幸福感。因此，从口腔健康及其影响角度，提出了口腔健康相关生存质量（oral health related quality of life，OHRQL）。与 HRQL 一样，其内涵包括多个维度，例如口腔疾病及其症状，咀嚼吞咽等生理功能状态，疼痛或不适，情感功能状态（如微笑等），与角色相关的社会功能状态，口腔健康的良好体验，口腔健康满意度，口腔问题所导致的社会交往受限等。同样,这些维度或方面也是相互作用、相互影响的。因此,口腔健康相关生存质量是指口腔健康对生存质量的影响,包括对患者身体机能、心理功能、社会活动方面的影响而进行的全方位主观评价和感受。

第二节　口腔健康相关生存质量的测试量表

传统的纯生物学指标,如血脂、血糖、血压等临床理化指标,可以采用专用仪器设备进行检测,但对于健康相关生存质量这样的"软指标"并不适用,这是因为健康相关生存质量比较特殊,具有主观性、多终点性、多时点性、隐含性等系列特点,决定了健康相关生存质量的测试必须借助特殊工具量表。量表类似一种调查问卷,其测试内容和条目组成实际上经历了三个时期的变迁:早期为"硬指标期",量表中的条目多设置为"硬指标",诸如测评生存时间、收入、教育程度、身体结构是否完整等;第二时期为"主观感觉指标为主期",开始设置一些条目用于评价研究对象的主观感受和体验,包括健康状态与社会环境状态等;进入20世纪80年代中后期,生存质量界定及测量愈来愈趋向于仅测量主观感觉指标。

因此,健康相关生存质量的测试内容,顾名思义,应兼顾健康和生存质量两个方面,后者又涉及生理功能、心理功能、社会功能等方面内容。这些测试内容不是孤立的、而是相互作用、相互影响的。例如人们一旦患病,其机体必遭病理损害而致生理功能障碍,在心理及精神上亦会受到压力,造成心理及精神上的负担和刺激,同时对于社会交往、人际关系及社会适应方面,亦会受到不同程度的限制等。健康相关生存质量必然涉及心理、生理及社会诸功能的改变及其相互影响;反之,随着疾病的痊愈,上述诸方面功能的好转或正常,也使健康相关生存质量得以改善(图10-1)。因此,健康相关生存质量的测试内容也应是多维度、多终点的,疾病或健康状态、生理功能状态、心理功能状态、社会功能状态等四个方面的测评缺一不可。

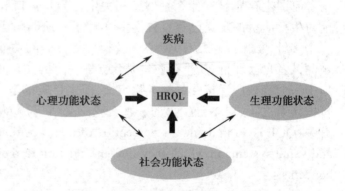

图 10-1　健康相关生存质量示意图

基于上述健康相关生存质量的测试内容,目前已研制出大量的生存质量量表,尽管这些量表形式多样,但按照其测试目的、量表内容及适用范围大致分为两大类:通用量表和专用量表。

一、口腔健康相关生存质量的测试量表分类

(一)通用量表

通用量表常用于总体的健康评估,覆盖了与健康相关的生理、心理、社会功能等诸方面的内容,不具特殊的针对性。在现有的量表中,通用量表占了相当大的比例。目前在口腔医学研究中比较常用的有:MOS-SF36量表、WHO-QOL100量表及其简化量表等。

SF36 量表是由美国医学结局研究组（Medical Outcomes Study, MOS）于 20 世纪 80 年代初期开发的一个普适性通用量表，至 20 世纪 90 年代不同语种版本的 SF36 相继问世，包含 8 个维度 36 个条目，涉及生理功能（10 条目）、生理问题对功能的限制（4 条目）、心理问题对功能的限制（3 条目）、心理健康（5 条目）、精力疲惫或乏力（4 条目）、疼痛（2 条目）、社会功能（2 条目）、健康总体评价（5 条目）等，外加一项比较以往健康变化的条目，共计 36 个条目。该表信度及效度颇佳，已被广泛应用。

另一个通用量表是由 WHO 牵头设计、全球 31 个国家（包括中国）协作完成的 WHO-QOL100 量表。包括 100 个条目（问题），涉及了生理、心理、独立生活水平、社会关系、环境以及宗教信仰等六大方面内容。适用于估价个体和一般人群的健康相关生存质量。已完成研究显示，该量表具有较好的信度与效度。但在大规模临床研究中，因 WHO-QOL100 量表条目过多，完成时间较长，可能出现依从性较差的问题，为此又开发了简化量表。简化量表只保留了 25 个条目，在确保信度和效度的情况下，其可行性大为提高。类似通用量表还有 ADL 量表、NHP 量表、QWB 量表、EuroQoL 量表、Spitzer's QOL 指数、SIP 量表等。

在临床研究中，通过对生理功能、心理功能和社会功能方面评价，通用型量表可用于不同疾病别、疾病谱、不同人群间的 HRQL 横向比较，但敏感性较差。同时由于这些量表未设置评价口腔健康的特异性条目，其测试结果可能无法全面反映口腔健康相关生存质量内涵，特别是不能反映口腔疾病患者所关注的问题，实用性受限，需要进一步寻求专用量表的帮助。

（二）专用量表

专用量表（specific instrument of HRQL）往往是临床用以观测某些慢性疾病的患者生存质量（疾病别量表），或药物治疗中的某些反应而专门设计的生存质量测量量表，具有针对性。具体类型有疾病别量表（心肌梗死、哮喘病人、癌症患者）、年龄别或特殊人群量表（老年人）、功能量表（睡眠或性功能）、症状量表（如疼痛）等。基于口腔疾病特点及其患者的关注，现有多种专用量表可以用于测量口腔健康相关生存质量，比较常用的专用量表有：

1. 口腔健康影响程度量表（oral health impact profile, OHIP）　旨在测试口腔健康问题及其干预对社会功能影响的主观感受。最初版本设置了功能限制、生理疼痛、躯体能力障碍、心理不适、社会功能障碍以及心理和身体残障等 7 个领域的 49 个条目，该量表可用于文化和经济背景迥异的人群 OHRQL 的测评。近年来其简化版本 OHIP-14（保留 14 个条目），已先后被翻译成多语种版本，其中包括中文版（大陆中文版和香港中文版）。由于 OHIP-14 克服了 OHIP-49 量表条目过多、操作费时、依从性差等缺点，更适合在大规模流行病学调查及临床研究中使用。另外，有学者甚至将 OHIP 量表精简至五个条目，即 OHIP-5。该量表已在多个国家不同类型的病人或普通人群中使用。但是该量表由于过于简化，在评估口腔科患者或普通人群口腔健康相关生存质量的信度和效度方面仍存有争议，故该量表尚未在临床中广泛接受和使用。另外，OHIP 量表也针对特定口腔疾病研发出了几种疾病特异性专用口腔健康影响程度量表，比如含有 22 个条目的颞下颌关节紊乱病患者专用量表（OHIP-TMD）和含有 20 个条目的无牙颌患者专用量表（OHIP-20）。

2. 日常生活口腔影响量表（oral impact on daily performance, OIDP）　可以定量评估口

腔问题对日常行为的影响程度。包括进食舒适度、发音和说话清楚程度、牙齿清洁度、睡觉和放松、微笑或大笑和随心所欲的露牙齿、能克制情绪而不易动怒、社会交往无障碍等8个日常行为条目。这些条目均为频度条目，以6个月为限考核影响程度，若6个月内无影响，则为0，若6个月内每天均有影响则为5。每个条目的评分是频度评分乘以严重程度分值，各个条目分数累加得到日常生活口腔影响总分。

3. 日常生活牙齿影响指数（dental impact on daily living，DIDL）　由牙齿外观、疼痛、舒适感、功能受限和总体影响等5个维度36个条目。对条目的评价分3个尺度（存在正面影响为+1，0= 有影响、但不全是负面影响，−1= 有负面影响）。每个尺度的权重为个人回答的实际总分除以该尺度的总理论分。各条目分值累加得到总评分。

4. 牙科影响程度量表（dental impact profile，DIP）　该量表包括健康、进食、爱情以及社会关系4个领域，共计25个条目。每个条目按正面或负面影响进行评价，并以正面或负面影响所占的比例来评分。DIP经检验具有良好的信效度，但能否在不同国家地区、不同文化背景人群适用，还有待进一步研究验证。

5. 总体口腔健康评价指数量表（general oral health assessment index，GOHAI）　是最初为测评老年人的口腔健康问题而创立，后来证实在不同年龄组、不同种族的人群也是有效的。目前已有中文版，信度和效度俱佳。该量表从生理功能、心理功能及疼痛和不适等3个维度12个条目进行自我主观评价。所设置的条目也属于频度条目，分为1= 频繁，2= 经常，3= 偶尔，4= 很少，5= 从来没有等5个尺度。总分为上述12个条目得分的累加，最低12分，最高60分，得分越高，表示口腔健康相关生存质量越佳。

6. 主观口腔健康状况指数（subjective oral health status indicators，SOHSI）　该量表包括8个领域、43个条目，涉及咀嚼困难、言语受限、疼痛和其他症状以及由此带来的社交障碍和日常活动受限等内容。该量表最初研制是用于测评老年人的口腔健康相关生存质量，特别是评估老年患者的口腔疾病对生存质量的影响。后续研究表明，使用该指数测试各个年龄段的成年人口腔健康，仍具有较高的敏感度和反应度。

7. 头颈部癌症专用量表　欧洲癌症治疗与科研组（european organization of research and treatment of cancer，EORTC）设计了一套量表，每个量表均由核心问卷加上癌症别特殊问卷两部分组成，共同核心问卷称为QLQ-C30，条目完全一样，包括5个功能子量表（躯体、角色、认知、情绪、社会功能），以及多个症状子量表（例如乏力、疼痛、恶心呕吐等），并根据不同癌症的具体特点增加了疾病别问卷。目前已开发了包括肺癌量表（QLQ-LC13）、乳腺癌量表（QLQ-BR24）、头颈部癌症（QLQ-H & N37）、食道癌（QLQ-OES24）、直肠结肠癌（QLQ-CR38）等在内的一整套量表。其中QLQ-H & N37量表在口腔肿瘤外科治疗的疗效评价以及预后研究中已开始应用，可行性尚可。

8. 儿童口腔健康影响程度量表（child oral health impact profile，COHIP）　包括5维度34个条目，主要调查口腔症状、功能状态、社会/情感状态、校园环境和自我形象等方面内容。在8~15岁年龄段儿童的验证研究中，COHIP表现出良好的信效度，同时在探讨口腔治疗对儿童或口腔健康的影响时，因COHIP设置了一些特异性条目，其反应度俱佳。但有研究表明，COHIP在病情严重患者中的使用效果不佳。

9. 学龄前儿童口腔健康影响量表（early childhood oral health impact scale，ECOHIS）　针对学龄前儿童，可以使用学龄前儿童口腔健康影响量表，它是目前用于评价口腔疾病对0~

5岁儿童及其家庭生存质量影响的唯一量表。该量表由患儿的父母或其他监护人完成。量表包括四大领域：口腔症状、口腔功能、儿童心理、社会关系，共计13个条目组成。每个条目尺度范围0～4分，0分＝从来没有，4分＝很频繁。评分范围在0～52分，分数越高表明口腔健康影响越严重。ECOHIS量表具有良好的重测信度、内在一致性以及效标效度。

近年来，有学者认为目前评估口腔健康相关生存质量的量表过于繁杂，且不同量表之间结论难以比较。因此学者正致力于将目前最常使用的几个口腔健康相关生存质量量表（如OHIP-14、OHIP-49、GOHAI、OIDP等）通过循证医学合并为一个标准化的口腔健康相关生存质量模型。该模型最终包含4个纬度，即口腔功能、颌面部疼痛、颌面部形态、心理社会影响等。该标准化模型有希望在将来评估患者口腔健康相关生存质量方面提供一个更简化且具有更好的心理测量性能的测量方法。

二、口腔健康相关生存质量量表的选择与等价性评估

量表的来源主要分自行设计与引用现成的量表两个途径。

（一）第一个途径是自行设计量表

自行设计量表，即研究者联系所研究的疾病实际情况及其观察目的而专门设计。设计健康相关生存质量量表，从条目的设置及语义表达、条目筛选、预试，到信度效度考评等，是一个相当复杂的过程，还需要在实践中反复修改、补充和完善。研发一个成熟的量表，需要动用大量人力、物力和资源。

（二）第二个途径、也是最为常用的是引用现成量表

由于我国生存质量相关研究起步较晚，自己设计的量表较少，大多引用国外现成的量表，为我们的OHRQL测试服务。鉴于生存质量有一定的文化依赖性，在引用跨文化的量表时，应考虑种族、文化及经济差异，必要时作适当的修改与补充。一旦选定OHRQL量表，还应进行等价性评估：①量表项目翻译的等价性，即项目的中文含义应与原文意义吻合贴切。要用准确的语言将其进行翻译并回译，以保证能够通顺表达而又不失原意；然后将翻译的量表进行预试，继而作必要的修改和完善。再投入测试研究并评价，通过反复实践证明效果满意后才可定案，作为正式的有关生存质量的测试工具。②执行等价性，调查方式应一致，若原量表采用自填法，应用时尽可能避免访谈法。③范围（内涵与外延）的等价性，调查内容、范围、定义、对象等尽可能一致。④测量内部等级的等价性：量表原文中备选答案不同等级是等间距的，翻译中文备选答案也应等距。如SF36量表中第8个条目：过去四周内，身体上的疼痛影响你的工作和家务事吗？备选答案是："1＝完全没有影响，2＝有一点影响，3＝中等影响，4＝影响很大，5＝影响非常大"。上述5个答案的尺度应是等间距的，与原文版本一致。

三、OHRQL量表的主要功能与一般测试要求

健康相关生存质量的信息是通过量表测量得到的，应该准确真实地反映出被测试者的生存质量，要求具有良好的信度与效度，且对不同的生存质量，具有判别和评价能力。

（一）测试功能

OHRQL量表主要有三种测试功能：①预测功能：即应用OHRQL量表所获得信息，通

过观察追踪生存质量的变化情况,具有预测某种特殊事件发生的功能,例如预测疾病的发展、转归、康复或预后等。②辨别功能:即应用 OHRQL 量表同时测试不同健康状态的对象,其结果要能反映出他(她)们之间 OHRQL 差异的真实水平,因而具有辨别生存质量差异性的功能。③评价功能:即应用 OHRQL 量表,测试患者接受治疗或干预前 - 后的生存质量的变化,而这种时序变化的数值,应具有对干预或治疗效应的评价功能。例如口腔疾病患者在治疗之初,OHRQL 测试值为低水平,而一旦接受了有效的干预治疗后,症状缓解,生存质量改善,其测试值随之上升,OHRQL 治前和治后的测试变化值,就具有评价的功能。量表评价功能的高低与测试条目的敏感性(sensitivity)或反应性(responsibility)密切相关。

(二) OHRQL 量表的一般测试要求

1. OHRQL 测试量表的条目所代表的意义及其表达应该明确无误,被调查者能正确理解和准确回答,以确保反映 OHRQL 信息的质量。

2. 要考虑 OHRQL 量表是否适用于拟研究或评价的对象,是适于疾病的急性进展期抑或为慢性恢复期,例如儿童口腔健康影响程度量表在轻中型患儿人群中应用,其信度、效度是有保障的,但对于病情程度比较严重的患儿,则不适用。

3. OHRQL 量表提供的信息是来自于患者本人抑或为相关人员(如家属、医务人员),是自我回答抑或访谈者相助? 若是患者本人,是否考虑了患者的文化程度及宗教信仰,是开放式问卷抑或是封闭式或两者兼而有之,量表的完成时间。在正式应用前,最好先行预试。

4. OHRQL 量表收集信息的场合是否合适,适于住院患者抑或非住院患者或两者兼而有之,不同的场合调查可否影响真实性?

第三节 OHRQL 量表的信度与效度评价

在实际测试过程中,即使是同一种量表,先后两次测试同一对象或者分别测试同等状况的不同对象,测试的结果可能出现不一致的现象,这就需要在测试前对健康相关生存质量量表的信度、效度进行验证,并在实践中不断地加以检验、修改与完善。

一、OHRQL 量表的信度

信度(reliability)或称可靠性,是指生存质量量表所测试结果的可靠程度或可重复的程度。如评定者的信度是指不同评定者使用同一量表测试同一批对象的一致性程度。OHRQL 量表的测试结果,同样应力求有好的信度,要能很好地被重复(reproducibility),量表本身所含条目的内部一致性也要强,这样就能确保 OHRQL 信息的质量。

(一)重测信度(前后一致性检验)

为了验证 OHRQL 量表的重测信度,常用 OHRQL 量表对同一批研究对象采用调查 - 再调查的方法,两次调查间隔适当的天数,然后就两次的测试结果进行一致性分析,例如计算 Kappa 值或组内相关系数(intraclass correlation coefficient, ICC),以确定可信度。组内相关系数(ICC)由于排除了偶然一致性和系统误差的干扰,比一般的相关系数更好,若组内相关系数或 Kappa 值 >0.7,表明可信度高。

（二）OHRQL 量表条目的内在一致性检验

内在一致性检验目的是检验有关 OHRQL 的条目,在对总体 OHRQL 测试的结果中,各条目间内在的一致性程度,常用分半信度和 Cronbach's α 系数评价。分半信度是指将量表条目按照奇、偶数分成两部分后,两者间的相关系数。Cronbach's α 系数则是所有分半信度的平均值,数值在 0 和 1 之间,0 表示完全不可信,1 表示完全可信。从理论上讲,Cronbach's α 系数应大于 0.8,但大多数研究者认为若 Cronbach's α 系数 >0.7,就表明条目间内在的一致性较好,结果较为可靠。

影响可信度的主要因素包括:①条目数量:在质量相同的条件下,条目多的量表,可信度要优于条目少的量表;②条目的测量尺度:条目尺度越精确的量表,可信度越高;③测试方式与手段:若填表说明清楚明了,测量环境理想、无干扰,可以大大减少测量误差,提高可信度。

二、OHRQL 量表的效度

效度(validity)或称真实性是指 OHRQL 量表的测试结果与被测者生存质量真实值的符合程度。主要有内容效度、效标效度、结构效度。

（一）内容效度

对于量表所涉及的调查条目、内容,应首先经专家评估,以确立其表面效度,即从"表面上"评价是否合适和有价值。应用 OHRQL 量表测出的生存质量水平,应与患者的病况相关联,具有内在联系的一致性,即患者病况差时,测试的分值就低;当患者病况好转或痊愈时,测试的分值就高。这是一个主观过程,条目测量的内容与欲测量内容一致的比例越高,则内容效度越佳。

内容效度需根据一般的感觉加上病理生理学以及临床真实情况等相关知识予以综合判断。

（二）效标效度

选用某个常模量表或临床结局作为"金标准",同步与待验证量表测试研究对象,若两者测试结果高度一致,则说明待测量表,具有很好的效标效度。常采用相关系数表示,一般要求 >0.7 以上。例如为验证 OHIP14 简化量表的真实性,可常选用 OHIP49 量表为标准,进行效标效度分析。

（三）结构效度

若无现成的"金标准"量表,则需考核 OHRQL 量表的结构效度。首先根据测试目的,围绕研究者欲测试的内容,提出量表的理论框架或模式,然后在样本人群中进行实际测试,再利用一些统计方法对实际测试结果进行降维处理后,得到实际模式。将实际模式与理论模式进行比较,若两者相符,量表各个条目的实际测试结果都能反映出良好的真实性,那么量表的结构效度就好,反之则差。

结构效度分析的统计方法较为复杂(例如因子分析),为便于理解,现以"信躁比"阐述结构效度分析过程。对于 OHRQL 量表的效度评价,其包含着两种成份,其一称之为"信号"(signal),表示 HRQL 量表中的有关条目,在测试生存质量这一总目标中,能反映出生存质量真实水平的信息量,因此,就效度而言,肯定是"信号量"越强越好;其二,称之为"躁度"(noise),表示 OHRQL 量表中有关测试条目反映出的信息结果,与拟测试的生存质量总目标,没有或没有显著意义的相关关系。就量表的效度而言,是"躁度"越小越好。将"信号"和"躁度"联合考虑,用"信躁比"表示,信躁比 = 信号 /(信号 + 躁度),该比值越大越好。一般认为信躁比 >0.7 以上为佳。

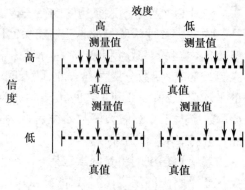

图 10-2 效度信度关系图

三、信度与效度的综合评价

如果 OHRQL 量表仅有良好信度,或者仅有好的效度,都是不够的。只有信度与效度俱佳的量表,方可称为好的 OHRQL 量表(图 10-2)。

图 10-2 表明,OHRQL 量表信度和效度均佳才有实用价值,两者缺一不可。

第四节　口腔健康相关生存质量在口腔医学实践中的应用

传统的临床医学研究与临床实践,通常都注重临床效果及生物学指标变化值,对治疗后生存者的健康状态及生存质量少有关注。近些年来这种情况已发生改变,人们对生存质量的评价已越来越重视,并开始逐渐应用于临床实践与卫生政策决策之中。口腔健康相关生存质量的应用范围也很广,可大致归为以下两个方面。

一、特定人群的口腔健康评估

开展流行病学调查,研究口腔健康相关生存质量的平均水平以及在不同地区、年龄、性别人群的分布特征,同时可以探讨口腔健康相关生存质量(OHRQL)的主要影响因素。特定人群包括"一老一小"。"一老"是指随着我国人口进入老龄化,针对城区老年人、离退休人员的生存质量调查研究越来越多,对老年人口腔健康的调查与评估已成为研究热点。特别是通过对老年口腔疾病患者、罹患慢性疾病的老年患者、牙齿缺失和安装活动义齿者等调查研究,可以了解这些特殊人群的整体口腔健康状况以及口腔健康相关生存质量如何,从而有利于开展有针对性的口腔保健服务。"一小"是指在儿童时期,儿童口腔健康尤为重要。不仅影响恒牙萌出、牙列形成、颌面部发育,而且对身心健康也很重要。口腔疾病能引起患儿口腔疼痛、心理抑郁、社交障碍甚至个人行为改变。在国外,儿童 OHRQL 量表已广泛用于儿童口腔健康相关生存质量的测评,国内已陆续开展该方面的研究。

二、口腔疾病的疗效与预后评价

在口腔临床医学研究中,适宜作生存质量观测者,多用于慢性疾病患者需要进行药物治疗,并且需要较为长期维持治疗者,适宜病种如颞下颌关节紊乱病、牙周病、口腔恶性肿瘤、口腔黏膜病等。例如,对于口腔癌等头颈部肿瘤,尽管外科技术和非外科治疗手段不断涌现,但总体生存率并未得到显著提高,采用诸如生存率、局部控制率等传统生物学指标来评价疗效不能准确反映不同干预措施的差异,而将口腔健康相关生存质量与传统的临床终点指标相结合则结果相对准确可靠,这已成为口腔癌临床研究的一大趋势。例如欧洲癌症治疗与科研组(EORTC)的头颈部癌 QLQ-H&N37 量表,已被大量用于口腔肿瘤外科治疗的疗效评价以及预后研究之中。

第五节　口腔健康相关生存质量研究的严格评价

随着对口腔健康相关生存质量(OHRQL)的关注越来越多,国内外开展了许多相关研究,探讨对口腔疾病造成的功能和心理影响。口腔健康相关生存质量研究的数量尽管逐年增加,但其质量如何,特别这些研究结果的真实性、重要性和适用性如何,需进一步严格评价,具体可参考以下评价标准。

一、研究结果是否真实可靠

(一) 对于 OHRQL 量表所测试的结果,是否作了信度和效度的检验,量表的辨别或评价的功能如何

如果 OHRQL 结果的信度和效度好,确有辨别或评价功能,则可进一步评价:①研究者测试患者的 OHRQL,是否患者本人也认为是重要的内容,医生考虑的 OHRQL 一定要与患者自己认同的重要内容相统一,而不能仅注重临床及生物学指标。OHRQL 要采取医患相结合的原则与方法进行测评。②OHRQL 测试的结果是否有被省略的重要内容。

OHRQL 通常要测试有关重要生理、心理及社会功能等方面的内容,特别是特殊疾病致功能影响的内容。例如对口腔癌患者,如果 OHRQL 的评价仅仅注重疼痛及其体能方面的变化,而缺少了心理及社会活动功能方面,评价就不够全面。因此,在评价 OHRQL 时一定要注意其是否遗漏或省略了重要 OHRQL 内容。

(二) 研究者是否对 OHRQL 分析方法作了评价

要考察是否报告了 OHRQL 量表测试的全部内容,分析方法以及相应结果。如试验开始时有多少患者属于地板效应和天花板效应(即在 OHRQL 较低或较高时,分值在接近上下限时出现钝化);是否有失访并影响了最终结果。

(三) 研究者对生存质量是否作了质与量的转化以及卫生经济学的评价

要考虑生存质量的效用评价,是否采用了正确的方法作了 QALY 分析以及成本效用分析。生存质量的效用测量,采用假设是:死亡 =0 分,完全健康为 1 分,当患病时人们对自己病后的生存质量可在 0~1.0 之间评分定位,然后采用质量调整寿命年(quality adjusted life years,QALYs)来评价自身的生存效用。在此基础上进一步进行卫生经济学的成本 - 效用分析。这对临床医疗以及卫生政策决策有重要参考价值。

二、OHRQL 研究的结果有多大的临床意义

HRQL 量表测试出的分值及其确定的生存质量评价界值,一定要考虑对临床疾病和对健康判断的意义,是否高于或低于某一分值就属于正常或异常? 或者分值变化程度达多大范围才有临床价值? 此外还应探讨生存质量的改变是否与疾病的严重程度、时间变化、相关临床测试结果的变化有关?

三、OHRQL 的测试结果是否有助于自己的患者处治

OHRQL 测定应与临床医疗实践相结合,在应用这类测量的方法以及量表时,一定要考虑自己的具体条件和其可行性,以及是否有助于自己的临床实践。因此,需特别注意是否与

研究中的"PROGRESS"要素相匹配：

    P（place：考虑研究地点与证据应用地点在医疗保健系统中的地位是否类似）；

    R（race：种族与基因类型是否匹配）；

    O（occupation：职业类型是否匹配）；

    G（gende：性别是否匹配）；

    R（region：风俗习惯、信仰是否类似）；

    E（education：教育程度是否匹配）；

    S（social-economic status：社会经济地位是否类似）；

    S（support system：社会支持系统与保障体系是否类似）。

应用时，将 OHRQL 研究中患者特征与自己的患者按上述 8 个要素逐一进行比对，以判断 OHRQL 研究是否适用。

（康德英　王家良）

参考文献

1. 丁丽,张玉梅,冯艳. 口腔健康相关生活质量的研究应用与进展. 现代生物医学进展,2010,10(18):3592-3594,3573

2. 林焕彩,卢展民,杨军英. 口腔流行病学. 广州:广东人民出版社,2005

3. ALLEN P F,O`SULLIVAN M,LOCKER D. Determining the minimally important difference for the Oral Health Impact Profile-20. Eur J Oral Sci,2009;117(2):129-134

4. BRENNAN D S,SPENCER A J. Comparison of a generic and a specific measure of oral health related quality of life. Community Dent Health,2005,22(1):11-18

5. BRODER H L,JANAL M,WILSON-GENDERSON. Reliability and validity of the Child Oral Health Impact Profile. J Dent Res,2005,83(SA):2652

6. HADORN D C,HAYS R D. Multitrait-multi method analysis of health-related quality of life preferences. Med Care,1991,29:829-840

7. HAYS R D,ANDERSON R,REVICKI D.Psychometric considerations in evaluating health-related quality of life measures.Qual Life Res.1993,2(6):441-449

8. JOHN M T,REISSMANN D R,ČHYPERLIN,et al. Intergration of oral health-related quality of life instruments. J Dent,2016,53:38-43

9. KAPLAN R M,BUSH J W.Health related quality of life measurement for evaluation research and policy analysis. Health Psychol,1982,1:61-80

10. MURRY C J.Quantifying the burden of disease:the technical basis for disability-adjusted life years. Bull World Health Organ,1994,72(3):429-445

11. NAIK A,JOHN M T,KOHLI N,et al. Validation of the English-language version of 5-item Oral Health Impact Profile. J Prosthodont Res,2016,60(2):85-91

12. PAHEL B T,ROZIER R G,SLADE G D. Parental perceptions of children's oral health:the Early Childhood Oral Health Impact Scale(ECOHIS). Health Qual Life Outcomes,2007,5(1):66-68

13. SONG T,FANG M,ZHANG X B,et al. Sustained improvement of quality of life for nasopharyngeal carcinoma treated by intensity modulated radiation therapy in long-term survivors. Int J Clin Exp Med,2015,8(4):5658-5666

14. TANDON P K. Applications of global statistics in analyzing quality of life data. Stat Medicine,1990,9:819-827

15. WONG M C,LO E C,MCMILLAN A S. Validation of a Chinese version of the Oral Health Impact Profile （OHIP）. Community Dent Oral Epidemiol,2003,30（6）:423-430

16. YULE P L,DURHAM J,PLAYFORD H,et al. OHIP-TMDs:a patient-reported outcome measure for temporomandibular disorders. Community Dent Oral Epidemiol,2015,43（5）:461-470

思考题

1. 什么是健康相关生存质量？
2. 健康相关生存质量量表应该具有哪些功能？
3. 如何对一个口腔健康相关生存质量量表进行等价性评估？
4. 如何对一个口腔健康相关生存质量研究结果的真实性进行评价？

第十一章

口腔临床经济学研究与评价

 内容提要

　　口腔疾病是慢性疾病,科学技术的进步使牙科医疗技术多样化发展,绝大部分的牙科医疗技术都是可选择性的,不同的疾病程度、不同的审美观念、不同的经济背景,使患者可以选择不同的牙科医疗技术来满足医疗需求。本章所讨论的卫生经济学、临床经济学基本概念、成本分类和成本计量、临床经济分析与临床经济学评价标准,指导口腔医务人员做出正确的资源利用决策。

第一节　卫生经济学概述

　　要了解口腔卫生经济学,就要先从经济学基本理论出发。经济学要解决的问题是在资源稀缺的前提下,研究资源如何分配、生产什么、如何生产和为谁生产的问题。口腔医疗服务领域的经济学研究可以揭示口腔卫生体系中"可及性""质量"和"可负担性"这三个关键问题。这三个问题都与资源有关,是卫生经济学研究的重要内容。

　　卫生经济学(health economics)是经济学分支学科之一,研究卫生服务过程中资源需求、供给和合理利用的规律,它的基本原理是:人们对卫生健康服务的愿望和需求是无止境的,然而用于卫生的资源是有限的。必须做出合理选择、合理配置资源,满足国民的基本卫生需求。卫生经济学有两个部分的内容,即健康经济学(economics of health)和卫生服务经济学(economics of health care)。健康经济学以健康需求为出发点,研究个体在资源配置中的行为,包括购买卫生服务以及时间分配等。卫生服务经济学主要研究卫生服务需求和供给、卫生要素市场、政府干预等内容。我们所称的卫生经济学,包含了这两个部分的内容(孟庆跃,2013)。

　　把卫生经济学具体到研究口腔卫生领域,就是口腔卫生经济学(economics of oral health),它是卫生经济学的一个研究分支,其定义从卫生经济学演绎而来,主要研究口腔卫生资源配置、口腔卫生服务可及性、口腔健康需求、口腔卫生服务可负担性以及社会发展状况对不同人群口腔健康的影响等方面,揭示经济规律在口腔卫生领域内的宏观作用和特点,从卫生经济学角度为口腔卫生预防策略和口腔卫生政策制订提供依据。

　　如果把口腔卫生经济学的概念再微观化,把研究目标具体到临床操作的经济学评价上,就是口腔临床经济学(clinical economics)。它是在卫生经济学的理论基础上,运用经济学评价的方法,对临床使用的药物、设备、诊疗程序等技术干预措施进行经济评价,以提高资源的配置和利用效率,以期解决资源稀缺性和需求无限性的矛盾,是卫生经济学的延伸。在口腔领域是指用经济学原理评价临床口腔诊断、防治技术的经济学效果,找出合理投入、分配的影响因素,指导口腔临床医务人员做出合理利用有限资源的决策。从对社会是否有利的角度,合理分配和使用有限的经费和设施,提高口腔医疗保健的效率,最优化利用有限资源才能产生最优效果。

本章将介绍口腔卫生经济学中具体到临床评价的方法和研究要点。在口腔医疗单位的经济管理中,用经济分析方法,可以找出成本低而产出较高的诊疗方法,从而提高口腔医疗系统的投资效益,经济分析同样能帮助口腔临床医生在临床诊疗过程中做出更合理的选择,使口腔医疗水平不断提高。口腔医学必须重视经济评价和分析,将社会效益和经济效益结合起来,使有限的口腔卫生资源获得最大的效益。

第二节 口腔临床经济学研究内容

早在 20 世纪 30 年代,就有学者提到了经济因素对口腔服务需求的影响,比如 1939 年,美国统计学家 Selwyn Collins 在 *Public Health Reports* 上发表论文 *Frequency of Dental Services among 9,000 Families*,*Based on Nation-Wide Periodic Canvasses*,*1928-31* 中提到患者的经济支付能力比患者自我口腔治疗感知更能影响口腔卫生服务的实际获取,提示出口腔医疗的发展与经济发展水平密切相关。1976 年 A.G.Holtman 和 E.O. Olsen 在《人力资源杂志》上发表的"口腔卫生服务需求:消费和家庭生产研究"和 1982 年 Hay,J.W. 和 H. Bailit 在《社会科学与医学》上发表《口腔卫生服务需求》,这两篇文章都指出了口腔卫生服务的基本经济属性,即基于个人效用最大化行为理论,由于个人会通过利用自我时间和市场其他商品或服务来获得口腔健康,故个人总体福利会受到口腔卫生服务与其他个人商品消费的影响。1986 年,Manning,W.G. 和 H. Bailit 等人发表兰德保险公司报告文章《口腔卫生服务需求,来自健康保险公司随机试验研究的证据》和 1987 年 Douglas A. Conrad,David Grembowski 等人在《健康服务研究》上发表的《口腔卫生服务需求:口腔保险的影响与保险设计》,是早期口腔经济领域中研究口腔保险的文献。

由于卫生经济学研究本身在我国起步较晚,而口腔卫生经济学属于卫生经济学的研究分支,研究文献则更加少见。1993 年华西医科大学口腔医学院(现为四川大学华西口腔医学院)张志君在《中国医院管理》上发表论文《口腔医院的经济困境及其对策》,首次对口腔医院的经济发展提出建议。随后,北京医科大学沈曙铭等对口腔医疗服务价格的补偿模式进行了探讨,是我国学者早期对口腔价格的研究。21 世纪以来,我国口腔卫生经济的研究主要来自于口腔流行病调查中对不同人群不同口腔卫生需求进行分析,代表人物有北京医科大学口腔医学院王左敏、第四军医大学口腔医学院李刚等。另外,我国口腔卫生经济研究还有部分针对口腔诊所经营状况的研究,对经营模式、开业选址等进行了分析,比如四川大学华西口腔医学院刘福祥、魏世成等。这些研究方法多采用描述性研究方法,还未成体系。近年来,随着国家尾声计生委对医疗改革的持续推进,鼓励商业保险进入口腔医疗卫生服务市场,有学者开始关注社会保险、商业保险对口腔卫生服务利用的影响,如四川大学华西口腔医院的瞿星等。

为什么卫生经济的理论和研究方法在口腔领域应用非常重要？这是因为受到口腔卫生资源有限的约束。口腔医疗服务对设备和材料的要求高，许多口腔疾病需要多次复诊、长期观察。口腔医务工作者需经过长期培养和训练才能完成复杂的治疗操作，而我国口腔医疗资源有限，基本口腔医疗保险滞后，无成熟的商业口腔保险，口腔医疗管理薄弱，口腔卫生服务水平远不能满足 13 亿人口的需求。如何为病人选择最经济有效的诊断和治疗方法，使社会大众看得起口腔疾病，承担得起基本医疗的支出，同时又能力维持口腔医疗系统的生存和发展，这就需要用到经济学手段来进行评估。

第三节　成本分类和成本计量

要进行卫生经济学分析，就要用到经济分析（economical analysis）方法。经济分析有两个重要特征：第一，不仅研究资源的消耗，同时研究效益的收获。把投入与产出结合在一起研究，衡量、评价备选方案的成本和收益。第二，必须对同一个项目的不同份备选经济方案进行比较，通过选择最优方案达到成本最小化，实现有限资源的有效配置。单纯的成本分析不能称为经济学评价，但是经济学评价的各种形式都要处理成本问题，卫生经济评价首先要求精确计算成本。

成本（cost）是指所关注的某一特定临床和预防干预措施过程所消耗的资源的价值，包括物化劳动和活劳动的价值，成本用货币单位表示。成本本质上就是一种资源的消耗，并因而失去了将其用于另一措施产生相应效果的机会，故又称为"机会成本"。进行成本测量时要求作到完全，尽可能不遗漏，因此应按步骤，明确口腔医疗服务进行的全过程，服务的数量和质量，并需要其他相关部门配合，将有关口腔医疗服务每一步的成本累积，计算出每一服务项目的总成本。

直接准确的成本资料大部分可从医疗单位财务部门获得，对部分成本资料和回顾性研究的成本资料，可通过原始病历登记查阅、随访患者深入访谈、信访调查、门诊随访、电话查询、失访病例随机抽样调查和家访等方式获得，但应注意其可信度，应反复核实并在调查结果中有所说明。

将收集到的成本资料按种类分类并进行成本登记，例如牙周病患者的综合治疗就可划分为洁治相关成本、药疗相关成本、检查相关成本、其它辅助治疗相关成本、随访检查相关成本等。

一、成本分类

（一）直接成本（direct costs）

系提供一项产品或服务时所花费的费用，在涉及某一医疗措施直接耗费的资源时，一般将其分为直接医疗成本和直接非医疗成本。

基于患者的直接成本包括：

1. 直接医疗成本（direct medical costs）　医疗服务过程中用于患者治疗、预防、保健的费用，例如口腔病人求医的直接医疗成本包括挂号费、诊查费、化验费、手术费、X 线检查费、修复费用、麻醉费、药品费、护理费等直接医疗费用。从医院角度考虑，直接医疗成本应包括可直接计入医疗服务项目的成本,例如医疗服务费、卫生材料费、易耗品损耗费等。

2. 直接非医疗成本(direct nonmedical costs)　口腔病人因病就诊或住院所花费的非医疗服务的个人成本,包括病人的饮食、交通、住宿等非医疗费用,也包括病人亲属在陪伴和照顾病人中因缺勤、交通、食宿等造成的额外花费。

(二) 间接成本(indirect costs)

间接成本是指产品生产或医疗服务费用发生时,不能或不便于直接计入某一成本计算对象的有关成本,例如行政管理费用、医院管理人员的工资、医院房屋建筑物和医疗设备的折旧、修理费、办公费等,通常属于间接计入成本。

病人因死亡或因病停工造成的损失也属于间接成本。①与病残(morbidity)有关的成本:即患者由于患病造成缺勤病假、工作能力减退所造成的损失等,包括因病损失的工资、奖金及丧失的劳动生产力所造成的误工产值。②与死亡(mortality)有关的成本:由于病死所造成的家庭、社会的潜在经济损失。

基于患者的间接成本常用的计算方法有:

1. 人均国民收入法(human capital approach)　综合工资率、失业率、期望寿命、退休年龄等因素计算社会平均收入水平,估计由于病残或死亡引起的收入减少。

我国司法系统规定的死亡赔偿金计算方式如下:

死亡赔偿金 = 受诉法院所在地上一年度城镇居民人均可支配收入或者农村居民人均纯收入标准 × 20 年。但 60 周岁以上的,年龄每增加一岁减少一年;75 周岁以上的,按五年计算。

残疾赔偿金计算方式:

残疾赔偿金 = 受诉法院所在地上一年度城镇居民人均可支配收入(或农村居民人均纯收入)× 伤残赔偿指数 × 赔偿年限

赔偿年限的计算方法是:

(1) 60 周岁以下人员的残疾赔偿金 = 受诉法院所在地上一年度城镇居民人均可支配收入(农村居民人均纯收入)标准 × 伤残赔偿指数 × 20 年。

(2) 60~75 周岁之间人员的残疾赔偿金 = 受诉法院所在地上一年度城镇居民人均可支配收入(农村居民人均纯收入)标准 × 伤残赔偿指数 × [20-(实际年龄 -60)]。

(3) 75 周岁以上人员的残疾赔偿金 = 受诉法院所在地上一年度城镇居民人均可支配收入(农村居民人均纯收入)标准 × 伤残赔偿指数 × 5 年。

以上计算公式中的伤残赔偿指数,根据伤残评定级别来算,伤情评定为一级伤残的,按全额赔偿,即 100%;二级～十级的,则以 10% 的比例依次递减。也就是说,伤残等级具体等级对应的伤残赔偿指数为:一级:100%;二级:90%;三级:80%;四级:70%;五级:60%;六级:50%;七级:40%;八级:30%;九级:20%;十级:10%。

2. 自愿或称意愿支付法(willingness to pay method)　是将市场经济原则用于人的生命价值评估,例如口腔疾病可能带来的某些预期结果,如果用钱能将这一预期结果挽回的话,病人愿意支付多少费用? 该方法比较符合现代经济学理论,问题是不同社会经济地位、不同文化水平的人,愿意为减轻口腔病痛付出多少钱的回答可能是不一致的,另外,正处于疼痛煎熬之中的人可能愿意多付出,无口腔病痛的人可能过低估计支付数量。

3. 绝对(implicit)估计　用购买保险支出费用推测与病残有关的成本。

(三) 隐性成本(intangible costs)

是另一类难于测定的成本,例如由于口腔疾病给病人带来的疼痛、悲痛、抑郁等精神创伤所致的非经济结果。

按我国司法规定,精神损害抚慰金的数额确定应当考虑以下几个因素:①侵权人的过错程度,法律另有规定的除外;②侵害的手段、场合、行为方式等具体情节;③侵权行为所造成的后果;④侵权人的获利情况;⑤侵权人承担责任的经济能力;⑥受诉法院所在地平均生活水平。

目前还没有一个明确的标准供参考,因为各个地区,当事人的经济状况及相关的地方性条例的规定不一致。因此目前为止关于数额的确定只能依据以上的几点因素法官主观裁量确定。

二、现值成本计量

由于货币具有时间价值,计算现值成本时,要考虑贴现,其计算公式是:

$$P = \sum_{n=1}^{t} Fn\,(1+i)^{-n}$$

P:现值成本;Fn:n 年时的成本;i:年贴现率;t:项目完成年数

超过 1 年以上的医疗卫生项目,保持每年绝对数量一致的投资规模,第 n 年时投资仅相当于当前年的 $1/(1+i)^n$,n 年的数值相加,才相当于今年一次性投资规模 P。

计算超过一年以上的效果或效益时,也应考虑贴现率,一般贴现率相当于银行利率。

第四节 临床经济学分析

在进行临床经济学分析时投入量(成本)一般容易用货币来衡量,但产出(效益)通常是多种形式。例如:降低龋齿患病率,缩短牙科诊疗时间,提高诊断正确率,降低发病率或减轻病人痛苦,改善病人的生活质量等,而且往往是多种形式并存。如何用统一单位度量多种形式的产出是需要不断探讨的方法学问题。

现介绍几种常用的临床经济学分析方法。

一、最小成本分析

最小成本分析(cost minimization analysis,CMA)是指对同种疾病采取不同药物或治疗措施进行治疗时,计算总成本或平均每例消耗成本,在效果相同的情况下,总成本最低者为最优方案,或每成功治疗一例消耗成本最小者为最优。从而有助于临床选择治疗方案。

对年轻恒牙半牙髓感染者,可以在根管治疗中采用传统材料 Vitapex(氢氧化钙加碘仿成品糊剂)进行根管充填,其治疗时间较长,复诊次数多,治疗效果不太确定,但是单次治疗费用低,MTA(无机三氧化聚合物)进行充填,其治疗时间短,复诊次数少,治疗效果明确,但是单次治疗费用较高,在效果相同的情况下,究竟何种方案成本最小? 对此,杨婕等(2011 年)等通过临床经济学评价初步回答了这个问题。作者选择牙根长度发育达

2/3，根管下段管壁呈平行或内聚型的 70 颗牙髓感染或伴发根尖周炎的年轻恒牙（病人年龄9～15 岁），分别在根管治疗中采用 MTA 与 Vitapex 进行根管充填，观察其促进根尖闭合的情况并进行经济学分析。临床观察时间为 2 年，终点指标有效的标准是自觉症状消失，患牙稳固，无叩痛，无窦道形成；影像学根尖孔闭合，根管充填物致密、恰填，原有根尖病变缩小或消失。

患牙治疗的成本包括直接成本、间接成本及治疗失败后再次治疗的成本。治疗直接成本包括每次就诊的挂号费、治疗费、拍片费及交通费之和，乘以就诊次数；治疗的间接成本为家长陪同就诊造成的误工损失，以当地平均收入水平估算；再次治疗成本是治疗失败后重新治疗产生的成本，也分为直接成本和间接成本。各项直接医疗费用的计算参照作者所在省份 2009 年三级甲等医院医疗项目的收费价格，家长误工损失参照该省统计信息网公布的 2006 年城镇单位职工平均年收入估算。MTA 组每治疗一颗牙直接成本平均为651.6 元，间接成本平均为 145.5 元，该组无治疗失败病牙，无再次治疗成本，因此故治疗每颗牙的最小成本合计为 797.1 元。Vitapex 组每颗牙治疗的直接成本为 538.3 元，间接成本平均为 442.8 元，该组 54 颗牙中 4 颗牙失败，改用 MTA 法根管充填，新增加成本每颗牙 839.2 元，相当于 Vitapex 组每治好一颗牙增加成本 839.2×4/54=62.2 元，故本组每颗牙最小治疗成本为 538.3+442.8+62.2=1 043.3 元。两种治疗方案相比较，对年轻恒牙伴牙髓感染者，根管治疗中采用 MTA 进行根管充填的方案成本最小，值得临床采用。

Wiedel AP 等人对采用活动矫治器和固定矫治器治疗前牙反合进行了最小成本对比。对于治疗直接成本来说两者无差异，但是对于间接成本（患者因治疗损失的工作时间）和材料成本来说，固定矫治器相对更低一些。

二、成本 - 效果分析

成本 - 效果分析（cost-effectiveness analysis，CEA）是分析成本消耗后得到的效果，成本一般是以通用货币单位表示，效果（effectiveness）是指采用治疗性或预防性干预措施所产生的最终或中间健康结果。最终效果主要指临床常见的最终医疗结果，例如：减少疾病的发病率、致残率、病死率、死亡率，提高疾病的治愈率、保护率、存活率等。文献中中间健康效果也较常见，例如糖尿病人的血糖降低，高血压病人的血压下降等。其具体表示方法采用成本效果比和增量比两种方式。

成本 - 效果比（cost/effectiveness，C/E）：每一种医疗或预防效果单位所耗费的成本（例如每延长口腔癌症病人一个生命年、挽回 1 例死亡、或降低人群患龋率一个百分点所耗费的治疗或预防成本），C/E 越小就越有效率。也可用效果 - 成本比（E/C）表示，其含义为每消耗 1 个货币单位可获得多少防治效果。

对两种或两种以上的措施进行比较，成本 - 效果的平均比例还不能充分显示两个方案的相互关系，在医疗实践中，某项措施产生更大的效果常与其较大的投入有关，显然增加的投入少而增加的效果更大者为更优的方案。这就需要计算增加的效果与所增加的成本的比值，并进行比较分析，这就叫增量分析（incremental analysis）。

（一）增量分析（incremental analysis）

增量分析是计算一个项目比另一个项目多花费的成本与该项目比另一项目多得到的效

果之比,即为增量比。要特别注意增量成本 - 效果分析与边缘成本 - 效果的区别。边缘成本 - 效果分析是每增加一个服务单位而增加的成本和效果,而增量分析是不同方案比较时增加的成本及增加效果之比。

增量比的表达式为:

(新成本 − 旧成本)/(新效果 − 旧效果)= 增加的成本 / 增加的效果单位

$$即 \Delta C/\Delta E=(C_N-C_O)/(E_N-E_O)$$

(ΔC 表示两个方案成本之差,ΔE 为两个方案效果之差,$\Delta C/\Delta E$ 为增量比,C_N 为新成本,C_O 为旧成本,E_N 为新效果,E_O 为旧效果)

例 1:某项旧治疗措施成本为 300 元,可以维持 2 年口腔健康,其成本 / 效果比为 300 元 /2 年 =150 元 / 每口腔健康年;某项新治疗措施成本为 600 元,可维持 5 年口腔健康,成本效果比为 600 元 /5 年 =120 元 / 每口腔健康年,说明同样维持 1 年口腔健康新措施比旧措施成本降低,尽管总投入高,但效果也提高,进行增量分析,$\Delta C/\Delta E=$(600 元 − 300 元)/(5 年 − 2 年)=100 元 / 每口腔健康年。因此,与旧项目相比,每增加投入 100 元即可增加 1 年口腔健康,比旧措施每年投入减少,应该积极推广新治疗措施。

例 2:美国哈佛大学公共卫生学院 Antczak-Bouckom 等人将成本效果分析用于评价控制牙周疾病的方法选择上,包括非外科、外科常规和抗生素治疗方法的选择,成本的数据来源于美国牙科协会公布的牙周医疗平均价格,提出了能用于结果比较的质量调整牙年(quality-adjusted tooth-years,QATY)的概念。研究结果表明,对于牙周疾病的控制,保守治疗成本比外科常规治疗低,最大预期质量调整牙年增加,抗生素治疗与非外科治疗在效果和成本两方面类似。在牙周治疗的结果评价上牙年质量是一个重要因素。例如,当仅仅应用牙年而未进行质量调整时,治疗效果之间的差别就会减少,对同样严重程度的疾病外科治疗的效果与保守治疗一样甚至更好。

在实际口腔医疗卫生服务中,很多因素随着时间、地点、条件等的变化而波动,干预措施的效果或成本可能随着这种波动而发生大的差异。因此,在得出经济评价的初步结果后,还应研究哪些因素会对此结果产生影响,影响程度多大,这就是敏感性分析(sensitivity analysis)。

(二) 敏感性分析(sensitivity analysis)

好的治疗方案应能用于不同环境,在客观条件改变的情况下亦能产生良好的社会效益。如果变量的数值稍有改变,经济评价的结论就发生改变,则表明该证据的可靠性较差。敏感性分析是检验临床经济评价结论是否可靠的重要工具之一。

在进行敏感性分析时,要按照实际可能发生的变化设定易变因素水平,例如价格、成本、贴现率、结果指标及失访情况等可能的变动范围,重新进行卫生经济评价,逐一及综合评价这些变动因素对结果可能产生多大影响。

CEA 主要用于两个或两个以上项目的比较,并且参与比较的两个项目的结果单位必须相同,例如:比较一个普查普治龋齿的计划与一个预防牙周病计划时,可以通过比较每挽救或减少一例因龋齿或牙周病造成牙齿缺失的花费的医疗成本而做出决策。在已发表的该领域的文章中,CEA 占大多数,达 1/2～2/3,是目前在医疗保健领域的经济评价方法中最常用的一种。

Schwendicke F 等人 2018 年发表在 *Journal of Dental Research* 上的文章 *Cost-effectiveness of the Hall Technique in a Randomized Trial*，对 Hall 技术（Hall Technique，HT）和传统的需要去掉龋坏组织的牙体修复充填技术（conventional restoration，CR）进行了成本效果分析。Hall 技术指一种将金属预成冠临床应用简化，在不进行局部麻醉、去腐及牙体预备的情况下，简单地将 SSC 用玻璃离子水门汀粘接到龋坏的乳磨牙上，以达到完全封闭龋坏组织，保存患牙的治疗目的。设定目标为：1. 患牙存活率，无痛或不需要后续牙髓治疗或拔除，2. 不需要牙体修复。结果显示在 HT 技术下（99%，95% CI：98%～100%）磨牙存活率较 CR（92%，87%～97%）高，保留磨牙无痛或没有发生后续治疗的比率来说 HT 也显著较 CR 高，HT（29 英镑；95% CI：25～34）相较于 CR（107；86～127）也有显著的成本优势。该随机试验中认为，HT 的成本效果较 CR 更好。

在一系列同类效果的治疗方案比较中，当其最终效果相同或相近时，选择一个成本效果比最小的治疗方案是最合理的。CEA 的局限性在于：①CEA 只能运用在结局相同时不同干预措施的比较，例如对社区饮水加氟以预防人群龋齿发生和治疗龋齿以预防牙齿缺失的项目之间的比较用 CEA 就不妥，因为两者的效果并不是同质的单位；②单纯的 CEA 仅注重数量效果，一般未考虑患者生存质量的改善，因而还不够全面。

三、成本－效用分析

从社会的角度来评价医疗效果时，还要兼顾到生存质量方面，包括有无后遗症、健康恢复的程度、能否过正常生活或完全恢复工作等。防治效果可有少发病、少致残等，但对社会及个人的影响并不是等价的。因此有必要采用综合反应病人生理功能、心理功能、社会功能、一般健康状态和个人满足程度的综合指标，即效用（utility）。

判断效用的指标是效用值，是反映生存质量、生命价值和失能程度的指标。效用值可根据生理或心理功能对每一种疾病或不同的健康水平进行量化得到，范围从 0～1 不等，比如，健康的效用值为 1.0，因病残而不同程度地丧失生活和工作能力可在 1.0 至 0 之间确定效用值。

在临床经济分析时如考虑生存质量，就要作成本效用分析（cost-utility analysis，CUA）。该方法可看作是成本效果分析的一种特殊形式，其结果更偏重社会效益。最常用的指标是质量调整寿命年（quality adjusted life year，QALY）及定量反映疾病负担的伤残调整生命年（disability adjusted life year，DALY）。

将某项措施所能延长的寿命年乘以其效用值，就等于该措施实施后所能延长的经过调整的反映生存质量的年数（QALY），计算公式：$QALYs = \sum_{i=1}^{n} Wi \cdot Yi$

其中 W_k 为处于某种功能状态（共 n 种状态）下的生存质量效用值；Yi 为这种功能状态下的生存年数。

DALY 综合考虑了死亡及残伤两种情况，前者为疾病早死导致的生命时间损失，为经贴现和年龄权重后的标准减寿年数，后者为伤残状态下的生存时间，在计算时考虑了伤残发生年龄、持续时间、时间贴现及年龄权重因子。

成本－效用分析（cost-utility analysis，CUA）能用来比较两个或两个以上不同项目以生命质量作为重要干预结果的经济效果，如果比较的项目在 1 年以上，对成本和效用表达的结果应该贴现,统一折算后为现在或某个时点的值。也应该使用增量分析及敏感性分析,必要时使用多元分析的方法,以便准确比较不同方案的经济价值,帮助做出正确的决策。对同一种疾病,所采取的干预措施不同,其挽回1个伤残调整生命年的所需成本也不同,预防成本低,治疗成本高。例如,教育人们养成不吸烟的习惯,预防口腔癌的发生,每挽回1个伤残调整生命年需20元。而对癌症应用手术、化疗等治疗,每挽回1个伤残调整生命年,口咽癌为3 700元。可见,一级预防是最经济的益寿延年的对策。

目前CUA的应用还存在相当的局限性,主要是对测定效用值和病残的权重尚缺乏金标准。在口腔卫生领域成本效用评价在近几年有增加的趋势。Hettiarachchi RM等学者于2017年在 *Community Dent Oral Epidemiol* 上发表一项系统评价,对2011年-2016年间的牙科成本效用研究进行了分析,初筛6 637篇文章中有23篇符合纳入标准,用consolidated health economic evaluation reporting standards(CHEERS)标准来评价这些文章,有75%~100%的符合此标准。作者指出,这些高质量的研究可以帮助制订卫生政策和卫生资源分配。

四、成本-效益分析

在比较完全不同的医疗措施时,所得结果可能差异较大甚至截然不同,例如对某种传染病的预防计划导致降低发病率的效果,而肿瘤防治计划产生挽救病人生命的效果,如对这两种方案进行比较时,因无共同的"效果"而不能采用成本-效果分析,这时必须用一个共同的单位来比较,如将不同医疗措施的所有的成本和效果均换算为通用货币量为单位来表示,这就是成本效益分析(cost-benefit analysis,CBA)。

效益(benefit)通常是指有益的效果,可分为社会效益与经济效益。卫生经济学评价中通常所指的效益多指经济效益而言,也包括直接效益与间接效益两个部分。由于不同干预措施所产生的效果种类不同,难以相互比较,故把不同干预措施所得的效果,例如减少死亡、发病而节约的资源均折算转化为货币量,就容易比较各种干预措施的正面效果。注意,一项干预措施产生正效果的同时,往往产生副作用,所以在计算效益时,应计算正效果的效益减去副作用所造成的经济负担。

效益测定方法有①人均收入法(human capital approach):即用每年人均生产力或人均创造的国民生产总值作为评价健康效益或因死亡或疾病造成的损失,计算避免提早的死亡数,以后的生命中能获得的收入。它需要考虑所研究的某种疾病对患者引起早死的年龄,他(她)们进入社会参加工作的年龄及退休的年龄,要计算其收入变化,由于物价上涨造成的货币折扣率等。②支付意愿法(willingness to pay,WTP):即人们对减少疾病或死亡的可能性,愿意付出的费用,它是在某种社会经济发展水平下人们对威胁生命危险的看法和评价。该方法用得较多,但结果有较大的差别。

成本效益分析有两个基本指标:①净效益(效益货币值-成本货币值,即B-C);②效益成本比(效益B/成本C)。前者可看出某种措施的净效益为正值或负值,容易做出比较。后者实际是比较效益与成本的倍数关系,如某一医疗措施的比值小于1,表示效益小于成本,如产生的比值愈大,表示效益愈高。如果一项医疗保健措施其效益成本比>1,净效益>0,则该措施是可取的,效益成本比值愈大愈好。

CBA评价方式较简单易行,可为卫生决策部门分配资源提供经济学依据,也可用于卫生部门和其他非卫生部门项目进行比较,应用较多,但困难是如何准确地将不同医疗措施的结果准确地换算为货币单位。如治愈一例病人值多少钱,挽救一例病人生命的准确价值等。

美国儿童牙医学会建议家长应该在孩子一岁前去拜访牙医。Kolstad(2015)等人对有商业牙科保险的家长在孩子一岁前去拜访牙医进行了成本效益评价,该研究使用了保险公司理赔数据,一共纳入 94 574 名儿童,仅仅只有 1% 的家长在孩子一岁前去拜访了牙医,但是这些孩子的年度口腔支出远低于没有在 1 岁前拜访牙医的孩子,可见定期拜访牙医对节省口腔成本支出非常重要。

Klock 报告了包括口腔卫生、氟化物应用和窝沟封闭方法的龋齿预防成本效益分析,研究结果发现尽管活动性龋齿减少,但是和传统牙科医疗相比,龋齿预防项目是不经济的。与此相对照的研究是 Morgan 等人在澳大利亚的二个非氟化地区预防项目的成本效果评价,结果表明预防项目的引进是资源的有效使用,他们强调对牙科预防和医疗项目进行广泛的系统评价是必要的。

Nainar 提出一种经济学模型来评价儿童牙科实践中龋病预防的潜在意义。研究分两步进行,首先评价证据,再以证据和明确的假设为基础形成经济学模型。根据美国和加拿大临床实践指南,确定待研的龋病预防措施为定期口腔检查、清洁牙齿和局部用氟。美国 20 世纪 70 年代以来进行的 3 次全国学生龋病调查表明乳、恒牙龋坏的积累数显著降低,但 5 岁组儿童患龋率高达 40%,5～9 岁组儿童为 50%,12～17 岁组达 67%。按基本的严重程度将儿童分为低、中、高危群体,口腔专业人员实施的局部用氟对低危群体一年进行一次,中危群体半年进行一次,高危群体 3 个月进行一次。据此,Nainar 提出了经济学模型,计算和分析儿童实践龋病预防措施所需费用。结果表明新设计的龋病预防较传统龋病预防减少 35% 的复诊数,降低 63% 的费用支持。敏感度分析证实随患龋率的增高,年复诊数和费用支出相应增加。Nainar 认为新设计的龋病预防措施可显著降低预防性治疗费用,且能增加儿童牙科实践中的诊治容量。

陕西省西安市有关窝沟封闭预防龋齿的分析表明。1991—1992 年投资(包括固定成本:光固化机、封闭剂;运转成本:工资、运输、消耗等)共 5 061 元对 2 000 名学生第一恒磨牙窝沟封闭预防龋病。5 年后与对照组相比,第一恒磨牙新生龋减少 83.5%,其效益为减少学生第一恒磨牙龋病治疗与充填的直接费用、减少学生就诊的间接费用(节约治疗与充填、就诊等)共 27 121 元。成本与效益之比为 1:5.35。从结果可以看出这个窝沟封闭预防龋齿项目是有经济效益的,是值得推广的。

从费用方面来看,如果窝沟封闭由中初级口腔医务人员来完成,费用比由临床口腔医生来完成更低。在一生中保持完整的自然牙列的价值是任何金钱所不能代替的。随着循证治疗概念的提出,医疗效果作为新的决定因素将影响口腔保险计划纳入的支付项目,为此必须确认最佳的复诊间隔期、定期清洁牙齿和 X 线片检查的价值及常规局部用氟和窝沟封闭剂的必要性。

第五节 临床经济学评价标准

在进行卫生经济评价时,如何撰写一份详实的报告是一件具有挑战的事情,因为报告要求传达很多研究的细节,这些细节可以帮助读者更好地理解这项研究,也能帮助卫生政策制订者制订更合适的政策。国际药物经济学会（international society for pharmacoeconomics and outcomes research，ISPOR）的卫生经济学家和医学家们在 2013 年共同更新了现有的卫生经济学报告标准评价指南，给出了更加便于理解的表格式清单——可靠卫生经济评价报告标准声明（consolidated health economic evaluation reporting standards statement，CHEERS）。这个清单在包括 *BMJ*，*Value Health*，*The European Journal of Health Economics*，*Journal of Medical Economics* 等 10 多本医学或经济学杂志上发表。在做卫生经济学评价时，可以对照 CHEERS 推荐的条款进行汇报，便于优化研究结果。

CHEERS 建议包括六大部分：①题目和摘要；②研究介绍；③方法；④结果；⑤讨论；⑥其他。具体内容一共有 24 条，以表格形式呈现（表 11-1）。

表 11-1　CHEERS 规范

项目名称	编号	建议
标题与摘要		
标题	1	以明了直白的语言指出本研究包含经济学相关证据，可使用如"成本 - 效果分析"等明确的术语，并指出研究中所对比的不同医疗措施。
摘要	2	以结构化的形式展现，内容包含：目的、研究角度、研究背景、具体研究方法（研究设计、纳入数据等）、结果（基线情况以及不确定性分析等）以及结论。
前言		
背景及目的	3a	以清晰地语言从描述本研究的背景及适用情境，适当拓展。
	3b	描述所研究的科学问题以及该问题与医疗卫生政策及临床实践中的决策之间的联系。
方法		
目标人群及亚组	4	描述所研究人群的具体基线特点、可能的亚组划分，以及为什么选择该人群。
研究背景及地点	5	描述需要做出决策的系统的有关方面。
研究角度	6	描述要研究的角度及与之相关的要评估的成本。
比较对象	7	描述要比较的干预或方案以及为什么要选择它们。
时间范围	8	陈述要评估的成本及结果所在的时间范围，以及为什么在这段时间范围内适用。
贴现率	9	报告成本和结果所使用的贴现率及其适用的理由。
健康指标	10	描述本研究中选择何种健康指标来衡量收益，并指出其与所选用分析方法的关系。
效果的测量	11a	基于单个研究的估计：充分描述这一研究的方法学设计情况，并说明为何仅单个研究即可提供充分的临床疗效数据。
	11b	基于多个研究的估计：充分描述本研究的检索策略、纳入标准以及数据的整合方法。
偏好结局指标的测量及评价	12	如果有，则需描述被偏好的结局指标及相应人群和所用的方法。

项目名称	编号	建议
资源和成本的评估	13a	基于单个研究的经济学评价:描述评估不同医疗措施的资源使用情况所采取的方法;描述按照单位成本评估每一项资源时的主要和次要方法;描述为了接近机会成本所需要做出的具体调整。
	13b	基于模型的经济学评价:描述评估与模型健康状态有关的资源使用情况所取用的方法和相关数据来源;描述按照单位成本评估每一项资源时的主要和次要方法;描述为了接近机会成本所需要做出的具体调整。
货币、价格日期和换算	14	报告该研究所估计的资源数量和单位成本所处的具体日期,必要时需补充如何将其他时期的单位成本调整到该研究所在日期的具体方法。描述将成本换算成通用货币单位的方法及具体汇率。
模型的选择	15	描述所选用的决策分析模型并给出选择的理由。强烈建议提供所用模型的结构图。
假设	16	描述能够支持所选决策分析模型的所有结构或假设。
分析方法	17	描述支持评价的所有分析方法,包括:处理偏态、缺失值或截尾数据的方法、外推的方法、合并数据的方法、在模型中证实或调整数据(如半周期修正)的方法以及处理人群异质性和不确定性的方法。
结果		
研究参数	18	报告所有参数的值、范围以及分布,并提供相应的参考文献。报告不确定性分析中所用参数分布的依据或来源。强烈建议将所输入的参数值以表格的形式加以展示。
增量成本和结果	19	对于每一项治疗措施,报告所研究的主要类别估算的成本和结局指标的平均值,以及组间的平均差异。如果有,则需报道增量成本效果比。
不确定性分析	20a	基于单个研究的经济学评价:描述抽样不确定性对增量成本和增量疗效所做参数估计的影响,以及与模型结构和假设有关的不确定性。
	20b	基于模型的经济学评价:描述所有输入参数的不确定性对结果的影响,以及与模型结构和假设有关的不确定性。
异质性分析	21	报告可以通过亚组间基线特征的不同加以解释的,或其他可观察到但无法被各种信息解释的成本、结局指标或成本-效果的差异。
讨论		
研究发现、局限性、适用性及当前知识	22	总结关键的研究发现并描述它们如何支持本研究所得出的结论。讨论本研究的发现所存在的局限性及其适用性。
其他		
资金来源	23	描述本研究所收到的资助及资助者对定题、设计、实施和分析报告的影响。描述其他除资金之外其他形式的支持来源。
利益冲突	24	描述仍和潜在的研究贡献者以及与期刊政策的利益冲突。在缺乏相应的期刊政策的情况下,作者应该遵从国际医学期刊编辑委员会的建议。

值得提出的是,国内在临床口腔卫生经济评价这一领域的研究开展很少,而且口腔医疗收费的标准变化很大,而国外文献报告的资料与国内存在很大差别。同时国外资料的病例人群与国内也存在很大差别,国内外人们对口腔健康价值的取向不同等等,需要更加谨慎地应用国外临床口腔卫生经济分析的评价研究结果。

(李 刚 瞿 星)

参考文献

1. 陈英耀,董恒进.临床经济学概述.中华医院管理杂志,2000,16(6):375-377

2. 范力.口腔癌两种预检方案的经济学比较.国外医学(卫生经济分册),1994,11(1):38-41

3. 欧尧,李刚,章锦才,等.我国各类口腔医疗机构的经济效益评价.中国卫生质量管理,2006,13(1):24-26

4. 徐平平,申晓青,王臻.阻生牙拔除术围手术期用药的成本效益分析.广东牙病防治,2000,8(2):88-89

5. 杨婕,朱玲,马华思.MTA与Vitapex促年轻恒牙根尖闭合的成本效益分析.重庆医学,2011,40(20):1985-1987

6. CUNNINGHAM S J. Economic evaluation of healthcare-is it important to us？Br Dent J,2000,188(5):250-254

7. KLOCK B. Economic aspects of a caries preventive program. Community dentoral epidemiol,1980,8(2):97-102

8. MARIÑO R J,KHAN A R,MORGAN M. Systematic review of publications on economic evaluations of caries prevention programs. Caries Res,2013,47(4):265-272

9. MJÖR I A. Long term cost of restorative therapy using different materials.Eur J Oral Sci,1992,100(1):60-65

10. MJÖR I A,BURKE F J,WILSON N H. The relative cost of different restorations in the UK. Br Dent J,1997,182(8):286-289

11. MORGAN M V,CROWLEY S I,WRIGHT C. Economic evaluation of a pit and fissure dentai sealant and fluoride mouthrinsing program in two nonfluoridated regions of Victoria. J Public Health Dent,1998,58(1):19-27

12. MORGAN M,MARIÑO R,WRIGHT C,et al. Economic evaluation of preventive dental programs:what can they tell us？Community Dent Oral epidemiol,2012,40(Suppl 2):117-121

13. NAINAR S M. Economic implications of evidence-based caries prevention in pediatric dental practice:a model-based approach. Pediatr Dent,2001,23(1):66-70

14. PAHEL B T,ROZIER R G,STEARNS S C,et al. Effectiveness of preventivedental treatments by physicians for young Medicaid enrollees. Pediatrics,2011,127(3):e682-e689

15. SEVERENS J L,PRAHL C,KUIJPERS-JAGTMAN A M,et al.Short-term cost-effectiveness analysis of pre-surgical orthopedic treatment in children with complete unilateral cleft lip and palate. Cleft Palate Craniofac J,1998,35(3):222-226

16. KOLSTAD C,ZAVRAS A,YOON R K. Cost-Benefit Analysis of the Age One Dental Visit for the Privately Insured. Pediatr Dent. 2015,37(4):376-380

思考题

1. 口腔医疗服务临床经济学研究与评价有何价值?
2. 临床经济分析有哪些方法?
3. 临床经济学评价有哪些标准?

第十二章

临床决策分析与评价

> **内容提要**
>
> 临床决策是指在医生对病人的疾病进行诊断、预防及治疗过程中,从多种方案中选择最合适的方案的过程。这个过程主要包括问题的提出,资料搜集,拟定方案,分析和优选,实施中的控制和反馈,后效评价等过程。临床决策的理论和方法也在不断发展中,各种临床指南就是运行临床决策的成果。口腔临床医务人员应认真学习并正确运用决策理论和方法,成功解决口腔医疗科研和教学实践中的难题。

临床决策(clinical decision making)是指临床医务人员根据本人的医学知识和临床经验,在临床上认真仔细地观察和分析患者的症状、体征和各种可得的辅助检查结果,辩证思维,遵循临床指南和临床规范,正确处理局部和全体、形态和功能、生命质量和生存时间的关系,为病人寻求最佳诊断和治疗方案。

临床决策分析(clinical decision analysis)是指根据全面、准确收集的临床诊治难题的有关信息,结合国内外医学科研的最新进展,在对相关信息进行严格评价的基础上将可能取得更好结局的新方案与传统方案进行全面比较和系统评价,从而取其最优者进行实践的过程。在充分评价不同方案的风险及利益之后选取一个最好的方案,是减少临床不确定性的方法。而将循证医学的方法引入临床决策分析中,无疑能够提高证据检索、证据评价及使用的质量,进而避免主观判断所导致的错误的临床决策。

临床决策和其他各行各业的决策一样,也可以从不同角度予以分类。从决策涉及的范围来看,对全局有长远影响的称为战略决策,着重处理局部的称为战术决策;从所面临问题的确定性来看,有确定型决策、非确定型决策以及风险型决策。但不论哪种类型的决策都具有同样的决策程序,其过程可分为三个阶段,收集资料信息、选择最佳证据的循证阶段、拟定决策方案的科研设计阶段,以及对决策方案进行评价和抉择的阶段。

制订和选择临床决策必须遵循以下的原则:

第一,真实性,即据以制订及评价决策方案的依据必须是真实的,经过科学试验验证的。

第二,先进性,即决策的全过程必须充分利用现代信息手段,必须是在尽可能收集并严格评价国内、外证据的基础上进行,使决策摆脱个体经验的局限性。

第三,效益性,即决策过程中应遵循汰劣选优的原则。

第四,可行性,最终选择的方案在技术上、资源上是可行的。

在进行临床决策时,首先应当寻找系统评价文献和决策分析的文献作为参考,因为系统评价收集了大量质量较高的临床研究报告,有严格的纳入排除标准,并按严格规范的程序进行综合,对原始研究报告的方法学质量进行了严格的评价,应用统计学方法进行资料合成,从而为治疗获益的情况及其带来不良反应的风险进行了正确的评价。在决策分析文献中,对所采用的文献证据进行了系统审查,充分考虑了公众及患者对预后价值的判断,对每种治疗方法均进行了质量评价,有时还考虑到成本及成本效益因素,可提供更多有价值的信息。

第一节　疾病诊断决策

临床医师每天要采集和分析大量的临床信息对疾病进行诊断,在大部分情况下,单独的临床信息并不能确定诊断,只能帮助医师修改诊断的概率。患病率又称为先验概率或验前概率(pre-test probability);诊断试验阳性提示某病或阴性否定某病的概率称为验后概率(post-test probability)或修正概率。如果知道诊断试验的敏感度、特异度、似然比等指标,通过数学方法可将验前概率转换为验后概率。

正确进行诊断决策的前提是要认识诊断试验的规律。鉴于验后概率受患病率的影响,在不同地区、不同级别的医疗环境中同种疾病的患病率各不相同,因此医务人员除了应熟悉诊断试验的敏感度、特异度等主要的指标,还必须熟悉自己所在医疗环境各种疾病的患病率。为此必须对所经治病人有严格的登记制度、病历保存制度,定期对各类病人就诊及其明确诊断的情况进行总结。只有明确本单位某种具体疾病的患病率,才能对验后概率进行定量的计算,做出正确的诊断决策。

对于用计量指标表示结果的诊断试验,如果仅仅利用截断值判断阴性或阳性,会损失很多信息。在进行诊断试验时,可取不同截断值计算敏感度、特异度,制成 ROC 曲线,就此可根据临床病人具体测定值,用似然比推算其相应的验后概率,使诊断决策剂量化。

在诊断与治疗个体病员时,临床医师经常会面临这样的决策:是应该否定原有诊断、停止某种治疗方案,还是需要进行新的诊断试验,根据新的试验结果确定是否需要新的治疗;或者不用进行新的诊断试验而直接进行新的治疗。回答这个问题,要应用阈值分析法,考虑诊断试验的风险和可靠性,治疗的价值及其风险,把这些因素予以量化,计算诊断阈值(testing threshold)与诊断 - 治疗阈值(test-treatment threshold)。

应用该阈值分析法的先决条件是:单个疾病,有明确有效的治疗方法,在证实患有该病的情况下,接受治疗利大于弊,无病接受该治疗则有一定风险,另外一种诊断方法可以提供是否有病的新的信息,从而可以进一步确定治疗方案,但由于是不完备的诊断性试验,既有假阴性又有假阳性存在,并且在进行这种诊断试验时具有某种风险。

图 12-1 为个体病员通过某种诊断试验确诊为某种疾病概率(probability,P)的模式图,有两个阈值点(T_t 和 T_{trx})把从 0 到 1 的概率分成 3 个部分。T_t 称为诊断阈值,在此点,否定诊断停止治疗与进行新的诊断试验的价值相当。T_{trx} 称为诊断 - 治疗阈值,在此点,进行新的诊断试验与肯定诊断进行治疗的价值相当。$P<T_t$ 时,进行新的诊断试验的风险超过诊断信息可能带来的利益,最好的决策是否定诊断,停止治疗。$P>T_{trx}$ 时,最好的决策是肯定诊断

并给予治疗。$T_t<P<T_{trx}$ 时,需要做新的诊断试验来确定治疗决策。阈值分析法将诊断试验与治疗的获益与风险联系起来,可以避免不必要的诊断试验,减少由此引起的并发症以及经济负担。

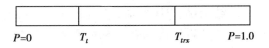

图 12-1　诊断阈值和诊断 - 治疗阈值

计算诊断试验阈值 T_t:

$$T_t = \frac{(FPR \times R_{tr} + R_t)}{(FPR \times R_{tr} + SN \times B_{tr})}$$

计算诊断 – 治疗阈值 T_{trx}:

$$T_{trx} = \frac{(SP \times R_{tr} - R_t)}{(SP \times R_{tr} + FNR \times B_{tr})}$$

式中 SN(sensitivity)为诊断试验的敏感度;FNR(false negative rate)为漏诊率(假阴性率);SP(specificity)为特异度;FPR(false positive rate)为误诊率(假阳性率);R_t(risk of diagnostic test)为诊断试验风险;B_{tr}(benefit of treatment in patients with disease)为治疗收益(患者治疗获益);R_{tr}(risk of treatment in patients without disease)为治疗风险(无病者接受治疗的风险)。

应用举例:

病例男性,60岁,有长期胃痛伴呕血历史,上消化道照片显示胃大弯部有直径2cm溃疡。临床诊断考虑为胃溃疡,不排除胃癌。胃肠道病专家与放射科专家根据病史及照片的结果,认为胃癌的可能性为 0.1。对此病例是应该进行探查手术,进行胃镜检查,还是进行内科治疗,既不进行胃镜检查也不作探查手术?

对此问题进行文献检索的结果是:

治疗获益及风险:进行探查手术时,如发现胃癌则可行胃大部切除。胃癌早期切除可防止区域淋巴结转移,术后 5～10 年无癌生存率 47%,如有局部转移,术后 5～10 年无癌生存率 14%,治疗获益(B_{tr})可计为二者之差值 33%。对该年龄段病人,探查手术的死亡率(治疗风险,R_{tr})为 2%。

诊断风险(R_t):胃镜检查的死亡率为 0.005%。

诊断准确性:胃镜直视检查及胃镜下细胞学检查诊断胃癌的敏感度(SN)为 96%,特异度(SP)为 98%。假阴性率(FNR)为 0.04,假阳性率(FPR)为 0.02。

计算诊断试验阈值 T_t:

$$T_t = \frac{(FPR \times R_{tr} + R_t)}{(FPR \times R_{tr} + SN \times B_{tr})}$$

$$= \frac{(0.02 \times 0.02 + 0.000\,05)}{(0.02 \times 0.02 + 0.96 \times 0.33)} = 0.001\,4$$

计算诊断 - 治疗阈值 T_{trx}:

$$T_{trx} = \frac{(SP \times R_{tr} - R_t)}{(SP \times R_{tr} + FNR \times B_{tr})}$$

$$= \frac{(0.98 \times 0.02 - 0.000\,05)}{(0.98 \times 0.02 + 0.04 \times 0.33)} = 0.596$$

结论:如果医生估计胃癌概率 $P<0.001\,4$,则否定胃癌诊断,不需要进行胃镜检查;如果医生估计胃癌概率 $P>0.596$,则可初步判断为胃癌,不需要进行胃镜检查,而应该直接进行探查手术;如果医生估计胃癌概率 $0.001\,4<P<0.596$,则需要进行胃镜检查。本例临床医生估计胃癌的概率为 0.1,因此进行胃镜检查是最好的临床决策。

近来有作者对上述两个公式进行了简化,其前提是,当备选的诊断试验风险很小,与治疗措施的风险和获益相比微不足道时,取 $R_t=0$,将阳性似然比 SN/FPR 和阴性似然比 FNR/SP 带入公式,以 LR 代表似然比,则

$$Pt=\frac{1}{LR\times B_{tr}/R_{tr}+1}$$

$LR=LR+$,且 $LR+>1$ 时,计算得到的 Pt 为诊断阈值 T_t

$LR=LR-$,且 $LR-<1$ 时,计算得到的 Pt 为诊断 – 治疗阈值 T_{trx}

在临床应用阈值公式计算时,应从不同的途径获得必要信息。例如,可以从某些文献中获得诊断试验准确性的信息如敏感度、特异度等主要指标,而从另外的文献中获得诊断试验风险的信息,从临床专家获得治疗获益与风险的信息。如能应用循证医学的方法得到最佳证据则可得出更准确的结果。临床医师所在医疗环境各种疾病的患病率的准确估计值,则是做出正确临床决策的基础。

第二节　治　疗　决　策

一、根据疗效及不良反应的获益和风险决策

医师在面对复杂的临床情况时,如不采取合理的决策方法,仅仅根据个人经验进行治疗决策容易犯错误。例如 1 例 76 岁女性患者,长期患心房纤颤,超声心动图显示左心房扩张,但无高血压、瓣膜疾病,10 年来曾服阿司匹林作为抗栓剂,还曾服用过卡托普利、呋塞米片及多心安。问题是,应对患者作华法林抗凝治疗预防缺血性脑卒中危险,还是继续阿司匹林治疗,或者不进行任何治疗? 在这几种情况下,患者预后可能是什么? 脑卒中(出血性和缺血性)、颅内出血、消化道出血或其他部位出血? 患者能否耐受服药及监护造成的不便?

临床治疗的目标通常为推迟和防止不良预后的发生,不良预后可称之为"目标结果"或"靶事件",但治疗本身也可引起不良事件,即产生一系列风险。应计算预防不良事件的治疗阈值,对治疗的获益及风险做出综合评价,另外也应考虑到治疗的成本效益。计算这种治疗阈值的步骤如下:

1. 对各个临床亚组的靶事件进行综合评估,计算靶事件的平均效用值,平均治疗成本(目标成本)及因病造成的生命和健康损失的平均价值(目标价值)。

2. 对治疗引起的不良事件进行综合评估,包括严重不良事件(severe adverse event, SAE)、轻度不良事件(mild adverse event, MAE)的发生率,相应的效用值,治疗成本及因这种不良事件造成的损失的价值。

3. 估算主要不良事件与靶事件相比的相对价值:

$$相对价值 = \frac{1- 不良事件效用值}{1- 靶事件平均效用值}$$

根据公式计算 SAE、MAE 相对价值。

4. 估算治疗 1 例不良事件的平均成本（A_{cost}, cost for treatment of an adverse event）。

5. 计算预防 1 例不良事件需治疗例数，作为预防不良事件的阈值（$T_{AE}-NNT$, threshold of number needed to treat for preventing one adverse event）：

$$T_{AE}-NNT = \frac{1}{SAE\ 相对值 \times SAE\ 发生率 + MAE\ 相对值 \times MAE\ 发生率}$$

6. 从成本角度考虑，计算预防不良事件的阈值（$T_{AEcost}-NNT$ threshold of number needed to treat for preventing one adverse event from cost of view）：

$$T_{AEcost}-NNT = (目标成本 + 目标价值)/[A_{cost}+(SEA\ 成本 + SEA\ 价值)\times$$
$$SEA\ 发生率 + (MEA\ 成本 + MEA\ 价值)\times MEA\ 发生率]$$

7. 结论　如果 NNT< 预防不良事件阈值 $T_{AE}-NNT$（不考虑成本），并且 NNT< 预防不良事件阈值 $T_{AEcost}-NNT$（考虑成本），则治疗获益大于治疗带来的不良事件的风险及其相应费用，该治疗方案值得采用。

在上述运算过程时，要考虑首先从系统评价中，其次是随机对照试验研究中寻找可靠的证据。

对于上面的例子，系统评价对抗凝剂预防缺血性脑卒中定量分析的结果是，抗凝治疗可使缺血性脑卒中的危险度降低 68%（95% 置信区间 50%～79%），年龄 75 岁以上曾发生过脑血管意外、糖尿病、高血压病及心脏病的患者，脑卒中的发生率为 8.1%，抗凝药物可使其降至 2.6%，绝对危险下降 5.5%，NNT=18，即每防止 1 例缺血性脑卒中病人，应治疗 75 岁以上合并上述并发症的患者 18 例，而对于年龄小于 65 岁且不伴有上述危险因素者，应用抗凝剂治疗发生缺血性脑卒中的危险为 1%，使用华法林治疗后，发生缺血性脑卒中的相对危险下降 68%，绝对危险下降 0.68%，NNT=146。

华法林可降低非瓣膜性心房纤颤患者发生脑卒中的可能性，但也可能引起消化道出血，多项研究证实，预防 1 次缺血性脑卒中而冒 5 次上消化道出血的风险是值得的。治疗获益等于治疗带来的风险及费用支出时，称为治疗阈值，费用及风险大于该值则不需治疗，小于该值则应治疗。

非瓣膜性心房纤颤患者应用抗凝剂预防缺血性脑卒中的成本效益分析见下列表格（表 12-1，表 12-2）：

表 12-1　靶事件为脑卒中的成本效益分析

卒中类型	相对频率	效用值	治疗成本 / 美元	损失价值 / 美元
致死性	0.25	0	0	1 000 000
严重	0.25	0.4	34 200	600 000
中等严重	—	0.5	12 450	50 000
轻度	0.50	0.8	7 800	20 000

表 12-2　抗凝剂不良反应——出血（中枢神经系统及消化道）的成本效益分析

出血类型	风险	相对频率	效用	成本 / 美元	损失价值 / 美元
致死 CNS 出血	0.001 2	0.20	0	0	100 000
严重 CNS 出血	0.002 8	0.03	0.4	34 200	60 000
轻度 CNS 出血	0.000 4	0.08	0.8	7 800	20 000
消化道出血	0.004 14	0.69	0.8	3 920	20 000
严重并发症（AE1）	0.06		0.628	4 355	37 200
轻度并发症（AE2）	0.15		0.993	100	700

注：CNS 指中枢神经系统。

相对价值 =（1- 不良反应效用）/（1- 靶事件效用）

在靶事件效用为 0.5 时，各不良反应的相对价值计算如下（表 12-3）：

表 12-3　不良反应的相对价值

不良反应	效用	相对值	不良反应	效用	相对值
致命 CNS 出血	0	2.0	消化道出血	0.8	0.4
严重 CNS 出血	0.4	1.2	严重不良反应	0.628	0.774
轻度 CNS 出血	0.8	0.4	轻度不良反应	0.993	0.014

注：治疗成本为每例患者 800 美元。

预防不良事件的阈值 $T_{AE}-NNT$（不包括成本）计算如下：

$$T_{AE}-NNT = \frac{1}{SAE\ 相对值 \times SAE\ 发生率 + MAE\ 相对值 \times MAE\ 发生率}$$
$$= 1/(0.744 \times 0.006 + 0.014 \times 0.15) = 152$$

预防不良事件的阈值 $T_{AEcost}-NNT$（包括成本）计算如下：

$T_{AEcost}-NNT =$（目标成本 + 目标价值）/（治疗成本 + $AE1$ 成本 × $AE1$ 发生 + $AE2$ 成本 ×

$AE2$ 发生率 + $AE1$ 损失值 × $AE1$ 发生率 + $AE2$ 损失值 × $AE2$ 发生率）

=（12 450+50 000）/（800+4 355 × 0.006+100 × 0.15+37 200 × 0.06+700 × 0.15）=53

对小于 65 岁且无危险因素者，为减少 1 例脑卒中，需治疗 146 例病人，与计算得出的预防不良事件阈值 $T_{AE}-NNT$（不考虑成本）152 接近，并且预防不良事件阈值 $T_{AEcost}-NNT$（考虑成本）53，意味着不应对这一组病人采取服用抗凝剂的预防措施。75 岁以上，且伴有一个以上危险因素者，其预防 1 例脑卒中需要治疗的人数远远小于预防不良事件的阈值。结论是华法林治疗非瓣膜性心房纤颤合并一项以上脑卒中危险因素的 75 岁患者符合成本效益。

二、集束干预和多准则决策分析

所谓集束干预（bundle of care）是针对某种或某类疾病，将明确有效的、具体的、临床可操作的治疗措施予以归纳，使之系统化、集约化、程序化，在规定的环境和特定的时间内完成，以便达到预定的标准。具有明确的时间性、目标性和序贯性。

例如对败血症休克的抢救，就已经提出了两个集束干预策略，一个是确诊后 6 个小时内的集束干预,一个是 24 小时必须完成的集束干预。

前者要求尽快检查血清乳酸水平,在使用抗菌药物前至少取血液培养两次,1~2 小时内放置中心静脉导管,测量中心静脉压,上腔静脉血氧饱和度等监测血流动力学水平,迅速使用广谱抗菌药物(急诊室 3 小时内,ICU 1 小时内),如果有低血压和(或)血清乳酸 >4mmol/L,需采取液体复苏(半小时内晶体 1 升或胶体 0.2 升),必要时使用血管活性药物以达到中心静脉压 >8mmHg,上腔静脉血氧饱和度 >70%,平均动脉压 >65mmHg。

后者要求:对肺功能的保护,如机械通气其吸气平台压 <30cmH$_2$O,如有呼吸窘迫综合征潮气量 >6mL/kg;应用低剂量糖皮质激素抗休克;必要时使用重组人体活化蛋白 C,控制血糖水平在 4~8.3mmol/L 之间。

Damiani 等(2015 年)对 2006—2014 年间 50 个观察性研究系统评价和 Meta 分析的结果显示,严格实施这些集束干预措施可以显著减少败血症休克患者死亡率。显然,集束干预是良好的临床决策手段,有利于加强医疗质量管理,强化对相应临床指南的实施,促进个体化治疗,提高医疗水平。那么,如何制订集束干预策略呢?

多准则决策分析(multi-criteria decision analysis,MCDA)是制订集束干预策略的正确途径。这种决策分析需要参照国内外相关临床指南,广泛收集有循证医学证据支持的临床干预措施,每个干预措施通常需要通过至少一个随机对照试验或系统评价的论证。将需要在特定环境、特定时间实施的最重要的措施绑定在一起,邀请相关领域专家应用共同的评价准则对其逐一进行评估,予以适当的权重,将多个不能互相替代的措施合理地组合,以便取得最大综合效益,从而最终形成集束干预策略。

例如单君等(2011 年)在构建预防呼吸机相关肺炎(ventilator associated pneumonia,VAP)的策略时,参照上述原则选择了床头抬高 30°~45°、肠道喂养、经口气管插管、呼吸机管路可见污染时及时更换、推荐使用热湿转换器(人上鼻)、至少每隔 24 小时进行气囊压力的测定、冷凝水定时倾倒、持续声门下吸引、间歇镇静和拔管评估、氯己定溶液进行口腔冲洗、对护理员进行教育和培训、氯己定溶液洗手、预防消化性溃疡及深静脉血栓的形成等 14 项措施。

邀请了微生物学、感染控制、危重症医学及护理领域的 10 名专家,每位专家对每项措施均用下述 9 原则进行评价,每项评价原则的权重分值 0~20 分,拟定的权重大小揭示该项评价原则的相对重要性。括号内数值为专家赋于权重值的均值。

①有证据支持获益吗(18.5)。②每个 VAP 患者都可获益吗(16.7)。③临床实施难度大小(16.2)。④支持证据评价标准统一吗(15.9)。⑤多少研究证实获益(15.1)。⑥可用于不同水平的医疗系统吗(14.8)。⑦不同研究的结果一致吗(13.2)。⑧对工作负荷的影响大小(12.8)。⑨该措施的成本效益分析结果(12.2)。

专家各自对每个措施按上述原则逐项打分(分值 1~10 分),每个措施都可得到一个唯一的总分,即 9 项评价原则平均分值与相应原则权重的积之总和,比较各总分的大小,总分最大的六项措施被作为预防 VAP 的集束干预策略(括号中为每项措施总分):即床头抬高 30°~45° (1 187.8)、对护理员进行教育和培训(1 153.8)、冷凝水定时倾倒(1 149.6)、氯己定溶液洗手(1 146.3)、氯己定溶液进行口腔冲洗(1 111.8)、呼吸机管路可见污染时及时更换(1 087.4)等 6 项措施。

作者认为多准则决策分析可以优化健康护理措施,提高护理人员对指南的依从性,研究表明如果护理人员对该策略的依从性好,能显著减低 VAP 发生率。

通过多准则决策分析制订集束干预策略的方法已被验证有效,并已经被广泛应用于各医疗卫生领域。

第三节　决策树分析

临床上许多事件的发生是随机的,例如病人预后常常是不确定的,治疗措施的疗效也是不确定的,特别是在治疗效果风险大时,或为了形成可以在未来多次使用的临床策略时,最好使用计量决策方法。常用图解比较各种备选方案预期结果的风险型决策方法,即决策树分析法(decision tree analysis)。

决策树分析法通常有 6 个步骤,下面举例说明。

对一种致死性口腔恶性肿瘤是否应当采用手术进行治疗? 如果手术治疗能带来明显疗效,选择手术治疗是毫无疑义的。但是当疾病不经过手术治疗也可能治愈的时候,或手术本身并不能保证治愈的效果,甚至手术本身也有致命的危险的时候,作出手术治疗的决策很困难。

第一步,明确决策问题,确定备选方案(decision alternatives)。

决策树是用图形展示临床重要结局,决策者借此可进一步明确决策的思路,不同决策者借此可以解决分歧。对要解决的问题应该有清楚的界定,宜反复修改,避免引起歧义。在上面的例子中,我们的中心问题是:对这种致死性口腔恶性肿瘤,手术治疗是否优于保守治疗?

备选方案意味着一种抉择,在决策树上决策的选择应用决策结(decision node)又称选择结(choice node)来代表,通常用方框表示。备选方案用从方框引出的臂表示,在本例中,我们有两个决策备选方案:手术或保守治疗,用两条连接决策结的臂表示,决策结一般放在决策树的左端(图 12-2)。

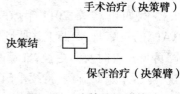

图 12-2　决策结及决策臂

第二步,列出所有直接结局(immediate outcome)及最终结局(final outcome)。

通过一系列决策结、机会结(chance node)直至结局结的连结,展示事件的客观顺序。以下列出两种备选方案的直接结局(表 12-4)。

表 12-4　两种备选方案的直接结局

备选方案		结局
保守治疗		因病死亡
		生存
手术治疗	有病	因手术死亡
		术后死于疾病
		术后生存
	无病	因手术死亡
		术后生存

　　病人的最终结局是一系列机会事件的结果,在决策树上受机遇控制的事件用机会结表示,在决策树上记为圆圈符号。每一个作为结局的机会事件应用与圆圈相连的臂表示。最终结局应用结局结,记为小三角形,放在决策树最右端。对于本例手术治疗方案来说,第一个结局事件是手术时的发现,即确定疾病有或无。

　　无病:其结局可能死于手术,也可能术后生存。

　　有病:口腔颌面外科医师可有两个选择:冒较大的风险进行可能导致治愈的根治手术,或进行风险性较小,但不能治愈的保守手术。医师的这种决策仍然用决策结表示。

　　根治手术与保守手术都可能是致命的;如果病人术后生存,可能治愈,也可能未治愈,这些事件可用序列的机会结表示。

　　在此决策树中,每一个机会结只有两个直接的结局,在临床实践中,一个机会结可以有多个直接结局,例如治疗有三个结局(治愈、改善、药物毒性致残或致死),则机会结有三个臂。但不管机会结有多少个结局,从每个机会结引出的结局必须是互相排斥的明确的状态,在各种状态之间不能互相包容或交叉。

　　第三步,明确各种结局可能出现的概率。

　　可以从文献中类似的病人去查找相关的概率,也可以从临床经验凭直觉进行推测。在本例中,如果未行手术治疗,则唯一的不确定性是病人是否仍患病,假如有病的可能性是10%,则无病的可能性是90%,有病而治愈的可能性为10%,则未治愈的可能性是90%。手术时,10%可能性发现患病,无病为90%;如果疾病存在,则可能选择根治手术,伴随根治手术的结局是10%死亡,90%生存,生存者中90%痊愈;如果采取保守手术,手术的病死率为2%,生存率98%,其中治愈的机会为10%。所有这些概率都要在决策树上标示出来。

　　在为每一个机会结发出的直接结局臂标记发生的概率时,各概率相加之和必须为1.0(图12-3)。如果对某一个事件不能确定其概率时,可应用其最高或最低的可能概率,并注明概率变动的范围。

　　第四步,对最终临床结局用适宜的效用值赋值。

　　在进行决策分析时,应该为每一个最终结局确定合理的效用值,本例用预期生存时间表示结局(表12-5)。

表 12-5　为疾病最终结局赋值

最终结局	效用值/年
手术死亡	0
未治愈(疾病进展引起死亡)	2
治愈	20

　　效用值是病人对健康状态偏好程度的评估指标,通常应用0~1的数字表示,最好的健康状态为1,死亡为0。有时可以用寿命年,质量调整寿命年表示。

　　第五步,计算并比较结果。

　　计算每一种备选方案的期望值,选择期望值最高的备选方案为决策方案。

　　计算期望值的方法是从"树尖"开始向"树根"的方向进行计算;将每一个机会结所有的不同状态效用值与其发生概率相乘,其总和为该机会结的期望效用值。在每一个决策臂中,

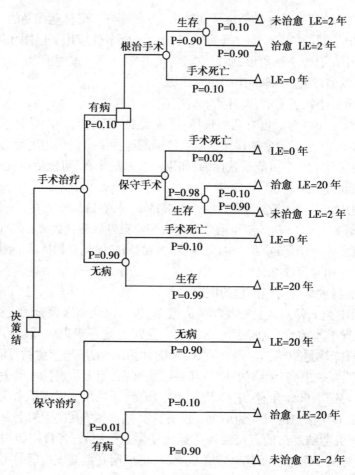

图 12-3　某种口腔恶性肿瘤是否应当采用手术治疗的决策树分析：确定各决策臂的可能事件及其发生概率

各机会结的期望效用值分别与其发生概率相乘,其总和为该决策方案的期望效用值。在决策树中的次级决策结,应选择可提供最大期望效用值的决策臂,而忽略其他臂。

图 12-4 显示机会结和次级决策结的期望效用值。手术治疗的期望生存时间是 19.46 年,保守治疗的期望生存时间是 18.38 年,根据优选最大效益方案的决策原则,本例最佳备选方案为手术治疗。

第六步,应用敏感性试验对决策分析的结论进行测试。

决策分析的最后一步是敏感分析,其目的是测试决策分析结论的可靠性。尽管每个机会结的直接结局的概率以及结局的效用值可能是较好的估计值,但是这些概率值及效用值也可能在一个较宽的范围内变动。敏感分析要回答的问题是:当概率及结局效用值等在一个合理的范围内变动时,决策分析的结论会改变吗?

在本例中,根治手术的死亡率对决策的影响情况(表 12-6)。

从表中可以看出即使手术病死率较高,手术治疗的期望生存时间仍然高于保守治疗,说明根治手术时,手术死亡概率在一定范围内的变动不是重要的影响决策的因素。

有病概率对决策的影响情况见表 12-7。

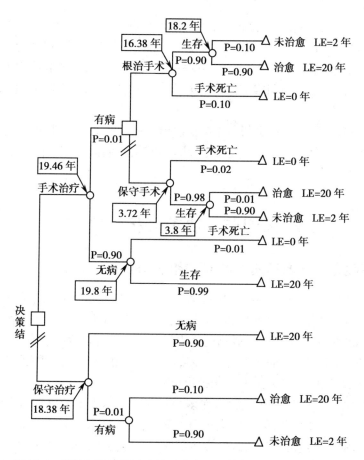

图 12-4 某种口腔恶性肿瘤是否应当采用手术治疗的决策树分析:
确定决策臂预期效益,直观确定决策结果

表 12-6 根治手术的死亡率对决策的影响

手术病死率	期望生存时间(年)		手术病死率	期望生存时间(年)	
	手术治疗	保守治疗		手术治疗	保守治疗
0	19.64	18.38	0.15	19.37	18.38
0.05	19.55	18.38	0.20	19.28	18.38
0.10	19.46	18.38	0.25	19.19	18.38

表 12-7 有病概率对决策的影响

疾病概率	期望生存时间 / 年		疾病概率	期望生存时间 / 年	
	手术治疗	保守治疗		手术治疗	保守治疗
0	17.82		0.300	18.77	15.14
0.016	18.10	18.10	0.400	18.43	13.52
0.100	19.46	18.38	0.500	18.09	11.90
0.200	19.11	16.76			

从表中的数字可以看出,疾病概率增加时,手术治疗及保守治疗的期望生存时间均有所减少,然而保守治疗时生存时间减少的幅度更大,手术治疗相对于保守治疗带来的效果更大。在疾病概率等于 0.016 时,手术治疗与保守治疗的效果相同,此数值称为决策阈值。疾病概率小于阈值,保守治疗的期望生存时间更长,保守治疗是最佳备选方案,而大于此阈值,手术治疗是最佳备选方案。

从上述分析可以看出,敏感分析对于测试决策分析结论的真实性和稳定性是很重要的。

在决策分析中,事件概率值及效用值的确定要有文献依据,其中效用值的确定还要结合病人的主观评定。

第四节　决策分析举例

一、小型腹主动脉瘤早期手术与严密随诊的决策分析

小型腹主动脉瘤在美国男性死因中占第 15 位。约一半病人在主动脉瘤破裂后因未能及时进行抢救手术而死亡,急诊术后 30 天内死亡率平均 54%,急性期手术死亡率 4%~5%。有人建议对筛查诊断为小型腹主动脉瘤的病人早期进行选择性手术。有人建议密切随诊病人,在有症状或肿瘤直径 5~6cm 时实施手术,但是这样处理瘤体仍可能随时发生破裂。有数个多中心临床试验正在进行之中,尚未得出结果。

该问题的特点:对于临床随诊者,可在多个时间点作出手术的决定,具有时间依赖性的特点。在随访过程中,受到年龄、肿瘤大小等因素的影响,病人的健康状态可能发生转换,对每一种健康状态赋以一定的效用值或生命质量评分。应用 Markov 决策模型进行决策分析。所有对象均纳入决策之中,随诊至所有对象死亡,计算期望质量调整寿命年(quality-adjusted life expectancy,QALE),可提供更多期望质量调整寿命年者为较好的决策方案。

从大型系列报告特别是群体研究的文献中估计事件的概率值。健康状态的效用值:良好 =1,死亡 =0,并发症中脑卒中 =0.5,肾衰 =0.6,对接受手术者,调整住院时间及恢复健康的时间以后,接受择期手术者减少 2 周 QALE,急诊手术者减少 4 周 QALE。

假定:患者依从性 100%,在一定大小时腹主动脉瘤穿破率恒定,胸段及肾上段腹主动脉瘤的穿破率相同,手术死亡率、并发症发生率与动脉瘤的大小和形态无关,腹主动脉瘤完整未破裂者与成功的修复者长期生存率相当,选择性手术与急诊手术的生存率相当,腹主动脉瘤扩张率对破裂、急性扩张的影响仅取决于动脉瘤的大小。

结果:基线代表性病例为男性 60 岁,无症状型腹主动脉瘤,直径 4cm,年破裂率 3.3%,手术死亡率 4.6%,具有与同性别年龄健康人同样的其他死亡风险。决策分析结果显示,对这种病例早期手术方案比严密随诊获益 0.6QALE,寿命延长 4.8%。严密随诊组病例在死于他因前,因腹主动脉瘤直径已达到 5cm,70% 需要接受择期手术。其中 3% 术后死亡,7% 因动脉瘤破裂死亡,3% 发生术后并发症。敏感分析发现,早期手术对以下因素敏感:选择性手术的死亡率、动脉瘤年破裂率以及急性扩张率,就诊年龄以及选择手术的决策阈值。对选择决策影响最大的两个因素是腹主动脉瘤破裂率与选择性手术的死亡率。腹主动脉瘤直径 4cm 者,早期手术更好,尤其是具有平均水平的手术风险、高风险动脉瘤破裂率及急性扩张率的患者获益最多。对具有平均水平破裂风险及高水平手术风险的病例,两种决策方案的

效果相当。而对腹主动脉瘤直径小(例如 3cm)、破裂及急性扩张风险小的病例,随诊是首选方案。

二、临床局限性前列腺癌治疗的决策分析

男性前列腺癌中,60% 局限于前列腺,临床为 I 或 II 期。治疗手段包括根治性前列腺切除、放射治疗和临床观察。前两种治疗手段的假设是减少肿瘤转移的危险。但是前列腺癌是慢性生长的肿瘤,临床为 I 或 II 期者有可能被发现后多年未发生转移。另外,前列腺癌是一种老年疾病,许多患者可能在转移之前死于其他疾病,治疗本身不能保证病人不发生转移,只是在某种不确定性程度上有可能减少转移的危险。治疗尚可带来一定的并发症,例如勃起障碍、尿失禁等,由此给病人造成新的痛苦。每一个接受治疗的患者,不管能否从治疗中获益,都会面临发生某些并发症的危险。因此需要进行临床决策分析以回答下述问题:相对于观察来说病人是否能从治疗获得到额外的利益?

假定患者为性功能正常的男性,年龄≥60 岁,具有与其年龄相适应的一般健康状况。已病理检查证实为前列腺癌,组织学分级属于高分化、中等分化和低分化三种类型中的一种。肿瘤局限于前列腺内,无远处转移,临床为 I 或 II 期。患者有三种治疗选择:根治性前列腺癌切除、放射线外照射以及严密随诊。在随访过程中,如发生远处转移均使用激素进行治疗。应用质量调整寿命年(QALY)作为每一种治疗效果的评价指标。

应用 Markov 决策树进行分析,该决策树具有三个决策臂:根治性前列腺癌切除、放射线外照射以及严密随诊。所有初期治疗的生存者可能处于以下任何一种健康状态:未发生远处转移、发生远处转移但是应用激素治疗可控制症状及疾病的进展、发生远处转移激素治疗无效、远处转移病情恶化死亡及其他原因引起死亡。患者生命质量可因治疗的并发症、晚期转移癌而减低。随访过程以半年为一个周期,在一个周期内,患者的健康状态可能未发生改变,可能发生排尿困难、尿潴留而需要外科治疗,无转移者可能发生远处转移但对激素治疗有效,已有远处转移者可能进展为对激素治疗不敏感的状态,可能死于远处转移或者其他疾病,随访至所有的病人死于前列腺癌或其他疾病。应用计算机软件进行决策分析。

从文献中查找关键事件发生的可能概率,包括不同分化程度的前列腺癌发生远处转移的概率,治疗效果及并发症的分布,晚期癌(对激素治疗敏感或者不敏感)的死亡情况,死于其他疾病的概率等。根据疾病与并发症的严重程度确定其效用值(质量调整寿命年)。

性功能正常男性前列腺癌临床 I、II 期时严密随诊(WW)、根治性前列腺切除(RPX)与外照射治疗(XPT)的部分预期效果见表 12-8。在高分化肿瘤组,在同一年龄组的不同处理方式之间,治疗效果在同一水平;在用平均生存时间作指标时,70 岁以下年龄组手术及放射治疗的效果略优于严密随诊组。在采用较高的治疗效果估计值时,经过校正晚期肿瘤及治疗并发症对生命质量的影响,手术及放射治疗可略延长年龄较低组质量调整寿命年。如果采用较低的治疗效果估计值,则严密随诊组的治疗效果与其他组相当或更好。

以 60～64 岁中等分化前列腺癌组为例,对通过改变手术治疗及放射治疗发生不良事件的概率进行敏感分析(表 12-9)。在勃起障碍发生率为 0.86、尿失禁发生率为 0.12 时,手术治疗与严密随诊的疗效相当,可以看做是决策阈值;而放射治疗始终优于严密随诊的治疗效果。

表 12-8 性功能正常男性前列腺癌临床 I、II 期时严密随诊、
根治性前列腺切除与外照射治疗的预期效果

年龄	平均生存时间及 QALY	高分化前列腺癌			中分化前列腺癌		
		WW	RPX	XRT	WW	RPX	XRT
60～64 岁	平均生存时间/年	17.3	17.5	17.6	16.1	16.5～17.1	16.6～17.2
	QALY/年	17.2	16.9	17.1	15.9	15.7～16.5	16.0～16.7
65～69 岁	平均生存时间/年	14.1	14.2	14.3	13.3	13.6～14.0	13.7～14.1
	QALY/年	14.0	13.7	13.9	13.2	12.9～13.4	13.1～13.6
70～74 岁	平均生存时间/年	11.3	11.3	11.4	10.8	10.9～11.1	11.0～11.2
	QALY/年	11.2	10.9	11.1	10.7	10.4～10.7	10.6～10.9
75 岁以上	平均生存时间/年	8.8	8.8	8.9	8.5	8.5～8.7	8.6～8.8
	QALY/年	8.7	8.4	8.6	8.4	8.1～8.3	8.3～8.5

注:本表略去低分化前列腺癌栏目,WW=严密随诊、RPX=根治性前列腺切除 XPT=外照射。

表 12-9 临床 II 期男性 60～64 岁中度分化前列腺癌根治性前列腺切除与
外照射发生不良事件的概率改变时相对严密随诊的增量效果

变量	根治性前列腺癌切除		放射性线外照射	
	概率值	QALY/年	概率值	QALY/年
治疗引起勃起功能障碍	0	5.600	0	9.200
	0.310*	3.100	0.440	5.500
	1.000	−2.600	0.610	4.100
治疗引起尿失禁	0	6.100	0	6.000
	0.060*	3.100	0.010	5.500
	0.130	−0.400	0.040	4.000
治疗引起肠道损伤	0	3.300	0	5.800
	0.010*	3.100	0.010	5.500
	0.040	2.400	0.030	5.000
治疗引起尿道梗阻	0	3.400	0	5.600
	0.090*	3.100	0.025	5.500
	0.200	2.800	0.060	5.400

* 基线值

同样是 60～64 岁中等分化前列腺癌组,通过改变健康状态效用值进行敏感分析(表 12-10)。只有在勃起障碍效用值为 0.89 时,手术治疗、放射治疗与严密随诊的疗效相当,可以看做是决策阈值;而改变其他健康状态的效用值,都不会改变临床决策。

改变治疗后生存时间的贴现率,发现年贴现率为 5% 时,手术治疗并不优于严密随诊,放射治疗比严密随诊获益的幅度也大为减少。

表 12-10 临床Ⅱ期男性 60～64 岁中度分化前列腺癌根治性前列腺切除与
外照射发生不良事件的效用值改变时相对严密随诊的增量效果

变量	效用值	根治性前列腺癌切除 QALY/ 年	放射性线外照射 QALY/ 年
治疗引起勃起功能障碍	1.00	5.60	9.20
	0.95*	3.10	5.50
	0.90	0.60	1.80
	0.85	−2.00	−1.90
治疗引起尿失禁	1.00	6.10	6.00
	0.85	4.60	5.80
	0.70*	3.10	5.50
	0.55	2.60	5.00
治疗引起肠道损伤	1.00	3.30	5.80
	0.85*	3.10	5.50
	0.70	2.90	5.30
	0.55	1.10	5.20
转移癌激素治疗有效	1.00	2.70	5.10
	0.90	3.10	5.50
	0.80	3.50	5.90

* 基线值

结论:相对严密随诊而言,根治性前列腺癌切除和放射治疗对临床局限的前列腺癌的治疗仅对某些病人,例如年龄较轻、肿瘤分化较好的病人能带来益处。决策分析模型显示在大部分情况下,治疗组获益甚小,病人对治疗的选择取决于其对不同结局的偏好程度和时间贴现率,对多数临床局限的前列腺癌病人来说,严密随诊不失为一个理智的选择。

第五节 临床决策分析评价

临床决策已经得到广泛应用,从文献中寻找有关的临床决策信息已经成为可能。但是,在用于自己的临床实践之前,应当对这些信息进行严格的评价。要能回答以下三个问题:这个临床决策分析的结果是真实的吗? 结果的重要性如何? 这个结果适用于我的具体病人吗?

1. 第一个问题,临床决策分析推荐的方案是否真正优于另外的方案,其所使用的方法学正确吗? 这个问题包含 4 个要点。

(1) 是否包括了所有重要的决策方案及结局:决策方案应该是符合实际情况的方案,不同方案之间有互相依赖、互为条件的关系。至少应该有两个方案互相比较。其中应该包含您感兴趣的决策方案。对方案的文字叙述应该明白无误。

在决策方案中,应该包括所有有关的结局。对威胁生命的疾病,预期寿命应该是主要的测量指标,而对非致死性疾病,可以用疾病带来的不适及残疾的时间来测量。应该考虑到病人实际上可能承受的所有风险以及可能获得的利益。对影响决策的重要变量,应该计算其决策阈值。

(2) 是否采用了敏感的方法鉴别、收集和整合有关事件概率的证据:在进行决策分析时,作者应该收集有关文献,请教专家,调查病人实际情况。在收集文献过程中要注意避免偏倚,对文献的真实性进行严格的评价,不同研究之间是否具有同质性,并确定疗效差异的强度。其要求与作荟萃分析前收集及评价文献的要求相同。在此基础上,直接引用有关概率或者将有关信息转换为有关事件概率的量化估计值。应当报告文献来源及数据转换的方法。

(3) 效用值是从可信赖的来源用敏感方法取得:效用值是决策者对最终结局的量化测量值。通常是从 0(最差的结局,如死亡)到 1(最好的健康状态)。不管应用哪种量化指标,都应该报道量化方法的来源。对于涉及个体病员的临床决策,最好的效用值量化指标是病人自己对最终结局的量化估计。如果是涉及卫生政策的临床决策分析,则结局的测量指标可来源于涉及同类疾病的人群研究,同类病人对生命质量价值的判断,以及正常人群的流行病学调查。

(4) 是否应用敏感分析对临床决策方案的不确定性进行了检验:临床决策分析应当对所引用资料的不确定性进行系统的检查,在对决策分析做出评价时,应注意:在敏感性分析中包括了哪些变量?每个变量的波动范围?是否重要的变量都包括进来了?什么变量可以改变决策的选择?一般来说对所有重要事件发生的概率都应当进行敏感分析。其变动范围取决于所引用原始文献研究质量的高低,研究质量高则概率值变动范围小,反之变动范围较大。对效用值也应当进行敏感性试验,其值的变动范围也取决于引用文献的研究质量。

2. 第二个问题,决策分析结果的重要性如何?

(1) 在基线分析中,是否其中一个决策方案得到的结果对病人具有临床重要性? 如果不是,所有的方案等效:在这里,基线分析的含义是应用最接近实际情况的概率值进行的决策分析。对决策方案结果差异的重要性,尚无统一的认识。有人认为,在应用预期质量调整寿命年作为效用值指标时,相差 2 个月以上就有一定临床重要性,而相差数天可认为方案是等效的。在应用其他效用值时,应当结合临床情况进行不同决策方案间差异重要性的评价。

(2) 在决策分析中应用的证据,有足够的论证强度吗:决策分析的论证强度,在很大程度上取决于所引用证据的论证强度。因此应当对所引用的文献进行方法学评价。在采用方法学质量不太高的研究中的证据时,应当对其局限性进行分析,并应用敏感分析方法予以检验。

(3) 证据的不确定性能改变分析的结果吗:如果决策分析的结果随着某个变量赋值的改变而变化,这可以认为决策分析对此变量敏感,如果决策分析的结果不随着变量赋值的改变而变化,则决策分析结论稳定可靠。

3. 第三个问题,这个结果适用于我的具体病人吗?

(1) 决策分析中事件概率的估计值符合我的病人的实际情况吗　应用决策分析结论的第一步就是看其病人的特点是否与自己经治病人的临床实际一致。还要进一步检查决策分析引用的文献中,病人情况是否与自己病人的临床实际一致。如果决策基线分析中病人的情况与自己的病人情况不一致,可检查其敏感分析的结果,是否部分符合自己临床病人的特点。否则,应该谨慎地对待决策分析中的结论。

(2) 决策分析的效用值是否与实际病人对临床结局的评价一致　因为效用值与备选方案的选择有密切的关系,必须考虑实际病人对临床结局的评价是否与决策分析一致。如果出入较大,可用病人的估计值重新作敏感分析,看是否改变决策分析的结论。

(李春洁　史宗道)

参考文献

1. 菅玥,王竹,白晨潞,等.阻生牙拔除术后并发症防治的系统评价/Meta分析的汇总评价.中国循证医学杂志,2013,13(6):747-753

2. 李伟,黄玉萍,汤洪,等.循证医学在牙周病临床决策中的应用.井冈山大学学报(自然科学版),2010,31(1):134-136

3. 邱蔚六.临床决策需要辩证思维.医学与哲学,2006,27(14):1-2

4. 单君,吴娟,顾艳荭,等.多准则决策分析构建呼吸机相关肺炎集束干预策略的研究.护士进修杂志,2011,26(10):883-885

5. 吴宝磊,张圃.异质性人工髁突修复重建颞下颌关节的相关临床决策因素.医学与哲学,2013,34(6):35-38

6. DAMIANI E, DONATI A, SERAFINI G, et al. Effect of performance improvement programs on compliance with sepsis bundles and mortality: a systematic review and meta-analysis of observational studies. PLoS One, 2015, 10(5):e0125827

7. ETTINGER R L. Rational dental care: part 2. A case history. J Can Dent Assoc, 2006, 72(5):447-452

8. MARTENS L C. A decision tree for the management of exposed cervical dentin (ECD) and dentin hypersensitivity (DHS). Clin Oral Investig, 2013, 17(1):77-83

9. MILLER C S, FOLEY J D, FLORIANO P N, et al. Utility of salivary biomarkers for demonstrating acute myocardial infarction. J Dent Res, 2014, 93(7):72-79

10. OZDEN F O, ÖZGÖNENEL O, ÖZDEN B, et al. Diagnosis of periodontal diseases using different classification algorithms: a preliminary study. Niger J Clin Pract, 2015, 18(3):416-421

11. TAMOŠIŪNAS V, KAY E, Raven R. A preliminary study applying decision analysis to the treatment of caries in primary teeth. Stomatologija, 2013, 15(3):84-91

思考题

1. 临床决策分析的原则是什么?
2. 如何计算诊断阈值与诊断-治疗阈值?
3. 结合不良事件确定治疗阈值的意义是什么?
4. 详述应用决策树方法进行决策分析的步骤?

第十三章

临床科研的质量控制

 内容提要

　　临床科研是以病人群体为对象的研究，个体之间存在着巨大的生物学变异，人的社会性更是千差万别，许多因素难以控制，而且临床研究往往通过样本进行，而样本与目标人群中难以避免误差的存在，使得临床研究比实验室研究难度更大，易使临床科研结果偏离真值，得出错误的结论。本章讨论的临床科研中的机遇和偏倚、临床科研的基本原则与临床意见分歧，以获得真实、可靠的研究结果，保证科研质量。

　　循证医学极其重视最佳证据的来源及其评价，董稳航等对 2000—2009 年发表的属于我国口腔颌面外科范畴的随机对照试验（RCT）的报告质量进行评价，共纳入 53 篇 RCT，根据 CONSORT 条目对其进行评价，RCT 的报告质量普遍不高，平均得分仅为（8.2±2.5）分，与 CONSORT 标准比较尚有较大差距。

　　有了很好的临床科研课题，如果没有科学的研究设计，即使获得了国家重点课题的资助，也很难达到预期的目的，造成人力、物力和财力，特别是宝贵时间的浪费。据近期有关国家重点临床科研课题的不完全评价与分析，目前科研设计的缺陷率达 30% 左右。这些问题的存在，严重地阻碍着我国临床医学研究水平的提高，对临床医学的进步具有负性影响。临床科研的质量控制十分重要。

　　临床医学研究的目的是从样本人群，通过观察和研究，探索研究变量同结果变量的真实联系，并将其结果用于目标人群。因此，在评价临床研究结果时，常常会提出两个问题：一是研究结果是否为样本人群的真实结果，二是研究结果的外延性如何，涉及研究结果的内部真实性和外部真实性。

　　真实性（validity）是指一项观察或研究所作结论的正确及可靠程度，即所得结果反映了欲研究对象的真实情况。内部真实性（internal validity）是研究结果可以正确反映研究人群的真实状况的程度，其研究结果能应用于研究人群及靶人群，内部真实性是由研究设计、实施、资料收集、结果分析等来确定的，受偏倚和机遇的影响。外部真实性（external validity）是研究结果能否应用到其他人群的外延性。

　　对于临床工作者而言，内部真实性是重要的，但仅有此也是不够的。一项无内部真实性的研究结果，不可能具备外部真实性，但内部真实性很好的研究，也不一定就具备外部真实性,如果仅有内部真实性而无外部真实性的研究结果任意应用于其他人群,会导致生搬硬套,贻误患者,甚至造成不良后果。因此,一项理想的研究,应同时具备内部真实性和外部真实性。例如一项关于医师健康状况的研究发现:低剂量的阿司匹林(每隔一天325mg)能预防无冠心病的男性医师的心肌梗塞。随机分配11 037名男性医师入试验组,11 034名为安慰剂对照组,试验组心肌梗塞发生率比对照组降低44%。这项研究设计严谨,结论可靠,即内部真实性好。但此结论能否应用于女性、有冠心病或有其他危险因素的人群呢?后来大量的研究资料表明,此研究适用于其他人群,即具有外部真实性。

第一节　临床科研中的机遇和偏倚

任何科研工作,在其设计、实施、结果分析过程中,都难免产生各种误差,导致结果不能真实地、准确地反映实际的结果,临床试验中把试验中的测得值与真实值之差,样本测得值与总体测得值的差别统称为误差(error)。误差的分类有多种,简单地可以分为随机误差和系统误差两大类,随机误差又称机遇,系统误差又称偏倚。

一、机遇

机遇是一类无规律性、不恒定的随机性变化的误差,是各测得结果间受机会影响的变异度的大小,在临床试验过程中,虽然在同一条件下对同一对象反复进行测量,在极力消除或控制明显的系统误差后,测量结果仍可能偏离真值,例如调查某市小学生患龋情况,随机抽取6～11岁学生1 200人(每年龄组抽200人)龋均为2.0;如再从该市另外随机抽取同年龄1 200人,龋均就不一定仍为2.0,也不一定恰好等于该市同年龄小学生的实际龋均,造成其差异的原因可能是机遇的影响。在重复进行的各次测量中,这种误差或大或小、或正或负,但其分布的方向是随机的,在各方向出现的概率是相等的。随机误差影响科研质量的精确性(precision)或可重复性(reproducibility)。随机误差服从正态分布,可以用医学统计学的方法进行分析和推断,置信区间(confidence interval)用于描述测量值由于随机误差所致围绕真值变动的范围。在推断样本与总体或两样本值的差别时,可能会出现的两类错误,Ⅰ类错误即假阳性错误,即本来不存在差别而误判为有差别,Ⅱ类错误即假阴性错误,即本来有差别而误判为无差别。

机遇在临床研究中广泛存在,是任何抽样研究固有的特点,只要不是以全部人群为研究对象,不是纳入全部的疾病患者,就不可能避免机遇的存在,但可以通过适当的增大样本量减小其影响,并由统计学方法估计其大小,将其限制在能够接受的范围内。

二、偏倚

所谓偏倚(bias)是指在抽样调查或临床试验中由于系统性误差的干扰而得出偏离真实的结果。系统误差与随机误差的区别是,误差系统性偏向某个方向,但不是专指研究者心存偏见或主观希望出现某种有利的结果,从理论上偏倚是可以通过完善的设计、正确的测量和适当的分析来避免的,但有些偏倚研究者事前并不知道,因而只能进行控制而不可能完全避免。但是偏倚将会严重地影响临床试验的结果,因而必须加以严格的控制。

（一）选择性偏倚

样本人群的选择方法错误时，研究对象的代表性很差，使研究结果与目标人群患病情况之间出现系统误差，这种由于纳入研究对象的方法不正确而产生的偏倚称为选择性偏倚（selection bias）。例如选入试验组和对照组的病例的病情、年龄、性别差异悬殊，影响到两组可比性。纳入标准和排除标准规定得不明确或不正确可能造成错误分类（错误分类偏倚，misclassification bias）。

例如以口腔医院口腔颌面部恶性肿瘤患者作为研究对象时，该样本特点与未住院口腔颌面部恶性肿瘤患者会有很大不同，因为晚期无手术指征者不会收治入院，早期癌症患者尚未被本人发现，还没有就诊过；即使是存在手术指征的患者，也可能因其经济原因、伴有其他疾患等原因错失入院机会。这样住院患者与人群中同样的病种患者在某些研究因素的暴露率方面可能是不同的。因此，通过口腔医院病例样本得出的研究结论不能代表总体的真实情况。又如在做筛查或临床试验时，以志愿者为研究对象，其合作程度与待研疾病、危险因素分布等与非志愿者会构成明显差别。从电话簿随机挑选的人群往往只能代表一定的社会经济层次，而不能代表总体。但是，由于条件限制必须使用这种类型的研究样本时，就必须从患者的性别、年龄、社会经济地位、个人史、疾病情况、依从性、研究的因素等方面弄清其对总体的代表性，如在口腔医院及社区居民中用配对法选择对照，以增强样本的代表性。

失诊偏倚又称无应答偏倚（non-respondent bias），无应答偏倚的结果是造成漏查。在流行病学调查时，属于样本人群中的受检查者，由于主观或客观原因未能接受检查，如未接受检查的人数超过抽样人数的 20%，结果就可能出现严重误差。防止的办法是在调查前做好组织工作，对受检者做好宣传工作，努力改善调查方式，使受检者积极配合。在随机对照试验或前瞻性队列研究中，入组病人未接受随访检查亦属无应答偏倚，也称为失访偏倚（lost to follow-up bias or attrition bias）。

（二）测量性偏倚

在对研究对象进行观察或测量过程中出现的偏倚称为测量性偏倚（information bias）。在龋病、牙周疾病流行病学研究中，需要对菌斑、牙龈指数等进行临床检查。如检查器械不规范，检查人员的技术及标准不统一，现场光线不足等，都可造成系统误差。例如检查龋病和牙周病时，按 WHO 要求使用牙周探针与为图方便使用临床探针，结果就会不同。实验仪器在实验初期未予检查校准，在整个研究过程中不注意按规定保养、校准、修正，都可能造成测量性偏倚。

在询问疾病的既往史和危险因素时，调查对象常常因时间久远，难以回忆而回答不正确，这种偏倚称回忆偏倚（recall bias）。有时调查对象对询问的问题不愿意真实回答，使结果产生误差，这种偏倚称报告偏倚（reporting bias）。如在调查个人收入或其他隐私情况时，常常得不到真实的回答。调查口腔卫生习惯，没有刷牙习惯的人有时要隐瞒，使记录不属实。防止的办法是设计中尽量避免被调查者回忆很久以前的事，并作好动员解除顾虑。

口腔放射学家面对可以反复细心观看的口腔 X 线影像时，也可能受到临床提示而作出先入为主的判断。口腔病理学家面对的是形态学改变，但也可能受到临床印象的影响而判断错误。可通过采取盲法诊断（initial blind assessment）的方法，即影像学或病理诊断者在不知道临床诊断的情况下独立做出诊断，同时，也可通过专家组诊断的方式减少这种偏倚的影响。

　　研究者如知道何种因素对患者预后最重要时，可能更经常、更仔细地调查这种因素，而忽略其它重要因素，得出虚假的结论。在治疗性试验中，口腔医师知道谁在接受治疗后，可能自觉或不自觉地做出有利于治疗的评价。研究对象知道自己接受新法治疗时，可能夸大治疗效果，而知道自己为安慰剂对照组者则可能贬低治疗效果，甚至不依从治疗安排，以致无法评定治疗结果。克服这种偏倚的最好方法是盲法，可以是单盲：仅研究对象不知道接受何种处理；最好是双盲：研究对象与口腔医师均不知道治疗安排；如果是三盲：即输入资料及分析资料者也不知道处理安排，则可完全避免试验研究方知晓治疗分配方案造成的测量偏倚。

　　（三）混杂性偏倚

　　在分析性研究中，研究者试图确定某种因素对结局的作用，但不能排除其他已知或未知的影响因素与试验因素同时并存，并且直接或间接影响到暴露因素与观察结果的联系，造成混杂性偏倚（confounding bias），这些因素称为混杂因素。因沾染和干扰在随机对照试验中引起的偏倚，即属混杂偏倚；所谓沾染（contamination）即对照组的患者接受试验组的处理措施，提高了对照组的有效率，其结果是造成了试验组和对照组间差异缩小的假象。干扰（interference）则是指试验组额外接受了其他有效的药物或措施（非处理措施），提高了试验组的有效率，其结果是增大了试验组和对照组之间的差异。这些都不是真正由于暴露因素不同造成的差别。预防这种偏倚的方法是在进行研究前通过文献复习等手段尽可能详尽地了解与研究问题相关的混杂因素，在研究进行中注意收集这些因素，并密切观察受试对象的依从性，严格执行设计方案的规定。

　　在口腔医学临床试验中，要获得尽可能相似的两个或多个组进行比较，有时是非常困难的。用可能引起混杂的因素进行配对可控制及分析该因素造成的影响，但仍可能有未知的混杂变量存在。可能减少这种未知变量造成偏倚的重要手段之一是真正做到随机。随机可将混杂因子均匀分配到互相比较的组中，因此没有必要在实施研究过程中对过多的因素进行配对和分层。统计分析手段如分层分析、logistic 分析等，都有助于鉴别是否存在混杂因素及其作用强度。

　　除以上讨论的随机及系统误差外，在试验过程中研究者的失误也可能造成误差，例如在阅读检验结果时发生的误差，资料记录、抄写或输入中的错误等，这种误差亦称为过失误差。这类误差应当通过试验过程中的检查核对予以清除，否则将会影响到研究结果的准确性。

第二节　临床科研的基本原则

　　口腔医学临床试验研究和一般口腔医学基础学科的实验对象不同，主要在病人和人群进行。病人和人群是临床口腔医学的研究对象。例如随机对照试验（randomized controlled trial），特点是将符合特定纳入标准的人群，随机分配至二组或多组，每一组暴露于由研究者控制的不同试验因素或水平，然后确定每一组的干预结果。

　　口腔医学临床试验研究设计应遵循下列原则，有明确的研究目的，明确的诊断、严格的纳入和排除标准，设立对照组，随机化分组和"盲"法的原则，执行标准化干预措施，选择客观的观察指标与结局评定标准,以及选择合适的统计分析方法等。

1986 年美国牙科协会批准的牙科治疗规范规定,控制龈上菌斑和牙龈炎化学治疗产品的临床有效性研究必须满足下列要求:

(1) 至少有两个独立的研究。

(2) 受试人群能代表典型的产品使用者。

(3) 试验的产品应以常规方式使用,并有安慰剂对照。

(4) 研究设计可平行也可交叉。

(5) 观察周期至少六个月。

(6) 对菌斑和牙龈炎的观察记录应在试验前、试验后 6 个月,以及两者之间的一个时间进行。

(7) 微生物检查应表明病原微生物或任意微生物在研究期无异常增殖。

1988 年美国牙科协会批准的牙科治疗法规范规定,控制龋齿化学治疗产品的临床研究有效性研究必须满足下列要求:

(1) 至少有两个独立的研究。

(2) 研究人群代表了典型的产品使用者。

(3) 至少 2 年观察期。

(4) 应有基线检查、中期检查和最后检查。

(5) 研究应能检出 10% 的差异,统计学结论把握度应达到 80% 以上。

根据国内外临床流行病学文献,口腔医学临床试验的基本原则和注意事项包括以下几个方面。

一、病例选择和随机原则

进行口腔医学临床试验前首先必须对人群中的患病情况有所了解,选好试验对象,例如对龋病预防效果的观察最好在龋病高发区进行,因为龋病高发区容易观察龋病预防效果,有利于对龋病预防措施进行评价。此外要考虑参加试验的群体人数是否在一定期限内保持稳定,是否支持研究等,都是在选择人群时应考虑的问题,例如,在研究龋病预防措施效果时常以小学生为研究对象,这是由于学生人群具有相对稳定性,依从性较好。

试验设计必须贯彻随机原则,即总体中的每一个观察单位都有同等的机会被选入到样本中来,同时每一个观察对象都有相同的机会进入试验组或对照组。实际上,在试验过程中许多影响结果的因素在设计时研究者并不完全知道,只有采用随机的办法平衡分配,以增强可比性,这就是随机分配(randomized allocation)。随机分配在试验设计中十分重要,随机不等于随便,研究者只有做到真正随机才能达到预期的目的。另外,各种统计分析方法都是建立在随机研究的基础上,因而临床试验中贯彻随机原则几乎是不可缺少的。

二、盲法和对照原则

试验研究的目的是验证研究假设是否正确,只有经过比较才能鉴别其真伪,设立对照是比较的基础,没有对照很难说明研究假设是否正确。设立对照的正确方法是把研究对象随机地分入对照组和试验组进行比较,并要求它们之间具有可比性,即所比较的各组间除处理因素不同以外,其他的因素应尽可能相同。对照组中的观察对象除试验因素不同外应当受到与试验组同样的对待,如护理条件以及其他辅助治疗措施、医生巡回观察的次数等都应相等。这样,有利于反映出所比较的总体间存在的真实差异。研究者根据研究的预定目标,可以设立以下几种形式的对照:

1. 空白对照　对照组中不加任何干预因素。空白对照虽简单易行,但两组处理方式明显不同,容易破盲,由于霍桑效应等影响试验结果的真实性。

2. 安慰剂对照　对照组施予与干预因素类似但无治疗作用的措施如安慰剂等,是消除安慰剂效应及霍桑效应的必要方法。

3. 标准对照或阳性对照　用公认的或常规使用有效药物或常规措施作为对照。以检验新的干预措施的实用价值,如更加有效或等效而不良反应更少,服用更方便或更具经济效益等。

4. 自身对照　对照和试验措施在同一个或同一组试验对象上实施,但应注意试验措施的随机分配,或采用特殊的自身对照设计,例如交叉试验、同口配对(split-mouth)设计等。

盲法对于减少测量偏倚的意义同上述。

三、确定样本量的原则

用样本代表总体是科研设计的基本原则之一。一般情况下,样本越大,结果越接近总体的真实情况,但所花费的人力,物力也越多。一般以达到统计学推断的要求估计样本含量。片面追求增大样本例数,不仅仅是人力、物力和时间上的浪费,过分追求数量往往影响科研质控,从而影响研究结果的准确性。另一种极端是样本含量过少,使检验效能(power=$1-\beta$)降低,易导致错失检出差异的良机,出现假阴性结果,因此,在口腔医学科研设计中,必须根据研究的目标,资料的性质,借助适当的公式或工具表,进行样本含量的估计。在阅读专业文献时,对于那些"阴性"结果,有注意统计学检验的把握度,必要时复核样本含量。

测量试验结局的指标要有高度的特异性和敏感性,能正确反映试验措施的效应,检测试剂,方法应标准化。例如对龋病预防试验效果的观察应采用无龋率、DMFT 或 DMFS 等检查指标。

第三节　临床意见分歧

在临床研究中,由于研究方法的不严谨、不规范,研究者能力的差异,以及试验条件、设备的不一致等,都可影响科研的质量,得出不真实的结果,这种由于观察质量和水平所限造成的误差,称为临床意见分歧(clinical disagreement)。这种误差随观察的条件而变化复杂,无一定的变化规律。临床意见分歧可出现在临床研究的各个阶段。在收集病史、体格检查、实验室检查、诊断、治疗以及在评价医疗服务的质量时,都可存在。

一、临床意见分歧发生的环节

(一) 收集病史

同样一种疾病,一种症状,不同病人可有不同描述,不同医生询问方法不同,常会得出不同的结果。特别是某些多依靠病人临床表现的疾病例如三叉神经痛、精神疾病等,更易出现临床意见分歧。

(二) 体格检查

不同医生检查同一病人或同一医生先后两次检查同一病人,结果可出现不一致。

(三) 实验室检查

实验室的检查和结果的解释均可出现意见分歧。如不同仪器测试精密度差异,不同实验室实验方法及所用试剂纯度差异,不同检查者的差异等均可导致检查结果的不一致。对检测结果的解释也会出现意见分歧,例如曾有人试验,两位医生判断一批运动后心电图是否正常,符合率仅57%;同一医生两次读结果,其符合率为74%。

(四) 诊断和治疗

主要根据临床表现确定诊断的疾病,其诊断和治疗的意见分歧最大。

二、临床意见分歧产生的原因

(一) 检查者的原因

由于检查者感觉的生物学变异,如视觉、听觉的敏感性和鉴别力的差异,临床经验和能力的差异,受主观推理的影响以及只重视自己的专业而忽略其他方面的问题等,都可产生临床意见分歧。例如在进行某项口腔健康状况调查时,由于参与检查的口腔医师标准掌握的不一致,临床经验的差异等,可出现检查结果的不同。如某院9位口腔医师对同一组离体牙(228颗)龋病诊断的结果就有巨大差异(表13-1)。而同一个口腔医师对同一个病人进行口腔检查,前后两次结果亦可能不同。

表 13-1　某院 9 位口腔医师对同一组离体牙(228 颗)龋病诊断的结果

医师	诊断结果			医师	诊断结果		
	有龋	无龋	不明		有龋	无龋	不明
1	11	194	24	6	39	173	16
2	15	207	6	7	45	126	57
3	17	202	9	8	48	172	8
4	24	192	12	9	57	156	15
5	30	171	27				

口腔健康检查出现差异的主要原因是:①龋病、牙周病早期病损小,临床难以诊断,甚至疾病发展到相当程度也可能误诊。②生理和心理因素如疲劳、研究兴趣、判断能力、视觉、触觉等都可在不同程度上影响检查者的判断力。③临床经验、临床技能的差异可导致诊断、治疗的不一致。

(二) 被检查者的原因

由于被检查部位的生理变异,例如测量身高、体重、血压、脉搏时,受被检查者体位、饮食、情绪紧张和体力活动的影响等;检查软垢指数、菌斑指数时受检查时间(进食前后)的影响等。如果病人除原发疾病以外发生了并发症、或者病后已进行治疗,则可改变原发疾病的临床表现,包括病史、体征和实验室检查等。另外慢性病患者或重症患者在长期的求医过程中,自己阅读了有关医学书刊,自觉或不自觉地把书本上描述的病情和自己结合起来,影响其报告陈述的真实性,引起临床医师发生意见分歧。

（三）检查本身的原因

由于检查环境的杂乱，没有安静、光线充足、相对独立的检查室，可导致临床医师对检查的判断不一致，如检查牙龈指数，出血指数时可能受光线的影响。此外诊断仪器的性能不良或用法不当，如不同的牙周探针测量牙周袋深度的不一致，不同性能的电活力测定器或根管长度测量仪可得出不同的结果。

三、判断临床意见分歧的方法

临床意见分歧大小的判定可用计算临床意见一致符合率的方法，即卡帕（Kappa）值的计算。Kappa 值是判断不同观察者间，校正机遇一致率后的观察一致率指标，可比较两者间或多个检查者之间的一致性。

举例说明 Kappa 值的计算方法：

选 15 名年龄在 10～15 岁的受检者，由 4 名检查者与 1 名参考检查者对其 4 颗六龄牙各做一次龋病检查，判断结果一致程度。4 名检查者各自与参考检查者比较，计算 Kappa 值。检查者 A 与参考检查者的检查结果如表 13-2。

表 13-2　Kappa 值的计算方法举例

检查者 A		参考检查者		合计
		龋	非龋	
检查者 A	龋	23（a）	9（b）	32（r_1）
	非龋	6（c）	22（d）	28（r_2）
合计		29（c_1）	31（c_2）	60（N）

观察一致率（observed agreement）：$P_O = \dfrac{a+d}{N}$

该例运算结果：$\dfrac{23+22}{60} = 75\%$

机遇一致率（agreement expected on the basic of chance）：$Pc = \dfrac{r_1c_1/N + r_2C_2/N}{N}$

该例运算结果：$\dfrac{32 \times 29/60 + 28 \times 31/60}{60} = 49.9\%$

非机遇一致率（potential agreement beyond chance）：100%−49.9%=50.1%

实际一致率（actual agreement beyond chance）：75%−49.9%=25.1%

Kappa 值 $= \dfrac{P_O - P_C}{1 - P_C} = \dfrac{实际一致率}{非机遇一致率}$

该例运算结果：$\dfrac{25.1\%}{50.1\%} = 0.50$

Kappa 值的简化计算公式：Kappa 值 $= \dfrac{N(a+d) - (r_1c_1 + r_2c_2)}{N^2 - (r_1c_1 + r_2c_2)}$

根据此公式计算上述检查者 A 与参考检查者的一致率，所得结果相同。

Kappa 值判断标准：

Kappa 值	一致性强度
<0	弱（poor）
0～0.2	轻（slight）
0.21～0.40	尚好（fair）
0.41～0.60	中度（moderate）
0.61～0.80	高度（substantial）
0.81～1.00	最强（almost perfect）

在关于口腔健康调查检查方法的中华人民共和国卫生行业标准 WS/T472-2015 中规定，任何一个参与口腔健康调查的口腔医生都应该将其对龋齿、牙周病检查的结果与国家认定的参考检查者相比较，Kappa 值在 0.4 以下时，其检查的可靠度是不合格的，没有资格参与调查，Kappa 值 0.40～0.60 时，可靠度中等，需要对检查方法及判断标准进行培训，Kappa 值 0.61～0.80 时，可靠度好，Kappa 值 0.81～1.0 时，完全可靠，达到后两种情况的检查者，其检查结果才是被认可的。

在检查牙周健康情况时，往往会用到等级指标，检查者与参考检查者检查结果可纳入行列表中计算 Kappa 值（表 13-3）。

表 13-3　等级资料的 Kappa 值计算表

检查者	参考检查者			
	0	1	2	合计
0	a	d	g	$\zeta(a+d+g)$
1	b	e	h	$\eta(b+e+h)$
2	c	f	i	$\lambda(c+f+i)$
合计	$\alpha(a+b+c)$	$\beta(d+e+f)$	$\gamma(g+h+i)$	$\xi(N)$

注意表格中的数值均为对子的数量，如 a 表示检查者与参考检查者均诊断为 0 的对子数量，b 为检查者诊断为 1 而参考检查者诊断为 0 的对子数量，其余数值以此类推。α、β、γ 分别是参考检查者诊断为 0、1、2 的对子数量占该列所有对子数量之和的比例，ζ、η、λ 分别是检查者诊断为 0、1、2 的对子数量占该行所有对子数量之和的比例，$\xi=1.0$。

观察一致率（observed agreement）：$P_O = \dfrac{a+e+i}{N}$

机遇一致率（agreement expected on the basic of chance）：$Pc = \dfrac{\alpha \times \zeta + \beta \times \eta + \gamma \times \lambda}{\xi^2}$

将 P_O、Pc 代入公式即可得到检查者与参考检查者结果比较的 Kappa 值。

$$\text{Kappa 值} = \frac{P_O - P_C}{1 - P_C}$$

四、减少临床意见分歧的方法

（一）适当的诊断环境

为病人提供一个光线充足、安静、温暖、相对隔离的诊断环境，保证临床医师获取全面、正确的疾病信息。

（二）核实用以确诊的关键性资料

通过反复复查病史、体征，采用适当的实验室检查以肯定关键资料，引用既往病史或其他医院的病史记录，询问家庭和有关人员，必要时请其他医师会诊等方法，确定诊断。

（三）报告结论时，应叙述其客观检查依据

因为不同医生对客观检查证据更易取得一致意见，便于在病程发展变化中前后对比，总结诊断和治疗中的经验。

（四）实验室检查结果应具独立性

因具有独立性的实验室报告，其正确性、可靠性均好，实验室检查要结合临床的实际表现，而不是受临床诊断的影响。

（五）应用适当的辅助检查技术

如 X 线片、CT、电活力测定仪等，以获得更加准确的诊断。

（六）医生和病人建立良好的关系

是获得正确资料，提高医疗质量的不可忽略的环节。

预防和控制偏倚是任何一个口腔医师都必须面对的严肃课题。随机、对照、盲法是主要的预防和控制偏倚的手段。对口腔医师进行训练，对观察用仪器设备反复校准，正确应用医学统计学方法都是非常重要的。对误差和偏倚的认识和处理是一个不断深化的过程，对控制偏倚的策略的探讨和交流将有助于提高口腔医学临床试验水平。

（李　刚　陈　娥）

参考文献

1. 董稳航，李春洁，项陈洋，等．我国口腔颌面外科临床随机对照试验的报告质量评价．华西口腔医学杂志，2012，30（5）：505-508
2. 傅雅慧，王志玲，张宇辉，等．基层院所科研课题质量控制实践．实用医药杂志，2004，（11）：44-47
3. 国家卫计委．中华人民共和国卫生行业标准：口腔健康调查检查方法，WS/T.472-2015
4. 胡良平．影响生物医学和临床科研课题质量的要因．中国医药技术经济与管理，2010，（4）：72-74
5. 刘小娟，李萍．循证指导下的临床实验室质量控制方案的设计．华西医学，2005，（3）：24-26
6. 李刚．抗敏感牙膏功效成分和临床试验研究进展．口腔护理用品工业，2011，（1）：26-30
7. 李刚，倪宗瓒．口腔医学临床试验偏倚的预防和控制．上海口腔医学，2002，（1）：60-63
8. 史宗道．中国临床医学界应该产出更多高质量随机对照试验．中国循证医学杂志，2003，3（3）：252-253

思考题

1. 临床科研设计中常见的偏倚有哪些？其控制或避免的方法是什么？
2. 偏倚和机遇的区别和联系是什么？
3. 什么是内部真实性和外部真实性？二者的关系是什么？
4. 判断临床意见分歧的方法是什么？如何计算？
5. 防止临床意见分歧的方法有哪些？

第十四章

临床科研中统计学方法的正确应用

 内容提要

　　近年来,医学统计方法已成为循证医学实践中不可缺少的重要组成部分。统计分析方法应用不当,不仅不能准确地反映科研结果,而且可能带来错误的结论。因此,理解有关的统计方法,对循证医学的研究者和应用者均非常重要。本章重点介绍临床科研设计中常见数据资料类型、数据资料的分布特征与所涉及的数理统计条件,可信限的概念及计算方法,统计学推断的原理和常用方法。

第一节　概　　述

　　循证医学实践包括提供证据(创造证据)和证据的应用,提供证据的研究人员(doer)应能正确选用有关的统计方法,证据的应用者(user)应能认识某研究证据中所使用的统计方法,以此推断其结果的可靠性。

　　医学统计或卫生统计是以数理统计方法和概率论为理论基础的应用学科,因此,在循证医学中,若要对统计方法做出正确的评价,就必须遵循数理统计的理论,用此理论指导科研的结果分析。在循证医学中,正确地评价统计分析方法,应充分考虑科研分析目的、临床科研设计方法、搜集到的数据资料类型、数据资料的分布特征与所涉及的数理统计条件等。对临床科研数据进行统计分析和评价时,应考虑下列因素。

一、分析目的

　　在进行统计分析前,一定要明确利用统计方法达到什么目的。一般来说,统计方法可分为描述与推断两类方法。①统计描述(descriptive statistics),即利用统计指标、统计图或统计表,对数据资料所进行的最基本的统计分析,使其能反映数据资料的基本特征,有利于研究者准确、全面地了解数据资料所包含的信息,以便做出科学的推断。例如均数、标准差、率及构成比等;②统计推断(inferential statistics),即利用样本所提供的信息对总体进行推断,包括参数估计和假设检验,如要分析甲药治疗与乙药治疗两组的疗效是否不相同、不同地区某病的患病率有无差异等。此外,若要研究某些因素间的相互联系时,可用相关分析,以相关系数来衡量各因素间相关的密切程度和方向,如高血脂与冠心病、慢性宫颈炎与宫颈癌等的相关分析,若要研究某个因素与另一因素(变量)的依存关系,即以一个变量去推测另一变量时,可用回归分析,如利用回归分析建立起来的回归方程,可由儿童的年龄推算其体重。

二、资料类型

统计分析的目的是根据不确定的数据信息,做出科学的推断或结论。因而要对数据资料进行分析,数据资料的类型划分就显得尤为重要。资料类型的划分现多采用国际通用的分类方法,将其分为两类:数值变量(numerical variable)资料和分类变量(categorical variable)资料。数值变量是指其值可以定量或准确测量的变量,其表现为数值大小的不同;而分类变量是指其值无法定量或不能测量的变量,其表现为没有数值的大小而只有互不兼容的类别或属性。分类变量又可分为无序分类变量和有序分类变量两小类:无序分类变量表现为没有大小之分的属性或类别,例如性别是两类无序分类变量,血型是四类无序分类变量;有序分类变量表现为各属性或类别间有程度之分,例如临床上某种疾病的"轻、中、重",治疗结果的"无效、好转、显效、治愈"。数值变量资料、无序分类变量资料和有序分类变量资料又可分别称为计量资料、计数资料和等级资料。

资料类型的划分与统计方法的选择有关,在多数情况下不同的资料类型,选择的统计方法不一样。例如数值变量资料的比较可选用 t 检验、U 检验等统计方法;而率的比较多用 X^2 检验。在有些文章中,由于资料类型的误判而导致统计方法的选择失误,最常见的错误是将数值变量资料错判为分类变量资料。

资料类型的判断应从观察单位(研究者根据研究目的确定的最基本的观察对象)入手,若每个观察单位都有一个数值,而无论这个数值是具有度量衡单位,还是没有度量衡单位(例如国际单位、率、百分比等)的资料都是数值变量资料;若每个观察单位只有属性或类别之分,而没有数值的资料都是分类变量资料。例如根据有无龋病计算患龋率为分类变量资料,而根据患龋的牙数计算龋均时为数值变量资料。又如中性粒细胞分类计数的百分比,若是以白细胞为观察单位,则每个白细胞没有相应数值而只有不同的类别,故此时应判为分类变量资料;若是以人为观察单位,则每个人有一个相应数值(中性粒细胞的百分比),故此时应判为数值变量资料。

值得注意的是,有些临床工作者常常人为地将数值变量的结果转化为分类变量的临床指标,然后再进行统计分析,如患者的血红蛋白含量,研究者常用正常、轻度贫血、中度贫血和重度贫血来表示,这样虽然照顾了临床工作的习惯,却减少了资料所提供的信息量。换言之,在多数情况下,数值变量资料提供的信息量最为充分,可进行统计分析的手段也较为丰富、经典和可靠,与之相比,分类变量在这些方面都不如数值变量资料。因此,在临床试验中要尽可能选择量化的指标反映试验效应,若确实无法定量时,才选用分类数据,通常不宜将定量数据转变成分类数据。

三、设计方法

在众多的临床科研设计方法中,每一种设计方法都有与之相适应的统计方法。因此,必须要根据不同的临床科研设计方法来选择相应的统计分析方法。如果统计方法的评价与设计方法不一致,统计分析得到的结论可能是错误的。

在常用的统计方法中,例如成组设计(完全随机设计)的 t 检验、配对 t 检验等,都是设计与统计方法有关的佐证。

四、数理统计条件

如前所述,数理统计和概率论是统计的理论基础。每种统计方法都要涉及数理统计公式,而这些数理统计公式都是在一定条件下推导和建立的。也就是说,只有当某个或某些条件满足时,某个数理统计公式才成立,反之,就不能使用某个数理统计公式。

在数理统计公式推导和建立的条件中,涉及最多的是数据的分布特征。数据的分布特征是指数据的数理统计规律,许多数理统计公式都是在特定的分布下推导和建立的。若实际资料服从(符合)某种分布,即可使用该分布所具有的数理统计规律来分析和处理该实际资料,反之则不能。在临床资料的统计分析过程中,涉及得最多的分布有正态分布、偏态分布、二项分布等。除了数据的分布特征外,有些数理统计公式还有其他一些的条件,如方差齐性、理论数大小等。

总之,对于循证医学研究者来说,熟悉或掌握上述 4 种因素,是正确地进行统计分析和评价的基础。

第二节　临床科研中常用的描述指标

统计描述的内容包括了统计指标、统计图和表,其目的是使数据资料的基本特征更加清晰地表达。本章只讨论统计指标的正确选用,而统计图表的正确使用请参阅其他书籍。

一、分类变量资料的描述

描述分类变量资料的指标,由于其基本概念和计算都较为简单,是最常用的一类指标,例如死亡率、患病率及发病率等。

临床上,这类指标的应用较多,出现的错误也较多。这些错误归纳起来大致有两类:一是以比代率,即误将构成比(proportion)当做率(rate)来描述某病发生的强度和频率,例如用某病的病人数除以就诊人数(或人次)得到"某病患病率"或"某病发生率",就是典型的以比代率的例子。二是把各种不同的率相互混淆,例如把患病率与发病率、死亡率与病死率等概念混同(表 14-1)。

表 14-1　描述分类变量资料的常用指标

指标名称	计算公式	意　义
率	$\dfrac{发生某现象的观察单位数}{可能发生某现象的观察单位总数} \times K$	描述事件发生的强度和频率
构成比	$\dfrac{A}{A+B+\cdots} \times 100\%$	事物内部各组成部分所占的比重
相对比	$\dfrac{A}{B}$	A 指标为 B 指标的若干倍或百分之几

目前,在循证医学中常用于分类资料的描述指标还有:

（一）试验组中事件的发生率和对照组中事件的发生率

试验组中事件的发生率（experimental event rate，EER），即采用某试验措施后某事件的发生率。对照组中事件的发生率（control event rate，CER），即不采取防治措施时某事件的发生率。例如对某病患者采取对照措施后某事件的发生率。

（二）率差或危险差

在疾病的病因、治疗及预后试验中，常用发生率来表示某事件的发生强度，两个发生率的差即为率差（rate difference，RD），也称危险差（risk difference，RD），其大小可反映试验效应的大小，计算公式如下：

$$RD=EER-CER$$

当 $RD=0$ 时，两组某事件发生率相等；当 $RD<0$ 时，试验组的发生率小于对照组，其临床意义视指标而定；当 $RD>0$ 时，试验组的发生率大于对照组。

若 EER 和 CER 是病死率、患病率等负性指标时，$RD<0$，即 EER 小于 CER，表示试验组所使用的试验因素与对照组相比可以减少其病死率、患病率等，该试验因素是疾病的有益因素，且 RD 越小，试验因素对疾病的有益作用就越大；当 $RD>0$ 时，EER 大于 CER，表示试验组所使用的试验因素与对照组相比可以增加其病死率、患病率等，该试验因素是疾病的有害因素，且 RD 越大，试验因素对疾病的不利影响就越大。

若 EER 和 CER 是有效率、治愈率等正性指标时，$RD<0$，即 EER 小于 CER，表示试验组所使用的试验因素与对照组相比可以减少其有效率、治愈率等，该试验因素是疾病的有害因素，且 RD 越小，试验因素对疾病的有害作用就越大；当 $RD>0$ 时，EER 大于 CER，表示试验组所使用的试验因素与对照组相比可以增加其有效率、治愈率等，该试验因素是疾病的有益因素，且 RD 越大，试验因素对疾病的有益影响就越大。

（三）绝对危险度降低率

试验组采用某治疗（干预）措施，对照组使用安慰剂；主要疗效指标是负性指标，例如病死率、复发率等客观准确的结局指标，且 $EER<CER$ 时，EER 与 CER 的率差，即为绝对危险度降低率（absolute risk reduction，ARR），用以反映某疗效事件的发生率（如病死率、复发率等）试验组比对照组减少的绝对量，具有临床意义简单和明确的优点，其计算公式为：

$$ARR=|EER-CER|$$

ARR 可用于度量试验组使用某干预措施后，某疗效事件发生率比对照组减少的绝对量。当 EER 和 CER 的值很小时，ARR 会出现难以判定其临床意义的问题。例如试验人群中某病的发生率为 0.000 39%，而对照组人群的发生率为 0.000 50%，其 $ARR=|EER-CER|=$ $|0.000\ 39\%-0.000\ 50\%|=0.000\ 11\%$，意义很难解释。若用 ARR 的倒数（$1/ARR$）在临床上更容易解释，见后所述试验组比对照组多得到 1 例有利结果需要防治的病例数。

（四）试验组比对照组多得到 1 例有利结果需要防治的病例数

对某病患者采用某种防治措施后，试验组比对照组多得到 1 例有利结果需要防治的病例数（the number of patients who need to be treated to achieve one additional favorable outcome，NNT），其计算公式为：

$$NNT=\frac{1}{|CER-EER|}=\frac{1}{ARR}$$

从公式可见，NNT 的值越小，该防治措施的效果就越好，其临床意义也就越大。例如现

有一种防治措施的 $ARR=11\%$，那么 $NNT=1/11\%=9$，即只需处理 9 个病例，就可以防止 1 次不良结局发生。另有第二种防治措施的 $NNT=1/0.000\ 11\%=909\ 090$，意即需处近百万个病例，才能防止 1 次不利结果。以上就能充分显示不同防治措施的效果大小差异及其临床意义。

试验组采用某治疗(干预)措施，对照组使用安慰剂；主要疗效指标是负性指标，例如病死率、复发率等客观准确的结局指标，且 $EER<CER$ 时，ARR 的倒数即是 NNT。

若两个 NNT 需要进行比较时，应注意两个问题：一是 NNT 中的对照组通常是安慰剂对照，如果对照组是阳性对照，则同一干预措施的 EER 与不同阳性对照的 CER 所得到的 NNT 间不能比较。二是观察时期要相同，即衡量最终结果所确定的时间相同时，NNT 才能直接比较。若观察时期不同，需要对时期进行校正后的 NNT 才能比较。例如重度高血压病患者用抗高血压药物治疗观察 1.5 年，其 NNT 为 3；而轻度高血压病患者药物治疗观察 5.5 年达到同样目的的 NNT 为 128。由于两者的观察时间不相同，不能直接比较，故应将两者校正为相同的观察时间，即需要对其中之一的时间进行校正后才能进行比较。其校正 NNT 可按如下计算：

$$校正\ NNT_1 = NNT_1 \times \frac{NNT_1\ 的观察时间}{NNT_2\ 的观察时间}$$

如：对上述轻度高血压的 NNT 进行矫正

$$校正\ NNT = 轻度高血压病的\ NNT \times \frac{轻度高血压病\ NNT\ 的观察时间}{严重高血压病\ NNT\ 的观察时间}$$

$$= 128 \times \frac{5.5}{1.5} = 470$$

这样我们就可以在轻度与重型高血压病之间作治疗效果的 NNT 比较了。即用降压药治疗 470 例轻度高血压病可以防止 1 次严重的后果发生，而重度高血压病只需治疗 3 例即可达到相同的效果。

（五）相对危险度减少率

试验组采用某治疗(干预)措施，对照组使用安慰剂；主要疗效指标是负性指标，例如病死率、复发率等客观准确的结局指标，且 $EER<CER$ 时，可用相对危险度减少率(relative risk reduction, RRR)描述某疗效事件的发生率(如病死率、复发率等)试验组比对照组减少的相对量，其计算公式为：

$$RRR = \frac{|CER-EER|}{CER} = \frac{|对照组某病发生率 - 试验组某病发生率|}{对照组某病发生率}$$

RRR 可反映试验组与对照组不良结局发生率增减的相对量，但无法衡量增减的绝对量，例如试验人群中不良结局的发生率为 39%($EER=39\%$)，而对照组人群的发生率为 50%($CER=50\%$)，其 $RRR=(CER-EER)/CER=(50\%-39\%)/50\%=22\%$。但是，若在另一研究中，对照组的不良结局发生率为 0.000 50%，试验组的不良结局发生率为 0.000 39%，其 RRR 仍为 22%。下述的相对获益增加率和 RRI 也有同样的问题。

（六）相对获益增加率

相对获益增加率(relative benefit increase, RBI)，其计算公式为：

$$RBI = \frac{|EER-CER|}{CER} = \frac{|试验组某病发生率 - 对照组某病发生率|}{对照组某病发生率}$$

（七）相对危险度增加率

相对危险度增加率（relative risk increase，RRI），其计算公式为：

$$RRI = \frac{|\text{试验组某病危险因素的发生率} - \text{对照组某病危险因素的发生率}|}{\text{对照组某病危险因素的发生率}}$$

（八）绝对受益增加率

绝对受益增加率（absolute benefit increase，ABI），其计算公式为：

$$ABI = EER - CER = \text{试验组优良结局发生率} - \text{对照组优良结局发生率}$$

（九）绝对危险度增加率

当试验组采用某治疗（干预）措施，对照组使用安慰剂；且 $EER > CER$ 时，可用绝对危险度增加率（absolute risk increase，ARI）描述不利结果或不良事件（如肝功能异常率、肾功能异常率等）的发生率是否大于对照组，其计算公式为：

$$ARI = EER - CER = \text{试验组不良结局的发生率} - \text{对照组不良结局的发生率}$$

（十）比对照组多出现 1 例不利结果需要治疗的病例数

试验组采用某治疗（干预）措施，对照组使用安慰剂，且 EER>CER 时，ARI 的倒数即是比对照组多出现 1 例不利结果需要治疗的病例数（the number needed to harm one more patients from the therapy，NNH）。其计算式为：

$$NNH = \frac{1}{ARI}$$

NNH 的值越小，某治疗措施引起的不良反应就越大。例如某治疗措施引起的不良反应发生率为 64%，而在对照组中出现类似的反应率为 37%。计算其 $ARI = |37\% - 64\%| = 27\%$，$NNH = 1/27\% = 4$。即该治疗措施每处理 4 个病例，就会出现 1 次不良反应。

（十一）防治性措施受益与危害的似然比

防治性措施受益与危害的似然比（likelihood of being helped vs Harmed，LHH），其计算公式为：

$$LHH = \frac{1/NNT}{1/NNH} = \frac{NNH}{NNT}$$

该指标反映了防治措施给受试者带来的受益与危害的比例，$LHH > 1$，利大于弊，反之，$LHH < 1$ 时，弊大于利。

例如某防治措施的 NNT 为 9，其 NNH 为 4，其 LHH 为：

$$LHH = \frac{1/NNT}{1/NNH} = \frac{NNH}{NNT} = \frac{4}{9} = 0.44$$

即此种防治措施对受试者带来的危害是其受益的 2 倍。若从病人的角度出发，估计某个具体病人的 LHH 时，应按下式计算：

$$LHH = \frac{(1/NNT) \times f_t}{(1/NNH) \times f_h} = \frac{NNH \times f_t}{NNT \times f_h}$$

式中的 f_t 为对病人不采取防治措施时，将会有多大的危险发展成为如对照组病人一样的不良结局，f_h 为对病人采取防治措施所出现不良反应的危险性是对照组的多少倍。例如当我们的病人不给予处理时，他将有 2 倍的危险出现对照组病人发生的不利结局，即以 $f_t = 2$ 表示。如只有一半的机会发生如对照组患者的不利结局，则 $f_t = 0.5$。

例如某防治措施的 NNT 为 9,其 NNH 为 4。我们判断某个病人若不采取防治措施,将会有 3 倍的危险性发展成为如对照组病人一样的不良结局(f_t=3),而采取防治措施所出现不良反应的危险性与不采取防治措施的病人相同(f_h=1),那么该矫正的 LHH 为:

$$LHH = \frac{(NNH) \times f_t}{(NNT) \times f_h} = \frac{4 \times 3}{9 \times 1} = \frac{4}{3} = 1.3 : 1$$

这位病人接受此种防治措施时,其受益和危害几乎相同。

在以上基础上,若还要考虑病人对疾病结局严重性和不良反应异质性的评估时,其 LHH 的校正公式为:

$$LHH = \frac{(1/NNT) \times f_t \times s}{(1/NNH) \times f_h} = \frac{(NNH) \times f_t \times s}{(NNT) \times f_h}$$

式中 s 为病人对疾病结局严重性评估和不良反应严重性的评估,s= 病人对疾病后果严重性的评分 / 病人对不良反应严重性的评分。

例如以 0~1 让病人对其进行评分,病人对疾病后果严重性的评分往往会很高,如 0.95,而对不良反应严重性的评分常常偏低,如 0.05。这样 s=0.95/0.5=19,我们可以将这种病人评估的严重性(severity)计算到 LHH 的校正中,得到:

$$LHH = \frac{(NNH) \times f_t \times s}{(NNT) \times f_h} = \frac{4 \times 3 \times 19}{9 \times 1}$$
$$= 228 : 9(约为 25 : 1)$$

最后结论为,该防治措施给病人可能带来的受益,约 25 倍于其同时引起的不良反应的危害。

在 LHH 的校正计算中应特别注意,病人自己往往很难估计其受益(f_t)及受害(f_h)的值,甚至无法确定两者严重性(severity)的评分,而无法进行 LHH 的矫正。解决这一问题的方法,是引入临床有意义的 f 及 s 值进行敏感性评价,看其对 LHH 的大小和方向究竟如何影响,再作出临床防治措施的决策。

（十二）相对危险度

相对危险度(relative risk,RR)也叫危险比(risk ratio)是前瞻性研究(例如 RCT,队列研究等)中较常用的指标,它是试验组(暴露组)某事件的发生率 EER 与对照组(非暴露组)某事件的发生率 CER 之比,用于说明试验组某事件的发生率是对照组的多少倍,也常用来表示暴露与疾病联系的强度及其在病因学上的意义大小。数据四格表见表 14-2。

表 14-2 RR 计算的四格表

组别	发病	未发病	例数
暴露组	$a(r_1)$	b	n_1
非暴露组	$c(r_2)$	d	n_2

试验组的发生率为:$EER=a/(a+b)$;对照组的发生率为:$CER=c/(c+d)$,相对危险度 RR 按式计算为:

$$RR = \frac{a/(a+b)}{c/(c+d)} = \frac{EER}{CER}$$

当 $RR=1$ 时,表示试验因素与疾病无关,$RR \neq 1$ 表示试验因素对疾病有影响。

若 EER 和 CER 是病死率、患病率等负性指标时,当 $RR<1$ 时,EER 小于 CER,表示试验组所使用的试验因素与对照组相比可以减少其病死率、患病率等,该试验因素是疾病的有益因素,且 RR 越小,试验因素对疾病的有益作用就越大;当 $RR>1$ 时,EER 大于 CER,表示试验组所使用的试验因素与对照组相比可以增加其病死率、患病率等,该试验因素是疾病的有害因素,且 RR 越大,试验因素对疾病的不利影响就越大。

若 EER 和 CER 是有效率、治愈率等正性指标时,当 $RR<1$ 时,EER 小于 CER,表示试验组所使用的试验因素与对照组相比可以减少其有效率、治愈率等,该试验因素是疾病的有害因素,且 RR 越小,试验因素对疾病的有害作用就越大;当 $RR>1$ 时,EER 大于 CER,表示试验组所使用的试验因素与对照组相比可以增加其有效率、治愈率等,该试验因素是疾病的有益因素,且 RR 越大,试验因素对疾病的有益影响就越大。

(十三)比值比

比值比(odds ratio,OR),又称为机会比、优势比等,它是试验组的比值与对照组的比值之比。计算病例组的暴露率和非暴露率之比,即 $odds_1 = P_1/(1-P_1) = \dfrac{a/(a+b)}{b/(a+b)}$;而对照组的暴露率和非暴露率之比,即:

$$odds_0 = P_0/(1-P_0) = \frac{c/(c+d)}{d/(c+d)}$$

而这两个比值之比即为比值比(机会比、优势比)。

$$OR = \frac{P_1/(1-P_1)}{P_0/(1-P_0)} = \frac{\dfrac{a/(a+b)}{b/(a+b)}}{\dfrac{c/(c+d)}{d/(c+d)}} = \frac{ad}{bc}$$

当所研究疾病的发病率较低时,即 a 和 c 均较小时,OR 近似于 RR,故在回顾性研究中可用 OR 估计 RR,OR 值的解释与 RR 相同,且可以配合 Logistic 回归数学模型进行分析。

二、数值变量资料的描述

描述数值变量资料的基本特征有两类指标,一是描述集中趋势的指标,用以反映一组数据的平均水平。二是描述离散程度的指标,用以反映一组数据的变异大小。两类指标的联合应用才能全面描述一组数值变量资料的基本特征。这是目前统计中应用最多、最重要和最广泛的指标体系。描述数值变量资料平均水平的常用指标有均数(mean)或称算术平均数(arithmetic mean)、中位数(median)和几何均数(geometric mean)等;而描述数值变量资料离散程度的常用指标有标准差(standard deviation)、四分位数间距(quartile)和变异系数(coefficient of variation)等,表 14-3 列出了各指标的名称及适用范围。

表 14-3 描述数值变量资料的常用指标

指标名称	作用	适用的资料
均数($\bar{x}$)	描述一组数据的平均水平,集中位置	正态分布或近似正态分布
中位数(M)	与均数相同	偏态分布、分布未知、两端无界

续表

指标名称	作用	适用的资料
几何均数（G）	与均数相同	对数正态分布,等比资料
标准差（S）	描述一组数据的变异大小,离散程度	正态分布或近似正态分布
四分位数间距	与标准差相同	偏态分布、分布未知、两端无界
极差（R）	与标准差相同	观察例数相近的数值变量
变异系数（CV）	与标准差相同	比较几组资料间的变异大小

从表中可看出,均数与标准差联合使用描述正态分布或近似正态分布资料的基本特征;中位数与四分位数间距联合使用描述偏态分布或未知分布资料的基本特征。

标准差(standard deviation,SD)是指各测量数据偏离均数的距离(离均差)平方后相加之和(离均差平方和),用总体例数平均后的方根。总体标准差用 σ 表示。标准差能反映一个数据集的离散程度。

在使用这些指标时,应注意两个问题,一是各个指标均有其适用范围,应根据实际资料的情况选择使用,例如资料若服从正态分布或近似正态分布,可选用均数和标准差进行描述;二是各个指标的计算和应用必须具备同质基础。例如不分性别和年龄求其血红蛋白量的均数和标准差,既不能说明性别,也不能说明儿童或成人血红蛋白量的基本特征。在应用这些描述指标时,最常见的错误是不考虑这些指标的适用范围和条件的滥用,如使用均数和标准差描述偏态分布、分布未知或两端无界的资料,这是目前在临床研究文献中较为普遍的错误。

第三节　临床科研中置信区间及应用

置信区间(confidence interval,CI)是按一定的概率去估计总体参数(均数或率)所在的范围。它是按预先给定的概率($1-\alpha$,常取 95% 或 99%)确定未知参数值的可能范围,这个范围被称为所估计参数值的置信区间。如 95% 置信区间,就是从被估计的总体中随机抽取含量为 n 的样本,由每一个样本计算一个置信区间,理论上其中有 95% 的置信区间将包含被估计的参数。故任何一个样本所得 95% 置信区间用于估计总体参数时,被估计的参数不在该区间内的概率(α)仅有 5%。置信区间是以上、下可信限为界的一个开区间(不包含界值在内)。置信限(confidence limit,CL)只是置信区间的上、下界值。

在临床科研中,置信区间的使用较多,其主要有两个用途:

1. 估计总体参数　在临床科研工作,任何一个指标的计算都是从样本资料获取,若要得到某个指标的总体值(参数)时,常用置信区间来估计。如率的置信区间是用于估计总体率、均数的置信区间用于估计总体均数。

2. 假设检验　置信区间也用于假设检验,95% 的置信区间与 α 为 0.05 的假设检验等价。如总体 RR 或 OR 值等于 1 时没有统计学意义,若某个研究的样本 RR 或 OR 的 95% 置信区间不包含 1,即上下限均大于 1 或上下限均小于 1,均为有统计学意义($P<0.05$)。再如两疗效的总体差值为 0 时两疗效无差别,若某个研究的两样本差值的 95% 置信区间不包含 0,即

上下限均大于 0 或上下限均小于 0,均为有统计学意义($P<0.05$)。

在临床科研中,各种指标的置信区间计算,最常采用正态近似法。在该计算方法中,计算某个指标的标准误,就成为置信区间计算的关键。

标准误(standard error,SE)是由于抽样所致的样本与总体间的误差,用以衡量样本指标估计总体参数的可靠性,标准误越大,用样本估计总体的误差也就越大,反之就越小。标准误的大小主要受个体变异和样本含量两个因素的影响。在分类资料中,标准误主要受样本含量的影响,样本含量愈大,抽样误差愈小,置信区间就愈窄,用样本估计总体的可靠性愈好;样本含量愈小,抽样误差愈大,置信区间就愈宽,用样本估计总体的可靠性愈差。

注意,95% 正常参考值范围一般是指同质总体内包含 95% 个体值的估计范围。计算总体均数的 95% 置信区间用标准误,而计算 95% 正常参考值范围用标准差。标准误是样本均数的标准差,表示抽样误差大小;标准差表示个体变异。

一、率的置信区间

总体率的置信区间可用于估计总体率、样本率与总体率比较,两样本率比较。计算总体率的置信区间时要考虑 P 值大小。

(一)正态近似法

当 n 足够大,如 $n>100$,且样本率 p 与 $1-p$ 均不太小,且 np 与 $n(1-p)$ 均大于 5 时,可用下式求总体率的 $1-\alpha$ 置信区间

率的标准误:$SE=\sqrt{p(1-p)/n}$

率的置信区间:$p \pm u_\alpha SE=(p-u_\alpha SE, p+u_\alpha SE)$

式中 u_α 以 α 查 u 值表,常用 95% 的置信区间,这时 $\alpha=0.05$,其 $u_{0.05}=1.96$。

例如:采用某治疗措施治疗 60 例某病患者,治愈 24 例,其治愈率为 24/60=40%,该治愈率的 95% 的置信区间为:

$$SE=\sqrt{p(1-p)/n}=\sqrt{0.4(1-0.4)/60}=0.063$$
$$p \pm u_\alpha SE=(p-u_\alpha SE, p+u_\alpha SE)$$
$$=(0.4-1.96 \times 0.063, 0.4+1.96 \times 0.063)$$
$$=(27.6\%, 52.4\%)$$

该治愈率的 95% 的置信区间是 27.6%~52.4%。

(二)当样本率 $P<0.30$ 或 $P>0.70$ 时

对百分数采用平方根反正弦变换,即

$$y=\sin^{-1}\sqrt{p} \text{ 或 } \sin y=\sqrt{p}$$

当 p 从 0~100% 时,y 从 0~90(角度,以下略去),若以弧度表示则 y 从 0~1.57($\pi/2$),Bartlett 建议当 $p=100\%$ 时,$p=1-1/4n$,当 $p=0$ 时,$p=1/4n$。y 的标准误,按角度计算 $s_y=\sqrt{820.7/n}$;若按弧度计算 $s_y=\sqrt{1/(4n)}$,总体率的 $1-\alpha$ 的置信区间按下式计算:

$$(y-u_\alpha s_y, y+u_\alpha s_y)$$

然后再按下式变换求出百分数表示的置信区间:

$$P_L=\sin^2(y-u_\alpha s_y); P_U=\sin^2(y+u_\alpha s_y)$$

某医师调查了某小学学生恒牙龋病的患病情况,检查了 2 763 人,367 人恒牙有龋齿,恒

牙患龋率为 13.282 7%,求该小学学生恒牙患龋率的 95% 置信区间?

本例 $u_{0.05}=1.96$

$$y=\sin-1\sqrt{0.132\ 827}=0.373\ 05(以弧度计)$$
$$s_y=\sqrt{(1/(4\times 2\ 763))}=0.009\ 51$$

则 y 的 95% 置信区间为:

$$(0.373\ 05-1.96\times 0.009\ 51,0.373\ 05+1.96\times 0.009\ 51)=(0.354\ 4,0.391\ 7)$$

而率 p 的 95% 置信区间为:

$$P_L=\sin^2(0.354\ 4)=0.120\ 43;\quad P_U=\sin^2(0.391\ 7)=0.145\ 74(以弧度计)$$

故小学学生恒牙患龋率的 95% 置信区间为(12.04%~14.58%)。

二、ARR、NNT 的置信区间

(一) ARR 的置信区间

如前所述 ARR=| 对照组不良结局发生率 − 试验组不良结局发生率 |,即 $ARR=P_1-P_2$,ARR 的标准误为:

$$ARR\ 的标准误:SE=\sqrt{\frac{p_1(1-p_1)}{n_1}+\frac{p_2(1-p_2)}{n_2}}$$

ARR 的置信区间:$ARR\pm u_\alpha SE=(ARR-u_\alpha SE,ARR+u_\alpha SE)$

例如:试验组不良结局发生率为 15/125=12%,而对照组不良结局的发生率为 30/120=25%,其 $ARR=25\%-12\%=13\%$,标准误为:

$$\begin{aligned}SE&=\sqrt{\frac{p_1(1-p_1)}{n_1}+\frac{p_2(1-p_2)}{n_2}}\\&=\sqrt{\frac{0.12(1-0.12)}{125}+\frac{0.25(1-0.25)}{120}}=0.049\end{aligned}$$

其 95% 的置信区间为:

$$\begin{aligned}ARR\pm u_\alpha SE&=(ARR-u_\alpha SE,ARR+u_\alpha SE)\\&=(0.13-1.96\times 0.049,0.13+1.96\times 0.049)\\&=(3.4\%,22.6\%)\end{aligned}$$

该治愈率的 95% 的置信区间为 3.4%~22.6%。

(二) NNT 的置信区间

NNT 的标准误无法计算,但是,$NNT=1/ARR$,故 NNT 的 95% 置信区间的计算可利用 ARR 的 95% 置信区间来计算

NNT 95% 置信区间的下限:1/ARR 上限值

NNT 95% 置信区间的上限:1/ARR 下限值

例如上述 ARR 的 95% 置信区间为 3.4%~22.6%,该例 NNT 的 95% 置信区间下限为:1/22.6%=4.4;上限为:1/3.4%=29.4,即 4.4~29.4。

三、RR、RRR 的置信区间

(一) 相对危险度 RR(relative risk)的置信区间

先按前述的方法计算 RR,再求 RR 的自然对数值 $\ln RR$,其 $\ln RR$ 的标准误 $SE(\ln RR)$ 按

下式计算：

$$SE(\ln RR)=\sqrt{\frac{1}{a}+\frac{1}{c}-\frac{1}{a+b}-\frac{1}{c+d}}=\sqrt{\frac{1}{r_1}+\frac{1}{r_2}-\frac{1}{n_1}-\frac{1}{n_2}}$$

$\ln RR$ 的 $1-\alpha$ 置信区间为：$\ln RR \pm u_\alpha SE(\ln RR)$

RR 的置信区间为：$\exp\left[\ln RR \pm u_\alpha SE(\ln RR)\right]$

例如：某医师研究了阿司匹林治疗心肌梗塞的效果（表 14-4），试估计其 OR 的 95% 置信区间。

表 14-4　阿司匹林治疗心肌梗塞的效果

	有效 / 例	无效 / 例	合计 / 例
心肌梗死组	15(a)	110(b)	125(n_1)
对照组	30(c)	90(d)	120(n_2)
合计 / 例	45	200	245(N)

$$RR=\frac{p_1}{p_0}=\frac{r_1/n_1}{r_2/n_2}=\frac{15/125}{30/120}=0.48 \quad \ln RR=\ln 0.48=-0.734$$

$$SE(\ln RR)=\sqrt{\frac{1}{r_1}+\frac{1}{r_2}-\frac{1}{n_1}-\frac{1}{n_2}}=\sqrt{\frac{1}{15}+\frac{1}{30}-\frac{1}{125}-\frac{1}{120}}$$
$$=0.289$$

$\ln RR$ 的 95% 置信区间为：

$$\ln RR \pm 1.96 SE(\ln RR)=-0.734 \pm 1.96 \times 0.289=(-1.301,-0.167)$$

RR 的 95% 置信区间为：

$$\exp\left[\ln RR \pm 1.96 SE(\ln RR)\right]=\exp(-1.301,-0.167)=(0.272,0.846)$$

该例 RR 的 95% 置信区间为 0.272～0.846，该区间小于 1，可以认为阿司匹林治疗心肌梗死有效。

（二）RRR 的置信区间

由于 $RRR=1-RR$，故 RRR 的置信区间可由 $1-RR$ 的置信区间得到，例如上例 $RR=0.48$，其 95% 的置信区间为 0.272～0.846，故 $RRR=1-0.48=0.52$，95% 的置信区间为 0.154～0.728。

四、OR 的置信区间

OR 的置信区间，先按前述的方法计算 OR，再求 OR 的自然对数值 $\ln OR$，其 $\ln OR$ 的标准误 $SE(\ln OR)$ 按下式计算：

$$SE(\ln OR)=\sqrt{\frac{1}{a}+\frac{1}{b}+\frac{1}{c}+\frac{1}{d}}$$

$\ln OR$ 的 $1-\alpha$ 置信区间为：$\ln OR \pm u_\alpha SE(\ln OR)$

OR 的置信区间为：$\exp\left[\ln OR \pm u_\alpha SE(\ln OR)\right]$

例如：前述阿匹林治疗心肌梗塞的效果，试估计其 OR 的 95% 置信区间，表 14-5。

表 14-5　*OR* 计算的四格表

组别	暴露	非暴露	例数
病例组	a	b	n_1
非病例组	c	d	n_2

$$OR=\frac{15\times90}{30\times110}=0.409 \quad \ln OR=\ln2.44=-0.894$$

$$SE(\ln OR)=\sqrt{(1/30+1/90+1/15+1/110)}=0.347$$

$\ln OR$ 的 95% 置信区间为：

$$\ln OR \pm 1.96\, SE(\ln OR)=-0.892\pm1.96\times0.347=(-1.573,-0.214)$$

OR 的 95% 置信区间为：

$$\mathrm{Exp}\left[\ln OR\pm1.96SE(\ln OR)\right]=\exp(-1.573,-0.214)=(0.207,0.807)$$

该例 OR 的 95% 置信区间为 0.207～0.807，该区间小于 1，可以认为阿匹林治疗心肌梗塞有效。

五、总体均数的置信区间

总体均数的置信区间可用于估计总体均数、样本均数与总体均数比较、两均数比较。计算时当总体标准差未知时用 t 分布原理，而 σ 已知时，按正态分布原理计算。

（一）总体标准差 σ 未知，可信度为

计算公式：$\bar{x}\pm t_{\alpha,v}s/\sqrt{n}$

即 CI 的下限为：$\bar{x}-t_{\alpha,v}s/\sqrt{n}$

上限为：$\bar{x}+t_{\alpha,v}s/\sqrt{n}$

式中 n 为样本含量，$\bar{x}$、s 分别为样本均数和标准差，$s/\sqrt{n}$ 为标准误，$t_{\alpha,v}$ 是以自由度 $v(n-1)$ 与 α 查 t 界值表，置信区间一般不包括两个点值。

例：某医师测定某工厂 144 名健康男性工人血清高密度脂蛋白（mmol/L）的均数 $\bar{x}=1.320\,7$，标准差 $s=0.356\,5$，试估计该厂健康男性工人血清高密度脂蛋白总体均数的 95% 置信区间？

本例 $n=144$，$\bar{x}=1.320\,7$，$s=0.356\,5$

当样本含量足够大时，如 $n>50$，其 95% 的置信区间可按下式近似计算，n 越大近似程度愈好。

计算公式：$\bar{x}\pm1.96s/\sqrt{n}$

即 CI 的下限为：$\bar{x}-1.96s/\sqrt{n}$

上限为：$\bar{x}+u_\alpha s/\sqrt{n}$

若样本含量较小，其 95% 的置信区间可使用以下公式计算：$\bar{x}\pm t_{0.05,v}s/\sqrt{n}$

即 CI 的下限为：$\bar{x}-t_{0.05,v}s/\sqrt{n}$

上限为：$\bar{x}+t_{0.05,v}s/\sqrt{n}$

式中的 $t_{0.05,v}$ 可根据具体资料的自由度，查 t 界值表而获得。

本例 $n=144$，$\bar{x}=1.320\,7$，$s=0.356\,5$，$v=144-1$，可用大样本公式 $\bar{x}\pm1.96s/\sqrt{n}$ 计算：

下限为：$\bar{x}-1.96s/\sqrt{n}=[\ 1.320\ 7-(1.96\times0.356\ 5)]/\sqrt{144}=1.262\ 5$

上限为：$\bar{x}+1.96s/\sqrt{n}=[\ 1.320\ 7+(1.96\times0.356\ 5)]/\sqrt{144}=1.378\ 9$

故该例总体均数的 95% 置信区间为(1.262 5～1.378 9mmol/L)。

（二）总体标准差 σ 已知时，总体均数的 $1-\alpha$ 置信区间按下式计算

$$\bar{x}\pm u_{\alpha}\sigma/\sqrt{n}$$

即 CI 的下限为：$\bar{x}-u_{\alpha}\sigma/\sqrt{n}$，上限为：$\bar{x}+u_{\alpha}\sigma/\sqrt{n}$

第四节 临床科研中常用的比较方法

在众多的科研研究方法中，归纳起来最基本的手段有两种：一是对研究对象的全体进行研究，例如普查，这种方法只能用于有限总体而不能用于无限总体的研究，况且需要花费的人力、物力和时间等较多，在实际工作中往往难以实现。二是从总体中抽取一定数量的样本进行抽样研究，这种方法不仅可用于有限总体，也可用于无限总体的研究，而且是无限总体唯一的研究手段，与普查比较可节省大量的人力、物力和时间，是实际工作中最常用的研究方法。在抽样研究的过程中，不可避免地产生由于抽样所致的样本与总体的差别，即抽样误差。因此，在利用样本数据对总体进行推断时，必须要考虑抽样误差对结果的影响。若用样本信息去推断其所代表的总体间有无差别时，需要使用假设检验(hypothesis testing)或称显著性检验(significance test)。

例如，临床研究者想了解两种药物对某病患者的疗效，研究者不可能对所有这类疾病的患者进行研究，常用的方法是，选取一定数量的病人并分为两组，分别用两种药物进行治疗，然后通过两组疗效的比较，得到两种药物疗效有无差别的结论。在此类研究中，接受研究的对象仅有几十例或上百例的患者样本，而决非是所有的患者。这类研究就是用样本信息去推断总体的典型例子，在临床科研中凡是遇到利用样本信息推断总体间有无差别的问题时，都需要使用假设检验的统计方法。

一、假设检验的基本思想

当研究者用随机抽样的方法获取了两个或多个样本，并且需要利用这些样本数据进行总体间的比较。这时，样本数据间的不同有两种原因所致，一是样本来自同一总体，样本指标间的不同是由于抽样误差所引起；二是样本分别来自不同的总体，其样本指标间的不同是由于来源于不同的总体所致。若以两组均数的比较为例(图 14-1)。

两个样本均数 $\bar{x}_1$ 与 $\bar{x}_2$ 可能是来源于同一总体 μ(如图 14-1)，两样本均数的不同是由于抽样误差所引起；还有可能两样本分别来自不同的总体 μ_1 和 μ_2(如图 14-1)，其样本均数间的不同是由于各自来源于不同的总体所致。

假设检验是反证法原理的统计应用，反证法是求证事物的一种基本方法，即事先提出一个与研究者想得到结果相反的假设，然后搜集在此假设下的各种矛盾，再用这些矛盾推翻该假设，而接受此假

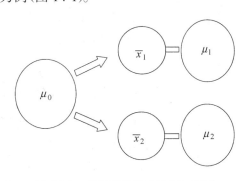

图 14-1 假设检验基本思想示意图

设的对立结论(即研究者想得到结果)。统计中的假设检验也是从假设开始,即假设两个样本均数 $\bar{x}_1$ 与 $\bar{x}_2$ 可能是来源于同一总体 μ (如图 14-1),然后计算出在此假设下的某个统计量的大小,当这个统计量在其分布中的概率较小时(如 $P \leq 0.05$)我们就拒绝其假设,而接受其对立假设,认为两样本分别来自不同的总体 μ_1 和 μ_2 (如图 14-1)。反之,当统计量在其分布中的概率较大时(如 $P > 0.05$)我们就不能拒绝假设。由此可见,假设检验方法的本质是一种概率性的反证法。

概率(probability)是某事件发生的可能性大小,假设检验中的概率在数理统计中解释为由抽样误差所致样本间如此大的差别的概率。对于临床医师来说,这个解释不易理解,为此,我们可以将假设检验中概率简单地理解为"假设 H_0 成立的可能性大小",当概率较小时,如 $P \leq 0.05$,假设成立的可能性较小,故拒绝假设;当概率较大时,如 $P > 0.05$,假设成立的可能性不太小,故不拒绝假设。

二、假设检验的基本步骤

(一) 建立检验假设

一般来说,建立检验假设的过程应有三个内容。即无效假设 H_0 (null hypothesis)、备择假设 H_1 (alternative hypothesis) 和检验水准 α (size of test)。根据反证法原理,无效假设 H_0 是研究者想得到结论的对立事件的假设,对于差异性检验而言,研究者想得到的是"有差别"的结论,故首先应假设各总体间无差别;备择假设 H_1 是研究者想得到的结论,即是"有差别"的假设;此外,还应确定有统计意义的概率水平 α,通常 α 取 0.05。

建立检验假设的通常格式为:

H_0:多个样本来自同一总体,各样本间的差别是由于抽样误差所致;

H_1:多个样本来自不同的总体,各样本间的差别是由于不同总体所致;

$\alpha = 0.05$。

(二) 计算统计量

根据资料的类型、分布特征、科研设计方法等条件,选择不同的统计量计算方法,例如 t 检验、u 检验等统计方法。

(三) 根据统计量的值得到概率值

通常以查表的方式得到 P 值;再按 P 值的大小得出结论。

假设检验的结论只有两种情况,若 $P \leq \alpha$ 时,即概率小于我们事先确定好的检验水平概率(如 $P \leq 0.05$),我们就拒绝无差别假设 H_0,而接受 H_1,认为差别有统计学意义,各样本来自不同总体,样本间的差别是总体的不同所致;若 $P > \alpha$ 时,其概率大于我们事先确定好的检验水平(如 $P > 0.05$),我们就不拒绝其无差别的假设 H_0,还不能认为各总体间有差别,样本来自同一总体,即差别没有统计学意义。

三、假设检验的两类错误

在假设检验的两种结论中无论做出何种结论,都有可能犯错误。当 $P \leq \alpha$ 时,做出"拒绝其无差别的假设,可认为各总体间有差别"的结论时就有可能犯错误,这类错误称为第一类错误或 I 型错误,(type I error),其犯错误的概率用 α 表示,若 α 取 0.05,此时犯 I 型错误的概率小于或等于 0.05,若假设检验的 P 值比 0.05 越小,犯一类错误的概率就越小;同样,

当 $P>\alpha$ 时,做出"不拒绝其无差别的假设,还不能认为各总体间有差别"的结论时,就有可能犯第二类错误或Ⅱ型错误,(type Ⅱ error),其犯错误的概率用 β 表示,在通常情况下犯Ⅱ类错误的概率未知,虽然 β 是个未知数,但假设检验 P 值越大,犯二类错误的概率就越小(表 14-6)。

表 14-6 假设检验的两类错误

真实情况	假设检验结果	
	拒绝 H_0	不拒绝 H_0
样本来自不同总体	推断正确$(1-\alpha)$	推断不正确(β)
样本来自同一总体	推断不正确(α)	推断正确$(1-\beta)$

四、假设检验的注意事项

(一) 使用这类统计方法有两个前提

1. 是研究者需要通过样本的信息去推断总体的结论,即研究者的研究对象是总体,而研究的方法是通过对样本的分析去推断总体。

2. 是各样本资料对其总体应具有良好的代表性。需要注意的是,如果研究者的研究对象是总体,而研究方法不采用抽样研究(例如普查),也就不存在用样本提供的信息去推断总体的问题。因此,在这种情况下也就不能使用假设检验的统计方法。

(二) 假设检验的概率大小与结论的关系

当 $P\leq\alpha$ 时,概率越小,越有理由拒绝 H_0 假设(无差别的假设),即概率越小,拒绝假设 H_0 的可信程度就越大;当 $P>\alpha$ 时,概率越大,越有理由不拒绝 H_0 假设(无差别的假设),即概率越大,不拒绝 H_0 的可信程度就越大。因此,当 $P\leq\alpha$ 时,不能说"概率越小,组间的差别就越大";当 $P>\alpha$ 时,不能说"概率越大,组间的差别就越小"。

(三) 假设检验的结论不能绝对化

假设检验的结论是根据概率的大小得出的,事实上当 $P\leq\alpha$ 时,我们拒绝其无差别的假设,可认为各总体间有差别,但是,只要 $P\neq0$,我们无法完全拒绝无差别的假设,即不能肯定各总体间有差别;同理,当 $P>\alpha$ 时,我们不拒绝其无差别的假设,还不能认为各总体间有差别,但是,只要 $P\neq1$,我们无法完全接受无差别的假设,即不能肯定各总体间无差别。因此,在做出统计结论时,要避免使用绝对的或肯定的语句,如当 $P\leq\alpha$ 时,使用"拒绝假设,可认为各组间有差别";而当 $P>\alpha$ 时,使用"不拒绝假设,还不能认为各组间有差别"的语言进行描述。

(四) 两组与多组比较

多组比较的方法有方差分析、多组秩和检验、行乘列 X^2 检验等,这些方法既可用于多组比较,也可用于两组的比较。两组比较的方法有 t 检验、u 检验、两组秩和检验、四格表和校正四格表的 X^2 检验等,这些方法只能用于两组比较,而不能用于多组的比较。在实际工作中错误地使用两组比较的方法代替多组比较的情况并不少见,例如三个均数比较用三个 t 检验、四个均数比较用六个 t 检验等。

五、概率值与临床评价

假设检验的方法,均是以统计量的抽样分布为理论依据,检验时均先计算一个统计量,然后根据自由度大小,查相应界值估计 P 值。P 值是指在由检验假设所规定的总体中做随机抽样获得等于及大于(或等于及小于)现有统计量的概率。

以两样本均数比较为例,检验假设 H_0 为 $\mu_1=\mu_2$,备择假设 H_1 为 $\mu_1 \neq \mu_2$,检验水准为 $\alpha=0.05$。若检验结果 $P \leq 0.05$,表示当 H_0 成立(即 $\mu_1=\mu_2$)而被错误地加以拒绝的概率小于 5%;或在 H_0 成立条件下两组出现的差别或更极端的情况,是由于抽样误差引起的可能性小于 5%,因此拒绝 H_0,接受 H_1。若 $P>0.05$,则不拒绝 H_0,表示 H_0 成立而错误地被拒绝的概率大于 5%,故不应拒绝 H_0,这是从决策论的观点只好暂时接受这假设,但未必 H_0 是真实的。因此,不论 $P \leq \alpha$ 或 $P>\alpha$,都有发生错误的可能性,所得结论不能绝对的肯定或否定。故作"差异有显着性"结论时要考虑此结论是否为第一类(或 I 型)错误(即未拒绝确实不成立的 H_0)的可能性。

P 值大小与下列因素有关:①与被研究的事物的比较有无本质差别;②抽样误差大小(又决定于个体差异的程度和样本含量大小);③检验水准高低,以及是单侧还是双侧检验。一般来说,两事物如两均数差别越大,假设检验所计算的统计量 t 值就越大,相应 P 值就越小;抽样误差的大小常用标准误大小表示,标准误越小,则算得的统计量 t 相对的就大,P 值就小,P 值大小是相对的,对同一 P 值,若 α 由 0.05 改为 0.01 则显示 P 值相对的大,同理对同一 P 值,若双侧检验是 $P>\alpha$,而单侧检验有可能出现 $P<\alpha$。

从上述情况提示:假设检验只能帮助研究者作出较合理的推断,因而要严格作好试验设计,估算适宜的样本含量,试验前严格确定检验水准,选定假设检验方法并决定单、双侧,有条件时采用缩小总体范围,分层设计减少变异等方法。

六、统计学差异与临床的关系

一般说当临床差异有医学意义时才进行统计学分析。若临床差异无意义可不必作假设检验,因为假设检验在样本含量无限增加时,均会取得 $P<\alpha$(常用 $P<0.05$),所以假设检验条件必须以临床差异有意义为根据。

(一) 样本含量足够,差异无显着性

进行假设检验时,若样本含量足够,如 $n>100$,临床差异与统计学差异均无意义,且 β 比较小(一般 $\beta<0.2$,或 $\beta<0.3$),即检验效能 $1-\beta$ 比较大,可以作"差异无意义"的结论。

(二) 临床差异无意义,但统计学差异有意义

进行假设检验首要条件是临床差异有意义,无论样本量如何,若临床差异无意义,可以不进行假设检验。因为在这种情况下,当样本含量无限加大时,一定会取得差异有显着性结论。因此,这时的统计学差异并不表明该临床试验的实用价值。

(三) 临床差异有意义,统计学差异无意义

当试验结果表明有显着的临床意义,经统计学检验却没有统计学意义,这时不能轻易下否定的结论,否则易犯假阴性的错误,此时应计算二类错误(β)即把握度水平。但样本含量比较小($n<100$),假设检验结果 $P>\alpha$,$1-\beta<0.7$,可根据现有信息估算样本含量,扩大样本量再行试验;若 $1-\beta>0.7$ 时,是否扩大样本含量再行试验,要谨慎地考虑临床差异意义后决定。

（四）临床与统计学差异均有意义

有两种可能：①真实，尤其在中、大样本量的情况下是可靠的；②机遇影响，在小样本的情况下，要高度注意机遇的影响而非真实的情况（表 14-7）。为防止机遇的影响，应强调有足够的样本含量，对计量资料强调不少于 30 例，对计数资料强调不少于 40 例。在样本含量较小时，应谨慎地作结论。

表 14-7　临床意义与统计学意义评价判断表

类别	临床意义	统计学意义	结论
I	+	+	①样本量足够时，真实，②小样本防机遇的影响
II	-	-	无论样本量大小均无应用价值
III	-	+	无论样本量大小均无应用价值
IV	+	-	计算 β 错误水平，若过大，应扩大样本再试

七、常用假设检验方法

（一）计量资料的假设检验

如表 14-8 所示。

表 14-8　常用计量资料假设检验方法

比较目的	应用条件	统计方法
样本与总体的比较	例数（n）较大（任意分布）	u 检验
	例数（n）较小，样本来自正态	t 检验
两组资料的比较 （完全随机设计）	例数（n）较大（任意分布）	u 检验
	例数（n）较小，来自正态且方差齐	成组设计的 t 检验
		成组设计的秩和检验
	例数（n）较小且非正态或方差不齐	或成组设计的 t 检验
		或成组设计的中位数检验
配对资料的比较 （配对设计）	例数（n）较大（任意分布）	配对设计的 u 检验
	例数（n）较小，差值来自正态	配对设计的 t 检验
	例数（n）较小，差值为非正态	配对设计的秩和检验
多组资料的比较 （完全随机设计）	各组均数来自正态且方差齐	成组设计的方差分析
	各组为非正态或方差不齐	成组设计的秩和检验
配伍资料的比较 （配伍设计）	各组均数来自正态且方差齐	配伍设计的方差分析
	各组为非正态或方差不齐	配伍设计的秩和检验

（二）计数资料的假设检验

如表 14-9 所示。

表 14-9 常用计数资料假设检验方法

比较目的	应用条件	统计方法
样本率与总体率的比较	n 较小时	二项分布的直接法
	$np>5$ 且 $n(1-p)>5$	二项分布的 u 检验
两个率或构成比的比较 （完全随机设计）	$np>5$ 且 $n(1-p)>5$	二项分布的 u 检验
	$n>40$ 且 $T>5$	四格表的 χ^2 检验
	$n>40$ 且 $1<T<5$	校正四格表的 χ^2 检验
	$n<40$ 或 $T<1$	四格表的确切概率法
配对四格表比较 （配对设计）	$b+c$ 大于 40	配对 χ^2 检验
	$b+c$ 小于 40	校正配对 χ^2 检验
多个率或构成比资料的比较 （完全随机设计）	全部格子 $T>5$ 或少于 1/5 的格子 $1<T<5$	行 × 列表 χ^2 检验 （列联表 χ^2 检验）
	若有 $T<1$ 或有多于 1/5 的格子 $1<T<5$	行 × 列表的确切概率法 （列联表确切概率法）

注:n 为例数;T 为列联表中各格子的理论数;p 为样本率。

（三）等级资料的假设检验

如表 14-10 所示。

表 14-10 常用等级资料假设检验方法

比较目的	统计方法
两组比较（完全随机设计）	两组比较的秩和检验
多组比较（完全随机设计）	多组比较的秩和检验
配对设计	符号秩和检验
配伍设计	配伍设计的秩和检验

（刘关键 王 萌）

参考文献

1. 方积干,胡良平,赵耐青,等.生物医学研究的统计方法.北京:高等教育出版社,2007

2. 方积干.卫生统计学.第七版.北京:人民卫生出版社,2012

3. 胡良平,郭秀花,刘惠刚,等.医学统计学是评价医学科技论文质量优劣的重要依据.中华口腔医学杂志, 2001,36(3):229-232

4. 胡良平.再谈《中华口腔医学杂志》已发表论文的统计学质量问题.中华口腔医学杂志,2003,38(4):309- 312

5. 康德英,王家良,洪旗,等.循证医学中统计结果的准确表达:p 值与可信区间.华西医学,2000,15(4): 402-403

6. 刘关键,吴泰相.循证医学中统计指标的正确应用.中国临床康复,2003,7(3):359-362,365

7. 刘关键.医学文献中统计分析方法的正确评价.中华心血管病杂志,2004,32(z1):61-62

8. 刘关键,洪旗.循证医学中常用统计指标的介绍.中国循证医学,2001,1(3):164-167
9. 孙振球.医学统计学.第三版.北京:人民卫生出版社,2010
10. 王曼.医学论文统计描述性数据审核的问题与方法.中国科技期刊研究,2015,26(4):359-362

思考题

1. 临床科研中常见的资料类型及其特点是什么？
2. 进行统计学推断需要注意哪些问题？
3. 如何联系临床意义解释统计学显著性差异？

第十五章

Cochrane 协作网与 Cochrane 口腔健康组

 内容提要

　　本章内容可以引用循证医学创始人之一 Achie Cochrane 的一句断言加以概括："医学界一定会因未对医学领域内所有随机对照试验按专业、亚专业进行严格的评价和总结、并定期更新,而受到广泛的批评。"这就是为什么会建立 Cochrane 协作网并以生产、维护、传播系统评价为其主要任务的根本原因。

　　对于公共卫生事业决策者来说,要做出一个科学的卫生决策,必须参考当今的最佳证据——系统评价。在口腔临床诊疗实践中,系统评价则更为重要。因为大多数牙科医生相对独立的进行工作,无暇对专业期刊中每年发表的数千篇文献进行严格的评价,也无法对那些所谓的新技术、新材料逐一验证。一个致力于系统评价的推广和应用的国际性组织——Cochrane 协作网,应运而生,并得到了世界各国的支持。

一、Cochrane 协作网成立的相关背景及其组织结构

　　1972 年,英国著名的流行病学家 Achie Cochrane 的力作 *Effectiveness and Efficiency. Random Reflections on Health Services* 出版,他在书中指出:医学界应对不重视有关治疗效果研究的现象进行反思,并强调了随机对照试验对卫生决策的重要性。

　　1993 年 10 月,在强烈需求高质量、定期更新、纳入随机对照试验的系统评价的背景下,以 Cochrane 命名的组织——Cochrane 协作网(Cochrane collaboration)在英国正式成立,其宗旨是:制作和维护治疗性研究的系统评价,并促进其推广,以协助卫生决策者作出科学的决策。在过去的 20 年中,Cochrane 协作网已经成长为一个国际性的组织,拥有来自 120 多个国家的 28 000 名工作人员。Cochrane 协作网的重要特征之一是:大多数的参与者是利用自己的业余时间从事 Cochrane 协作网的工作。

　　目前,Cochrane 协作网已拥有 56 个涵盖各个医学专业的系统评价协作组(Cochrane Review Groups,CRGs),负责本专业领域内的系统评价的制作与维护,由全球 19 个 Cochrane 中心及 25 个地区分支机构所支撑。此外,协作网还有下列分支实体:17 个方法学组(methods groups),在提高系统评价的真实性和准确性方面提供方法学指导;13 个 Cochrane 领域(fields),通常按照 CRG 小组间相互关系的远近而组成不同的领域,以反映其共同的视角和侧重点,例如儿童与家庭;8 个用户网络(consumer network),在世界范围内为用户提供信息,

并建立反馈。这些实体机构都接受 Cochrane 指导委员会（Cochrane collaboration steering group），即协作网的最高领导决策机构的管理。

二、Cochrane 图书馆

Cochrane 图书馆（the Cochrane library）是每月出版的电子出版物，刊载新发表、更新发表的系统评价全文（reviews）或计划书（protocols）。其重要的组成部分 Cochrane 系统评价资料库（Cochrane database of systematic review），是 Cochrane 协作网的主要产品之一。Cochrane 图书馆中现刊载有定期更新的 7 839 余篇系统评价及 2 457 篇系统评价计划书。刊载量还在以每年新增数百篇系统评价和计划书的速度不断扩大。

Cochrane 图书馆由以下数据库组成：Cochrane 系统评价资料库（Cochrane database of systematic review，CDSR），收录了对各种医学干预措施所做的系统评价全文及其常规更新，以及系统评价计划书（至 2018 年 12 月共有 10 296 篇），由 Cochrane 协作网维护。

Cochrane 临床对照试验注册资料库（Cochrane Central Register of Controlled Trials，CENTRAL），收录了 1 297 798 余篇临床对照试验的条目，其中包括在 MEDLINE、EMBASE 等数据库中检索出的临床试验，以及 Cochrane 协作网对全球医学期刊手工检索中收集到的临床试验。

Cochrane 方法学数据库（Cochrane methodology register，CMR），收录了研究临床对照试验方法学的文献条目。目前，CMR 的走向还处于研究中，这一数据库自 2012 年 7 月起至今，尚未进行更新。

疗效评价文摘库（database of abstracts of reviews of effects，DARE），收录了 45 418 篇经过质量评估的非 Cochrane 系统评价的摘要，是对 CDSR 的补充。每篇摘要由对系统评价的简介和质量评估组成，由英国 York 大学的国家卫生服务评价和传播中心（CRD）维护。

卫生技术评估数据库（health technology assessment database，HTA），收录了全球范围内的 17 320 篇已完成及正在进行的，以提高卫生服务质量、合理分配医疗资源为目标的卫生技术评估（各种医学干预措施对医疗、社会、伦理、经济等方面的影响的研究）。

英国国家卫生委员会卫生经济评估数据库（NHS economic evaluation database，NHS EED），收录了 17 613 篇医学干预措施的经济学定性分析报告，并明确列举了各种同类治疗措施的优缺点，供决策者参考。

三、Cochrane 系统评价与传统系统评价的异同

系统评价（systematic review）是对某一临床治疗问题做出的科学、权威的解答，而检索相关研究证据、评价证据及合成同类研究证据的过程，有明确、严格的步骤：阐述系统评价的目的；确定所纳入研究的标准；说明排除相关研究的具体原因；提取数据；合成分析同类研究的数据（Meta 分析）；描述系统评价的结果；得出恰当的结论，并探讨其对临床实践与未来研究的指导意义。有关系统评价的撰写将在第二十章、第二十一章详细介绍。

持续的更新对系统评价是十分重要的，只有不断整合入最新的研究证据，才能及时确定某项治疗措施的真实疗效。撰写 Cochrane 系统评价有专用的软件，作者可根据新的研究证据或用户的评论对系统评价进行更新或修改。Cochrane Library 具备一个电子工具，即 Cochrane 评论编辑器（Cochrane Criticisms Editor），可以将用户对系统评价的评论反馈给作

者和编辑。因此,Cochrane 系统评价的质量将从多个角度,如不断纳入最新证据和不同用户的有益反馈,而得到全面的提升。

Cochrane 系统评价的更新速度明显快于在纸质版期刊中发表的系统评价。Cochrane 协作网要求在 Cochrane library 中发表系统评价的作者每两年对其评价进行一次更新,审稿流程亦与其他纸质版杂志有着诸多的不同,包括以下步骤:计划书的评审;系统评价方法学的评估;专家评议;编辑与用户的评价等等,这就保证了 Cochrane 系统评价所受偏倚因素的影响,明显小于发表于纸质版期刊中的系统综述或 Meta 分析。

四、Cochrane 口腔健康组

Cochrane 口腔健康组(Cochrane oral health group,COHG),是 Cochrane 协作网的众多系统评价协作组(CRGs)之一,全面负责世界范围的口腔医学研究领域内的系统评价的制作与维护。广义的口腔医学研究涵盖颅、颌、面部及口腔内软、硬组织疾病的预防、治疗以及修复重建等多个方面。1994 年,Alexia Antczak-Bouckoms 教授在美国的新英格兰创立了 Cochrane 口腔健康组。1996 年,协作组迁至英国的曼彻斯特,编辑部设立于曼彻斯特大学的牙医学院,由 Helen Worthington 和 Jan Clarkson 两位教授担任共同主编。

1997 年,COHG 获得了英国国家卫生委员会(National Health Service,NHS)对编辑部的基金支持,还得到全球协作单位持续赞助,其目标是提高 COHG 的编辑能力,促进国际知名专家的战略性合作,使重要的系统评价得到及时推广。哪些特别重要的系统评价被优先发表取决于来自于口腔医学各研究领域内的国际知名专家和各专业协会的咨询意见。

迄今,COHG 已取得了重大的成就,在 2018 年 12 月出版的第 12 期的 Cochrane Library 中,共有出自 COHG 的 176 篇系统评价全文、87 篇计划书和 10 个新注册项目。

COHG 临床试验注册数据库(OHG's specialised register of trials)由文献检索协调员 Anne Littlewood 女士负责,目前共收录了 32 000 篇以上的口腔医学专业内的临床试验(随机对照试验和临床对照试验)和检索自 MEDLINE、EMBASE、CINAHL、CANCERLIT、PSYCLIT,CENTRAL 等电子数据库中的临床试验以及会议论文。该数据库将随着不同电子数据库源的更新和 COHG 的口腔医学专业杂志的临床试验手检计划而不断的扩大。

COHG 通过多种网络平台定期发布其工作成果,如:主页、博客及社交工具。

五、参与途径

Cochrane 口腔健康组欢迎所有对口腔循证医学感兴趣的人士,以多种形式,如作为系统评价的第一作者、合作者、同行评议专家、用户等,参与协作组的工作。

(郭春岚　花　放译,史宗道校)

思考题

1. Cochrane 协作网的宗旨是什么?

2. Cochran 图书馆有哪些主要数据库?

3. 结合自己的专业从 Cochrank 口腔健康组网页中了解已经发表了哪些系统评价和计划书?

4. 尝试从 Cochrane Oral Health Group 网页查询已经发表的本专业相关系统评价。

附英文原文

Chapter 15   The Cochrane Collaboration and Oral Health Group

For people to make well-informed decisions about health care, it is important that systematic reviews of current best evidence are available. This is of particular importance in dentistry, where many dentists work in relative isolation, with little hope of critically evaluating the thousands of journal articles published each year, nor of verifying the claims of those advocating new interventions or materials. One organisation that has received worldwide support in its efforts to address this issue is the Cochrane collaboration.

I. Background and structure of the Cochrane Collaboration

In 1972, the British epidemiologist Archie Cochrane published an influential book *Effectiveness and Efficiency. Random Reflections on Health Services.* It drew attention to the collective ignorance within the medical profession about the effects of health care and emphasised the importance of randomised controlled trials (RCTs) in guiding their healthcare decisions.

In response to this call for high quality, up-to-date systematic reviews of RCTs, The Cochrane Collaboration was formed in October 1993. The Cochrane Collaboration aims to help people make well-informed decisions about health care by preparing, maintaining, and promoting the accessibility of systematic reviews of the effects of healthcare interventions. Over the last twenty years it has grown into an international organisation, with currently over 28 000 people contributing from over 120 countries. What is remarkable about The Cochrane Collaboration is that the majority of these contributors undertake their Cochrane work in their own time.

There are 53 Cochrane Review Groups (CRGs) who are responsible for preparing and maintaining reviews within particular areas of health, and collectively they cover all aspects of health care. The CRGs are supported by 14 Cochrane Centres (and an additional 19 regional branches) around the world. In addition, 16 Methods Groups provide expertise in methodology and improve the validity and precision of the systematic reviews; 12 Fields ensure that the priorities and perspectives of their particular subject, usually spanning the scope of many CRGs, are reflected e.g. Child Health, Vaccines; and lastly, a Consumer Network consults with and reflects the interests of healthcare users. Each of these entities is represented on the Cochrane Steering Group, the main policy-making body of the organisation.

II. The Cochrane library

The main product of The Cochrane Collaboration is the *Cochrane Database of Systematic Reviews* which forms part of *The Cochrane Library*, an electronic publication that is built throughout each month, with new and updated reviews and protocols being continuously published when ready. It contains the full text of regularly updated systematic reviews and protocols for reviews in progress. Several hundred reviews and protocols are added annually.

There are several databases which form *The Cochrane Library*:

• **Cochrane Database of Systematic Reviews (CDSR)** includes 8 938 (to August 2015) full texts of regularly updated systematic reviews (and protocols for the reviews) of the effects of health care maintained by The Cochrane Collaboration.

• **Cochrane Central Register of Controlled Trials (CENTRAL)** is a bibliographic database of over 703 763 controlled trials which includes references downloaded from sources such as MEDLINE, EMBASE etc. and trials identified as part of the Collaboration's international effort to hand search the world's journals.

• **Cochrane Methodology Register (CMR)** is a bibliography of publications which report on methods used in the conduct of controlled trials. The future of the CMR is currently being reviewed, and as such this database has not received updates since July 2012.

• **Database of Abstracts of Reviews of Effects (DARE)** contains over 22 500 abstracts of non-Cochrane systematic reviews that have been quality-assessed to complement the CDSR. Each abstract includes a summary of the review together with a critical commentary about the overall quality, and is maintained by the Centre for Reviews and Dissemination (CRD) at the University of York, UK.

• **Health Technology Assessment Database (HTA)** is also compiled by CRD and brings together details of over 12 000 completed and ongoing health technology assessments (studies of the medical, social, ethical and economic implications of healthcare interventions) from around the world, with a view to improving the quality and cost-effectiveness of health care.

• **NHS Economic Evaluation Database (NHS EED)** is a database containing over 13 500 abstracts of quality-assessed economic evaluations of healthcare interventions, highlighting the relative strengths and weaknesses of competing healthcare interventions to assist decision-makers.

The publisher of *The Cochrane Library* is John Wiley and Sons, Ltd. (www.thecochranelibrary. com).

III. Cochrane systematic reviews-how different are they from traditional systematic reviews

The process of conducting a systematic review involves locating, appraising, and synthesising evidence from scientific studies in order to provide informative empirical answers to scientific questions. It is an explicit and rigorous process and includes: a clear description of the objectives; explicit criteria for including studies; explicit descriptions of why relevant studies were excluded; extraction of data; pooling of data from similar studies (meta-analysis); description of results; drawing appropriate conclusions, and discussing implications for clinical practice and future research. This process is discussed in more detail in Chapter 19-21.

It is important that systematic reviews are kept up to date and incorporate new evidence so that the effects of health care are identified promptly. Cochrane systematic reviews are produced in an electronic format; therefore, review authors are able to update or modify their reviews in response to new evidence or comments and criticisms from readers. *The Cochrane Library* includes an electronic facility, the Cochrane Criticisms Editor, which delivers readers' comments on Cochrane reviews to the authors and editors. The quality of Cochrane reviews is therefore enhanced by means of a system that not only reflects the emergence of new data but also valid criticisms from whatever source.

Cochrane systematic reviews are updated more frequently than their paper-based counterparts. It is Cochrane policy that review authors revisit and update their review within two years of it being published on the Cochrane library. There are also differences in the peer reviewing process of The Cochrane Collaboration and that of paper-based journals. There are several stages to the Cochrane peer review process, including the assessment of protocols, evaluation of the review's methodology and content by editors, peer reviewers and potential end users/consumers. The existence of such a thorough refereeing process ultimately leads to Cochrane reviews being less prone to bias than systematic reviews and meta-analysis published in paper-based journals.

IV. Cochrane Oral Health Group

The Cochrane Oral Health Group (COHG) is a Cochrane Review Group (CRG) responsible for preparing and maintaining systematic reviews within the scope of oral health. Oral health is broadly conceived to include the prevention, treatment and rehabilitation or oral, dental and craniofacial diseases and disorders. Alexia Antczak-Bouckoms initially set up COHG in New England (USA) in 1994. The group moved to Manchester (UK) in 1996, where the editorial base is situated in the School of Dentistry, at The University of Manchester under the Co-ordinating Editorship of Professors Helen Worthington and Jan Clarkson.

COHG secured National Health Service (NHS) funding for the editorial base in 1997, and continues to supplement their funds with research donations via the Global Alliance. The purpose of the Global Alliance is to support COHG in delivering important/priority reviews in a timelier manner by increasing methodological capacity at the editorial base and working in a strategic way with international experts. Priority reviews are determined in consultation with Global Alliance members who come from across the spectrum of international organisations and specialist groups in all areas of oral health care.

COHG has achieved a great deal since its inception. With the release of Issue 6, June 2013 of *The Cochrane Library*, COHG has had 135 reviews and 71 protocols published, and 27 registered titles (Appendix 1).

Anne Littlewood, Trials Search Co-ordinator, has been responsible for developing and maintaining the OHG's Specialised Register of Trials. It currently holds over 28 000 reports of oral health related trials (RCTs, CCTs) and related references from a wide range of bibliographical sources including MEDLINE, EMBASE, CINAHL, CANCERLIT, PSYCLIT, and the Cochrane Central Register of Controlled Trials (CENTRAL) in addition to conference proceedings. The Register is continually growing as a result of ongoing electronic searching and COHG's organised programme of handsearching the oral health literature.

COHG regularly promotes their research output through a variety of online resources; whether it is through their website, the COHG blog, or via social media.

V. Ways to contribute

Cochrane Oral Health Group welcomes all those interested in contributing to the work of the group. There are several options for participation, either as a lead review author, assisting as a co-author, or by becoming a member of the panel of peer reviewers or consumers.

第十六章

如何提出可回答的临床问题

 内容提要

　　提出临床问题是实践循证医学的第一步,不断提出问题,寻求答案,才能使医学发展进步。本章主要介绍如何提出恰当的临床问题,如何制订收集证据的策略,保障临床医疗和研究的质量,更好地进行循证医学实践。

　　临床工作者每天都要用证据解决面临的临床问题,同时要进行新的研究,以便为同行提供新的证据。作为证据使用者(user)和证据提供者(doer)的临床研究人员在进行临床实践和研究时,首先必须具有提出可回答的临床问题的能力。

第一节　提出可回答临床问题的重要性

　　提出可回答临床问题(answerable clinical question),有助于有针对性的解决临床问题,保障临床研究质量。

　　临床工作是以病人为中心,临床医生每天要面对很多全身情况不同,疾病和病情千差万别的病人,几乎都会遇到有关诊断、治疗或预后的新问题,其中部分问题可依靠已有的专业知识和临床经验得到解决,而很多时候情况却并非如此,特别是经验较缺乏的年轻医生,对某些临床问题没有足够的把握和知识解决,无视这种"知识空白"的后果一定会导致诊断治疗失误,影响病人的治疗,也影响自己的信心。如果正视这种"知识空白"可产生积极的作用,促使医学工作者不断学习、寻找可靠的外部证据。

　　随着现代科技事业的发展,学科的交叉和渗透,口腔医学研究的不断进步,新发现层出不穷,新技术新材料不断更新换代,大量材料、设备、技术及治疗方法不断引入和应用,新的研究结果常常否定以前的结论,对临床问题的认识不断得到升华,同时也存在滥用和误用的问题,患者的不满和医生面对的压力增大的问题,因此要求临床工作者要不断学习新的知识,应用可靠的证据指导临床工作。提出临床问题是循证医学的第一步,也是关键的一步。

　　对病人来说,他们在接受医生诊治的时候所关心的问题是:对我的疾病的诊断正确吗?有根据吗? 给我的治疗方案是否具有科学的依据? 是否有效? 是否是花钱少效果好的最佳方案? 对医生来说,他们在诊治病人的时候所关心的问题是:病人的需求、意愿,价值取向是什么？提出的治疗计划是否是可行的最佳方案同时又满足病人的要求？临床医生必须清楚，最合适个体病人的治疗方法才是最好的。只有这样，才能向病人提供高质量的口腔卫生服务。

借助方便快捷的信息渠道，病人可以了解到越来越多的口腔疾病知识，主动探索各种口腔临床问题的历史、背景、现状、解决方法和可能的结果。病人作为临床治疗方案的被动接受者，也在扮演着越来越重要的参与者的角色。可以预料，病人对任何一种诊治措施背后科学证据的要求将会愈加苛刻。这就要求口腔临床医务人员必须根据坚实的科学基础来论证和指导每一项实际工作。

循证口腔医学的开始和结束都是围绕病人而进行的，必须全面准确地采集病史、查体及收集有关辅助检查结果，占有可靠的第一手资料，经过仔细分析论证后，找出临床存在而需解决的疑难问题。临床医生要依据当前最好的证据，并结合临床经验做出决策，即根据临床发现，选择恰当的诊断学试验，正确估计病人的预后，制订利大于弊的治疗方案。

作为循证口腔医学的证据的提供者，在进行一项研究时，首先要思考所研究的临床问题或将被检验的假说是否恰当，是不是临床上重要的或急需解决的问题，它是否被清晰的描述？

临床医生不仅应当为每一个病人做好诊治工作，还应当从群体的角度、社会的角度提出疾病和健康问题。

第二节　临床问题的来源

提出一个恰当的问题十分重要。一个好的问题可以帮助临床医生缩短检索时间，快速找到恰当的答案，并且易于评价和应用。起到事半功倍的效果。

可考虑从以下几个方面提出问题：

1. 病因　对具体病人的疾病或，其发病原因及危险因素是什么？是否医源性因素所致？

2. 诊断　作为诊断手段的检查和结果是否准确可靠？是否安全？费用如何？如何解释诊断结果？能否肯定诊断排除其他疾病？

3. 治疗　对个体病人，哪一种措施是最有效最安全同时又是可行的？应该最优先考虑使用哪一种材料或治疗方法？是否需要同时给予其他辅助治疗？

4. 预后　病人的病情在具体干预措施的作用之下，将会经历怎么样转变过程？是否会发生并发症？其最终结局是什么？

例如：从临床发现角度来说，已经收集到的病史和体格检查资料是否全面反映病人的疾病全貌？可以用自己已有的理论知识和临床经验解释这些临床发现吗？

从病因角度来说，可以通过询问或检查找出可疑的病因或危险因素吗？如果在治疗过程中发生不良事件，可以判别该治疗措施与不良事件的因果关系吗？

从鉴别诊断角度来说，怎样才能鉴别出那些可能的、严重的然而又是可予处理的病因？可以从可能性、严重性、可处理性三方面对多种可疑因素排序吗？

从诊断试验角度来说，正在采用的诊断试验的精确性、准确性如何？可以从诊断试验的结果推断验后概率吗？为了提高诊断试验的敏感性或特异性可以采用哪些措施？

从预后的角度来说,该病的自然病程是什么? 正在采取的治疗方案可以改善病程吗?

从治疗角度来说,拟采用的治疗措施利大于弊吗? 从成本 - 效果比排序来看,是否采用了最佳治疗方案?

从预防角度来说,减少或消除危险因素可以减少疾病的发生吗? 可以进行人群筛查吗? 在什么样的高危人群中筛查才能使最大比例的病人得到疾病的早期诊断,与不筛查相比可以减少卫生资源的消耗量吗?

从知识自我更新角度来说,怎样才能更有效的更新知识,提高临床技能?

在口腔临床工作中,病人可以提出种种问题,例如"我得的是什么牙病?"(关于诊断的问题);"我的口腔溃疡能否治好? "(关于预后的问题);"为什么会患龋病? "(关于病因的问题);"有哪种方法治疗更有利于我的疾病? ""最好的烤瓷牙是哪种? 适合我吗? "在新的诊断和治疗方法出现时,病人有时这样询问:"广告上介绍的新型美齿方法效果究竟如何? ""某种新牙膏确实比其它牙膏的防龋作用好吗? ""某种新的治疗口腔溃疡的药物效果如何? "(关于治疗的问题);"我的病会转变为癌症吗? "(关于预后的问题)等(表 16-1)。显然,单凭经验常常无法回答这些问题,需要查阅资料,并严格评价,才能给病人明确的答案。

表 16-1　不同类型临床问题举例

问题类型	待研究疾病或临床状况	提出的问题	希望参照的比较	需要得到的答案
病因	颞下颌关节紊乱病人恰有后牙反𬌗	与恒牙列后牙反𬌗有关吗?	与无后牙反𬌗的其他人或 TMD 病人比较	后牙反𬌗是颞下颌关节紊乱病危险因素的危险度比值比
	正畸治疗中发现牙根有吸收	这种牙根吸收与哪些因素有关?	接受正畸治疗而无牙根吸收的病人	明确导致正畸牙根吸收的原因以便采取预防措施
诊断	口腔黏膜长期溃疡不愈,有文献提出可以用染色的方法代替活检进行诊断	利用染色剂检测可确定该病变的性质吗?	与活检比较	染色剂检查口腔癌前病变的敏感度与特异度
治疗	儿童乳牙列后牙反𬌗	如果进行正畸治疗能否预防恒牙列后牙反𬌗吗?	与不做正畸治疗的乳后牙反𬌗病例作对照	乳牙列后牙反𬌗时正畸治疗预防恒牙后牙反𬌗的概率
预后	要求种植治疗	病人有吸烟嗜好,影响种植牙的临床效果吗?	与无吸烟嗜好接受种植的病人比较	有吸烟嗜好时 5 年种植体失败率

第三节　提出临床问题的注意事项及举例

一、如何提出临床问题

要提出一个既有临床意义又能够得到回答的问题是非常重要的,也是不容易的,要注意以下几方面:

1. 作为证据的使用者,首先应了解病人的治疗需求和喜好,从此点出发提出临床问题,使诊断和治疗决策符合病人的喜好。例如对龋病的治疗,有些病人特别强调美观,即使是磨牙的充填也要求用与牙同色的材料,有的病人却首先强调功能,要求充填坚硬的材料,而有的病人对两者均有要求,此时应根据病人的需要,结合实际情况选择治疗方法。类似的问题还有在正畸治疗时不愿拔牙而又要求效果好,前牙缺失要求做较好的修复体而又不愿花钱太多等等。我们常常把各种方法的优缺点告诉病人让他们自己选择,但有些病人无法做出选择时往往听从医生的建议,此时我们应抱着对病人负责的态度给他们推荐最合适的方案。

2. 在繁忙的临床工作中,利用有限的时间解决所有的问题是不可能的,需要确定急需解决的问题,可根据以下因素确定优先解决的问题:

(1) 病人的诊治过程中,哪一个问题最重要?

(2) 哪个问题临床需要量最大?

(3) 在有限的时间内,最有可能回答哪一个问题?

(4) 个人最感兴趣的问题是什么?

(5) 哪一个问题在临床实践中经常遇到?

3. 确定问题的范围要恰当,应根据所具有的资源和条件、临床意义和研究质量等确定问题的范围。一般来说范围太宽针对性较差,可能对具体病人的治疗无多大帮助,会出现纳入研究的病人或研究的异质性增大而使研究结果难以解释;而且需要消耗更多的资源,花费大量的时间。而范围太窄所获得的资料少,容易受机遇的影响,增加出现假阳性或假阴性结果的机会,影响结果的可靠性。同时还存在结果的推广价值受限的问题。

4. 要提出一个恰当的临床问题,首先要求临床工作者要有责任心,同时具有丰富的医学基础知识和临床医学知识,具有扎实的临床基本技能,具有一定的人文知识和社会、心理知识,具有综合分析和判断的能力。实际上,只有真正把病人当作自己的亲人,对病人的病情感同身受,才能从病人角度提出问题,收集有利于病人的证据,提高治疗效果,保障治疗质量。例如:你对治疗方法有什么要求? 你是否会选择其他替代治疗方法? 你期待的治疗结果是什么?

二、用证据回答临床问题举例

(一) 拔牙后应用抗菌素预防并发症

严重龋病和牙周疾病常是拔牙的重要指征,其次萌出异常或阻生的智齿也是常见的拔牙原因,这类拔牙常由普通口腔医生实施,拔牙后并发症包括肿胀、疼痛、溢脓、发热和干槽症等,通常给以患者抗菌素以进行预防和治疗。

问题:拔牙后使用抗菌素预防感染并发症的效果如何?

检索策略:检索 Cochrane 图书馆,Cochrane 协作网口腔卫生疾病组的专科注册数据库,MEDLINE,EMBASE 等电子数据库。

选择标准:纳入任何原因拔牙后使用抗菌素与安慰剂对照的随机双盲临床试验研究。

结果:纳入了 18 个临床试验,2 456 名研究对象,拔牙术前或术后立即使用不同种类和剂量的抗菌药物与安慰剂对照以预防感染,结果显示智齿拔除后使用抗菌药物能减少术后感染、疼痛和干槽症的发生,但同时也会有轻微的副作用。没有证据显示使用抗菌药物能预防智齿拔除后的发热、肿胀和张口受限。没有足够的证据评价因严重的龋病、牙周疾病、抵抗力低或伴有其他严重疾患的人群拔牙后应用抗菌药物预防感染的作用，但在这类有高感染危险性的人群中使用抗菌药物是有利的。而在健康人群拔牙后使用抗菌药物可能弊大于利。

（二）灼口综合征治疗的研究

口腔黏膜的烧灼感可能是某些疾病症候群之一，当患者有此症状而又无牙科或全身疾病，而且口腔内没有任何阳性体征时，才可被诊断为灼口综合征（burning mouth syndrome，BMS）。其突出症状为局限于舌部和/或唇部的烧灼样疼痛，但亦可累及范围更广，波及整个口腔。普通人群中 BMS 患病率的报道差异很大，从 0.7%～15% 不等。大多数患者有焦虑、抑郁以及个性失调等问题。

问题：旨在缓解 BMS 患者症状、提高生活质量并与安慰剂进行比较的干预措施的效果和安全性如何？已发表的临床试验的质量如何？

检索策略：计算机检索 Cochrane 口腔健康组资料库，Cochrane 中心临床对照试验资料库，MEDLINE，EMBADE。同时对主要相关杂志及学术会议论文等进行检索。

选择标准：满足以下标准的临床试验被纳入评价：试验设计—比较安慰剂与一种或多种治疗方法的疗效的随机对照试验（RCT）和临床对照试验（CCT）；试验对象—BMS 患者，即无牙科或内科疾病而有口腔黏膜烧灼痛的患者；干预措施—所有的质量措施均与安慰剂进行对比；主要结局—烧灼感或不适的缓解。

结论：纳入 9 个临床试验，被研究的治疗措施有：抗抑郁药物治疗、认知行为疗法、镇痛药物治疗、激素替代疗法、复合维生素疗法、抗癫痫药物疗法等。仅有 3 种治疗能缓解症状，即复合维生素治疗、抗癫痫药物治疗和行为认知治疗，而这些试验中只有 2 个使用盲法评价。其他治疗方法对 BMS 的症状没有明显缓解，可能是因试验设计方法学的缺陷或样本量过小的缘故，而不一定是真正的无效。还需要更多的高质量的临床试验以确定有效地治疗方法。

（三）使用牙科充填材料治疗乳牙龋

龋齿会影响儿童乳牙发育。龋齿类型包括单个牙龋齿和累及全口的猖獗性龋齿。乳牙在儿童生长发育阶段至关重要，因此，必须尽可能对乳牙进行全面保护。牙科充填或修复材料可用于修补受损牙齿。口腔卫生专业人员需对选用何种充填（修复）材料来治疗儿童龋齿做出准确判断。最近 10 年里，已有多种不同的充填材料问世，要从众多充填材料中选择在口腔内具有耐久性、美观度、症状缓解程度高等方面都表现良好的材料并不容易。

问题：不同种类的牙科填充材料治疗乳牙龋齿的效果如何？

检索策略：计算机检索 Cochrane 口腔健康组资料库，Cochrane 中心临床对照试验资料库，MEDLINE，EMBADE，SIGLE。同时，收集 1990—2008 年间有关儿童龋齿、儿童牙科充填材料及材料科学等方面的学术会议资料，此外，还追溯了纳入文章的参考文献，手工检索了可得到的重要的学术期刊，并尽可能联系原始研究作者及材料制造商，以尽可能全面系统的包括发表的和未发表的信息。

选择标准：纳入随访时间大于 6 个月的随机或半随机对照试验，包括平行对照与同口对照设计。随机分组单位可为个体、群体（如学校、班级等）、单个牙齿或一对牙齿。纳入研究的失访率必须低于 30%。研究对象为研究开始时小于 12 岁，且至少有一颗乳牙患龋齿的儿童，无论有无症状。

结论:最终只纳入了3个研究。包括美观性牙冠与传统不锈钢牙冠的效果比较、改良型玻璃离子材料与汞合金(amalgam)的效果比较、Dyract混合材料与Tytin(汞合金)的效果比较。3个试验的研究结果均提示,受试的各种材料的临床疗效均无显著差异。从现有的3项研究证据中无法得出何种填补材料更适合临床应用的结论,因此,迫切需要更多严格设计的高质量随机对照试验,以评估各种填充材料临床疗效。

(四) MR 用于口腔癌颌骨侵犯的诊断

口腔癌有较强的局部侵袭能力,口腔癌侵袭颌骨后需要将颌骨进行切除,因此,术前了解口腔癌颌骨侵犯情况十分重要。目前,用于评估口腔癌颌骨侵犯的影像学检查方法主要有 MR、CT 等。

问题:MR 是否能够准确诊断口腔癌对颌骨的侵犯情况?

检索策略:计算机检索 Cochrane 口腔健康组资料库、Cochrane 中心临床对照试验资料库、MEDLINE、EMBADE、CINAHL、LILACs、CBM、CNKI、维普、万方数据库等。

选择标准:检测 MR 诊断口腔癌颌骨侵犯的诊断性试验,试验设计应该为队列研究。患者为病理检查证实为口腔癌的患者并能耐受 MR 检查者。金标准为病理检查。结果判定包括敏感度、特异度、AUC 等。

结论:纳入16篇研究,共涉及490名患者。证据显示 MR 在诊断口腔癌颌骨侵犯时有较好的诊断效能。与 CT 相比,MR 在确诊方面效果较差但是在排除诊断方面强于 CT。由于纳入研究质量较低,还需要有更多的高质量的研究来对该结果进行进一步的充实。

(五) 口腔癌颌骨侵犯对患者预后的影响

口腔癌一旦侵犯颌骨,就有可能是晚期的表现,这种现象可能影响患者预后,是否应该对这些患者采取更加积极的治疗方式仍存在争议。

问题:发现颌骨受侵犯的口腔癌患者预后如何?

检索策略:计算机检索 Cochrane 口腔健康组资料库、Cochrane 中心临床对照试验资料库、MEDLINE、EMBADE、CINAHL、LILACs、CBM、CNKI、维普及万方数据库等。

选择标准:患者应该为病理诊断为口腔癌的患者。暴露因素为口腔癌颌骨侵犯。对照组无口腔癌颌骨侵犯。结局指标包括无瘤生存率和总体生存率。研究类型为队列研究。

结果:共有18篇研究被纳入,涉及患者3756名。结果显示,下颌骨骨皮质的侵犯并不影响患者预后,而骨髓受到侵犯后,患者预后明显变差。因而,对于颌骨骨髓受到侵犯的患者,临床治疗应该更加积极。

(六) 接受放化疗的癌症患者口腔念珠菌感染的干预措施效果评价

癌症治疗方法日趋成熟,但常伴有短期及长期不良反应,以口腔及胃肠道不良反应为主,例如口腔念珠菌感染。虽然对不良反应的治疗措施很多,但其发生率仍高。

问题:接受放化疗癌症病人口腔念珠菌病的治疗效果如何?

检索策略:计算机检索 Cochrane Oral Health Group、PAPAS Trials Registers、CENTRAL、MEDLINE、EMBASE、CINAHL、CANCERLIT、SIGLE 及 LILACS。此外,还追溯了纳入研究的参考文献,尽可能 联系原始研究作者以获取额外信息。

选择标准:所有针对放化疗癌症患者口腔念珠菌病的药物疗效进行比较的随机对照试验。结局指标包括口腔念珠菌阴转率、吞咽困难、全身感染、镇痛效果、住院时间、医疗费用及患者生命质量。

结论:共纳入 10 个试验,940 名研究对象,口服药物对口腔念珠菌病的根治(菌群阴转)效果优于非口服药物,但各研究之间存在明显异质性。一种口服药物 Ketoconazole(酮康唑)对口腔念珠菌病的根治效果优于安慰剂。高剂量(50mg)的 clotrimazole(克霉唑)对口腔念珠菌病的根治效果优于低剂量(10mg)。纳入研究中仅一项试验偏倚风险较小。尚无足够证据支持或反对某一种抗真菌药物用于治疗口腔念珠菌病。需开展更多设计严谨、采用安慰剂对照的临床试验,来评价新老药物对口腔念珠菌感染的疗效。临床医生在面对这类患者时,需要对防治口腔念珠菌感染的措施做出选择。

(七) 口腔黏膜白斑的治疗

口腔黏膜白斑是一种比较常见的口腔病变,其中有部分会发生恶性转变,由于大多数白斑是无症状的,因此治疗需求主要是处理癌前病变。

问题:已发表的口腔白斑治疗方法的有效性、安全性和可行性如何?

检索策略:收集下列资料库中有关的随机对照试验,MEDLINE、EMBASE、CancerLit,生物学摘要、Cochrane 图书馆,手检主要口腔医学杂志,通过 EURORALMED 欧洲邮寄目录与口腔专家联系进行咨询。

选择标准:入组病人诊断为口腔白斑的随机对照试验(RCT)。

结论:对外科干预包括激光治疗、冷冻疗法的可能效果,还没有应用 RCT 进行过评价。只有 6 个非外科治疗 RCT 可用于系统性评价。用维生素 A 及类维生素 A 治疗的有 4 个 RCT(224 个病人),其他研究药物是博莱霉素(1 个研究),混合茶(1 个研究),β- 胡萝卜素(1 个研究)。只有 2 个研究记录了恶性转变,与安慰剂对照没有任何一个被测试的药物显示获益。与安慰剂和空白对照相比,用 β- 胡萝卜素、维生素 A 和类维生素 A 治疗,有较高的临床缓解率,但各种报道中均有较高的复发率,不同程度的不良反应也有报道。试验组和对照组失访率相近,提示这些干预措施能为病人所接受。

资料表明尚无有效的治疗方法预防白斑的恶性转变,非手术治疗对缓解病变有效,但是,复发和副作用较常见。

(八) 口腔扁平苔癣(OLP)的治疗干预

口腔扁平苔癣是原因不明的慢性自身免疫性疾病,主要影响口腔黏膜,其症状表现为疼痛及黏膜病变等,现在的治疗方法主要是对症治疗,不能彻底治愈。

问题:对有症状口腔扁平苔癣进行对症治疗的效果与安全性如何?

检索策略:计算机检索 Cochrane 随机对照试验数据库、Cochrane 协作网口腔卫生疾病组数据库、MEDLINE、EMBASE 数据库,并对有关学术会议论文和专业杂志进行手检,尽可能与该领域的研究人员、药品制造商联系获得资料。

选择标准:采用随机对照设计方案、测量试验药物或措施治疗有症状的口腔扁平苔癣的效果,安慰剂对照、不同治疗措施对照、空白对照。

结论:28 个研究纳入评价,由于疼痛是 OLP 的主要症状,因此减轻疼痛作为评价治疗措施有效的指标。没有证据显示免疫抑制剂减轻疼痛的效果优于安慰剂。2 个具有高偏倚危险的研究显示芦荟制品能减轻疼痛,另外 2 个具有高偏倚危险的研究显示环孢菌素能减轻疼痛和临床症状,但这些研究的 Meta 分析证明其结论是不可靠的。5 个临床试验比较类固醇与钙依赖磷酸酶抑制剂治疗扁平苔癣的效果,无证据显示在减轻疼痛方面有显著性差异,没有证据显示类固醇和免疫抑制剂对减轻疼痛有显著性差异。需要高质量、大样本的随机对照试验才能对这些比较的结果予以合理解释。

（九）青少年和成年人无症状阻生智齿干预措施的疗效评价

当阻生智齿导致疼痛、病理变化如牙龈肿胀或溃疡时，拔除阻生牙是公认的合理的治疗决策，但对青少年和成年人无症状的阻生智齿是否需要预防拔除有不同的观点。

问题：对无症状的阻生智齿应拔除还是保留？

检索策略：计算机检索 Cochrane 口腔健康组资料库，Cochrane 中心临床对照试验资料库，Ovid-MEDLINE，PubMed，EMBADE。同时对作者所在单位图书馆主要相关杂志进行手检，并尽力获取正在进行和未发表的研究。

纳入标准：纳入比较预防性拔除与保留阻生智齿效果的全部随机对照和临床对照研究。

结果：共纳入 3 个研究，其中 2 个已完成的随机对照试验评价了青少年预防性拔除智齿对切牙拥挤的影响，另 1 个随机对照试验正在进行，研究者不能提供任何资料，但准备近期发表文章，将来可将其资料纳入评价的更新中。

结论：没有证据支持或反对常规预防性拔除无症状阻生智齿，有一些可靠的证据表明在青少年时期预防性拔除阻生智齿既不能减少也不能预防切牙拥挤。

除了上述 9 个问题之外，还有很多临床重要问题亟待解答。例如银汞合金的使用是否安全？氟化物防龋的远期效果如何？成年根管治疗一次或多次完成有无差异？甲酚醛在儿童牙科治疗中的局部应用是否安全等问题，均可尝试通过系统评价及 Meta 分析得到答案。

总之，临床医生具有扎实的临床专业知识和技能还不够，需要不断深入临床实践，不断学习新的知识，跟踪本专业的研究进展，从病人的角度考虑问题，不断提出好的临床问题，通过查寻证据，将自己的临床经验与当前最好的证据相结合，做出适合个体病人的最佳诊断和治疗决策。

（陈　娥）

参考文献

1. 陈娥，史宗道.青少年和成年人无症状阻生智齿干预措施的疗效评价.中国循证医学杂志,2005,5(12):929-935

2. 高小兰，周曾同.口腔白斑治疗的循证医学研究进展.临床口腔医学杂志,2010,26(12):758-759

3. 李幼平.循证医学.第二版,北京:高等教育出版社,2009

4. 王家良.循证医学.第二版,北京:人民卫生出版社,2010

5. HAYNES RB,SACKETT DL,GUYATT GH,et al.Clinical epidemiology:how to do clinical practice research,3rd ed.Philadelphia:Lippincott,Williams and Wilkins,2006

6. LI C,YANG W,MEN Y,et al.Magnetic resonance imaging for diagnosis of mandibular involvement from head and neck cancers:a systematic review and meta-analysis. PLoS One.2014,9(11):e112267

7. SACKETT DL,STRAUS SE,RICHARDSON WS,et al.Evidence-based medicine:how to practice and teach EBM,2nd ed.Edinburgh & New York:Churchill Livingstone,2000

8. STRAUS S,RICHARDSON WS,GLASZIOU P,et al.Evidence-based medicine:How to practice and teach EBM.4th ed.Edinburgh:Churchill Livingstone,2011

思考题

1. 为什么说善于提出临床问题是实践循证医学的第一步？
2. 请结合您自己的临床实践提出一个您可以通过自己的努力在近期解决的临床问题。

第十七章

口腔医学文献检索

 内容提要

　　本章系统介绍有关口腔卫生文献检索的方法,研究者不应过分依赖单一电子数据库的检索。有效的检索需要掌握文献检索的基本原理、方法,了解可能出现的异常现象及处理策略。想做好文献检索,需要读者较多的精力投入和不断的实践。文献检索的全面性和准确性至关重要,缺乏经验的研究者应在图书管理员或医学信息专业人士的协助下进行文献检索。针对文献检索获得的大量文献信息,传统的文献阅读和管理办法难以满足现代阅读的需要,为提高文献阅读和管理效率,文末简要介绍文献管理软件 Endnote 的基本应用。

　　将临床经验与高质量的文献检索结果进行整合是口腔循证医学实践中必要的步骤。因此,对相关研究证据进行全面而准确的检索及严格评价,是每位实践者应具备的能力。随着大多数的医学文献电子数据库的便利性不断增强,文献检索的难度相应降低,但仅在 MEDLLINE 中就有 2 600 万条以上的记录,从中准确的检索到相关文献仍是十分艰巨的任务。

第一节　口腔医学文献检索的方法

　　进行高质量的文献检索需要有系统的方法,而这一方法只有在实践中不断摸索、掌握不同数据库的背景知识、熟悉相应的检索规则才能获得。如能从图书管理员或医学信息专家那里获得帮助,将是文献检索的良好开端。此外,从数据库的主页或专门提供的"帮助"文件也可获得一些相关的信息。

　　文献检索的具体步骤是:确立研究问题,将其分解为几个部分,分别概括出相应的检索词;选择数据库;构建检索策略(search strategy);进行检索,评估检索结果,必要时修改检索策略;调整检索策略以适应在其他数据库中的检索;记录检索结果。

　　在确立某一研究问题,可以尝试性进行文献检索,以更好的熟悉研究问题,待问题考虑成熟后,再次进行全面准确的文献检索。结构化的检索策略对确定哪些文献应该纳入与排除,比应用杂乱无章的一堆术语进行检索更加可控,亦更为简单。因此,应在确立恰当的检索词和构建框架式检索策略方面赋予更多的时间。

一、确立研究问题,概括检索词

确立清晰、有针对性的研究问题,是进行高质量文献检索的第一步。明确研究问题后,可将研究问题分解为若干关键要素:目标人群(如儿童、老年人、吸烟者等);疾病(如龋病、牙周炎等);干预措施或者暴露因素(如含氟制剂、氯己定等);对照措施(即可用于比较的干预措施);终点指标(如龋/失牙数下降、探诊出血指数降低等)和研究类型(如队列研究、随机对照研究等)。

将这些关键要素作为检索策略表的栏标题,逐一列出适宜的检索词,构建检索策略框架。这里值得注意的是:虽然分解出的要素越多,检索越精确,但相应也使检索过于特异而造成一些相关文献的漏检。因此,通常根据情况选择部分关键要素进行,但通常至少包括目标人群及疾病、干预措施。

制订检索策略的理想目标是在文献检索的敏感性与特异性之间取得微妙的平衡。文献检索的敏感性是指检索足够全面而不漏掉相关文献,但不可避免的会检出不相关的文献。特异性则是指检索的针对性,过高必将漏掉一些相关文献。全面覆盖是文献检索的第一要务,例如在撰写随机对照试验相关的系统评价时,检索策略的敏感性至关重要。

下面以"氯己定含漱液治疗儿童龋病的效果如何?"这一研究问题为例,介绍具体的文献检索流程。

首先,从研究问题中分解出用于构建检索策略的要素。表 17-1 栏标题列出了这一研究问题中的三个要素:目标人群(儿童);干预措施(使用氯己定含漱液);疾病(龋病)。接下来,尽可能全面地列出每一要素相关的所有同义词,作为检索的自由词。

表 17-1 将研究问题分解为几个关键要素举例

待研问题 检索要素	目标人群或对象	干预措施	目标疾病或情况
要素举例	children/child 儿童	chlorhexidine 氯己定	tooth decay 龋齿
要素同义词 (单复数分别列出)	baby/babies 婴儿 infant 婴儿 toddler 学步幼童 teenager/adolescent 青少年	chlorohex eludril corsodyl PerioChip CHX MK-412 hibitane nolvasan sebidin tubulicid cervitec chlorzoin (常见氯己定制剂名称)	caries/carious 龋齿 tooth/teeth enamel/dentin decay 牙釉质/牙本质龋坏 demineralization 牙脱钙 tooth/teeth cavities 牙龋洞 tooth/teeth lesions 牙病变

注:每个关键词下方为英文文献中可能见到的描述同一事物的不同术语

在这一步骤中多分配些时间,以便制订出条理清晰、简便易行的检索策略。确立检索词和检索策略后,可在电子数据库中进行测试。

二、数据库的选择

选择何种检索资源在一定程度上取决于所研究的问题和可获取的数据库。检索任意单一数据库都不可能获得全部证据,为满足既全面又准确的要求,应综合检索多个数据库。通常,首选的数据库为 MEDLINE 或欧洲的同类数据库 EMBASE(由荷兰的 Elsevier 出版公司制作)。EMBASE 中全面收录了欧洲的医学、药学文献,覆盖的期刊与 MEDLINE 有交叉,并收录了会议论文。MEDLINE 是美国国立医学图书馆(NLM)建立的最主要的生物医学文献数据库,共收录了起始于 20 世纪 50 年代的超过 2 600 万篇的期刊文献,可进行免费检索。但 MEDLINE 对非英文文献收录不全,且仅编引已发表的文献。由于具有阳性结果的文章较易发表,数据库自身就存在着一定的发表性偏倚。

口腔循证医学实践中的很多研究问题都围绕着某些干预措施的效果比较。回答此类问题时,不断更新的随机对照试验的系统评价是被广泛认可的最佳证据。

Cochrane library 中还包括从全世界医学文献中收集形成的其他数据库:临床对照试验的系统评价和临床对照试验数据库、诊断性试验质量评价数据库、卫生技术评估数据库、卫生经济评估数据库、方法学研究数据库等,一次检索可覆盖多个数据库。

如所关注问题没有找到定期更新的系统评价,则应考虑查询 Cochrane 临床随机对照试验中心注册数据库中的研究。这个数据库每月更新,收录的已发表的文献主要来自于 MEDLINE 和 EMBASE,以及 Cochrane 协作网在全球范围内开展的手工检索记录。此外,Cochrane 各专业的系统评价协作组定期维护和更新本专业领域的临床对照试验,并提交给 Cochrane 临床随机对照试验中心注册数据库。Cochrane library 有 DVD 版和网络版这两种形式。DVD 版每年更新 4 次,每 3 个月用户都将收到新一期的 DVD。

针对某些研究问题,除了在通用数据库检索之外,需要在一些专业的数据库内进行检索,如 Amed(姑息和补充医学数据库),PsycINFO(社会心理行为医学数据库)或 CIAHL(护理与姑息医学文献索引)。此外,还可能应用到以下数据库 LILACS、研究生毕业论文数据库、会议论文数据库等。

除选择合适的数据库外,还需选择合适的检索平台。通过一些网络平台可免费检索某些数据库,例如通过 Pubmed 平台检索 MEDLINE,通过 Bireme 平台检索 LILACS。当然检索 MEDLINE 也可通过一些付费平台,例如 Ovid、Sliverplatter、或 EBSCO。另一些数据库(如 EMBASE)则只能通过缴费平台进行检索,有多个检索 EMBASE 的付费平台,例如:OVID、EMBASE.com、Sliverplatter。选择何种检索平台主要应根据实际应用情况,一般来说,在收费平台中可构建更精细的检索策略,因而建议选用。由于在不同数据库之间,以及不同平台之间,用以检索的专业术语或受控词不同,应根据选用的检索平台相应调整检索策略。

三、构建检索策略

应用电子数据库检索文献虽看似简单易行,然而即便是最有经验的专业文献检索人员也可能会漏掉已收录到其中的相关文献。

检索的质量取决于以下两方面的因素:电子记录的索引方式和专业用语,认真构建的检索策略是否完善,检索词与电子记录是否相匹配。

在检索前了解所应用数据库中电子记录的格式,对理解其数据的构架是十分有益的。标准的电子记录是由一系列的引文数据构成。通常包含作者姓名、文章题目、发表年份、杂志名称、卷号、期号、页码,有时还可能包含摘要。这里需要强调的是:部分由电子记录构成的文献数据库中仅含有文章的概要,而非全文。因此在电子数据库进行文献检索时,应在电子记录的字段范围内构建足够敏感的检索策略。一条电子记录主要部分包括题目,摘要和主题词或受控词(由专业人员标引)。

检索策略中的检索词必须与上述三个字段的内容匹配,检索才能有效。例如文章的标题或摘要中缺乏明确的主题词,或经过了不完整或不恰当的标引,都会影响文献检索的结果。同样,构建检索策略时未使用恰当的并与电子记录中的专业用语及标引词匹配的检索词,亦可影响检索的全面性。还需要了解的是:一些早期发表的文章无摘要,目前 MEDLINE 中有 17% 的电子记录中没有摘要。对这类无摘要的记录进行检索时,检索词与文章标题中的主题词及记录中的标引词的匹配至关重要。近些年来,文章作者或期刊出版者按照要求撰写结构式摘要,其中全面描述了研究目的、试验设计、研究背景、研究对象、干预措施、研究结果及结论等,在很大程度上了提高文献标引的质量,因而也相应提高了以电子数据库为基础进行文献检索的质量。

好的检索策略应包含与标题或摘要中的主题词匹配的自由词和与数据库一致的受控词(PubMed 检索平台中称医学主题词,即 MeSH)。

1. 受控词与自由词　受控词是指电子数据库的主题词(为文献标引术语)。在一些数据库中,如:MEDLINE、EMBASE、CINAHL,使用了分层的主题词结构树,主题词的概念范畴由下至上逐级变宽。在 MEDLINE 中,主题词结构树被称为 MeSH 主题词树(MeSH,即 Medical Subject Heading 的首写字母的缩写),在 EMBASE 中,被称为 EMTREE。其他的一些数据库或采用按首写字母顺序索引的主题词汇编,或引用分层式 MeSH 主题词树(如 LILACS 和 Cochrane library)。

采用分层式主题词树或汇编式主题词库进行标引,可便于检索范围的扩大与缩小。美国国立医学图书馆制作的 MeSH 主题词浏览软件是十分有用的参考资源,其中有全部的 MeSH 主题词及其标引和分层结构。

表 17-2 展示了 MeSH 主题词结构树的一部分,展示的范例为"氯己定溶液治疗龋病的效果"研究中的受控词。位于树顶端的 "stomatognathic disease"(口颌疾病)的概念范畴最宽,是指发生于口咽部、牙齿、颌骨的所有疾病,而树中逐级向下的主题词的专业性则增强。从主题词树中的任意节点进行扩展检索("explode"),检索范围将包含该节点下的所有主题词。在这个例子中,在检索词 "dental caries" 后加上 "explode" 命令后,将自动检索出有关 "dental caries"(龋病)、"dental fissures"(窝沟)、"root caries"(根面龋)的全部记录,但同样也会包含结构树中其他主题词,例如:"wear"(磨耗),"dentin sensitivity"(牙本质敏感),"tooth loss"(牙缺失),"toothache"(牙痛)等的所有相关记录。当不使用 "explode" 命令检索时,检索范围将限定在主题词 "dental caries" 范围之内,但同时会遗漏以 "root caries"(根面龋)或 "dental fissures"(窝沟)标引的记录。

主题词(受控词)由美国国立医学图书馆的拥有丰富经验的文献标引专家根据其与文章主题的相关性进行分级排列。值得注意的是,以受控词为检索词进行的检索仅限于标引字段内,而以自由词进行检索时包含记录内的任意字段。因此分别以受控词和自由词进行

表 17-2　MeSH 层次结构举例

口颌疾病	○ 咬合异常	○ 牙萌出,异位
● 牙齿疾病	○ 口腔,牙列缺失	○ 牙磨耗
○ 牙齿沉积物	○ 牙齿异常	○ 牙阻生
○ 牙齿渗漏	○ 牙 - 牙槽骨粘连	○ 牙创伤
○ 牙髓疾病	○ 牙脱矿	○ 牙丧失
○ 牙本质过敏	■ 龋齿	○ 牙吸收
○ 氟中毒,牙齿	● 牙齿窝沟	○ 牙,未萌出
○ 局部感染,牙齿	● 根面龋	○ 牙痛
○ 牙骨质增生	○ 牙齿变色	

检索,结果将是大不相同的。应用受控词时,只有在标引字段内的准确的标引词(除使用"explode"命令外)被检索。但在记录条目来自于多个资料源的数据库中(例如 Cochrane 临床对照试验中心数据库),某些记录并未用此方法标引;或在另一些数据库(例如 PubMed)中一些刚刚收录的新的记录处于预标引阶段,尚无受控词与之相对应。

应用自由词进行检索时,检索范围将仅限于标题或摘要内有与之匹配文字的记录,会遗漏扩展受控主题词检索时可以查到的内容。例如:以"dental caries"(龋齿)作为自由词进行检索时,将漏掉标题与摘要中不包含"dental caries"(龋齿)的文献记录。但若以"dental caries"(龋齿)作为 MeSH 主题词进行扩展检索时,则将检索出包含该词及其下所有主题词的相关文献。

简而言之,使用受控词检索可能会限制检索的范围,但使用自由词检索不仅会遗漏一些相关文献,同时还可能检索出一些无关的文献。检索者还应知晓的是:受控词与自由词的拼写有时也不完全相同。例如:"paediatric"(儿科的)、"anaesthetics"(麻醉学,麻醉剂)为自由词,而与之对应的 MeSH 受控词则分别为"pediatric","anesthetics"。

2. 截词符与逻辑运算符　截词符的作用是扩展检索词。截词符置于自由词的结尾时,将以具有不同后缀形式的检索词进行检索。例如:在"fluoride"(氟化物)后加上截词符(本例中为"＊"),即"fluoride ＊",将会检索出含有"fluoride"或"fluorides"的文献。在"child"后加上截词符,即"child ＊",将会检索出含有"child's""child"或"children"的文献。不同数据库的截词符不同,取决与所选用的检索平台。例如:在 Ovid 数据库中,截词符为"$",而在 PubMe d 中,则为"＊"。在数据库中的"帮助"文件夹中可查找到相应使用指南。

构建检索策略时,应通过恰当的逻辑运算符将受控词与自由词连接,如:"AND""OR""NOT"等。使用逻辑运算符"AND",可检索出同时含有其所连接的两个检索词的文献。使用逻辑运算符"OR",可检索出含有所连接的任一检索词的文献。

以"chlorhexidine AND caries"进行检索,将检索出在标题、摘要中同时含有"chlorhexidine"与"caries"的全部文献。"OR"连接同义词,例如:"tooth decay"与"dental caries"的含义相同,在检索语句中用"OR"将两者连接,将检索出含有这两个词组任一的文献。也就是说,"AND"将缩小检索范围,"OR"则扩大检索范围。

在两个检索词间使用逻辑运算符"NOT",将检索出与前一个检索词相关而除外第二个检索词的文献,如:cancer NOT breast。但应谨慎使用逻辑运算符"NOT",以"cancer NOT breast" 进行检索为例,检索者的意图为检索除乳腺癌之外的所有恶性肿瘤的文献,试想一篇在有关前列腺癌筛查文献的摘要中若含有以下文字时:"A number of studies have been reported on screening programmes for cancer but most of these relate to screening for breast cancer and much less is available on screening programmes for prostate cancer." (现有大量的有关恶性肿瘤早期筛查的研究中,多数为乳腺癌的早期筛查,而有关前列腺癌筛查的研究较少),将遗漏可能的相关文献。

3. 邻近检索 邻近检索,通过位置算符 "NEAR" "NEXT",或 "ADJACENT"(在某些搜索平台中以 "ADJ" 表示)来实现。词组检索是另一种限定检索范围的检索方法,在大多数检索平台中,通过用引号将词组标引出来而实现,如 "oral surgery"。虽然通过逻辑运算符 "AND" 也可检索出含有 "oral surgery" 的文献,但 "oral" 与 "surgery" 可能出现于文献中的任意位置,将检索出一些不相关的文献。试想,在某摘要中有以下文字:"Oral antibiotics were administered prior to the orthopaedic surgery" 此时,如以 "oral AND surgery" 检索时,将检索出该篇文献,运用词组检索 "oral surgery" 则不然。

使用位置算符 "NEAR"(或 "ADJACENT")检索时,意味着所要检索的文献必须同时含有其前后的检索词且两者间有限定的字数,具体数值由检索者确定。例如:在 Cochrane Library 中进行检索时,使用检索语句 "dental near/4 implant" 的意图是检索在 "dental" 与 "implant" 之间仅间隔 4 个词的文献。因而与词组检索 "dental implant" 相比,更具敏感性,亦比逻辑与检索 "dental AND implant" 更精确。但邻近检索并非适用于所有的数据库,多为某些付费检索平台(如:OVID)所特有,在免费检索平台(如:PubMed)中不能运行。

四、检索策略的运行、评价与修正

确立了关键词后,将受控词与自由词相结合编辑检索策略,通常在某一数据库中先进行验证,MEDLINE 则是首选的检索平台。下面以通过免费检索平台 PubMed 检索 MEDLINE 的流程为例:

表 17-1 中的检索例子中有三个关键词:Tooth decay, Clorhexidine and Children.

首先应在 NLM 的 MeSH 主题词浏览器中查找到与之匹配的受控词。"Tooth decay" 或 "caries" 在 MEDLINE 的词库中标引为 "dental caries",这即是检索策略中第一条语句。经过扩展后,除 "dental caries" 之外,还包括检索词 "dental fissure" 和 "root caries"。PubMed 中的检索语句结尾的 "[mh:exp]" 字样的含义是检索必须在记录的受控词字段内进行,且必须扩展检索:

#1 Dental caries[mh:exp]

如没有与关键词 "caries" 匹配的其他 MeSH 主题词,接下来将从表 17-1 中选择自由词在文献记录的标题和摘要中检索。在检索语句中使用多重括号将成组检索词联合。

#2 (caries OR carious)

#3 [(tooth OR teeth OR dental OR enamel OR dentin)and decay]

#4 [(tooth OR teeth)and demینerali*]

#5 [(tooth OR teeth OR dental)and lesion*]

#6 [(tooth or teeth or dental)and cavit*]

注意,在 "deminerali" 后添加了截词符 "*",则含有以下字样 "demineralization"、"demineralisation"、"demineralise" and "demineralize" 的文献都会被检出。检索词 "lesion"

和"cavity"后也添加了截词符。同义词间用逻辑运算符"OR"连接。通过以上语句在MEDLINE 中将检索出含有一个或多个上述检索词的所有文献。这 6 条检索语句之间的逻辑关系为"OR",因此,第 7 条检索语句为:

    #7 #1 OR #2 OR #3 OR #4 OR #5 OR #6

此时,对关键词"caries"的检索已经完成,接下来是对干预措施的检索,表 17-1 中所有与"Chlorhexindine"有关检索词都应被采用。通过 NLM 中的 MeSH 主题词浏览器证实"Chlorhexindine"属于 MeSH 主题词,这构成了第二段落检索的第一条语句。"Chlorhexindine"在 MeSH 主题词树中没有下级受控词,因此没有必要扩展检索,故在"Chlorhexindine"后加上"[mh:noexp]"字样。

    #8 Chlorhexidine[mh:noexp]

随后以表 17-1 中其他与干预措施有关的检索词继续检索。

    #9 (chlorhexidine OR chlorohex OR Eludril OR Corsodyl OR Periochip OR hibitane OR Nolvasan OR Sebidin OR Tubulicid OR Cervitec OR Chlorzoin)

    #10 CHX[tiab]

    #11 (MK-412 OR MK412 OR "MK 412")

    #12 #8 OR #9 OR #10 OR #11

注意,在 #10 语句中使用了"Chlorehxidine"的缩写"CHX"进行检索,这意味着也会以"CHX"在作者字段内进行检索,必然会检索出不相关的文献。但在本例中不会出现此现象的原因是在该语句后加入了限定条件"[tiab]",即仅在标题和摘要范围内检索。用化学名词加连词符表示同一化合物时,后者可能有三种不同表达形式,在 #11 语句中,对这三种形式都进行了检索,例如"MK-412","MK412","MK 412"。在 #12 语句中,对这一段落的所有检索词以逻辑运算符"OR"进行了组合。

最后以相同的模式,进行"研究对象"段落的检索:

    #13 Child[mh:exp]

    #14 (child* OR adolescen* OR toddler* OR baby OR babies OR teenager*)

    #15 #13 OR #14

用逻辑运算符"AND"将三个段落整合起来,即:疾病 + 干预措施 + 研究对象,构成了#16 检索语句:

    #16 #7 AND #12 AND #15

通过这条语句,将检索出同时含有三个段落中的检索词的相关文献。以每一检索段落中的至少一个检索词在检索结果中进行二次检索,保证检索结果与研究问题的相关性。但值得注意的是:检索框架内的检索段落越多,相关文献被排除的可能性就越大,原因是在检索的过程中要求每一检索段落中的至少一个检索词同时出现在一条电子记录中。因此,为保证检索的敏感性,应使检索框架中的各检索段落代表研究问题的要素,并在每个段落中应用范畴较宽的检索词。

在检索过程中对检索策略定时进行保存是一个良好的习惯。如出现错误或在服务器连接超时的情况下,可调出最近一次检索的记录,而不至于从头开始。构建完善的检索策略是既需全盘考虑,又需要投入大量的精力的过程。幸运的是,多数数据库都有保存历史记录的功能,可以随时提取、编辑和再次检索。

运行初次构建的检索策略后,应检查检索结果,判断有无其它的相关检索词以修正现有的检索策略。一般来说,如检索出大量不相关的文献,则必须修正检索策略;同样,如检索出的文献少于预期,也需要修改检索策略以增加检索的敏感性。可从以下几个方面进行自评:是否有检索语句未检索出文献?是否存在拼写错误?准确的拼写十分重要,错误会导致无匹配的检索记录。截词符是否应用在了正确的位置?在检索结果中是否有其它的关键词或MeSH 主题词可用于检索?

在文献检索的过程中,反复多次修正检索策略最终达到完美,是十分正常的事情。在这一阶段多投入精力,才能使后期的工作变得简单。

五、在其他数据库中进行同类检索

在 MEDLINE 中得到充分验证的检索策略,稍加修改即可运用到其它数据库中。但需要强调得是:不同数据库之间主题词(受控)不一定通用。应根据所选用的数据库,对检索策略中的受控词做出相应的调整。在 MEDLINE 中应用的检索策略,在对标引词、截词符位置等进行相应的调整后,就可以应用于其他数据库。例如:"正畸矫治器"在 MEDLINE 中的标引词为"orthodontic appliance",而在 EMBASE 中则为"orthodontic device"。再如:"牙菌斑"在 MEDLINE 中的标引词为"dental plaque",而在 EMBASE 中则为"tooth plaque"。置于自由词后的截词符在不同检索平台中也有一定的区别,例如:在 PubMed 和 Cochrane library 中为"*",在 LILACS 中为"$"。在支持邻近检索的不同平台间,位置算符也不完全相同。在 Ovid 中使用的是"ADJ",在 Cochrane library 中使用的是"near"。

六、记录文献检索结果

详细记录文献检索的结果、检索的时间范围及具体过程是十分重要的步骤,要求在发表的文章的方法学部分对文献检索清晰地描述,特别是在撰写系统评价时。在系统评价和Meta 分析优先报告条目(the preferred reporting items for systematic reviews and Meta-analyses,PRISMA)中,对此有明确的要求,如检索了哪些数据库,相关检索的起、止时间及最后一次检索的具体时间点;所应用的检索策略(至少其一)的全记录,包括所有限定词;筛选研究的数目及是否相关的评估,每一阶段的排除标准,流程图是理想的阐述方式(Moher,2009)。

撰写系统评价的作者应详细记录在每个数据库中检索到的文献、检索方法以及检索的起止时间等。使用文字处理软件中电子表格是总结检索结果的最简单的方法,在表格的纵栏内记录所检索的数据库、检索范围、检索时间、检索到的记录数。同时也建议使用某些文献处理软件来收集和总结文献,并可在其中添加注释以说明检索到的文献是否与研究问题相关,及不相关,及其原因。

还有其它付费软件可供选择,例如 Thomson Reuter 出版公司的两款笔记软件 EndNote和 Reference Manager。这两款软件相辅相成的有效帮助作者累积检索结果,进行注释,并可简单快速的删除检索结果中重复的文献。

七、过滤检索

目前已有许多过滤文献的方法,可协助检索者从大量的检索结果中选择出所需要的特定类型的文献(如系统评价、临床试验),这对于撰写随机对照试验的系统评价的研究者是十分重要,例如采用过滤工具可特异的检索出相关的随机对照研究。但进行过滤检索时需谨慎,因存在遗漏相关的文献风险。电子数据库对某些研究类型的标引相对简单,当以研究方案的类型为过滤词检索时便存在一定的问题。例如 Cochrane 协作网建议对有关诊断性试验准确性的文献进行检索时不要使用过滤检索,原因是此类研究的作者通常对结果报道不全,或缺乏恰当的主题词。

目前,一些成熟的过滤检索方法可用于特异检索随机对照试验、系统评价、临床指南、卫生经济评估以及观察性研究等。英国约克大学的 InterTASC 集团总结了一个极具应用价值的过滤检索方法列表,其中的部分内容已经过了医学情报专家的严格评价。在 Cochrane 治疗性试验的系统评价书写手册(*Cochrane Handbook of Systematic Reviews of Intervention*)的第六章(Lefebvre,2011)中介绍了应用过滤对随机对照试验进行检索的策略。经过验证,这一检索策略可过滤检索符合随机对照试验金标准的文献。下面是将"氯己定治疗儿童龋齿的效果"的研究问题整合入其中的应用举例:

#1　　Dental caries[mh:exp]
#2　　(caries OR carious)
#3　　[(tooth OR teeth OR dental OR enamel OR dentin)and decay]
#4　　[(tooth OR teeth)and deminerali*]
#5　　[(tooth OR teeth OR dental)and lesion*]
#6　　[(tooth OR teeth OR dental)and cavit*]
#7　　#1 OR #2 OR #3 OR #4 OR #5 OR #6

#8　　Chlorhexidine[mh:noexp]
#9　　(chlorhexidine OR chlorohex OR Eludril OR Corsodyl OR Periochip OR hibitane OR Nolvasan OR Sebidin OR Tubulicid OR Cervitec OR Chlorzoin)
#10　CHX[tiab]
#11　(MK-412 OR MK412 OR "MK 412")
#12　#8 OR #9 OR #10 OR #11

#13　Child[mh:exp]
#14　(child* OR adolescen* OR toddler* OR baby OR babies OR teenager*)
#15　#13 OR #14
#16　#7 AND #12 AND #15

#17　randomized controlled trial[pt]
#18　controlled clinical trial[pt]
#19　randomized[tiab]
#20　placebo[tiab]
#21　drug therapy[sh]
#22　randomly[tiab]
#23　trial[tiab]
#24　groups[tiab]
#25　#17 OR #18 OR #19 OR #20 OR #21 OR #22 OR #23 OR #24
#26　animals[mh]not humans[mh]
#27　#25 NOT #26

#26、#27 语句,将检索结果限定为人体试验,排除了动物实验。#17、#18 语句中的"[pt]"代表的为出版类型,#21 语句中的"[sh]"代表的为主题词。有关字段标记的详解可在 PubMed 的"帮助"页面中查找到。在此检索策略下,将检索出研究氯己定治疗儿童龋病疗效的所有随机对照试验。

八、其他检索方法及资源

除检索电子数据库外,还有一些其他的查找证据的方法和资源,用于全面检索相关文献。

1. 引用追踪 通过 google 学术搜索引擎(google scholar search engine)或 Thomson Reuters 公司一些收费数据库,例如 Web of Science,可进行引用追踪,查询文献被引用的次数,还可能发现其它一些有意义的相关研究。特别是在通过 MEDLINE 或 EMBASE 已检索出一定的文献后,将文献标题输入 Google 学术搜索栏中,检索结果是在摘要的下方以"Cited by"的字样标注链接和数字。该数字是文献被引用的次数,通过链接可能查找另一些与研究问题有关的文献。

2. 临床试验注册数据库 临床试验注册数据库是一个十分有用的检索未发表的和待发表的临床试验的数据库,这些结果从未在其他资源中发表。世界医学会在赫尔辛基宣言中指出:每个临床试验都应在招募第一个研究对象前在可公共检索的特定数据库中注册(世界医学会,2008)。临床试验注册数据库非常重要。首先,它通过保证所有注册的试验可公开检索及试验数据的透明性,可以减少出版偏倚和选择性偏倚。其次,研究者可从中更清楚地了解正在进行的临床试验,更加明确所研究领域内的空白,从而避免重复,并可在研究开始的早期阶段及时发现并纠正方法学上的错误。

目前,研究者可检索到多个临床试验注册数据库。ClinicalTrials.gov 是由美国国立医学图书馆建立并维护的囊括由私人和国家科研基金支持的临床试验注册数据库,其主要数据为临床研究计划书的简介,提供免费检索。international clinical trials registry platform 是由世界卫生组织建立并维护的一个国际性的临床试验注册数据库检索平台,提供了对多个国家的临床试验注册数据库的检索入口,如澳大利亚与新西兰临床试验注册数据库(ANZCTR)、巴西临床试验注册数据库、中国临床试验注册数据库(ChiCTR)、以及韩国、印度、欧洲、伊朗的同类数据库、泛非洲地区临床试验注册数据库、日本临床试验注册网络等。此外,许多制药公司也对其药物临床试验结果开放了检索渠道,可通过国际制药企业联合会(international federation of pharmaceutical manufacturers and associations,IFPMA)的门户网站进行检索。这些数据库虽不能提供类似 MEDLINE 中的高级检索,但可用相对简单的关键词查找有无相关的试验。

3. 灰色文献 灰色文献的定义为:"不以商业化出版物形式出现的印刷版或电子版文献"(Fourth International Conference on Grey Literature,1999),例如会议论文、专题报告、学位论文等,现有多种检索渠道。

在 EMBASE 中通过过滤可以检索出会议论文。web of science 是一个可检索始于 1990 年收录的会议论文的收费检索平台,可按主题进行高级检索并限定检索范围为会议论文。通过由 online computer library center(OCLC)提供的免费检索平台可检索到学位论文,通过添加关键词和检索过滤将检索范围在限定在学位论文内。

另一种有效的检索方法是：以在某一研究领域内十分活跃的专业机构名称为关键词进行检索。例如：检索正畸专业内的研究时，可以"正畸专业协会"作为关键词，在搜索引擎中进行搜索，结果中可能会包含世界正畸联盟（World Federation of Orthodontics）、国际正畸协会（the International Association for Orthodontics）等，可浏览它们的网站，在其中查找有无与研究问题相关的专题报道。国际齿科研究协会（The International Association of Dental Research，IADR）也建立了可供检索的会议摘要数据库，其中收录的论文可上溯到2001年，从中可能会检索到不被其它主流数据库标引的内容。

与临床试验注册数据库类似，在这些检索资源中都不能进行高级检索，最好选用明确而特异的关键词进行检索。

4. 手工检索　手工检索是通过逐页翻阅杂志检索相关文献的过程，是对电子检索的补充。由于认识到了撰写系统评价过程中全面收集随机对照试验的重要性，Cochrane协作网在全球建立了临床对照试验的手检数据库。位于美国马里兰州巴尔的摩的美国Cochrane循证医学中心负责此项目，在全球范围内进行，以注册检索范围的方式避免重复性劳动，其结果可在Cochrane Library中的临床对照试验注册数据库中检索。手检项目包括的主要期刊的目录可登录网页在线查询。在列的杂志已经过手工检索，结果亦载入临床对照试验注册数据库中，无需再次手检。

Hopewell在其2007年的Cochrane系统评价中指出：手工检索与电子检索相结合是最有效的全面的文献检索方法。对本研究领域内的重要杂志，凡属于手检项目覆盖前的出版年限的、或手检主要期刊目录之外的，对其逐一进行手工检索，是十分有意义的工作。

（郭春岚　谢　尚译，史宗道校）

附英文原文

Part 1　Searching the oral health literature

Abstract：This chapter gives the reader an insight into approaching searching the literature on oral health systematically and cautioning researchers against too much reliance on single source electronic searches. Effective searching requires a knowledge and understanding of the many facets and anomalies of searching, concentrated effort, and practice. Where accuracy of searching is paramount, the searcher with limited experience is advised to seek the guidance of a medical librarian or information specialist.

Evidence based dentistry requires the integration of clinical expertise with quality research findings. The ability to carry out reliable literature searches to identify and appraise relevant research evidence is an essential skill for the evidence based practitioner. The increasing availability of a wide range of electronic databases related to healthcare makes it much easier to carry out literature searches, however with over 19 million records on MEDLINE alone, finding relevant articles without being overloaded is a difficult balancing act.

Effective searching requires a systematic approach which can only be learned through practice and gaining knowledge and understanding of the rules that must be applied to searching individual databases. Ideally, a good first step is to seek the guidance of a medical librarian or information specialist, who will have expertise in literature searching. Assistance can also be found on the websites of database providers or through their help files.

An effective search will involve the following steps:

• Identify the research question and break it down into sections, thinking through terms to be used for each

  • Select the databases to be searched

  • Build a search strategy

  • Run the search, review the results and revise if required

  • Translate the search for other databases

  • Document the search

The temptation to start searching before the research question has been decided and thought through should be avoided. A structured search strategy will be more controllable and easier to check for inclusions and omissions than a jumbled list of search terms. Time spent identifying appropriate search terms and organizing them into the framework of the search strategy will be time well spent.

I. Identifying the research question and listing search terms

The first step to constructing an effective search strategy is having a clear and focused research question. This should then be broken down into key sections. These might include:

  • the population of interest (e.g. children, elderly people, smokers),

  • the condition of interest (e.g. caries or periodontitis)

  • the intervention or exposure of interest (e.g. fluoride or chlorhexidine)

  • outcomes (e.g. less decayed or missing teeth, reduced bleeding on probing)

These section headings can then be used to list appropriate terms to use in the search. This will create the framework for the search strategy. Be aware that the more sections that are included, the more precise the search will be, but that this may also make the search too specific and relevant papers may be missed. Outcomes is the section that is commonly not included, since including them can restrict the search too much.

The aim of the search is a balance between *sensitivity* i.e. a search wide enough to guard against missing relevant articles but which will inevitably retrieve some non-relevant articles, and *specificity*, i.e. a search so closely focused to the subject that it may exclude relevant articles. Where thoroughness of the search is essential, for example, for the identification of randomised controlled trials (RCTs) for systematic reviews, the sensitivity of the search will be paramount.

For our worked example, we will take the research question *How effective is chlorhexidine mouthrinse for treating tooth decay in children*?

Tab.17-1 shows how key sections from the question have been identified to form the structure on which the search strategy will be built. The question breaks down into three sections:

Tab. 17-1　The research topic broken down into key sections

Population	Intervention	Condition
Children/child	*Chlorhexidine*	*Tooth decay*
• Baby/babies	• Chlorohex	• Caries/carious
• Infant	• Eludril	• Enamel/dentin decay
• Toddler	• Corsodyl	• Tooth/teeth demineralization
• Teenager	• PerioChip	• Tooth/teeth cavities
• Adolescent	• CHX	• Tooth/teeth lesions
	• MK-412	
	• Hibitane	
	• Nolvasan	
	• Sebidin	
	• Tubulicid	
	• Cervitec	
	• Chlorzoin	

1. The population(children)
2. The intervention(chlorhexidine)
3. The condition of interest(tooth decay)

Once these key areas have been identified, it is important to think of as many synonyms for each in order to structure the free-text part of the search. The columns in Tab. 17-1 show terms for the sections in the worked example.

Taking time to carefully think this part through will lead to an organised search strategy that will be easy to follow. Once the search terms have been identified, the search strategy can be built and tested in an electronic database.

II. Selecting databases to be searched

The choice of resources for the search will be influenced to some extent by the research question and accessibility to resources. No single resource can be relied upon to provide all the evidence and where thoroughness and search quality is important, a range of search resources will need to be considered. A wide search will probably start with MEDLINE or its European equivalent EMBASE, produced in the Netherlands by Elsevier. EMBASE has a strong European and pharmacological content and some overlap with MEDLINE in terms of the journals covered, but also indexes conference proceedings. MEDLINE is the U.S. National Library of Medicine's (NLM) premier bibliographic database. It contains over 19 million references to journal articles dating back to the 1950s. But by no means all healthcare literature is indexed in MEDLINE. Non-English language references are under-represented and only published articles are included. This in itself may introduce publication bias if studies with positive results are selectively published.

Many questions associated with applying evidence based dentistry to clinical dentistry will revolve around the effectiveness of competing interventions that are provided for patients. To answer these questions, up-to-date systematic reviews of randomized controlled trials are generally accepted as being the most reliable source of evidence.

The Cochrane Library provides fast access to the Cochrane Database of Systematic Reviews. Access to Cochrane systematic reviews is freely available 12 months after a review's publication. Reviews published in the last 12 months are available via a subscription. *The Cochrane Library* also contains other databases of reviews and controlled trials and provides quality-assessed review evidence on diagnostic tests, health technology assessments, economic evaluations, and methods studies from the world's medical literature, all accessible using a single search.

If there are no relevant up-to-date systematic reviews in the area of interest, then evidence contained in the individual reports of RCTs in The Cochrane Central Register of Controlled Trials should be considered. Updated monthly, it includes details of published articles taken from bibliographic databases (notably MEDLINE and EMBASE) and other published and unpublished sources including submitted records found only through the Cochrane Collaboration's world-wide journal handsearching program. In addition, each Cochrane Review Group maintains and updates a collection of controlled trials relevant to its own area of interest, which is regularly submitted to the Central Register of Controlled Trials. *The Cochrane Library* is also available on DVD on a subscription basis as well as online. The DVD is updated four times a year, with customers receiving new discs every three months.

Some research topics may involve searching specialized databases such as AMED (Allied and complementary medicine); PsycINFO (psychological, social, behavioral, and health sciences) or CINAHL (Cumulative Index to Nursing and Allied Health Literature). Other resources to search might include: The LILACS database of Latin American and Caribbean Literature in Health Sciences; theses and dissertations; or conference proceedings via resources such as Web of Knowledge.

As well as identifying appropriate databases, the platforms available for conducting the search should be investigated. Some databases are available free of charge on the web (eg.MEDLINE through the PubMed platform, LILACs through the BIREME platform) but MEDLINE is also available via subscription only platforms such as Ovid, SilverPlatter or EBSCO. Some databases are also only available via a subscription (EMBASE for example). EMBASE is available across several different platforms, e.g. via Ovid or EMBASE.com or SilverPlatter. The platform used will depend on what is available at an institution, but generally speaking the subscription platforms allow for more sophisticated search techniques and would be preferred. A search strategy should be developed with the search platform in mind, as the terminology or controlled vocabulary differs from database to database and platform to platform.

III. Building a search strategy

Searching electronic databases may appear to be a very easy way of tracking down the literature but researchers should be aware that even the most experienced searchers will miss some of the relevant literature even though the records are present in the database.

The quality of search retrieval is essentially dependent upon two main elements

■ The indexing and terminology in the electronic record

■ The matching of terms to the electronic record by the application of a well thought out search strategy

It is worth examining electronic records from selected databases before a search is undertaken so that the way in which the data is structured can be understood. Electronic records within databases are typically structured using a set of bibliographic citation data. This will usually include author(s), the article title, publication year, journal, volume, issue number, page numbers and may also include an abstract. It is important to remember that the electronic records making up bibliographic databases contain only a summary of the full paper and not the full text. Therefore when searching the literature electronically, the search strategy applied must be sufficiently sensitive to work within the confines of the record. The subject of the record is identified in three main fields:

● Title

● Abstract

● Subject headings or controlled vocabulary(applied by indexers)

The search strategy must match the terms found in these three fields to be effective. Lack of clear descriptors in the title or abstract, or incomplete or inappropriate indexing may compromise the search results. Likewise, failure to identify and include appropriate search terms in the search strategy to match with terminology and indexing in the record will result in incomplete retrieval. Consider also that for earlier publications there will be no abstracts, currently 17% of the articles on MEDLINE do not contain an abstract(National Library of Medicine, 2013). Retrieval of records with no abstracts will rely upon the search terms matching just the text-words in the title and the indexing terms assigned to the record. The increasing trend over recent years for authors and journal publishers to use structured abstracts which systematically describe the objective, design, setting, subjects, interventions, outcomes, results and conclusions of a study has greatly contributed to improving the indexing of records and ultimately to the quality of electronic search retrieval.

A good search strategy will combine text words that are likely to be found in the title or abstract of the paper with terms from the database's controlled vocabulary.

a. *Controlled vocabulary and free-text terms* ontrolled vocabulary refers to the subject headings (indexing terms) that are used in electronic databases. Some databases, such as MEDLINE, EMBASE and CINAHL use subject headings that are arranged in a hierarchically structured format like the branches of a tree, with broader concepts near the top and more specific terms lower down. In MEDLINE this is called the MeSH Tree(MeSH standing for "Medical Subject Headings") and in EMBASE-EMTREE. Other databases may use a structured thesaurus of concepts arranged alphabetically, and some(LILACS and the Cochrane Library for example) have adopted the MeSH hierarchy.

Using the hierarchically structured trees or thesauri will allow broadening or narrowing of the search. The National Library of Medicine's MeSH Browser, which has full details of MeSH terms plus their indexing and hierarchy, is a valuable resource.

An example of a MeSH tree is given in Tab. 17-2, this is the controlled vocabulary that might be used in the worked example on chlorhexidine and dental caries. The broadest subject heading is "Stomatognathic Diseases" (referring to all diseases of the mouth, teeth, jaws, and pharynx), and more specific headings come on the branches below. Any point in the hierarchy can be searched to include the terms indented beneath it by applying the "explode" function in the search. In this example, linking the instruction "explode" to the term "Dental Caries" would automatically include everything indexed with "Dental Caries", "Dental Fissures" and "Root Caries". Alternatively, a much broader search could be undertaken by exploding the term "Tooth Diseases". Not only would this include articles indexed with "Dental Caries", "Dental Fissures" and "Root Caries", it would also include the other terms within that heading on the MeSH tree, including "Bruxism" "Dentin Sensitivity", "Tooth Loss" and "Toothache" etc. However, the search can be focused on just one of these terms by not exploding the heading. Applying "Dental Caries" as an unexploded term would only include those articles indexed with "Dental Caries" but would miss anything indexed "Root Caries" or "Dental Fissures".

Tab. 17-2　Section of MeSH tree showing hierarchy

Stomatognathic Diseases	○ Malocclusion	○ Tooth Eruption, Ectopic
● Tooth Diseases	○ Mouth, Edentulous	○ Tooth Wear
○ Dental Deposits	○ Tooth Abnormalities	○ Tooth, Impacted
○ Dental Leakage	○ Tooth Ankylosis	○ Tooth Injuries
○ Dental Pulp Diseases	○ Tooth Demineralization	○ Tooth Loss
○ Dentin Sensitivity	■ Dental Caries	○ Tooth Resorption
○ Fluorosis, Dental	● Dental Fissures	○ Tooth, Unerupted
○ Focal Infection, Dental	● Root caries	○ Toothache
○ Hypercementosis	○ Tooth Discoloration	

Subject headings (controlled vocabulary) are assigned according to importance to the subject of an article by experienced, professional indexers at the National Library of Medicine. It is important to realise that terms selected directly from controlled vocabulary will only be searched for in the dedicated indexing field, whereas free-text terms will be searched for anywhere in the record. As a result, if a search is confined to either controlled vocabulary or free-text the results will be very different. When using controlled vocabulary, only the exact indexing term (unless it has been "exploded") will be searched for in the indexing field. In databases containing records from a range of sources (e.g. the Cochrane Central Register of Controlled Trials) some records may not be indexed in this way; and in some databases (for example PubMed) new records are initially added at a pre-indexing stage, so do not have any controlled vocabulary attached to them.

However, using free-text only and not including controlled vocabulary in a search confines the search to finding only the exact match of the text words in the title or abstract of the reference. It will miss things that exploded indexing will pick up. For example, the exact phrase search "Dental Caries" used as free-text will miss any records that do not include "Dental Caries" in the title or abstract. The same phrase used an exploded MeSH term will pick up not only articles where this phrase appears but also articles containing the subordinate terms beneath it in the MeSH tree.

In general, using only controlled vocabulary may restrict retrieval of relevant records, but using free-text only is more likely to miss some relevant records and retrieve many non-relevant records. Searchers should also be aware that controlled vocabulary and free text may be expressed or spelled differently. For example, "paediatric" or "anaesthetics" may be used as free-text terms but the MeSH controlled vocabulary terms are "pediatric" and "anesthetics".

b. *Truncators and operators*　Truncators are used to expand search terms. A truncation symbol inserted at the end of a free text word will expand the search to retrieve multiple suffix variations of the word. An example of this would be when placing a truncation symbol (in this example an asterisk) at the end of the word "fluoride*", which will retrieve articles containing the phrase "fluoride" or "fluorides". Putting a truncation symbol after "child*" would retrieve articles containing the phrase "child's" or "child" or "children". The truncation symbol varies from database to database, and will depend on the platform used for the search. For example, in Ovid databases, the truncation symbol is "$". In PubMed, it is "*". The database's help section should be checked to find out what symbol is to be used.

The controlled vocabulary and free-text terms in the search strategy should be linked appropriately by search operators, such as "AND" "OR" "NOT". The operator "AND" is used when the paper must contain both search terms. The operator "OR" is used when the paper should contain either search term.

The search (chlorhexidine AND caries) will retrieve all papers with the terms "chlorhexidine" and "caries" in the title or abstract, joining together two of the terms from the search. Synonyms should be linked with OR. "Tooth decay" and "dental caries" are similar terms, so they can be linked to form a line within the search strategy, for example: ("tooth decay" or "dental caries"). Articles containing both phrases will be retrieved. The "AND" operator will reduce the number of hits from the search, the "OR" operator will increase the number of articles retrieved.

Placing the operator NOT between two terms will have the search retrieve papers with the first term but not the second term; as in: (cancer NOT breast). However, a word of caution about using the operator "NOT": In the example "cancer" NOT "breast" it may be assumed the searcher is interested in all cancers except breast cancers; but consider a paper on screening for prostate cancer which contains the following introductory paragraph in the abstract: "A number of studies have been reported on screening programmes for cancer but most of these relate to screening for breast cancer and much less is available on screening programmes for prostate cancer." It will be seen from this example that if the search strategy included（"cancer" NOT "breast"）this potentially relevant study would have been excluded from the search.

c. *Proximity Searching*　Proximity searching, using the operators NEAR, NEXT, or ADJACENT（expressed as ADJ in some search engines）is helpful for focusing a search. Phrase searching is also another way of focusing a search and in most search engines this is usually achieved by including the phrase in quotes, e.g. "oral surgery". Using the operator AND in this same example would also retrieve all the articles containing the phrase "oral surgery" but using AND allows the words "oral" and "surgery" to be anywhere in the article and is likely to pick up many non-relevant articles. Consider, for example, an abstract that reads ... "Oral antibiotics were administered prior to the orthopaedic surgery." This would be picked up by the（oral AND surgery）search, but not by searching "oral surgery" as a phrase.

The operator NEAR（or adjacent）is used when the relevant terms must be within a certain number of words of each other. The range of words is indicated by the searcher, for example：（dental near/4 implant）in the Cochrane Library would search for the word "dental" within 4 words of the word "implant". This is a more sensitive search than "dental implant", but more precise than using（dental AND implant）. Proximity searching is not always available however, and its availability is often an advantage to using one of the subscription platforms for the search（e.g. Ovid）instead of the free platforms（e.g. PubMed）.

IV. Running, reviewing and revising the search strategy

After the key terms have been identified, the search strategy can be compiled using a mixture of controlled vocabulary and free-text terms. Normally searches should be tested in one of the databases selected for the search, and MEDLINE is a good place to start. The example we are going to use is for testing in MEDLINE via the free to use PubMed platform.

The example search from Tab.17-1 has three key areas：

- Tooth decay
- Chlorhexidine
- Children

The NLM's MeSH browser can be used to identify the controlled vocabulary needed for the search. Tooth decay or caries is in the MEDLINE Thesaurus as "Dental caries", so this becomes the first line of the search strategy. Exploding the term will include "Dental Fissures" and "Root Caries" as well as "Dental Caries". The [mh：exp] at the end of the search line indicates to PubMed that the search should be conducted within the controlled vocabulary field of the record, and that it should be exploded：

#1　dental caries [mh：exp]

If there are no other appropriate MeSH for the caries section of the search, then the free-text search which will look for terms in other parts of the record including the title and abstract should be built from the identified terms in Tab.17-1. Nested brackets are used to group terms together.

#2　（caries or carious）

#3　((tooth or teeth or dental or enamel or dentin) and decay)

#4　((tooth or teeth) and deminerali*)

#5　((tooth or teeth or dental) and lesion*)

#6　((tooth or teeth or dental) and cavit*)

Note that "demenerali*"has been truncated to pick up "demineralization", "demineralisation", "demineralise" and "demineralize". The terms "lesion" and "cavity" have also been truncated. Synonyms are linked with "OR". Once all the terms have been compiled into the search, the next line of the strategy should instruct MEDLINE that all articles retrieved should contain one or more of these terms. This is done by "OR-ing" the first 6 lines. Line 7 will therefore read:

#7　#1 or #2 or #3 or #4 or #5 or #6

Now that the caries part of the search is complete, it is time to move on to the intervention part of the search. All of the terms identified for the "Chlorhexidine" part of the search in Tab.17-1 should now be added. The NLM MeSH browser states that the term "Chlorhexidine" is a MeSH term, so that should be the first line of the second part of the search. There are not any terms below it in the MeSH tree, so Chlorhexidine does not need to be exploded, hence [mh:noexp] is added to the end of the search.

#8　chlorhexidine[mh:noexp]

The rest of the intervention terms from Tab.17-1 are now added to the search:

#9　(chlorhexidine or chlorohex or Eludril or Corsodyl or Periochip or hibitane or Nolvasan or Sebidin or Tubulicid or Cervitec or Chlorzoin)

#10　CHX[tiab]

#11　(MK-412 or MK412 or "MK 412")

#12　#8 or #9 or #10 or #11

Note that in line 10, the search is for a commonly used acronym for chlorhexidine. Although unlikely in this case, there is a chance that initials from the author field can be inadvertently picked up and irrelevant records can be retrieved as a result. The search has therefore been restricted to the title and abstract of the record only by adding [tiab]. In line 11, there is a chemical name with a hyphen which has been added to the search in three ways so that MK-412, MK412 and MK 412 are all picked up, to allow for different ways of expressing the term. Again, line 12 states that the search should include all the terms in this part of the strategy by "OR-ing" them together.

Finally, the population part of the search should follow the same pattern:

#13　child[mh:exp]

#14　(child* or adolescen* or toddler* or baby or babies or teenager*)

#15　#13 or #14

The final line of the search should bring all three parts together: condition + intervention + participants. This is done by creating an "AND" line:

#16　#7 AND #12 AND #15

This line means that only records with all three sets of terms together will be retrieved. It focuses retrieval of citations by ensuring that at least one search term from each section will feature in the retrieved citations and should therefore be relevant to the research topic. Remember though, that the more sections that are included in the search framework, the more likely some relevant records will be excluded, as at least one term from each section must be present in the electronic record. To protect the sensitivity of the search, keep the search framework to essential section headings and ensure that a wide range of search terms for each section is included.

It is good practice to save the search strategy at intervals as it is built so that if a mistake is made (or the database times out) the last save can be recalled rather than having to start from the beginning. Building well thought out search strategies takes concentration and is time consuming. Fortunately most database providers enable the saving of search strategies so that they can be recalled, edited and re-run at any time.

Once the search strategy has been developed and run, the articles retrieved should be examined to identify any other relevant search terms that may need to be incorporated into a revised search strategy. In general, if the search produces large numbers of non-relevant references the search strategy should be further refined. Likewise if fewer references than expected are retrieved the search strategy should be revised to increase sensitivity. Look carefully at the search strategy and ask yourself:

- Are any lines retrieving no hits?
- Have I spelled everything correctly? Accurate spelling is crucial as a mistake means the term will not be picked up.
- Are all the truncation symbols in the correct place?
- Are there any other keywords or MeSH terms from the relevant articles retrieved that I can use in the search?

It is common for a search strategy to undergo several revisions before it is perfected, and thorough testing of the search at this stage means less work later in the process.

V. Translating the search for other databases

After the search strategy has been fully tested in MEDLINE, it can be revised to run on other databases. It is important to note that subject headings (controlled vocabulary) identified for one database may not be applicable in another. For this reason controlled vocabulary in search strategies needs to be tailored to each database. Once the MEDLINE search strategy is finalised it will be fairly straightforward to revise it for a different database, as only the indexing terms and truncation symbols need to be checked and replaced if necessary. For example, *orthodontic appliance* is the indexing term in MEDLINE but in EMBASE is *orthodontic device*. Another example is *dental plaque* in MEDLINE and *tooth plaque* in EMBASE. The truncation symbols used in the free text part of the search should also be checked as they can vary, for example it is "*" in PubMed and *The Cochrane Library*, but "$" in LILACS. If the search platform supports proximity operators, these can also differ. Ovid uses adj (adjacent to) and *The Cochrane Library* uses "near".

VI. Documenting the search

It is very important to record what has been searched, when and how, in order to report the methodology clearly in any papers that are published as a result of the search. This is vital if a systematic review is being undertaken. The Preferred Reporting Items for Systematic Reviews and Meta-Analyses (PRISMA) statement recommends that the following information should be recorded from the search:

- All information sources searched, including dates of coverage, and the date last searched
- A search strategy for at least one database in full, including any limits used
- Number of studies screened, assessed for eligibility, and included in the review with reasons for exclusions at each stage, ideally with a flow diagram

Anyone undertaking a systematic review should keep track of what has been retrieved from each database, how the database was searched and when the searches took place. The easiest method is to summarise the information either in a spreadsheet or a table within a word processed document. This can include columns for database searched, coverage, date of search and number of records retrieved. It is also recommended that some kind of bibliographic reference management software is used to collect and track references. This allows the addition of notes to references to record whether the article is relevant or not, and if not, why it is not. There are some free to use software packages which have been developed to manage references, such as Zotero. There are other subscription options that may be available, such as the Thomson Reuter's products EndNote and Reference Manager. Both of these are effective programs which will help to organize the references in a cohesive way. These kinds of programs also allow the searcher to quickly and easily remove duplicate references from a search as searching more than one source will inevitably mean that some duplication is involved.

VII. Search filters

For searches which are producing an unmanageable number of references to screen, a number of methodological search filters have been developed, to help researchers who are only looking for one type of article from their search (for example, systematic reviews or clinical trials). These can be especially useful for those undertaking systematic reviews of randomized controlled trials, as they limit the search as much as possible to randomized controlled trials only. However, search filters should be used with caution, as they risk excluding potential relevant articles. For some types of study, electronic database indexing is not as sophisticated as it is for other types so the use of a study design search filter can be problematic. For example, the Cochrane Collaboration currently does not recommend using a search filter to find studies of diagnostic test accuracy because of incomplete reporting by authors of these studies and the lack of availability of appropriate subject headings (de Vet, 2008).

However, a number of tested search filters exist to find randomized controlled trials, systematic reviews, guidelines, economic evaluations and observational studies. The InterTASC

Group at the University of York in the UK has compiled a useful list, some of which have been critically appraised by information specialists. A methodological search filter can be added at the end of the search strategy. The example below uses the filter for randomized controlled trials from the *Cochrane Handbook of Systematic Reviews of Interventions* (Chapter 6), (Lefebvre, 2011). This strategy has been tested against a gold standard of randomized controlled trials. It has been here added to the developed search strategy on chlorhexidine for the treatment of caries in children:

#1　dental caries[mh:exp]

#2　(caries or carious)

#3　((tooth or teeth or dental or enamel or dentin) and decay)

#4　((tooth or teeth) and deminerali*)

#5　((tooth or teeth or dental) and lesion*)

#6　((tooth or teeth or dental) and cavit*)

#7　#1 or #2 or #3 or #4 or #5 or #6

#8　chlorhexidine[mh:noexp]

#9　(chlorhexidine or chlorohex or Eludril or Corsodyl or Periochip or hibitane or Nolvasan or Sebidin or Tubulicid or Cervitec or Chlorzoin)

#10　CHX[tiab]

#11　(MK-412 or MK412 or "MK 412")

#12　#8 or #9 or #10 or #11

#13　child[mh:exp]

#14　(child* or adolescen* or toddler* or baby or babies or teenager*)

#15　#13 or #14

#16　#7 AND #12 AND #15

#17　randomized controlled trial[pt]

#18　controlled clinical trial[pt]

#19　randomized[tiab]

#20　placebo[tiab]

#21　drug therapy[sh]

#22　randomly[tiab]

#23　trial[tiab]

#24　groups[tiab]

#25　#17 or #18 or #19 or #20 or #21 or #22 or #23 or #24

#26　animals[mh]not humans[mh]

#27　#25 NOT #26

Note that this search strategy also restricts the search to studies on humans, and excludes animal studies (lines #26 and #27). The field tag [pt](seen in lines #17 and #18) stands for publication type, and the [sh](line #21) for subject heading. Full details of these field tags and what they mean can be found on the PubMed help pages.The above search in PubMed would retrieve articles which are randomized controlled trials, in children, which look at the effect of chlorhexidine on tooth decay.

VIII. Other search methods and resources

As well as searching electronic citation databases, there are other methods and places to search for evidence. It is worth exploring other options in order to ensure that all the relevant articles are retrieved.

a. Citation tracking　Citation tracking can be done through the Google Scholar search engine, or through subscription databases like Web of Science, a database produced by Thomson Reuters. It is a tool to discover how many times an article has been cited by other articles, and may help uncover other significant studies. Citation tracking is most useful when some relevant articles have already been found via MEDLINE or EMBASE. These can then be looked up in Google Scholar by title. In the results, below the abstract will be a link: "Cited by", with a number. The number is the number of articles which have gone on to cite the paper for which the search has been done. Following the link will bring up the articles, some of which may have useful additional information on the topic under study.

b. Trials registers　Trials registers can be very useful for uncovering unpublished or ongoing clinical trials, the results of which may not be published elsewhere. The World Medical Association's Declaration of Helsinki states that "Every clinical trial must be registered in a publicly accessible database before recruitment of the first subject" (World Medical Association, 2008). Trial registration is important. Firstly, it reduces publication and selection bias by ensuring that all trials are openly accessible and that the data in them is transparent. Secondly, greater awareness of the clinical research being undertaken could lead to better identification of the gaps in research, avoid duplication of trial topics and allow for the correction of methodological errors at an early stage of the research.

There are a number of trial registers available to researchers. ClinicalTrials.gov is a resource containing privately and publically funded clinical trials and is maintained by the US National Library of Medicine. It contains summary information about study protocols and is available to search free of charge. The World Health Organization maintains an International Clinical Trials Registry Platform, which provides access to trial data from several sources, including the Australian and New Zealand Clinical Trials Registry (ANZCTR), the Brazilian Clinical Trials Registry, the Chinese Clinical Trials Registry (ChiCTR), Republic of Korea's Clinical Research Information Service, Clinical Trials Registry-India, the EU Clinical Trials Register, the Iranian Register of Clinical Trials, the Pan African Clinical Trials Registry (PACTR) and the Japan Primary Registries Network. In addition, various pharmaceutical companies now provide access to trial results. They can be searched via a useful portal from the International Federation of Pharmaceutical Manufacturers and Associations (IFPMA). These resources do not support the kind of advanced searching that can be done in MEDLINE, however a less sophisticated keyword search can be undertaken to see if there are any trials on a topic.

c. Grey literature　Grey literature has been defined as "that which is produced... in print and electronic formats, but which is not controlled by commercial publishers" (Fourth International Conference on Grey Literature, 1999). Grey literature can include conference proceedings, reports and dissertations or theses. There are several resources that can be searched to uncover these.

Conference proceedings are now available through EMBASE and can be picked up during the type of structured search that has already been discussed. Web of Science is a subscription database which allows searching of conference proceedings since 1990. The advanced search allows searching by topic and allows a search limit to be set to Conference Proceedings. Theses and dissertations can be searched free of charge via the WorldCat resource provided by the Online Computer Library Center (OCLC). This can be done by going into the advanced search, adding keywords and limiting the search to Thesis/dissertations.

An effective way of finding reports is to look for organizations which are active in the topic of interest. For example, if the topic under study is orthodontics, this term can be entered into a search engine. Organizations that appear in the results might include the World Federation of Orthodontics, or the International Association for Orthodontics. It is worthwhile to visit their websites and see if there are any useful reports in the area of study. The International Association of Dental Research (IADR) also has a searchable database of meeting abstracts, which goes back as far as 2001. This can be another way of uncovering studies not indexed in the major medical databases.

As with trials registers, these resources generally do not support advanced searching, so it is better to use a targeted, very specific keyword search.

d. Handsearching　Handsearching involves searching a journal by hand, page by page, and is an alternative to electronic searching. Recognising the importance of identifying randomised controlled trials to systematic reviewing, the Cochrane Collaboration has set up a worldwide journals handsearching program to identify controlled clinical trials. This is a highly organised program, co-ordinated by the United States Cochrane Center, Baltimore, Maryland, USA. It is geared to avoiding duplication of effort by registering searches across the world and making the results accessible to all through the Cochrane Library's CENTRAL Register of Controlled Trials database in *The Cochrane Library*. The journals on this list have already been handsearched and uploaded to the CENTRAL database, so that they would not need handsearching again.

A Cochrane review (Hopewell, 2007) found that the combination of handsearching and electronic searching was the most effective strategy for uncovering all studies. It can be worth identifying some key journals in the topic area and handsearching some of the previous issues that have not yet been searched as part of the Cochrane programme and do not appear on the Master List.

(Anne Littlewood, Sylvia Bickley)

第二节　Endnote 在循证医学中的应用

工欲善其事,必先利其器。若想快速了解多个数据库的检索概况及所含文献信息,或在论文写作中快速引用、修改、编辑相关参考文献,文献管理软件将显得尤为必要。在现有的文献管理软件中,EndNote 系列是目前国际上大多数杂志认可且普遍推荐使用的软件之一。本节将简要概述 EndNote 在循证医学中的基本应用,以下内容均以 EndNote X8 版本为例。

一、新建个人图书馆

打开 Endnote X8 软件,点击 File→New,进入 New Reference Library 界面,在文件名 My Reference Library 处可以重命名该图书馆,同时可以通过选择左侧硬盘分区更改该图书馆的存储位置→点击保存,完成个人图书馆的构建。在菜单栏中,通过 Groups→Create group set/Create group 可以在界面左侧创建群组 / 组,以更好的区分和管理文献。

二、文献导入和管理

尽管 EndNote X8 自带文献检索功能,但由于其缺乏主题词自动转换功能使得文献检索功能并不完美。一般情况下,建议读者在相应数据库或检索平台(如 MEDLINE,PubMed,Embase 等)里先执行文献检索,然后将检索结果导入到 EndNote X8,待所有数据库检索都导入软件后再进行文献管理。以 PubMed 为例,可以将检索全部结果或将需要的结果勾选,通过 Send to→Citation manager→Create file→打开 Citations.nbib 文件或者选择保存,再通过软件界面 File→Import→File→选择上述 Citations.nbit 文件,再点击 Import 完成文献导入。

此外,针对某一未检索到的文献或数目,想采用软件构建引用题录,可以通过 Reference→New reference 选项手动构建文献条目。对于已经存在的 PDF 文献,可以通过 File→Import→File 功能导入功能,构建引用题录。在联网状态下,英文文献可以通过 References→Find reference updates 自动构建完善的文献条目。

将检索多个数据库的所得文献导入软件后,可能会存在重复文献。此时,可以通过 References→Find duplicates 删除重复的文章。针对人工查询发现的重复或无关文献,可通过右键→Cut 或 Edit→Cut 剪切掉,亦可以通过右键或 References Move reference to trash 删除。

查重后,针对所有非重复文献,可以先通过题目和摘要信息进一步筛选文献,留下确定需要参考或可能需要的文章。针对这些需要下载全文的文献,可以通过 Ctrl+A 选中,再通过 References 中的 Find full text 自动下载文献的 PDF 全文。至于部分无法通过自动下载获得的文献,可以手工下载 PDF 后可以通过 Attach file(别针按钮)或 File→Import →File 添加到相应文献题录中。若发现导入的某篇文章的某些内容有错误 / 缺失 / 不规范,可以通过 References 手工编辑相应内容;编辑后 Save,再通过 Preview 预览是否已经更正。

三、Endnote 文献阅读及写作中的应用

在所检索问题的所有文献导入软件、查重、删减、手工查询后,就可以获得针对该问题的

全部文献,接下来就是如何应用该数据库。首先,可以根据出版年、作者、文献标题、期刊名称等信息栏进行排序。通常情况下,阅读可以按照文献出版时间顺序进行,通过出版时间来了解某领域文章的发表情况及研究历程,构建该领域的知识框架。其次,可以通过研究作者一栏了解本领域内权威专家,亦可以通过期刊目录等了解本研究领域所发文章的分布与影响力情况。

一般情况下,安装 EndNote 后 Word 工具栏里 EndNote 插件会自动安装,在 EndNote 软件里选择要插入 Word 的文献,之后转换窗口到 Word 文档里的写作界面,将鼠标光标落在要插入文献的具体位置。之后,点击 Word 中 EndNote X 插件→Insert Citation→Insert selected citation(s)。如此即可轻松将参考文献插入到想要的位置,而在 Word 文档的最后部分,会自动生成 reference list。若在一个位置要插入多篇文章,在 Endnote 里同时选择多篇即可,也可多次分别选择插入。若发现某篇参考文献多余或有误,可以通过 Endnote X8 插件中的 Edit & Manage Citation(s)进行删减或编辑。

若发现插入参考文献的格式不是所投稿期刊的格式,可以在 Word 里 Endnote X8 插件中 Style 选项里选择或更换期刊。若没有目标期刊存在复选框里,可以通过该复选框里的 Select Another Style 选项,在对话框中找到准备投稿的杂志,并点击 Ok,即可自动转换成你需要的格式内容。

Endnote 作为目前最强大、应用最广泛的文献管理软件,上述内容仅仅是最基本且重要的部分,可以大幅提高初学者的文献阅读和管理效率,也可以极大的节约读者的文献编辑及修改时间。尽管我们想更全面的介绍该软件及可能出现的问题对策,但限于篇幅,不能面面俱到,因此建议有兴趣的读者可以在未来工作学习生活中多实践,必要的时候再进行一次系统学习。

总之,文献检索和文献管理,是科研学习生涯的基础。学好它们,必定会为您未来的生活带来意想不到的便捷。

(谢 尚 史宗道审)

参考文献

1. HOPEWELL S,CLARKE MJ,Lefebvre C,et al. Handsearching versus electronic searching to identify reports of randomized trials. Cochrane Database of Syst Rev,2007,18;(2):MR000001
2. LEFEBVRE C,MANHEIMER E,GLANVILLE J. Chapter 6:Searching for studies. In:Higgins JPT,Green S (editors). Cochrane Handbook for Systematic Reviews of Interventions. Version 5.1.0[updated March 2011]. The Cochrane Collaboration,http://www.cochrane-handbook.org
3. MOHER D,LIBERATI A,TETZLAFF J,et al. The PRISMA Group Preferred Reporting Items for Systematic Reviews and Meta-Analyses:The PRISMA Statement. BMJ,2009,339;b2535
4. 史宗道. 循证口腔医学. 北京:人民卫生出版社,2003

思考题

1. 哪些中英文电子数据库可以用来检索口腔医学文献?
2. 什么是文献检索的敏感性和特异性?
3. 怎样构建文献检索策略?

第十八章

临床证据分级与 GRADE

内容提要

　　临床实践指南能够帮助临床医师为相关患者的治疗提供建议,这些建议多为循证医学建议。而临床实践指南的制订者往往在指南中对各建议的推荐强度来进行分级。GRADE 证据分级系统是对作为证据体(针对一个具体立场问题的证据集合)证据质量及推荐强度分级的一种方法,克服了以往多种证据分级及推荐系统的不足,可以用来制作临床实践指南和其他健康相关措施的推荐意见,在系统评价及卫生技术评估等领域均得到广泛应用。

　　循证医学的基本原则是利用最佳的基础医学及临床证据,结合医师自身经验和患者价值观,为患者选择最佳的治疗方案。各种证据都是人们在一定时空环境中,在样本中通过主动干预或调查观察得到的结果,其科研质量参差不齐是客观存在的现象,因此有必要将临床证据分为不同等级,对证据进行推荐,方便临床医师尽可能选择高等级的临床证据用于临床。存在有大量的临床证据分级方案,从 2000 年起,一群有志于发展新的证据评价及推荐系统的医学家成立了非正式的国际协作组,推出了 GRADE 分级(the grading of recommendations assessment, development and evaluation)。本章就这些分级方法做一介绍。

第一节　临床证据分级

　　临床医生、患者以及政府决策人员,作为临床证据的使用者及受益人,并没有太多的时间或者足够的知识水平去评估证据质量。因而,理想的状况是,由专业人员预先使用统一的、被众多临床医师接受的证据分级方案对证据进行分级并给出相应的推荐意见。20 世纪 60 年代,两位美国社会学家 Campbell 和 Stanley 便首次提出了证据分级的思想,最初这种理念是用来评估教育领域原始研究的设计,并将随机对照试验定为最高研究质量的设计方式,两位社会学家同时还引入了内部真实性和外部真实性的概念。直到 1979 年,加拿大定期体检工作组才首次明确提出了医学证据分级和推荐意见分级标准,此后,多个研究机构和组织提出了证据分级和推荐级别的标准,但是,各标准的评价方法、标准之间存在或多或少的差异,部分内容还存在有矛盾的地方。当然,随着循证医学的不断发展,各种评价标准逐步更新、融合,对证据质量评价作出了巨大贡献。

由于评价标准较多,本章仅列出几种常见的且与口腔医学相关性较大的评价标准。

一、证据金字塔

证据金金字塔是广大研究人员熟知的一种直观地表明证据分级的工具。证据金字塔是在 2001 年由美国纽约州立大学下州医学中心推出的(图 18-1)。其分级系统中加入了动物研究和体外研究,同时,其直观、简洁的形式为其推广起到了重要作用。

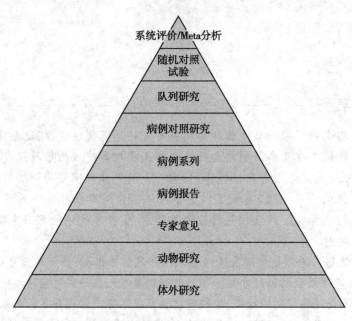

图 18-1　证据金字塔

二、苏格兰院际指南网络标准

SIGN 标准是在 2001 年由苏格兰院际指南网络(the Scottish intercollegiate guidelines network,SIGN) 发布的,这一标准是在英格兰北部循证指南制订项目 1995 年发布的分级标准的基础上更新和细化出来的(表 18-1,表 18-2)。SIGN 标准被运用到了 SIGN 制作的指南当中,然而,从 2013 年开始,SIGN 放弃使用 SIGN 标准转而在指南中使用 GRADE 分级标准。

表 18-1　SIGN 证据分级标准

证据水平	定义
1++	仅纳入 RCT 的高质量的系统评价或 Meta 分析,或者存在有极低偏倚风险的 RCT
1+	仅纳入 RCT 的较高质量的系统评价或 Meta 分析,或者存在有低偏倚风险的 RCT
1−	系统评价或 Meta 分析,或者存在有高偏倚风险的 RCT
2++	纳入病例 - 对照研究或队列研究的高质量的系统评价或 Meta 分析;或存在有极低混杂、偏倚风险或反映因果关系可能性大的高质量的病例 - 对照或队列研究
2+	存在有低混杂、偏倚风险或反映因果关系可能性中等的较高质量的病例 - 对照或队列研究
2−	存在有高混杂、偏倚风险或反映因果关系可能性不大的较高质量的病例 - 对照或队列研究
3	非分析性研究(如:病例报告、病例系列分析)
4	专家意见

表 18-2　SIGN 推荐强度分级标准

推荐级别	定义
A	能够直接适用于目标人群的证据中至少有一个系统评价、Meta 分析或 RCT 来源于 1++ 级证据，或者直接适用于目标人群或结果总体稳定性较好的主要由 1+ 级证据构成的证据
B	直接适用于目标人群或结果总体稳定性较好的 2++ 级证据，或者 1+ 或 1++ 级证据的外推证据
C	直接适用于目标人群或结果总体稳定性较好的 2+ 级证据，或者 2++ 级证据的外推证据
D	3 级或 4 级证据，或者 2+ 级证据的外推证据

三、牛津循证医学中心标准

最初的牛津循证医学中心标准是在 2000 年 9 月发布的，当时制作这一标准的原因是大量的证据分级标准都只关注防治性研究，并不关注病因、预后等研究；而牛津循证医学中心的标准从最初发布开始，便包含了防治与病因、预后、诊断、经济分析等多种类型。2009 年，在汇集各方观点并经历了 2 年多的试用与修正后，牛津循证医学中心标准更新为 2011 版（表 18-3）。

表 18-3　2011 版牛津证据分级标准

问题	第1步（1级）	第2步（2级）	第3步（3级）	第4步（4级）	第5步（5级）
该问题常见吗？	随机来源的样本的现状调查	能与该状况相匹配的系统评价 **	非随机样本的调查 **	病例系列 **	—
该检测或诊断方式准确吗？（诊断）	基于断面研究的系统评价，且这些研究需要使用盲法和公认的金标准	单独的断面研究，且这些研究需要使用盲法和公认的金标准	非连续纳入患者，或未使用公认的金标准 **	病例-对照研究，或者非公认的或不独立的金标准 **	根据机制进行的推理研究
若不治疗会发生什么？（预后）	基于起始队列研究的系统评价	起始队列研究	病例-对照研究或 RCT 的对照组 **	病例系列、病例-对照或低质量的预后的队列研究 **	—
该干预有用吗？（疗效）	N-of-1 试验或基于 RCT 的系统评价	单个 RCT 或者有突出效果的观察性研究	非随机的队列或随访研究 **	病例系列、病例对照或前后对照研究 **	根据机制进行的推理研究
常见的不良反应是什么？（不良事件）	基于 RCT 的系统评价，基于巢式病例-对照研究的系统评价，包含有目标患者的 N-of-1 试验，或者有显著效果的观察性研究	单个 RCT 或者（在特殊情况下）有显著效果的观察性研究	非随机的队列或随访研究（上市后检测），这些研究应该包含足够多的患者以确定该不良反应是否为常见不良反应（对于长期危害，随访期应该足够长）	病例系列、病例-对照研究或前后对照研究 **	根据机制进行的推理研究
少见的不良反应是什么？（不良事件）	N-of-1 试验或基于 RCT 的系统评价	单个 RCT 或者（在特殊情况下）有显著效果的观察性研究		病例系列、病例-对照研究或前后对照研究 **	根据机制进行的推理研究
该早期检测方式有价值吗？（筛查）	基于 RCT 的系统评价	单个 RCT	非随机的队列或随访研究 **	病例系列、病例对照或前后对照研究 **	根据机制进行的推理研究

第二节 GRADE 证据分级

证据推荐分级的评估、制订与评价（the grading of recommendations assessment, development and evaluation, GRADE）工作组成立于 2000 年，它是由 60 多位方法学家、临床医学家、系统评价者和指南制订者共同组成了一个非正式的组织。其主要的工作内容为评价及改进临床证据分级系统并开发一个常用的、敏感度高的证据及推荐强度分级系统。其中，GRADE 分级系统就是该组织在专家共识，是在对其他分级系统进行严格评价，在指南中运用实践的基础上发展而来的一种常规的、透明且敏感的证据及推荐强度分级系统。目前，WHO、Up to Date、Cochrane 协作网等组织均认可并采用 GRADE 作为其证据分级系统。

一、临床证据质量与推荐强度的差别

以往的证据分级系统往往认为，高质量的临床证据对应强推荐，反之亦然。然而，在临床工作中，临床医师所期望的临床证据分级体系却并非如此。例如，大量的临床随机对照试验往往推荐对晚期的不可手术的非小细胞肺癌患者采用放化疗而非单纯放疗。然而，放化疗仅仅能够延长患者几个月的生存期，但是，这种治疗方案中，化疗所带来的生存质量下降及危害却明显升高。对于这样一群患者而言，这些化疗的危害往往盖过了它所延长的几个月的生存期。因而，若临床指南仅仅因为目前有高质量的临床证据而对放化疗进行强推荐，那么，该结果将对大量患者造成明显的伤害。另一个例子，对于口腔颌面部多间隙感染并且有脓液形成的患者，选择使用切开引流或是保守治疗这一临床问题，目前尚无临床随机对照试验，因为这类疾病的进展十分迅速，纳入患者进行临床随机对照试验是不可行的也是不符合伦理道德的，因此，在这一问题上缺乏高质量的临床证据。然而，针对这一临床问题，临床指南往往将切开引流作为强推荐；因为虽然这些证据可能来源于观察性研究，但是，切开引流对于此类患者中有明确的效果，因此，虽然证据质量较低，但是推荐强度高确是毫无异议的。

由此可见，在证据质量以外，还有大量因素可能影响推荐等级。而在 GRADE 分级系统中，纳入了各推荐中的具体数据作为最终推荐等级的综合评定因素之一，同时综合考虑该推荐中的一些积极的及不良的结果，这样便能够减少偏倚并帮助解释这些结果。

二、GRADE 证据分级及推荐强度体系

GRADE 证据分级及推荐强度体系是目前最广为接受的分级体系，其主要内容见表 18-4。

表 18-4　GRADE 证据分级及推荐强度体系

证据水平	具体描述	判断标准
高	未来研究几乎不可能改变现有疗效评价结果的可信度	总分≥0 分
中	未来研究可能对现有疗效评估有重要影响，可能改变评价结果的可信度	总分 =−1 分
低	未来研究很有可能对现有疗效评估有重要影响，改变评估结果可信度的可能性较大	总分 =−2 分
极低	任何疗效的评估都很不确定	总分≤3 分

推荐级别	具体描述
强	明确显示干预措施利大于弊或弊大于利
弱	利弊不确定或无论质量高低的证据均显示利弊相当

根据特定的定量标准,可以对临床证据的证据水平进行评判(表 18-5)。

表 18-5　GRADE 证据分级的定量标准

内容	因素	影响
临床研究证据类型	RCT 或有两项加分因素的观察性研究	高质量
	减 1 分的 RCT 或有一项加分因素的观察性研究	中等质量
	减 2 分的 RCT 或观察性研究	低质量
	减 3 分的 RCT 或减分的观察性研究或者病例报告、病例系列	极低质量
降低证据质量等级的因素	研究的偏倚风险或局限性	严重 −1 分 十分严重 −2 分
	研究间的结果不一致(不一致性)	−1 分
	部分或大部分证据不能确定为直接证据(间接性)	−1 分或 −2 分
	结果精度不够或置信区间较宽(不精确性)	−1 分
	可能存在发表偏倚	−1 分
增加证据质量等级的因素	效应值大	RR>2 或 <0.5 且混杂因素均降低效应 +1 分 RR>5 或 <0.2 则 +2 分
	剂量 - 效应关系存在梯度关系	+1 分
	可能的混杂因素使疗效降到最低	+1 分

三、GRADE 的适用性

GRADE 工作组推出 GRADE 证据分级及推荐强度标准是为了减少在研究中使用各种不同的证据分级系统给研究者带来的困扰。GRADE 工作组建议了 GRADE 的使用标准,并且提出一切满足 GRADE 使用标准并且运用了 GRADE 的研究都应该明确说明 GRADE 的应用情况。当然,如果研究者有正确理由认为 GRADE 系统需要改进,那么,这种改进也是值得提倡的。GRADE 的使用标准主要包括以下几个方面:

1. 在系统评价和指南中,应该严格按照 GRADE 工作组的标准确定各级证据质量。

2. 即使在研究中使用了不同的术语,但是研究者也应该严格执行 GRADE 的各项评价标准。

3. 应该评价各个结局指标的证据质量并使用 GRADE 工作组推荐的各级证据质量的定义;可以选择四级(高、中、低、极低)或者三级(高、中、低;这里可以将极低并入低级)。

4. 证据汇总应该作为评价证据质量及推荐强度的基础。最好使用 GRADE 工作组推荐的所有条目或者至少列出评价每一特定条目的具体证据及方法。特别是增加或降低证据等级的原因都应该明确说明。

5. 对于支持或反对使用某种干预措施的推荐强度应该表现为两种形式(强和弱)。即使研究者想要使用其他形式的术语,也应该注意,GRADE 工作组推荐的推荐强度分级标准不应该被改变。

6. 只要判断了推荐强度都应该报告其结果。

根据这些标准,就能够规范 GRADE 的使用,然而,在使用 GRADE 的过程中,还有一些注意事项:

(1) GRADE 虽然能够同时在系统评价、卫生技术评估和临床指南中运用,但是其在不同领域的运用存在有一定差异。例如,在系统评价中,只需要应用 GRADE 的证据质量分级系统,而不需要进行推荐强度的分级;而在指南中,则需要有推荐意见。除此以外,对于系统评价和指南来说,对于一致性和精确性的要求也存在差异。

(2) 总体的证据质量由至关重要的结局中证据质量最低的结局所决定。

(3) GRADE 不应该对单个的临床研究进行质量分级,而是应该对证据体(body of evidence)进行质量分级。只有在一个系统评价的某一结局只有一个临床研究时才有例外,但是,从概念上来说,GRADE 此时也并没有对单个临床研究进行质量分析,因此,此时我们默认为 GRADE 分级的对象是一个证据体。

(4) RCT 是没有升级因素的。RCT 本身就是最高级别,升级无意义。

(5) 升降级不需要进行严格的量化。

(6) 系统评价的报告质量以及方法学质量会影响 GRADE 的运用。对于报告质量或者方法学质量较低的系统评价来说,不需要使用 GRADE。

(李春洁)

参考文献

1. 陈耀龙,姚亮,NORRIS S L,等.GRADE 在系统评价中应用的必要性及注意事项.中国循证医学杂志,2013,13(12):1401-1404

2. 李幼平.循证医学.第二版.北京:高等教育出版社,2009

3. 曾宪涛,冷卫东,李胜,等.如何正确理解及使用 GRADE 系统.中国循证医学杂志,2011,11(9):985-990

4. CAMPBELL DT,STANLEY JC. Experimental and Quasi-experimental Designs for Research.Chicago:Rand McNally,1966

5. GORDON H G,ANDREW D O,ELIE A,et al.GRADE 指南:Ⅰ.导论—GRADE 证据概要表和结果总结表.中国循证医学杂志,2011,11(4):437-445

6. GORDON H G,ANDREW D O,REGINA K,等.GRADE 指南:Ⅱ.构建问题、确定重要结果.中国循证医学杂志.2011,11(4):446-450

7. GORDON H G,ANDREW D O,GUNN V,等.GRADE 指南:Ⅳ.证据质量分级—研究的局限性(偏倚风险).中国循证医学杂志.2011,11(4):456-463

8. GORDON H G,ANDREW D O,VICTOR M,等.GRADE 指南:Ⅴ.证据质量评价—发表偏倚.中国循证医学杂志,2011,11(12):1430-1434

9. GORDON H G,ANDREW D O,REGINA K,等.RADE 指南:Ⅵ.证据质量评价—不精确性(随机误差).中国循证医学杂志,2011,11(12):1435-1443

10. GORDON H G,ANDREW D O,REGINA K,等.GRADE 指南:Ⅶ.证据质量评价—不一致性.中国循证医学杂志,2011,11(12):1444-1451

11. GORDON H G,ANDREW D O,REGINA K,等 .GRADE 指南：Ⅷ. 证据质量评价—间接性 . 中国循证医学杂志,2011,11 (12)：1452-1458

12. GORDON H G,ANDREW D O,SHAHNAZ S,等 .GRADE 指南：Ⅸ. 证据质量升级 . 中国循证医学杂志 .2011,11 (12)：1459-1463

13. GUYATT G H,OXMAN A D,VIST G E,et al.GRADE：an emerging consensus on rating quality of evidence and strength of recommendations. BMJ,2008,336 (7650)：924-926

14. HOWARD B,MARK H,HOLGER J S,et al.GRADE 指南：Ⅲ. 证据质量分级 . 中国循证医学杂志,2011,11 (4)：451-455

思考题

1. 证据金字塔的具体内容是什么？
2. 使用 GRADE 有什么注意事项？

第十九章

文献的严格评价

 内容提要

　　循证医学证据主要来自于已发表文献，只有对文献进行严格评价才能确定他人的研究成果是否可以作为证据使用，证据的论证强度和其利弊的大小，确定其应用价值。本章讨论如何对文献进行严格评价，并提供一些有用的参考资源。

　　循证医学实践需要整合个人临床经验与可获得的最佳相关临床研究证据，并充分考虑患者的价值和期望。在口腔医学领域中就大约有 500 份杂志，每年有超过 43 000 篇研究文章发表。但这些文章中有大部分与日常的临床实践并不相关，并且多数质量不高，那么应该如何判断哪些是值得阅读以指导临床实践，而哪些又是该摒弃的呢？

　　大多数发表于医学及口腔医学杂志的论文遵循 IMRAD 格式（introduction，methods，results and discussion，即前言、方法、结果和讨论），多以简明扼要介绍文章主要内容的摘要开头。当没有足够的时间阅读文献时，我们通常只满足于阅读文献的摘要、结果或结论部分。但要判断一篇论文是否真正值得阅读，首先应把注意力集中在方法学部分，明确研究设计是否正确合理。只有初步判断该研究方法科学合理以致针对研究问题所得的结论是无偏倚的，才考虑阅读其结果部分，并从相关性、应用性等方面判断其所得的结论是否有助于自己的临床实践。

　　为了确保临床实践是基于可获得的最佳研究证据的，需要具备对相关文献进行严格评价的能力。所谓严格评价（critical appraisal）是通过系统分析文献的真实性、结果以及与自己临床实践的相关性，来评估和解释研究证据的过程。通过不断培养严格评价文献的技能，临床工作者将能更加熟练地判断哪些是质量高并与自身临床实践相关的研究文章。

一、对文献中提出的研究问题或假设进行评估

　　在阅读一篇文章时，首先应思考其研究的问题或要检验的假说是什么？是否已被清晰的描述？作者是否对该领域中既往的研究工作进行了清楚的总结？是否有充分的理由来进行此项研究？

　　临床研究问题通常可以被分为以下几个部分：

　　研究对象——研究所纳入的对象是什么？纳入和排除标准是什么？

　　干预措施/暴露因素——所研究的干预措施，危险因素或暴露因素是什么？

对照——研究中是否设有对照组？

结果——研究所得到的结果是什么？

对研究问题或假设的清晰陈述可以使读者对该研究是否为我所需做出迅速的判断。

二、对研究设计进行评估

明确所要研究的问题后，接下来则需确定此研究使用了何种设计方案，此方案对于所研究的问题来说是否合理。

口腔医学文献中包含有种类繁多的原始研究和二次研究文献。二次研究主要包括：指南、经济或决策分析、普通综述及系统评价（系统评价的评估见第二十章）。但口腔医学期刊中发表的绝大多数文章是原始研究。原始研究（本章重点介绍内容）可被归纳为描述性和分析性两大类。描述性研究（如：个案报道、系列病例调查报告）可以提出假说，描述暴露因素水平或健康结局的水平与趋势。所有描述性研究本质都是观察性的。分析性研究可以分为几个亚类：观察性研究（如：病例 - 对照研究、队列研究），干预或试验性研究［如：随机对照试验（RCTs）、非随机临床对照试验、同口自身对照研究］。干预性研究与观察性研究不同点主要在于：随机分配研究对象（或牙齿），研究者可以控制某些条件。分析性研究的主要目的是检验暴露因素与疾病或其它健康结局之间因果关系的假说。

根据设计方案及对偏倚的易感性，可以将原始研究证据按照论证强度分级并按阶梯式排列。受偏倚影响最小的研究位于阶梯的最顶端，而较易受偏倚影响，也就是论证强度较低的证据，则依次被列于阶梯的下层。例如：干预性研究或临床试验位列于描述性研究之上。从有对照的观察性研究到无对照的研究，论证强度逐级下降，受偏倚影响的程度逐级增加（图 19-1）。

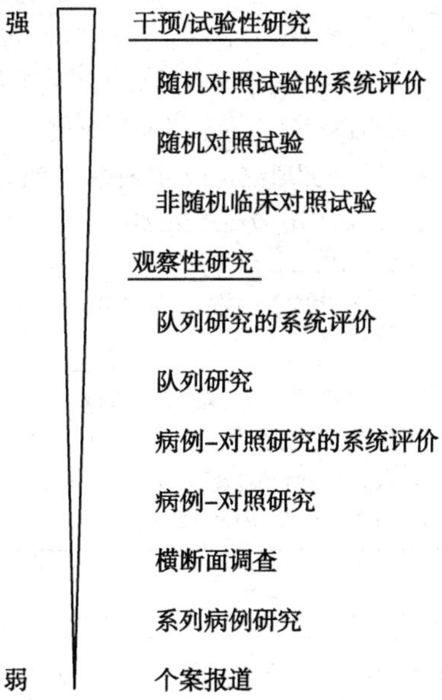

这种阶梯状结构对研究的分级十分有用。但应当强调的是：不同的研究问题都具有适应其特征的一系列论证强度不同的设计方案，要通过具体的研究设计进行评价。随机对照试验虽是评价医疗干预措施效果的"金标准"，但对某些临床问题而言，它并不一定是合理的或符合伦理标准的。例如：要研究"成都地区出生婴儿的唇腭裂患病率是多少"这一问题时，选用 RCT 设计方案就不合适了。设想研究者不能进行任何干预措施，只是想评估在一定时间内某一地区唇腭裂新生儿的例数时，那么观察性研究，如横断面调查，则是更为合理的设计方案。

表 19-1 显示不同类型的临床问题所适用的不同类型的研究设计方案。在评价研究文献时，判断是否应用了论证强度最高的设计方案回答所研究问题是很重要的。

三、评估研究实施过程中的偏倚

即使应用了恰当的设计方案研究某一临床问题，由于具体实施过程中存在差异，应用

强

| 干预/试验性研究 |
| 随机对照试验的系统评价 |
| 随机对照试验 |
| 非随机临床对照试验 |
| 观察性研究 |
| 队列研究的系统评价 |
| 队列研究 |
| 病例-对照研究的系统评价 |
| 病例-对照研究 |
| 横断面调查 |
| 系列病例研究 |
| 个案报道 |

弱

图 19-1　有关卫生干预效果证据的分级

表 19-1　研究问题与相应研究设计方案举例

试验设计方案	问题类型	举例
干预／试验性研究		
随机对照试验:研究对象(或其他分析单元,如牙齿)被随机分配到不同的治疗组。随访这些治疗组,观察到不同的治疗结果。 同口配对研究 - 每个病人自身为对照。成对同名牙或成组牙齿(象限),被随机分配入不同治疗组。 非随机对照临床试验 - 研究对象由研究者决定分配方案而未用随机方法	用于评价卫生干预措施的效果 回答有关治疗、预防方面的问题	最有效的粘接正畸矫治器于牙面上的粘接剂?对于预防龋病含氟涂料与含氟凝胶哪个更有效?
观察性研究		
队列研究:长期的研究,研究对象根据自身的暴露／干预因素而自然分成不同的组别,随访至能够测量出组间有不同结局时。	用于测量疾病的发病率;寻找疾病的病因;确定预后。 回答有关危害及预后的问题	反殆的青少年今后是否罹患颞下颌关节疾病?
病例 - 对照研究:研究有两组:一组为已发生疾病组(病例),另一组为无此疾患组(对照)。研究者回顾性分析谁具有这些暴露因素／干预措施? 这些暴露因素／干预措施是否疾病的危险因素?	用于寻找疾病的病因;确定危险因素;适于罕见病研究。 回答有关危害的问题	引发正畸治疗后患者出现牙根吸收的危险因素有哪些?
横断面调查:在一定时间点或一定时间段内观察某特定人群,调查个体是否同时暴露于某一因素／干预措施及某种结局,从而研究这些暴露因素／干预措施与结局的联系。	调查疾病的患病率;调查其相关因素(非病因) 回答有关诊断的问题	中国氟牙症的患病率?咀嚼槟榔是否增加了罹患口腔癌的危险?

了相同设计方案的不同研究之间其差异也是很大的。例如,在某些情况下,从一个低质量的RCT 得出研究结果的真实性可能低于一个高质量的队列研究。因此,在此阶段应特别注意研究的真实性,尤其是相对于外在真实性而言的内在的真实性。

内在真实性是指研究结果在其具体实施条件之下接近真值的程度。该研究在实施过程中,系统误差(偏倚)是否已降至最小?

外在真实性是指研究中观察到的效应适用于外部环境的程度。在其他环境中,如:不同的研究对象或条件下,其结论能否外延即得到相同的效果? 外在真实性的评估是一个判断的过程。但显然,如果内在真实性不存在,评估外在真实性也没有什么意义。

影响研究结果的内在真实性的偏倚主要有以下几种:

(一) 选择性偏倚

在口腔医学文献中,选择性偏倚(selection bias)这一术语有几个不同的含义。常用的含义是指在选择有代表性的研究对象时发生偏倚,即所纳入的研究对象是否具有共同的特征。此时,选择性偏倚与外部真实性有关。然而,选择性偏倚也可以用来指在选择暴露于不同因素下的研究对象时发生的偏倚。例如:在预后研究或有关治疗效果的研究中,这种偏倚会导致组间出现系统性差异。假如组间基线不一致,那么任一干预措施或暴露因素的效应间的差异可能因混杂因素而被歪曲。

观察性研究如队列研究、横断面研究以及病例 - 对照研究,特别容易受到这种选择性偏倚的影响。例如:在病例 - 对照研究中,应强调病例组与对照组除了在有病(某种结果)或无病(某种结果)方面不同外,其它条件应尽可能一致。理论上,对照组应与病例组来自于同一个群体(如:同一个社区,同一个医院或治疗中心),并且在年龄、性别、社会阶层等方面均具有可比性。必须认识到,虽然在控制已知混杂因素的条件下可能保持组间的可比性,仍会有一些未知的混杂因素无法控制。

干预性研究提供了减少选择性偏倚影响的可能性。通过随机将研究对象分配入不同的治疗组,可以使那些已知和未知的混杂因素也随机进入到各组,这样选择性偏倚的影响被降至最小。理想的随机分配其结果应该是不可预知的(随机的方法有:计算机产生的随机数字,抛硬币法,抽签法,掷骰子法等)。半随机分配的方法,例如根据病例号,出生日期,就诊日期等进行分配或轮番交替分配时,分组过程可以人为操纵,因此,会带来较大的选择性偏倚。真正的随机不仅要求分配结果不可预知,还要求将随机方案对纳入患者的研究者保密,以避免其根据预后因素选择性地纳入患者。分配结果的隐藏可以通过中心随机或第三者随机、应用序列编号的密封不透明信封或预先编号但相同的容器封装按顺序配发给研究对象等方法来实现。

与此相关的一个偏倚因素为回忆性偏倚,即在靠回忆确定暴露因素的情况下:已患病的研究对象与未患病的研究对象对所暴露的因素的回忆可能存在不同。例如:罹患牙周炎的吸烟者,可能会比未患牙周炎的吸烟者过高或过低地回答他们的吸烟量或刷牙的频度。那些根据结局选择研究对象的试验设计方案,如:横断面调查和病例 - 对照研究,特别容易受到回忆性偏倚的影响。

（二）实施偏倚

实施偏倚(performance bias)是指在干预措施的实施过程中,除所比较的措施不同外,向试验组和对照组提供的其它措施也不一样所造成的系统误差。研究者对待接受不同干预措施的受试者可能是有差异的,例如:在一个比较手动牙刷与电动牙刷保持口腔卫生效果的RCT研究中,研究者可能会根据自己对某一种干预措施的喜好,自觉或不自觉地给予该组研究对象刷牙方式的指导。研究者与研究对象均不了解治疗措施的分配方案,则有助于最大限度降低实施偏倚。单盲研究是指只有研究对象不知道分组方案。而当研究对象与研究者都不知道分配方案时则称为双盲。可以使用安慰性治疗措施实施盲法,使两组使用的治疗药物在味道、气味以及分发方式等方面看起来是相同的。但是,正如上述牙刷试验的例子,要对研究对象做到盲法并不总是可行。

在探讨暴露因素不受研究者控制的观察性研究中,对实施偏倚的评估就更困难了,因为暴露因素是自然发生的,变异极大。因此测量暴露因素水平很有必要,理想的是每一组都运用同样的方法测量,并确保除了待研究暴露因素之外,其他可能影响结局的因素水平在两组之间无差别。

（三）测量／检出偏倚

如前所述,要在治疗组中实施盲法,有时是不可能的。但是盲法评估结果是可以做到的。这样可以在对不同组测量结果时所发生的误差,即测量和(或)检出偏倚(measurement/detection bias)降至最小。当所评估的结果是主观感受(如牙齿颌面部的美貌程度、疼痛、肿胀)时,盲法评估尤为重要。经验显示,非盲法评估疗效可以导致过高估计治疗效应达 35%

之多。

（四）失访偏倚

因各组中有研究对象退出、无应答，或在分析结果时被剔除所造成的系统误差，被称为失访偏倚（attrition bias）。

患者退出研究的原因有很多。例如，在一项研究粭垫治疗颞下颌关节紊乱综合征疗效的临床试验中，很多患者因佩戴粭垫有困难而退出。在资料分析时，若排除这部分患者便会夸大粭垫的疗效。相反，如果患者是因为治疗后症状有所改善而退出试验的，那么在分析结果时排除这部分患者，则会缩小疗效。因此，为了使失访偏倚最小化，在分析结果时应包括全部研究对象，即采用治疗意向分析法。无论研究对象是否中途退出，是否完全依从试验方案或是否转而接受相反的干预措施，都应当按照研究对象最初入组时情况进行分析。失访偏倚不仅存在于干预性研究，在队列研究以及病例对照研究也存在，主要表现在研究中的随访是否完全。在分析结果时全部研究对象都应计算在内。

在判断某项研究实施质量如何时，还应考虑到样本含量的大小、随访时间的长短以及测量结果的方法等方面。在评估临床试验时，大样本的研究被认为质量较高，因为它有更高的统计学效能，可以对结果做出更加准确的估计。如果试验前进行了样本含量估算，则说明作者已考虑到研究的统计学效能问题。小样本的研究统计学效能较低，可能因此出现虽临床上存在疗效差异，但组间比较不存在统计学差异的情况。但对于观察性研究，并不总是样本越大越好。与小样本研究相比较，在进行大样本研究时，研究者可能没有足够的精力仔细研究暴露因素或预期结果的特点以及混杂因素。

在所有的前瞻性研究（例如队列研究，临床对照试验）中，随访时间的长短是一个应当思考的重要问题。研究的随访时间应该足够长，以便治疗措施的疗效能通过研究结果显现出来。例如：在一项研究正畸矫治器矫治后牙反粭疗效的临床试验中，如果研究时间过短，上牙弓扩开的疗效还未显现，或恒牙粭尚未建立就停止随访，那么这项研究的意义不大。在正畸治疗中，复发是个重要问题，因此，在试验设计时，就应考虑在治疗完成或保持阶段结束后，仍应给予足够长的随访时间。

应当充分注意结果是如何测量的，是否所有重要的结果都被考虑到了。应该描述评估结果的具体方法以及对此方法的真实性（测量方法真实反映实际结果的能力）和可靠性（在其它同类研究中应用此方法测量，所得结果相似的能力）的评估。

四、研究结果的严格评价

如果一项研究被证明具有内部真实性，存在系统偏倚的危险性较小（任何研究都不可能做到无任何偏倚存在），就可以进一步评估研究结果如何。

在此阶段，回顾一下研究提出的问题以及研究目的是非常有帮助的。所得结果是否达到了研究目的？结果部分是否展示了在方法部分提出的全部结果？结果部分未展示全部结果的原因可能为：文章发表时篇幅不够；因作者的疏忽，资料收集不全；或是试验结果不为作者本人或与发表过程有关的其他人所接受。后者可能会导致出版偏倚产生，即发表的总是具有阳性结果的文章。有多项结果的研究，例如头影测量研究，很容易受到此类偏倚的影响。理想的情况是作者将所有研究结果清晰地、有逻辑性地列举出来，使读者能从中得出自己的结论，而不必依赖作者的解释。在文章中应该把表格与图表单独列出，其编号应与文中的标记一致。

研究中应当运用恰当的统计学方法,最好在文章的方法学部分列出所使用的统计方法。虽然在发表的文章中鉴别是否过多使用了统计学方法是比较困难的,但使用过多统计学检验可能造成误导,应用的统计学检验越多,就越可能出现虚假的统计学显著差异。应当评估主要结果的差异是否达到统计学显著水平,常用的表示方法为 P 值或置信区间。一般来说,如果 $P<0.05$,则说明组间差异不太可能是机遇造成的。P 值越小,把握度越大。但更具有意义的是置信区间。当评估干预措施的效果时,置信区间不仅向我们提供统计学显著差异方面的信息,还能展示出真实的治疗效果可能存在的范围。惯例是使用 95% 置信区间。也就是说,我们有 95% 的把握认为所研究的变量的真值位于 95% 置信区间中。95% 置信区间的最大值与最小值间的差距越小,对于精度估计的把握度就越大。重要的是:应记住不是所有具有统计学显著差异的结果就一定具有临床意义。

针对不同类型的研究设计,发展出许多具有临床意义的效果评价参数。这些参数有:机会比(odds ratios,OR),危险度(risks ratios,RR),相对危险度减少率(relative risk reduction,RRR),绝对危险度降低率(absolute risk reduction,ARR)以及得到 1 例有利结果需要防治的病例数(NNT)。目前在评价干预措施的效果时 NNT 越来越常用于解释结果。它的具体含义是:相对于对照组而言,应疗多少病例才能多治疗好一位患者。越来越多发表的文章应用了此类评价参数被,对于临床工作者来说了解如何亲自计算这些参数是很有帮助的。虽然乍看起来令人生畏,但其数学计算方法其实很简单。表 19-2,表 19-3 列举了一些在进行干预措施效果评价时重要参数的计算公式。

阅读原始研究文献时可提出的基本问题有:

研究的临床问题是什么?

设计方案是否合理?

通过以下几个问题看研究实施情况如何?

(1) 内部真实性

(2) 样本大小

表 19-2 专业口腔卫生干预与自我口腔卫生管理对乳腺癌接受化学治疗导致
口腔健康状况改善或维持的效果比较四格表

		结局:口腔健康状况指数[①]		合计
		恶化	改善或维持	
研究组别	试验组 (专业口腔卫生干预[②])	a 1	b 11	$a+b$ 12
	对照组 (自我口腔卫生干预)	c 9	d 5	$c+d$ 14
合计		$a+c$ 10	$b+d$ 16	$a+b+c+d$ 26

[①]:协助临床医师评估口腔健康和功能的指数系统,包括 8 个方面如吞咽、唇、舌、唾液、口腔黏膜、牙龈、牙和说话声音,每个方面根据正常或未变、轻至中等,中等至严重被计为 1、2 或 3 分,8 分为正常或未改变,9~24 分为轻度至中度,中度至严重的口腔健康和功能变化,如 24 分表明有化疗所致严重口腔炎。对该指数的定义和评价参见文献 12~14。

[②]:除每天常规自我口腔护理外,由口腔专业人员每周进行牙洁治。

表 19-3　评估疗效的参数

参数	描述	公式	举例（表 19-2-1 资料）
机会比	试验组中出现某种结果比值除以对照组出现该结果的比值。 通常十进制小数表示。 当 OR 值等于 1 时，则说明两组间没有差异。	$(a/b)/(c/d) = ad/bc$	$(1/11)/(9/5)$ $=(1\times5)/(11\times9)$ $= 0.05$ 专业口腔卫生干预减少口腔健康状况指数恶化的比值比达 95%
危险度比值也被称为相对危险度	试验组出现某种结果的危险率（也称作试验事件发生率）除以对照组出现该事件的危险率（也称对照事件发生率） 通常以百分数表示。 RR 值等于 1 时说明组间没有差异。	$[a/(a+b)]/[c/(c+d)]$	$[1/(1+11)]/[9/(9+5)]$ $= 0.08/0.64$ $= 0.13$ 专业口腔卫生干预减少口腔健康状况指数恶化的风险达 87%
绝对危险度降低率也称作危险差	对照组发生某事件的危险度（也称作对照事件发生率）减去试验组该事件发生的危险度（也称试验事件发生率）。 通常以百分数表示。 ARR 等于 0 时说明组间没有差异。	$c/(c+d)-a/(a+b)$	$(9/14)-(1/12)$ $= 0.64-0.08$ $= 0.56（56\%）$
相对危险度降低率	ARR 除以对照组发生某事件的危险率。也可通过 1−RR 计算得出。 通常以百分数表示。 RRR 等于 0 时说明组间没有差异。	$ARR/[c/(c+d)]$ 或 $1-RR$	$0.56/(9/14)$ or $1-0.13$ $= 0.87（87\%）$
得到 1 例有利结果需要防治的病例数	ARR 的倒数。 通常以整数表示。	$NNT = 1/ARR$	$1/0.56$ $= 1.8 \approx 2$

（3）结果测量的真实性

（4）随访时间的长短

结果是什么？

（1）数字计算准确吗？

（2）是否包括了全部研究对象？

（3）对统计学显著性差异进行了验证吗？

（4）统计学方法是否运用恰当？

对于临床实践的指导意义如何？

（1）研究对象的特点是什么？

（2）研究是在哪里进行的？

（3）可以推广本研究描述的干预措施和试验检查吗？

（4）是否考虑了所有的重要结局？

（5）是否效果大于成本？

您的病人的喜好是什么？

五、临床应用价值的评价

并不是所有真实的研究结果都适用于我们自己的临床实践,还应该评估研究的外在真实性。重点要考虑的是研究结果是否可以应用于自己的病人和自己的临床条件。医疗卫生方面的研究是在全世界范围内进行的,因此研究对象所处的各方面的条件与我们自己病人所处的条件可能有很大的差异。并且实际上,试验中的研究对象可能与我们日常的病人也有差异。试想:某研究中研究对象的年龄在 18～45 岁之间,其研究结果能否用于年龄超过 65 岁的患者? 一项在英国进行的研究,其结果是否适用于在中国接受同样治疗的患者?

认识到文献报告中的研究对象与研究条件并不一定与自己的一致是很重要的。但是应该考虑患者及条件间的差异对结果的影响程度究竟有多大? 如果差异只是表现为疗效的大小不同,而不是疗效的方向颠倒,那么可以调整该研究结果来反映该治疗对我们自己患者的影响。

虽然对适用性的评估是一个主观性很强的过程,但是可以通过研究的纳入/排除标准,以及对研究对象特征的详细描述来判断其结果是否适用于本地患者群。上述情况在最初提出待研问题时就应该充分考虑。

此外,将任意研究结果应用于实践中的可行性也应予以评估。例如:某研究的结果可能是你感兴趣的,并与自己的病人是相关的,但是该治疗措施的成本高,需要培训掌握新的技术,以及需要对病人治疗结局进行额外的监测等,这些问题都可能使得应用该研究结果于自己临床变得不现实。

六、评价要点一览表及相关信息资源

目前,已有很多严格评价要点一览表和有关资源可用。表 19-4 列出了在阅读研究文献

表 19-4　阅读不同类型原始研究文献时应提出的特殊问题

设计方案	提出的问题
干预性/试验性研究	研究对象的分配是随机还是半随机? 分配方案是否隐藏? 就已知预后因素而言,组间基线是否一致? 纳入标准是否详细具体? 是否对实施干预者和/或病人实行了盲法? 在评价结果前知道分组情况吗? 在测量主要结果时,是否进行了时点估计,并测量了变异度吗? 是否进行了意向治疗分析?
队列研究	是否清晰地描述了暴露组、未暴露组和预后因素的分布? 暴露因素是否准确测定? 各组的重要混杂因素是否可比? 是否对混杂因素的效应进行了足够的调整? 是否对结局进行了盲法评估,即研究者不知道暴露的情况? 随访时间是否足够长直至研究的结局发生? 被随访的研究对象占多大比例? 失访率与失访原因在暴露组与非暴露组相似吗?
病例-对照研究	病例的定义清楚吗? 病例是否具有代表性? 病例组患者的疾病状态是否被可靠的评估或证实? 对照是从病例所在人群随机筛选出来的吗? 是否有证据表明对照是无病的? 在可能的混杂因素方面两组的可比性如何? 病例组与对照组中是否用了同样的方法评估干预措施或暴露因素? 如何确定应答率? 不应答率或不应答的原因是否组间一致? 是否用了与暴露因素相关的其它因素进行病例-对照配对,从而造成了过度的配对? 是否运用了恰当的统计学分析(配对或非配对)?
横断面调查	是否是在一个合适的框架人群中随机抽样? 是否有证据说明研究对象是待研干预措施的标准使用者? 应答率是多少? 是否清楚地描述了纳入标准? 结局的评估是否使用了客观的标准?

时应提出的各种问题的指导原则。本章不包括口腔医学期刊中发表的所有研究类型的评价，只是着重于通常遇到的试验设计方案。需要进一步了解如何评价临床指南、定性研究、经济评估、诊断性试验等研究设计时，推荐使用以下资源：

Greehalgh 的如何阅读文献系列论文，可通过 BMJ 网站在线阅读，亦有印刷版：GREEHALGH T.How to read a paper.The basics of evidence based medicine.London：BMJ Publishing Group，1997.

医学文献阅读指南最初发表于美国医学会杂志（*the Journal of the American Medical Association*），可在线阅读。

GUYATT G,RENNIE D.Users' guide to medical literature.A manual for evidence based clinical practice.American Medical Association,2002.

《严格评价袖珍指南》：医疗卫生工作者手册：Crowbie I.The pocket guide to the critical appraisal：A handbook for health care professionals.London：BMJ Publishing Group，1996.

虽然在首次进行严格评价时通常会觉得这一过程既慢又烦琐，但多次实践后，就会变成一个自觉的过程，并能很快完成。医务工作者通过学习掌握严格评价文献的技能，将会更加熟练的处理不断增加的甚至是超负荷的信息。任何一位希望进行循证医学实践的医疗工作者，都应当具备快速识别和解释高质量的、真实的及临床相关研究文章的能力来指导临床实践。

（Glenny AM　Hooper L　郭春岚译，史宗道校）

参考文献

1. CLARKE M,OXMAN A. Cochrane reviewers' handbook 4.1.4［updated October 2001］.Oxford：Update software,2001

2. CROMBIE I. The pocket guide to critical appraisal：A handbook for health care professionals. London：BMJ Publishing Group,1996

3. EGGER M,DAVEY S G,SCHNEIDER M. Systematic reviews of observational studies.//EGGER M,DAVEY SMITH G,ALTMAN D. Systematic review in healthcare.：Meta-analysis in context.London：BMJ Publishing Group,2001

4. GIBSON F,AULD E,COULSON S,et al. Children's Cancer and Leukaemia Group（CCLG）/Paediatric Oncology Nurses Forum's（CCLG-PONF）Mouth Care Group.The development of evidence-based guidelines on mouth care for children,teenagers and young adults treated for cancer. Eur J Cancer,2010,46（8）：1399-1412

5. GIBSON F,AULD EM,BRYAN G,et al. A Systematic Review of Oral Assessment Instruments：What Can We Recommend to Practitioners in Children's and Young People's Cancer Care？ Cancer Nurs,2010,33（4）：E1-E19

6. GREENHALGH T. How to read a paper：Getting your bearings（deciding what a paper is about).BMJ,1997,315：243-246

7. GUYATT G,SACKETT D,COOK D. Users' guides to the medical literature. Ⅱ How to use an article about therapy or prevention. JAMA,1993,270：2598-2601

8. JUMI P,ALTMAN D,EGGER M. Chapter 5.Assessing the quality of randomised controlled trials.In：Egger

M,Davey Smith G,Altman D,editors. Systematic reviews in health care. Meta-analysis in context.London: BMJ Publishing Group,2001

9. JUNI P,WITSCHI A,BLOCH R,et al. The hazards of scoring the quality of clinical trials for meta-analysis. JAMA,1999,282(11):1054-1060

10. LAST JM. A dictionary of epidemiology. New York:Oxford University Press,1988

11. MARK D.I nterpreting the term selection bias in medical research. Fam Med,1997,29(2):132-136

12. NHS Centre for Reviews and Dissemination. Undertaking systematic reviews of research on effectiveness: CRD's guidance for carrying out or commissioning reviews. 2nd ed:NHS Centre for Reviews and Dissemination,University of York,2001

13. SACKETT D,STRAU S,RICHANRDSON W,et al. Evidence-based medicine.2nd ed.Toronto:Churchill Livingstone,2000

14. SAITO H,WATANABE Y,Sato K,et al. Effects of professional oral health care on reducing the risk of chemotherapy-induced oral mucositis. Support Care Cancer,2014;22(11):2935-2940

思考题

1. 为什么要对文献进行严格评价?
2. 应该从哪几方面对文献进行严格评价?
3. 常见偏倚有哪些? 如何减少这些偏倚?

附英文原文

Chapter 19　Critical evaluation of the literature

Evidence based practice requires the integration of individual clinical expertise with the best available,clinically relevant research and needs to take into account patients' own values and expectations.Within dentistry alone there are around 500 journals publishing over 43 000 research articles a year.Given that a large proportion of these papers are of limited relevance to everyday practice and often of poor quality,how do you know which of these articles you should read to inform your practice and which you can disregard?

The majority of published papers appearing in the medical and dental journals follow the IMRAD format(introduction,methods,results and discussion).Published papers will often begin with an abstract that provides a précis of the key elements from each section.Given the often limited time available for reading,it is very tempting to focus on the abstract and the results or the conclusions of the study. However,to decide whether a paper is truly worth reading, attention should be given primarily to the methods section to establish whether the study design was appropriate and valid. Only when we feel the study was conducted in such a way so as to provide an unbiased answer to the research question should consideration be given to what the paper says(the results of the study)and whether it helps your clinical practice(the relevance,or applicability, of the paper).

In order to be sure that clinical practice is based upon the best available research evidence we need to be able to critically appraise the research literature. Critical appraisal has been defined as the process of assessing and interpreting evidence by systematically considering its validity, results and relevance to an individual's own clinical work. By developing critical appraisal skills, it is envisaged that healthcare workers will become more adept at identifying research articles that are both of a high quality and relevant to their clinical practice.

I. What question is being asked

The first thing to consider when reading an article is the research question or hypothesis being examined. What is it? Has it been clearly defined? Have the authors provided a clear summary of previous research in the area? Is there good justification for carrying out the piece of research?

Clinical research questions can usually be broken down into the following components:

Population-who are the participants within the study? What were the inclusion and exclusion criteria?

Intervention/Exposure-what interventions, risk factors or exposure are examined?

Comparison-what control group, if any, has been studied?

Outcomes-what outcomes have been measured?

The presence of a clear statement regarding the research question or hypothesis allows you, as the reader, to quickly gauge whether the study is relevant to your own information needs.

II. Is the study design appropriate

Once the research question has been identified, it is necessary is to determine what study design has been used and whether or not it was appropriate for the question being asked.

The dental research literature contains a variety of both primary and secondary research techniques. Secondary research includes guidelines, economic and decision analyses and both non-systematic and systematic review articles (appraisal of systematic reviews is discussed in Chapter 6). The bulk of the research published in the dental journals is, however, primary research. Primary studies (the main focus of this chapter) can be classed as either descriptive or analytic. Descriptive studies (e.g. case reports, case-series of cross-sectional surveys) tend to be hypothesis generating, describing patterns and trends in exposure levels and health outcomes. All descriptive studies are observational in nature. Analytic studies can be subdivided into observational (e.g. case-control and cohort studies) and intervention or experimental studies [e.g. randomised controlled trials (RCTs), non-randomised controlled clinical trials, split-mouth studies]. Intervention studies differ from observational studies in that certain conditions, in particular assignment of study participants (or teeth) to intervention groups, are under the control of the investigator. The main objective of analytic studies is to test hypotheses of relationships between exposure and disease or other health outcome.

Primary studies can be graded into a hierarchy of evidence according to their design and susceptibility to bias.Studies least susceptible to bias are placed at the top of the hierarchy, whilst those with greater susceptibility to bias, therefore providing weaker evidence, are placed further down the hierarchy. For example, intervention studies, or clinical trials are placed above observational studies. The strength of evidence then decreases from the controlled observational studies to those without controls, as susceptibility to bias increases (Fig.19-1).

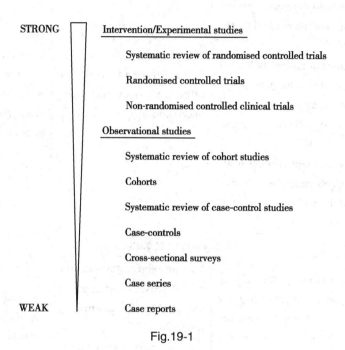

Fig.19-1

Such hierarchies provide a useful 'rule of thumb' against which to grade studies. However, it must be emphasised that different research questions have different hierarchies and require evaluation through different study designs. Randomised controlled trials (RCTs) are the 'gold standard' upon which to base decisions on the effectiveness of healthcare interventions, but they are not necessarily appropriate, or ethical, to answer other questions. For example, it would be inappropriate for a researcher to conduct a RCT to answer the question 'What is the prevalence of children born with a cleft lip and/or palate in Chengdu? ' Given that the researcher would not be intervening in anyway, merely evaluating the number of cases of cleft lip and/or palate births in the region at a given time, an observational study, specifically a cross-sectional survey, would be more appropriate.

Tab.19-1 provides an illustration of the types of questions that can be addressed by different types of study design. When assessing the research literature it is important to identify whether or not the highest, appropriate level of evidence has been used to answer the research question.

III. How well was the study conducted

If it can be established that the research question has been addressed using an appropriate

Tab.19-1　Examples of key study designs and the types of questions they address

DEFINITION OF STUDY DESIGN：	QUESTION TYPE：	EXAMPLES：
Intervention/Experimental studies		
Randomised controlled trial-a group of participants（or other unit of analysis e.g. teeth）is randomised into different treatment groups. These groups are followed up for the outcomes of interest Split-mouth design-each patient is his/her own control. A pair of similar teeth, or groups of teeth（quadrants）may be selected and randomly allocated to different treatment groups Non-randomised controlled clinical trial-allocation of participants under the control of the investigator, but the method falls short of genuine randomisation.	Used for examining the effectiveness of healthcare interventions.	What is the most effective adhesive for fixing brace attachments to teeth? Are fluoride varnishes more effective than fluoride gels at preventing dental caries?
Observational studies		
Cohort-a longitudinal study, identifying groups of participants according to their exposure/intervention status. Groups are followed forward in time to measure the development of different outcomes	Used for measuring the incidence of a disease; looking at the causes of disease; determining prognosis. Answer questions relating to harm or prognosis	Do teenagers with crossbites go on to develop temporomandibular joint disorders?
Case-control-involves identifying two groups; those who have the outcome of interest （cases）and those who have not（controls）. The investigator then looks back in time to see who had the exposure/intervention of interest, and if the exposure/intervention is a risk factor of the outcome?	Used for looking at the causes of disease; identification of risk factors; suitable for examining rare diseases Answer questions relating to harm	What are the risk factors associated with root resorption in patients who have undergone orthodontic treatment?
Cross-sectional survey-the observation of a defined population at a single point in time or time interval is performed to see the status of an individual with respect to the presence or absence of both exposure/intervention and outcome are determined at the same time, so that the associations between the exposure/ interventions and the outcomes could be explored.	Measure the prevalence of a disease; examining the association（but not the cause） Answer questions relating to diagnosis	What is the prevalence of dental fluorosis in China? Is betel nut chewing associated with an increased risk of oral cancer?

research design, we still need to consider the fact that within any particular design there is huge variability between studies with regard to how well they are executed. This may mean that in certain cases, for example, that results from a poor RCT may be no more valid than those from a well-conducted cohort study. An important issue to consider at this stage, therefore, is the study's validity, in particular its internal validity as opposed to external validity.

Internal validity can be described as the degree to which the results of a study are likely to approximate to the 'truth' for the circumstances being studied. Has the study been conducted in such a way that systematic error (bias) has been minimised?

External validity refers to the degree to which the effects observed in the study are applicable to the outside world; how generalisable are the results to other circumstances, such as different populations or settings? The assessment of external validity is a matter of judgement, but clearly, if internal validity does not exist, there is little point in considering a study's external validity.

Key biases associated with the internal validity of a study include:

Selection bias

The term selection bias is used in several different ways within the dental research literature. It is often used in relation to bias occurring during the selection of representative participants and is concerned with the characteristics of participants within the study. Selection bias in this case is linked to external validity. However, selection bias can also be used to refer to bias occurring during the selection of participants to exposures. Such bias may lead to systematic differences between comparison groups in, for example, prognosis or responsiveness to treatment. If the groups under comparison are not similar at baseline, the differential effects of any intervention or exposure may be distorted due to confounding factors.

Observational studies such as cohorts, cross-sectional surveys and case-control studies, are particularly vulnerable to such selection bias. For example, in case-control studies it is imperative that the cases are as similar as possible to the controls, except for the presence or absence of the disease/outcome under study. The control group should ideally be selected from the same source as the cases (e.g the community, a hospital or specialist centre) and be comparable in terms of factors such age, gender, social class etc. It should be recognised that although it is possible to ensure that study groups are comparable with regard to known confounding factors, this is not the case for unknown confounding factors.

Intervention studies offer the opportunity of reducing the risk of selection bias. The process of random allocation to treatment groups aims to produce groups that are comparable in terms of both known and unknown confounding factors, thus minimising the risk of selection bias. Ideally the generation of the random allocation sequence should be unpredictable (computer-generated random numbers, coin tossing, drawing lots, throwing dice, etc.). Quasi methods of randomisation, such as allocation based on case record number, date of birth, date of admission or alternation are open to manipulation and therefore introduce a greater risk of selection bias into the study. True randomisation not only requires the allocation sequence to be unpredictable, but also that the sequence is concealed from the investigators involved in the enrolling of patients in order to avoid the selective enrolment of patients based on prognostic factors. Allocation concealment can be achieved using techniques such as centralised or third-party randomisation, sequentially numbered, sealed opaque envelopes or pre-numbered identical containers administered serially to study participants.

A related form of bias is recall bias, referring to differences in the way exposure information is remembered or reported by participants who have experienced an adverse health outcome and by those who have not.For example, smokers who develop periodontitis may either over or under report the amount they smoke or the frequency of toothbrushing in comparison to smokers who do not have periodontitis.Study designs that select subjects at outcome, such as cross-sectional surveys and case-control studies, are particularly susceptible to recall bias.

(i) Performance bias: The occurrence of systematic differences in care provided to participants in a study, apart from the intervention being evaluated is referred to as performance bias.The knowledge of assignment to different treatment groups may affect a study participants reporting of symptoms.In addition, an investigator may treat participants receiving one intervention differently from those receiving the comparison intervention. For example, in an RCT comparing the effectiveness of manual versus powered toothbrushes on oral hygiene, the study investigator may be tempted to provide brushing instructions to one group and not the other, depending on which intervention they favour (either consciously or subconsciously).Blinding of study participants and investigators to treatment allocation helps to minimise performance bias. When a study is described as single blind only the participants are blind to their group allocation. When both participants and investigators are blind to group allocation the study is described as double blind.Blinding can be achieved through the use of placebo interventions, ensuring both groups receive interventions that appear identical in terms of taste, smell, mode of delivery, etc. However, as in the toothbrush example above, blinding to treatment group is not always feasible.

The assessment of performance bias in observational studies is more problematical given that the studies explore natural variations in exposure levels, over which the researcher has no control.It is therefore necessary to measure levels of exposure, ideally using the same methods for each group, and ensure that there were no differences in exposure to factors, other than those of interest, that could affect the outcomes.

(ii) Measurement/detection bias: As previously mentioned, blinding to treatment groups cannot always be achieved. However, blinding to outcome assessment is usually possible.This can help minimise differences that may occur in how outcomes are measured for the groups being compared (measurement or detection bias).Blind outcome assessment is of particular importance when the outcome being assessed is subjective in nature (e.g.dental or facial aesthetics; pain; swelling).Empirical evidence has shown that trials with open assessment of the outcome can over estimate the treatment effects by 35%.

(iii) Attrition bias: If there are systematic differences between comparison groups with regard to withdrawals, non-responders or exclusions of participants from the results of a study, then the study may suffer from attrition bias.

Patients drop out of studies for many reasons.Imagine a number of participants have dropped out of a study examining the effectiveness of occlusal splints for temporomandibular joint dysfunction syndrome because they are having difficulty in wearing the splints.Excluding these patients from the analysis could result in an overestimate of the effectiveness of the intervention. Conversely,participants might have dropped out of the study due to an improvement in their symptoms.If these participants are excluded from the analysis,an underestimate of treatment effect will result.In order to minimise attrition bias,all study participants should be accounted for in the analysis and the analysis undertaken on an intention-to-treat basis (participants analysed according to the group to which they were initially allocated,regardless of whether they dropped-out,fully complied with the treatment or ended up crossing over to the other treatment group).Attrition bias is not only an issue for intervention studies,but cohort and case-controls studies also,reflected in the studies' completeness to follow-up.All study participants must be appropriately accounted for in the analysis.

Other basic issue to take into account when considering how well a study has been conducted are sample size,duration of follow-up and the outcome measures used. When assessing clinical trials,larger studies are deemed 'better' as they have greater statistical power and can produce a more precise estimate of effect.The presentation of an a priori calculation of sample size gives some indication that the authors have considered the statistical power of the study. Smaller studies are often under powered and may therefore be unable to detect,as statistically significant,a clinically worthwhile difference between comparison groups even if one exists. However,with regard to observational studies,bigger is not always better.Larger studies may be less able to pay as much attention to characterising the exposure or outcome of interest,and the confounding factors,than smaller studies.

The duration of follow-up is an important issue to consider in all prospective studies (e.g cohorts studies,clinical trials).It is imperative that a study's follow-up period is long enough for the effect of the intervention to be demonstrated by the outcome of interest.For example,there is little point in conducting a clinical trial examining the effectiveness of orthodontic appliances for correcting posterior crossbites if the duration of the study is too short to allow expansion of the upper jaw/teeth to occur and/or the permanent dentition to be established.In orthodontics,where relapse (post-treatment changes) can be a problem,sufficient follow-up of patients after active treatment and/or out of retention should also be included in the trial design.

Attention should also be given to how the outcomes were measured and whether all the important outcomes were considered.Outcome assessment measures should be described and the issue of validity (the ability of the method of assessment to truly measure what it is supposed to) and reliability (the ability of the measure to achieve similar results when applied on more than one occasion) addressed.

IV. What are the results

If it is felt that a study demonstrates internal validity,showing little risk of systematic biases （no study will ever be totally bias free）,the results of the study then need to be considered.

It is useful at this stage to refer back to the research question and the aims of the study. Do the results fulfil the aims? Are all the outcomes that were discussed in the methods section presented in the results section? Gaps in the results may be due to lack of space to present all the results in the published article,an oversight on the author's part,data not collected or,the finding was not acceptable to the author（s）or those involved in the publication process.The latter can lead to publication bias where only the significant changes or results are published. Studies with multiple outcomes e.g.cephalometric studies are particularly prone to this kind of bias.Ideally the results of the study should be presented in a clear,logical way,so that the reader can draw their own conclusions from them,rather than having to rely on the author's interpretation. The tables and figures presented in the paper should stand alone,and the numbers tally with those discussed in the text (tab.19-1).

Appropriate statistical techniques should be used within the study and,ideally,be presented in the methods section of the paper.Although difficult to identify from a published article,the use of numerous statistical tests may be misleading.The more tests that are undertaken,the more likely a result of spurious significance will be identified.The statistical significance of the main findings should be assessed. These are commonly presented as either P-values or confidence intervals. Typically a P-value of less than 0.05 is used to show that the result is unlikely to have occurred by chance.The smaller the P-value,the greater the confidence that the result was real. More useful,perhaps,is the confidence interval.When evaluating the effect of an intervention, a confidence interval not only provides us with information on statistical significance,but also indicates the range within which the true treatment effect is likely to lie.The accepted convention is to use the 95% confidence interval. This means that you can be 95% certain that the true value of the variable of interest lies within the 95% confidence intervals.The narrower the gap between the upper and lower 95% confidence intervals the more certain we will be about the precision of the estimate.An important point to remember is that not all statistically significant differences in outcomes are necessarily clinically significant.

A number of clinically meaningful effect measures have been developed for different types of question/study designs.These include measures such as odds ratios（OR）,risks ratios（RR）, relative risk reductions（RRR）,absolute risk reduction（ARR）and the number needed to treat （NNT）.The NNT is becoming increasingly popular for interpreting results from studies about the effectiveness of an intervention.It shows how many patients have to be given the intervention for one extra person to benefit who would not have done so if given the comparison treatment. More and more studies are being published which use these types of effects measures and it's useful for health care practitioners to understand how to calculate them themselves.Although they may look daunting initially,they usually only involve some simple arithmetic.Tab.19-3 presents the formulae required to calculate some of the key effects measures presented in studies of effectiveness.

Tab. 19-2 A2 × 2 table for deterioration rates of oral assessment guide parameters in patients with breast cancer receiving chemotherapy

		Outcome: Oral Assessment Guide		Totals
		Deteriorated	No change or improved	
Study groups	Experimental group （POHC）	a 1	b 11	a+b 12
	Control group （self-care）	c 9	d 5	c+d 14
Totals		a+c 10	b+d 16	a+b+c+d 26

Note: Oral Assessment Guide: a score system to assist the clinician in determining oral health and function, including eight categories such as swallow, lips, tongue, saliva, mucous membranes, gingivae, teeth and voice, and each of them can be scored as 1 (normal or no changes), 2 (mild to moderate change) or 3 (moderate to severe change), score of 8 indicates a healthy oral cavity, above 8 to 24 means moderate to severe oral health change, 24 indicating severe mucositis.

POHC: professional oral health care: weekly scaling and polishing by dentist in addition of daily self-dental care

Tab. 19-3 Calculating effect measures

Measure	Description	Formula	Example
Odds ratio（OR）	The odds of an event（outcome）in the experimental group divided by the odds of an event in the control group. Usually expressed as a decimal proportion. An OR of 1 indicates no difference between the two groups（value of 'no effect'）	(a/b)/(c/d)= ad/bc	(1/11)/(9/5) =(1 × 5)/(11 × 9) = 0.05 Treatment reduced the odds of deterioration of oral assessment guide parameters by 95%
Risk ratio（RR） Also know as relative risk	The risk of an event in the experimental group（known as the experimental event rate（EER））divided by the risk of an event in the control group（known as the control event rate（CER）). Usually expressed as a percentage. A RR of 1 indicates no difference between the two groups	(a/(a+b))/ (c/(c+d))	[1/(1+11)]/[9/(9+5)] = 0.08/0.64 = 0.13 Treatment reduced the risk of deterioration of oral assessment guide parameters by 87%
Absolute risk reduction（ARR） Also known as risk difference or rate difference	The risk of an event in the control group（the control event rate（CER））minus the risk of an event in the experimental group（the experimental event rate（EER）). Usually expressed as a percentage. An ARR of 0% indicates no difference between the two groups	c/(c+d)– a/(a+b)	(9/14)–(1/12) = 0.64–0.08 = 0.56（56%）

Continued

Measure	Description	Formula	Example
Relative risk reduction(RRR)	The ARR divided by the risk of an event in the control group. Can also be calculated as 1–RR. Usually expressed as a percentage. A RRR of 0% indicates no difference between the two groups	ARR/(c/(c+d)) also 1–RR	0.56/(9/14) or 1–0.13 = 0.87(87%)
Number needed to treat(NNT)	The reciprocal of the ARR. Usually expressed as a whole number.	NNT = 1/ARR	1/0.56 = 1.8 ≈ 2

V. What are the implications for practice

Not all valid research articles will be relevant to your clinical practice and consideration needs to be given to the external validity of the piece of research.It is important to consider whether the results of a study can be can be applied to your patients and your clinical setting. Health-related research takes place all over the world, in settings that may be very different from the one in which your patients are found.Indeed, the participants within the studies may also be very different from the patients you see in daily practice.Can the results of a trial recruiting patients aged 18-45 years be applied to patients over 65 years of age? If a study has been conducted in the UK, what do the results mean with regard to patients being treated in the China?

It is important to recognize that it is unlikely that the patients and settings used in a research study will ever be identical to yours.However, you need to consider the extent to which differences in patients and settings might affect the results. If the differences are likely to only change the size of the effect of the treatment, rather than changing the effect from one of benefit to one of harm, then it may be possible to adjust the result to reflect the impact in your patients.

Although this assessment of applicability is a hugely subjective process, the inclusion/ exclusion criteria for the study and details of the characteristics of the study participants can help to establish whether the results are likely to be relevant to your patient population or not.Some of these issues will already have been thought through when considering the initial research question.

In addition, the feasibility of implementing any research findings into practice also needs to be considered.The results of a study may be favourable and relevant to your patient population, but issues such as the cost of the intervention, training in new techniques, and additional monitoring of patient outcomes may render a change in practice unrealistic.

VI. Critical appraisal checklists and resources

There is a plethora of critical appraisal checklists and resources available.Tab.19-4 provide

Tab. 19-4　Specific questions to ask when reading different types of primary research papers

STUDY DESIGN	QUESTIONS TO ASK
Intervention/experimental studies	Was assignment to the treatment groups random (true or quasi)? Was the treatment allocation concealed? Were the groups comparable at baseline in terms of all known prognostic factors? Were the eligibility criteria specified? Was the care provider and/or the patient blinded? Were outcome assessors blinded to the treatment allocation? Were the point estimates and measure of variability presented for the primary outcome measure? Did the analyses include an intention to treat analysis?
Cohort	Is there a clear description of exposed and non-exposed groups and the distribution of prognostic factors? Was exposure reliably ascertained? Were the groups comparable on all important confounding factors? Was there adequate adjustment for the effects of these confounding variables? Was outcome assessment blind to exposure status? Was follow-up long enough for the outcomes to occur? What proportion of the cohort was followed-up? Were drop-out rates and reasons for drop-out similar across intervention and unexposed groups?
Case-control	Is the case definition adequate? Are the cases a representative series? Has the disease state of the cases been reliably assessed and validated? Were the controls randomly selected from the source of population of the cases? Is there evidence that the controls are free from the disease? How comparable are the cases and controls with respect to potential confounding factors? Were interventions and other exposures assessed in the same way for cases and controls? How was the response rate defined? Were the non-response rates and reasons for non-response the same in both groups? Is it possible that over-matching has occurred in that cases and controls were matched on factors related to exposure? Was an appropriate statistical analysis used (matched or unmatched)?
Cross-sectional survey	Is the study based on a random sample selected from a suitable sampling frame? Is there any evidence that the sample is representative of standard users of the intervention? What was the response rate? Are the criteria for inclusion in the sample clearly defined? Were outcomes assessed using objective criteria?

some guidance on the types of questions to ask when reading research articles.It is acknowledged that this chapter does not cover the critical appraisal of all types of research articles published in the dental literature,but focuses on those designs most commonly encountered.For further guidance on how to appraise clinical guidelines,qualitative research,economic evaluations, diagnostic studies,in addition to the study designs already discussed,the following key resources are recommended:

• The How to read a paper series by Trisha Greenhalgh,available online via the BMJ website.The series is also available as a book:

Greenhalgh T.How to read a paper. The basics of evidence based medicine.London:BMJ Publishing Group;1997.

• The Users' Guide to the medical literature initially published in the Journal of the American Medical Association.This series has also been updated and published as a book:

Guyatt G,Rennie D.Users' guide to the medical literature.A manual for evidence-based clinical practice.American Medical Association;2002.

• Crombie I.The pocket guide to critical appraisal:A handbook for health care professionals. London:BMJ Publishing Group;1996.

The Appraisal of Guidelines Research and Evaluation (AGREE) instrument provides a framework for evaluating the quality of clinical practice guidelines.Often a first attempt at critical appraisal can feel slow and cumbersome,but with practice it becomes rapid and almost automatic. By developing skills associated with critical appraisal healthcare workers will become more adept at managing the ever increasing information overload. It is imperative that any healthcare worker wishing to practice in an evidence based manner develops the ability to quickly identify and interpret high quality,valid and clinically relevant research articles to inform their practice.

（Glenny AM,Hooper L）

第二十章

系 统 评 价

 内容提要

　　系统评价作为循证医学的工具和证据来源,是医学领域近半个世纪是近二十年来重大的最新进展之一。系统评价比传统的文献综述更注重对文献的客观的严格的评价,强调全面检索,定期更新纳入最新研究成果,因此称为最高级别的可靠证据,不但有助于临床医师的临床实践和医学教育,也有助于政策决策和确定科研方向,因而得到广泛应用。口腔医务工作者应该把掌握系统评价的基本理论和方法作为基本职业要素。

第一节　系统评价及其发展

一、系统评价的概念

　　医学的发展离不开实验研究(实验室及动物实验)、临床试验和临床观察,但是现代医学绝不是各种实验及临床观察结果的简单堆积,否则医务人员将会因为要记忆海量的数字和事实而疲于奔命,哪还有精力应付繁忙的临床工作? 因此针对某一疾病、特定临床情况、不同干预的结果进行文献综述就成为综合、同化医学知识的重要手段。但是,正如 Mulrow 曾着重指出,传统的医学综述易为偶然事件左右,其制作过程存在偏倚,往往不能全面系统地反映综述事实的全貌,且可能带人综述者本人的观点和喜好。这种情况在上个世纪的最后 30 年发生了重大变化,一种新的综述形式即系统评价(systematic review)出现了,并且得到了极速发展,反过来又极大地促进了医学的进步。

　　系统评价也可以称为系统性文献综述(systematic literature riview)或结构性文献综述(structured literature review),是文献综述的一种类型。通过聚焦于一个待研的重要问题,通过从科学研究中寻找、评价和合成证据以便为待研问题提供确切的答案。但它和一般综述有着本质的不同。其优势表现在系统评价遵循有据可循、方法科学的原则,强调文献检索的全面性,要求穷尽检索手段,尽可能全面地收集文献,而现代信息技术的发展正好为这种全面系统的文献检索提供了坚实的基础,强调文献的严格评价,利用科学的方法从临床研究的不同偏倚来源对文献的质量和可靠性进行批判性评定;强调应用正确的统计学方法对各个分散的原始研究进行结果合并。这一系列原则减小了系统误差(偏倚)和随机误差(由机遇产生),使得系统评价可以更加客观全面地反映了研究文献的观点。

大量的文献已阐明了系统评价的合理性。除了能够减少偏倚,系统评价的优点之一是使研究者能够应对急速增加的已发表及未发表的文献,抓住重点,为我所用。从多个研究中合并数据,使样本含量增加,检验效能增加,而这一点在单个研究中效果不显著或事件发生率低时尤为重要。样本含量的增加不仅意味着检验效能的增加,与之相应的置信区间的缩小意味着效果估计精确性的提高。

偏倚的减少,精确性以及检验效能的提高使得随机对照试验的系统评价成为有关医疗卫生措施效果的最佳证据。

二、系统评价的发展

系统评价作为一种开创性的方法和工具,目前已作为一种最高级别的证据的地位被世界广泛接受。在 20 世纪 50 年代,临床随机对照试验这一研究形式逐渐成型,并被确立为检验卫生干预措施的有效性和安全性的金标准手段之后。在 1972 年,英国流行病学家 Archie Cochrane 在肯定随机对照试验是检验卫生干预措施的最佳方法的基础上,提出应该将医学领域里所有相关的随机对照试验收集起来综合分析,以便得出更为可靠的结论,并且建议随着新临床试验的出现还要做到不断更新。加拿大临床流行病学家 David Sackett 从临床流行病学视角也得出了同样的结论。因而这两位先行者都被尊为循证医学的奠基人。Furberg1983 年发表的论文中主要收集临床随机对照试验研究,通过 95% 可信限对主要结局指标进行比较抗心律失常药物对心肌梗塞患者病死率的影响,可以看作是系统评价的雏形。Cochrane 首次正式提出系统评价(systematic review,SR)的概念。直到 20 世纪 90 年代初,由 Archie Cochrane 学生和追随者创建英国 Cochrane 中心并接着创建国际 Cochrane Collaboration 后,制作和推广系统评价才走上系统化、组织化和规模化的道路,对医学的进步发挥了革命性的影响。

同时我们也应对看到,系统评价的发展与信息科学的进步,计算机和信息高速公路 - 网络的迅速发展与普及是直接关联的,没有后者的进步,就谈不上系统评价和循证医学。

三、系统评价的应用

决策机构可应用系统评价制订卫生政策,医学机构可应用系统评价制订医疗指南,推广医疗措施,特别是在临床疗效不肯定,或实践中差异较大的领域,应用系统评价很有优势。系统评价不仅可为制订临床决策提供信息,也可为研究计划提供信息。如果系统评价的结论为判别某种治疗措施是否有益或有害提供了有力证据,可以避免针对同一问题再进行新的研究。然而,现有的高质量的研究证据不足,不能够对所研究问题提供肯定的答案,则针对该研究问题,需要进一步进行原始研究。提供科研经费的机构需要研究者提供系统评价的证据论证确有必要进行该项研究。

近年来,人们对系统评价日益关注,其制作和出版亦不断增加。然而,尽管系统评价已被证实有很多优点,仍有人怀疑其用途。这是由对系统评价的历史、目的、方法以及用途的错误理解造成的。例如认为:系统评价只针对随机对照试验;可以不借助临床经验及图书馆支持完成系统评价;系统评价必须应用统计学分析(Meta 分析);或系统评价仅关注疾病的结局等等。

为了进一步让人们了解系统评价的意义,消除人们对系统评价的误解,从事系统评价的工作者们应严格按照已发表的计划书(protocol)进行撰写,确保所得出的系统评价具有较高科学质量,也应积极传播系统评价及循证医学的相关背景及原则。

四、系统评价的获取

尽管许多临床医学及口腔医学杂志登载系统评价,主流医学电子数据库如 MEDLINE 和 EMBASE 等为系统评价制作了索引,但这些资料源中同时含有大量其他类型的文章(临床试验、个案报道、普通综述、信件等),使得通过浏览杂志或检索医学数据库来寻找系统评价比较困难。

目前最好的解决办法是检索循证医学图书馆 Cochrane Library,其中含有两个数据库可供查寻所需要的系统评价。Cochrane 系统评价数据库(CDSR)收纳已完成的符合 Cochrane 协作网的严格标准的系统评价全文,以及尚在进行的系统评价计划书。疗效评价文献摘要数据库(DARE)由英国 YORK 大学的国家卫生服务系统(NSH)的综述及传播中心建立,收录了发表于杂志期刊中的系统评价的摘要及对其质量的有益评论。

通过 Cochrane 图书馆,同时可检索到这两个数据库中的系统评价,因此减少了在众多期刊或数据库中查阅本领域系统评价的烦琐工作。

在其他医学数据库中,需要利用特定的检索式精确地检索系统评价。Lee 等在对多个系统评价检索策略进行对比后推荐的检索式敏感度及精确度均较好,研究者可以在对 MEDLINE(通过 OVID 进行检索)进行检索时参考使用。

第二节 系统评价的制作方法

应用严格定义的清晰的系统化方法制作系统评价,可使偏倚(系统误差)和随机误差降至最低,否则这两种误差会严重影响系统评价的质量。本节介绍制作系统评价的基本步骤。如读者打算尝试或已注册准备进行 Cochrane 系统评价,则还需要阅读 1～2 本相关著作,如:《循证医学协作网系统评价作者手册》(*COCHRANE REVIEWER'S HANDBOOK*)和《系统评价制作与传播中心第 4 号报告》(*Centre for Review and Dissemination*,*CRD Report No.4*,*2009*)。例如准备在其他期刊发表系统评价,还应遵循《系统评价和 Meta 分析报告规范》(*Preferred Reporting Items for Systematic Reviews and Meta-Analyses*,*PRISMA*)。

系统评价的制作需要有临床医师、循证医学方法学专家、统计学专家等多方面专家的参与。和所有的科学研究一样,系统评价的制作在开始之前都应有详细的计划书(protocol)。内容包括背景资料、系统评价具体的步骤及制作过程中计划应用的方法等等。为了提高系统评价的公开透明性、推进国际合作以及避免重复劳动,University of York 组织构建了 international prospective register of systematic reviews(PROSPERO)用于系统评价计划书的注册与传播。因此,在完成计划书的制订之后,研究者应在开始系统评价的制作前于 PROSPERO 处对计划书进行上报及注册以证明研究过程的客观性,避免在开始撰写系统评价后改动计划书所带来的偏倚。完成注册后研究者将获得 PROSPERO 的注册编码,目前大部分学术期刊在发表系统评价之前都需要作者提供该编码。同行评议专家或用户阅读计划书后,也可就其提出的临床问题及所应用的方法等进行评价,从而有助于减少偏倚的发生。也可避免由于纳入标准不明确导致纳入的文献均为疗效显著的研究,或是结局指标局限于那些具有统计学显著差异的结果。

系统评价的具体的制作步骤包括:提出临床问题、制订纳入排除标准、检索策略的制订、文献纳入、偏倚风险评价、数据提取及 Meta 分析。

一、提出临床问题

制作系统评价的第一步是确定一个简洁的问题。对评价治疗措施疗效的系统评价来说,所提出的问题通常包含下列术语标示的内容:研究对象(将要接受干预措施的人群)、干预措施(所实施的治疗或预防方法)、对照(与干预措施对照的措施,可以是阳性对照、安慰剂或不干预)结局(试验最后要测量的结果,对于制作者和用户来说重要的结果)。

系统评价的问题应鲜明而准确,可使用户迅速判断是否与自己的研究相关。

二、纳入标准的确定

纳入标准(inclusion criteria)的确定与临床问题的提出有一定的相似性。对于防治性系统评价来说,纳入标准应该按照 PICOS 的原则来确定。即患者类型(participants)、干预措施(intervention)、比较方式(comparison)、结局指标(outcome)和研究类型(study type)。在所有这些要素中,较难确定的应该为结局指标。研究者应该根据自己学科的特点,选择最具代表性的结局指标。若该患者类型的结局指标较多,尚无统一定论,则可选择较大规模临床研究中所选择的结局指标。

对于诊断性的系统评价来说,其纳入标准也应该包括 5 个要素:研究类型、患者类型、检测方法、金标准、疾病类型。

三、检索策略的制订

确定问题后,接下来应进行全面的文献检索,以明确针对同一临床问题的系统评价是否已经存在。可以在 Cochrane 系统评价数据库(Cochrane Database of Systematic Reviews,CDSR)与系统评价摘要数据库(Database of Abstracts of Reviews of Effects,DARE)中进行检索(当然也可检索其他数据库,CDSR 与 DARE 在 Cochrane Library 中有收录),避免重复劳动。

一般来说,建议在系统评价的过程中制订一个详细的检索策略(search strategy)。检索策略应该包括对书目数据库的检索、手工检索、追索和对灰色文献的检索。对于每一部分,都应该确定好检索对象,同时,对于数据库的检索,应该有对应的检索式。

根据 Cochrane 系统评价者手册的要求,在进行书目数据库的检索时,对于 MEDLINE 和 EMbase 的检索是最基本的内容。当然,研究者也可以根据自己的要求选择其他的数据库进行检索,如果想要对 RCT 进行检索,CENTRAL 就是很好的对象;对于中国学者而言,选择 CNKI,CBM 等数据库进行检索也可以在系统评价中体现出我国的特色。在选定数据库过后,应该确定检索策略,具体的检索策略的制订方式在本书第十七章中进行了描述。

一篇针对某临床问题对现有的证据做出好的总结的系统评价必须有一个清晰的、范围广泛的检索策略,以便能将所有已发表的和未发表的已存在的相关文献收集完全。最好应采用多种检索策略,这样当其中一种策略漏掉相关文献时,可用其它方法弥补。已有研究证据显示出版偏倚确实存在,例如:结论有统计学显著性差异的文章更易发表、更易发表在英文杂志上,与结论模棱两可的文章相比亦更快发表。因此,即使在全面的检索之后,使用漏斗图(funnel plot)检验是否存在出版偏倚(publication bias)是很有意义的。

另外,低质量的研究与高质量的研究相比,其所显示的结果常更有利。因此,要评价研究的内部真实性。影响内部真实性的偏倚主要有:选择性偏倚,失访偏倚,实施偏倚和检出偏倚。评估研究的真实性最好能两人独立进行并应详细说明各种偏倚对结果的影响。排除质量较低的研究进行敏感性分析(在合成数据时省去某些研究,观察系统评价的结果是否有根本变化),有助于得出准确的结果。

四、文献纳入

在利用制订好的检索策略对选定的检索源进行系统性检索后,研究者需要对检索得到的文献进行纳入。系统评价的文献纳入即是根据明确的纳入排除标准,选择符合要求的研究。一般来说,文献纳入过程需要两名研究者在互不交流的情况下分两步完成。首先,研究者应该对文章的题目和摘要进行阅读,以快速排除明确不可能纳入的研究,保留可能纳入的文献并获取相应的全文;随后,研究者需要对全文进行进一步阅读,最终确定纳入研究。在整个过程中,若两名研究者的筛选结果存在差异,需要通过讨论解决,在讨论无法取得一致意见时,则需要引入第三名研究者进行裁决。为了进一步提高纳入文献所涉及的研究者主观决策的透明性,第二步中通过阅读全文而排除的文献需要在正文表格或附表中给出排除的理由供系统评价的读者参考。

由于系统评价对检索策略灵敏度的要求远高于特异度,文献纳入过程中研究者常面对数千条文献。为了确保系统评价制作过程中的客观性、透明性以及工作效率,两名负责文献纳入的研究者在进行正式的筛选之前,应选择一小部分文献进行预筛选,并使用一致性检验的方法来检测两人筛选结果的一致性(具体方法见本书第十三章)。这有利于研究者对纳入排除标准的进一步明确及观念统一以及了解两人的一致程度并做出相应的调整,以避免在研究者对纳入排除标准认识不一致时直接开始正式筛选后结果差异巨大所带来的额外工作负担。

五、信息提取

信息提取的对象是所纳入的一个个独立的原始研究(study)而非文章(article)或报道(report)。根据随访时间的不同或所记录结局指标的不同,同一项研究可能以多篇报道的形式发表并被纳入,研究者需要将这些分散的报道进行合并后视作同一研究进行信息提取。信息提取的内容包括 8 个部分:(1)研究来源信息;(2)是否符合纳入标准;(3)研究方法信息;(4)参与者/受试者信息;(5)干预措施信息;(6)研究结果信息;(7)研究结论信息;(8)其他。表 20-1 所给出的就是一张完整的信息提取表所需具备的内容。但需要注意的是,信息提取的详细程度与工作效率是需要研究者进行权衡的。信息提取的结果将作为接下来的偏倚风险评价与数据合成时所涉及信息的主要来源,不完整的信息提取表将对随后的研究造成困难,增大研究者主观错误的可能。但是过于详细的提取表将消耗研究者大量的时间、精力,证据总结与更新的速度也会深受影响。故实际操作中采用的信息提取表格需要研究者从所研究的临床问题、纳入研究的类型等角度进行综合判断后选择充分且必要的信息条目。

表 20-1 系统评价的严格评价

1. 系统评价的目的是什么？一个好的系统评价应该清晰阐述所研究的问题、研究对象、试验组与对照组及结果。

2. 检索策略是否完善？评价者应该努力针对研究问题进行全面的相关文献的检索。已发表的和未发表的文献都应检索。阐明在检索中的任何限制，如发表文章的语言、检索的时间段等。理想的是，系统评价应不断更新，整合所有最新的相关文献。

3. 纳入和排除标准？选择和除外相关研究的标准应当清晰恰当。应记录评估相关文献的过程*。

4. 如何评估原始研究的真实性？评估原始研究真实性的标准及评估过程都应清晰无误，并应说明评价者在合成数据过程中是如何应用关于真实性评估结果的。

5. 如何从原始研究中提取数据？从原始研究中提取数据的过程应该是透明的。

6. 是否清楚列出纳入研究的特点？应当用表格列出每个原始研究的特点。可以使读者对每个原始研究的研究对象、干预措施、结果和研究条件等一目了然。

7. 评价是否检验了纳入研究及其结果的差异和相似性？应该检验原始研究间的异质性，以及存在异质性的原因。可以通过统计学方法，图表式或描述性的阐述异质性。

8. 数据的合成是否合理？是否应用统计学方法定量合成了数据？如果应用了 Meta 分析等统计学方法，应用是否恰当？如果在评价中根本没有讨论异质性问题，或原始研究之间确实存在显著异质性时，应当评估合成数据的统计学方法是否恰当。

9. 对结果的解释是否恰当？任何结论及其对于进一步研究或临床实践的意义，都不能脱离实际结果，即应符合逻辑。

* 理论上，相关性与真实性的评估、数据的提取应当有两名（或更多）评价者独立完成，然后讨论解决其间的分歧。

　　信息提取过程的要求与文献纳入相似，均需要至少两名研究者背对背进行初步提取，并通过核对、讨论或是裁决确定最终的信息提取结果。在面对存在较多纳入研究的情况下，研究者也可进行信息预提取，以统一对各提取条目的认识并对两人之间的差异程度有所了解。需要注意的是，针对同一研究下发表的不同报道，研究者需要对每一篇报道进行仔细的阅读与提取，以保证该研究信息提取的全面。在面对不同研究时，需要对同一概念的不同表述进行统一，不同形式的数据也应转化为统一的表达形式（如连续变量选择均值 ± 标准差，分类变量选择风险比 RR 或比值比 OR）。除此之外，在应用最终确定的信息提取表对纳入的研究进行信息提取时，若该研究的报道对某些关键条目并未提供充分的信息，研究者应该通过邮件、电话等方式积极联系原始研究的作者以进行完善。

六、偏倚风险评价

（一）偏倚、偏倚风险及研究质量、报告质量

　　偏倚，即是研究结果与真实值之间的差异。在进行偏倚风险评价之前，研究者需要深入理解其含义。首先，研究者需要认识到，这一步骤评价的是研究的偏倚风险而不是偏倚。所谓偏倚风险，是研究者在进行系统评价的过程中认为这些研究有存在偏倚的可能。这里介绍几个与偏倚风险容易混淆的概念。

　　研究方法学质量（methodological quality）：是指一个研究从设计到完成的每一步骤都符

合一定的质量要求。研究质量和偏倚风险存在一定差异,前者关注研究的设计及完成过程,而后者虽然注重设计及完成过程,主要关注的却是结果。研究质量和偏倚风险之间不能够画等号。例如,一项研究比较了 A 与 B 两种化疗药物对于中晚期无法手术无法放疗的患者的疗效,研究观察指标为患者的生存期。如果该研究对患者没有使用盲法,我们可以认为,该研究在此项目上质量较低;然而,患者是否知道其接受 A 或 B 药物的治疗其实对其生存期没有影响,因此,未对患者使用盲法不会影响该研究的真实性。又如,一项设计堪称完美的研究有较高的研究质量,然而,该研究的研究者在报告其结果时未报告其中一项指标的结果,因此,我们可以考虑该研究存在一定的偏倚风险。由此可见,高质量的研究可能存在有偏倚风险的问题,而低质量的研究偏倚风险不一定高。

研究的报告质量(reporting quality):是指该研究按照报告规范的要求报告了全部应该报告的内容;如临床随机对照试验应该按照 CONSORT 条目进行报告(详见本书第二十八章)。研究的报告质量同研究的偏倚风险之间没有直接关系,然而,研究的报告质量可能影响偏倚风险的评估,如一篇研究报告没有明确说明其随机的方法,那么就会影响研究者对随机方法一项的评估。

(二) 研究的偏倚风险评价的方法

低质量的研究与高质量的研究相比,其所显示的结果常更有利。因此要评价研究的内部真实性。影响内部真实性的偏倚主要有:选择性偏倚,失访偏倚,实施偏倚和检出偏倚。评估研究的真实性最好能两人独立进行并应详细说明各种偏倚对结果的影响。排除质量较低的研究进行敏感性分析(在合成数据时省去某些研究,观察系统评价的结果是否有根本变化),有助于得出准确的结果。关于所采用的评价工具,在这里我们介绍 Cochrane 协作网推荐的偏倚风险评价工具(Cochrane collaboration's tool for assessing risk of bias)。与许多评分量表形式的评价工具不同,Cochrane 协作网推荐的评价工具有利于评价者针对不同的风险来源对研究结果可能造成的影响单独进行考虑,以一个简单的评分来对一项研究的偏倚风险进行评价虽看似直观,但反而可能使研究者忽略不同偏倚风险来源对不同结果的可能影响。

对于防治性研究来说,Cochrane 协作网推荐从七个领域去评估其偏倚风险,这七个领域包括:随机序列产生、分配隐藏、对受试者及试验人员实施盲法、对结局评估员施盲、结果数据不完整、选择性报告结果及其他偏倚。其具体领域划分及评价标准如表 20-2 所示。评价者对每一领域偏倚风险的评价结果可分为低(low)、高(high)及不明(unclear)。

表 20-2 基于研究不同环节的防治性研究偏倚风险评估细则

偏倚产生环节	偏倚程度	判断标准
I. 随机序列的生成:生成随机序列的方法不恰当导致的选择性偏倚(干预措施分配偏倚)	低偏倚风险	研究者对序列产生的过程描述了具体的随机方法,如: 随机数字表 计算机产生随机数字 抛硬币法 洗牌或信封 投骰子 抽签法 最小化法 *

偏倚产生环节	偏倚程度	判断标准
I. 随机序列的生成:生成随机序列的方法不恰当导致的选择性偏倚(干预措施分配偏倚)	高偏倚风险	研究者对序列产生的过程描述了非随机的方法 1. 描述了某种系统的但非随机的方法,如: 根据生日的奇偶产生分配序列 根据入院日期(或天数)产生分配序列 根据住院号或就诊号产生分配序列 2. 描述了某种非系统的方法,通常包含了主观判断或其他一些非随机分组的方法,如: 根据临床医师的判断分配 根据病人意愿分配 基于实验室结果或一系列检查结果分配 根据干预措施的有效性分配
	偏倚风险不明	序列产生的信息不详,难以判断是高风险还是低风险
II. 分配隐藏:由于随机分配方案隐藏不完善导致的选择性偏倚(干预措施分配偏倚)	低偏倚风险	采用以下方法或者等效方法来隐藏随机分配方案,使受试者及招募受试者的研究人员不能预知分配情况: 中心分配(包括电话、网络和药房控制随机) 外形相同且有序的药物容器 有序的、不透光的、密封的信封
	高偏倚风险	受试者或招募受试者的研究人员可能会预知分配情况而导致选择性偏倚,如: 开放性随机分配表(如开放性随机数字表) 信封缺乏恰当的保护(如信封不是密封、不是有序或者是透明的) 交替或轮流进行分配 出生日期 病历号 其他明确的不能实现隐藏的方法
	偏倚风险不明	无充分信息判断是高风险还是低风险。通常是隐藏方法无描述或描述不够充分而使评价者无法给出明确的判断。如:描述了使用信封分配,但不确定是否按顺序编号、是否透明、是否密封等。
III. 对受试者、试验操作人员实施盲法:研究中干预措施的分配情况被受试者或者试验操作人员知晓导致的实施偏倚	低偏倚风险	对受试者和主要研究员实施盲法,且盲法不会被识破。或: 无盲法或盲法不完善,但系统评价员认为试验的结局不会受到未实施盲法的影响。
	高偏倚风险	对受试者和主要研究员实施盲法,但盲法可能被识破。或: 未采用盲法或盲法不完善,且系统评价员认为试验的结局会受到未实施盲法的影响。
	偏倚风险不明	无充分信息判断是高风险还是低风险;或: 研究中没有报道该指标。

续表

偏倚产生环节	偏倚程度	判断标准
Ⅳ. 对结局评估者实施盲法:因结局评估者知晓干预措施分组情况导致的实施偏倚	低偏倚风险	对结局评估者实施盲法,且盲法不会被识破。或: 未实施盲法,但系统评价员认为试验结局的判断或测量不会受到未实施盲法的影响。
	高偏倚风险	存在以下任一项: 未实施盲法,且系统评价员认为试验结局的判断或测量会受到未实施盲法的影响 对结局评估者实施盲法,但盲法可能被识破
	偏倚风险不明	存在以下任一项: 无充分信息判断是高风险还是低风险 研究中没有报道该结局指标
Ⅴ. 结果数据完整性:由于不完整结果数据的数量、种类及处理导致的偏倚	低偏倚风险	存在以下任一项: 无缺失数据 缺失数据不影响结果分析(如生存分析中的缺失值) 组间缺失的人数和缺失原因相似 对于二分类数据,缺失数据的比例与观察到的事件相比,不足以严重影响观察到的干预措施的效应值 对于连续性变量数据,缺失数据的效应值(均数差值或标准化均数差值)不足以严重影响观察到的干预措施的效应值 采用恰当的方法处理了缺失数据
	高偏倚风险	存在以下任一项: 组间缺失的人数和原因不平衡 对于二分类数据,缺失数据的比例与观察到的事件相比,足以严重影响观察到的干预措施的效应值 对于连续性变量数据,缺失数据的效应值(均数差值或标准化均数差值)足以严重影响观察到的干预措施的效应值 采用"as-treated"分析,但改变随机分配的干预措施人数较多 采用了不恰当的方法处理缺失数据
	偏倚风险不明	存在以下任一项: 无充分信息判断是高风险还是低风险(如缺失人数或原因未报道) 研究未提及结果数据完整性的问题
Ⅵ. 选择性报告:由于选择性报告结果导致的报告偏倚	低偏倚风险	存在以下任一项: 有事先写好的研究计划书,且均按预定的方式报告了所有预定的结局指标(主要和次要结局) 无事先写好的研究计划书,但发表的研究报告中所有期望的结局(包括了预定的结局)均以报告。但这类文本需要有很强的说服力

续表

偏倚产生环节	偏倚程度	判断标准
Ⅵ.选择性报告:由于选择性报告结果导致的报告偏倚	高偏倚风险	存在以下任一项: 未报告所有预先指定的主要结局指标 报告的一个或多个主要结局指标与预定的不同(除非有足够的理由认为这些结局指标是必须的,如事先没有预料到的不良反应) 报告的一个或多个主要结局指标采用的测量方法、数据分析方法或数据子集(如子量表)与预定的不同 系统评价所研究的一个或多个结局指标的报告不完善,以致无法纳入 Meta 分析 未报告重要的结局指标
	偏倚风险不明	信无充分信息判断是高风险还是低风险。大部分的临床研究很可能被评价为这一栏。
Ⅶ.其他偏倚:上述项目未包含的其他可能偏倚	低偏倚风险	所评价的研究无其他偏倚来源。
	高偏倚风险	至少有一个重要的偏倚风险,如: 存在与某些特殊研究设计有关的潜在偏倚 有造假行为 其他问题
	偏倚风险不明	可能存在偏倚风险,但也可能没有,如: 没有充分的信息判断是否存在其他的重要偏倚风险 无充分理由或证据证明某个其他的问题可以导致偏倚

* 最小化(minimization)法可以不按随机方法实施,但等同于随机。

而对于诊断性试验来说,Cochrane 协作网推荐使用 QUADAS-2 对其偏倚风险进行评估。根据 QUADAS-2 的要求,研究者首先应该阅读原始的 QUADAS-2 量表,然后根据自身研究的特点增减 QUADAS-2 量表中的各项内容,对最终纳入的内容进行定义并形成适合本研究的偏倚风险评价量表,同时,将该量表应用于 10 篇纳入文献中进行预实验,根据预实验的结果进行适当的修改,最终确定本研究偏倚风险评价量表的内容。QUADAS-2 将方法学质量定义为偏倚风险和适用性的综合体,即是某研究为确定其待测诊断方法准确性规避偏倚风险的程度以及该研究适用于系统评价的程度。QUADAS-2 对纳入研究的方法学质量评价共包括四个部分,每一部分均包括偏倚风险及适用性的评价,并细分为数个问题,用以评价纳入研究的方法学质量(表 20-3)。

表 20-3　诊断准确性研究系统评价质量评价更新清单 QUADAS-2

需要报告的主要方面	病例选择	待测试验	参考式样	流程与时间
应该详细报告的具体事宜	描述如何选择和纳入病例:试验前纳入,现场纳入或预期纳入接受待测试验者,在何种场所纳入	描述待测试验,如何进行,如何解释结果	描述参考试验,如何进行,如何解释结果	描述未接受待测试验者的情况,和 / 或未接受参考试验者的情况,或未纳入四格表者的情况(参照流程图);描述两种试验之间的时间间隔及在该期间进行干预的情况

需要报告的主要方面	病例选择	待测试验	参考式样	流程与时间
信号问题(用是、否、不清楚三个答案中的一种进行回答)	按顺序还是随机选择病例	是在不知道参考试验结果的前提下解释待测试验的结果吗	参考试验能准确对待测疾病或疾病状况进行分类吗	病例接受待测试验与参考试验之间的时间间隔是否合理?
	是否避免了病例对照的方式	如果应用了截断值进行分类,该截断值是预先确定的吗	是在不知道待测试验结果的前提下解释参考试验的结果吗	所有病例都接受了参考试验吗
	是否避免了不合理的病例排除			所有病例都接受了同样的参考试验吗
				所有病例都纳入分析了吗
偏倚风险评价(用高、低、不清楚三个答案中的一种进行回答)	筛选病例的过程中是否引入了偏倚	进行待测试验时或解释待测试验结果时是否引入了偏倚	进行参考试验时或解释参考试验结果时是否引入了偏倚	病例流程图的各个环节中是否引入了偏倚
关于诊断试验研究在系统评价中的可应用性(用强、弱、不清楚三个答案中的一种进行回答)	是否关注了诊断试验中纳入病例与系统评价不匹配的问题	是否关注了诊断试验中待测试验的进行与结果解释与系统评价的待测问题不匹配的情况	是否关注了诊断试验中参考试验分类的疾病状况与系统评价的待测疾病状况不匹配的情况	

七、数据合成

数据合成(data synthesis)通常是系统评价制作的最后一步。系统评价进行数据合成的思想与原始研究的数据处理相类似,原始研究将单个研究对象的数据进行合并与分析,而系统评价将一个个原始研究的最终结果进行合并及一系列分析。原始研究中得出某种治疗手段的效果常被称为效应(effect)。需要注意的是,系统评价的数据合成可以是定量的,也可以是定性的。定量的数据合成又被称为 Meta 分析(Meta-analysis),而在 Meta 分析不可行或不合理时,研究者应该选择定性合成。无论是定性合成还是定量合成,都需要回答以下四个问题:(1)效应的方向是什么;(2)效应的大小是什么;(3)不同研究之间的效应是否一致;(4)证据的强度是什么。

Meta 分析的具体概念及方法详见本章第三节及第二十一章。

有时,从原始研究中提取数据时,可能会因评价者的武断和失误而造成随机误差或偏倚。理想的是,提取数据这一过程是由两名评价者独立完成的(根据计划书先前指定的方案),全面的(用专门为此系统评价设计的表格收集资料,必要时与原作者联系补充遗漏的资料),并使用表格清晰展示资料保证透明度,亦有利于进行日后可能的修改。

合成数据通常是叙述性的,但也可能涉及统计学合成或 Meta 分析。采用何种方法(叙述性,或加入 Meta 分析)来合成数据主要根据计划书中做出的指南,并根据这些将被合成的原始研究间的异质性判断是否可以合成。在计划书中应预先决定如何分析:描述性分析,或Meta 分析性对照和亚组分析(以避免使用多种统计学分析而只选出具有统计学显著性差异的结果进行报告)。详见下节 Meta 分析。

系统评价的结果多以表格的形式清晰的列出,同时还应列出的有:原始研究的细节,真实性的评估,以及敏感性分析的结果。结果在结论部分直接中反映出来。

第三节　系统评价中的 Meta 分析

在讨论系统评价时,不可避免地需要讨论 Meta 分析。限于本章主题及篇幅,本节内容主要对 Meta 分析的概念、基本假设原则及 Meta 分析的解读进行阐述,具体研究过程中如何进行 Meta 分析将在第二十一章进行详细讨论。

一、Meta 分析的概念及意义

Meta 分析是指用统计学方法对收集的多个研究资料进行分析和概括,以提供量化的平均效果来回答研究的问题。Meta 分析的目的是合成所提取的定量资料并进行加权,使大样本的研究或变异小的研究对评价结果的影响更大。此种合成数据的方法使得针对每一个纳入研究对自身的解释更加精确。采用 Meta 分析可以得到比个别的研究更加精确的结果。Meta 分析是一种能够将同类研究的数据合并起来的优秀统计学方法。这一合并后的数据结果只有当这些研究在全部文献的同类研究中有代表意义时才有参考意义,因而只应用于系统评价中,脱离系统评价的 Meta 分析可以说是错误的,甚至是危险的。Meta 分析可以通过手算或计算器来完成 Meta 分析,但一般应用相关软件完成,这些软件还可制作出森林图(见后述)。

二、Meta 分析与异质性

异质性(heterogeneity)指各研究内容或结果之间的差异。Meta 分析的进行则是建立在所合并的各研究之间无明显的临床异质性或方法学异质性上的。临床异质性往往从数据提取的步骤中被检测出来;而方法学异质性在偏倚风险评价的过程中也能够被检测出来。如一项研究为 RCT 而另一项研究为横断面调查,这两篇研究的临床异质性十分明显,故不建议进行 Meta 分析。当然,各研究之间避免不了存在有一些细小的差异。此时,可以使用Meta 回归(Meta-regression)的方法检测各研究之间这些细小的差异是否会影响最终结果,若无影响,则可以直接合并进行 Meta 分析;若有,则应该分成亚组或者分开进行 Meta 分析。

在进行 Meta 分析的过程中,应该考虑是否存在有统计学异质性。一般建议采用 I^2 检验来检测统计学异质性的大小。若统计学异质性较大,则一般不建议对研究进行合并。除此以外,统计学异质性还能够决定 Meta 分析所使用的效应模型。若 $I^2 > 50\%$ 或 $P < 0.05$,统计学异质性较大,则建议使用随机效应模型;反之则建议使用固定效应模型。选择 Meta 分析的效应统计量和具体的统计学处理也是十分重要的步骤,在第二十一章中有详细描述。

三、Meta 分析的结果

用图解表示的 Meta 分析叫做森林图(forest plot)。

　　图 20-1 的头两行相当于森林图的标题,标明图示涉及的是 Meta 分析中哪一项结局比较的哪一项量化指标,该图第一行文字是 Comparison 01:疗效比较第 1 项,引导牙周组织再生的结果;第二行文字是 Outcome 01:结局指标第 1 项,牙周附着小于 2mm 的病例在试验组和对照组的发生率。

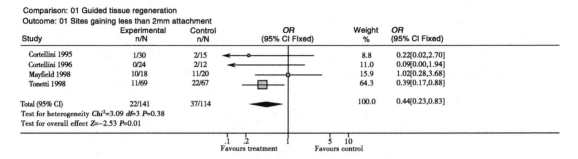

资料来源:Needleman IG,Giedrys-Leeper E,Tucker RJ,et al. Guided tissue regeneration for periodontal infrabony defects. The Cochrane Library,Issue 1,2002. Oxford: Update Software.

图 20-1　森林图示例

　　森林图由简洁的标示文字和图形组成,文字描述从左至右,左侧第 1 列:Study 纳入分析的研究(用第一作者姓名的姓及发表年份表示),该图共涉及 4 项研究;第 2,3 列为数字,列标题分别是试验组 Experimental 和对照组 control,其下方的 n/N 分别代表该组样本总数(N)中有多少例(n)为该项指标阳性,在本图中表示试验组和对照组中牙周附着小于 2mm 的病例数;在图形部分中央的垂直线为无效线,每一条水平线段中央点的方形标记代表相应研究的效应量,其大小与该研究的权重有关,权重愈大,方形面积愈大,线段长度表示其 95% 置信区间。下方的菱形代表所有纳入 Meta 分析的研究结果整合后的合并效应量及其 95% 置信限。这些线段及菱形只要相交于无效线,就表示该效应量未达到统计学显著水平($P>0.05$),反之则是具有统计学意义的效应量。右侧 2 列分别为相应研究的权重Weight 和效应量 OR 的 95% 可信限。在无效线的顶端位置表示的是效应量名称(本例为OR)和 Meta 分析所使用的统计学模型,本例的 Fixed 表示该 Meta 分析使用了固定效应模型。图中左下方 2 行分别为异质性检验结果 test for heterogeneity 和总效应量的统计分析结果 test for overall effect。在横坐标的下方,纵坐标的两侧显示的文字分别是有利于试验组(favours experiment)及有利于对照组(favours control),凡是水平线段未与无效线相交的,只要看其位于哪一侧,结合该侧的文字标示就可以判断干预效应是有利于该干预措施措施或对照措施。在该例中,第四个研究的效应量和合并效应量显然是有利于治疗组的,即相对于对照措施而言,治疗措施取得了显著成效,效应值达到了统计学显著水平($P<0.05$)。

　　从原始研究中提取的多种量化数据都可以进行 Meta 分析。当结果为分类变量(例如:某事件的结果是成功或失败,生存或死亡,出血或不出血等)进行 Meta 分析时,对每个纳入的临床试验都应列出随机分配的样本数(N),以及发生某种事件的例数(n)(图 20-2)。

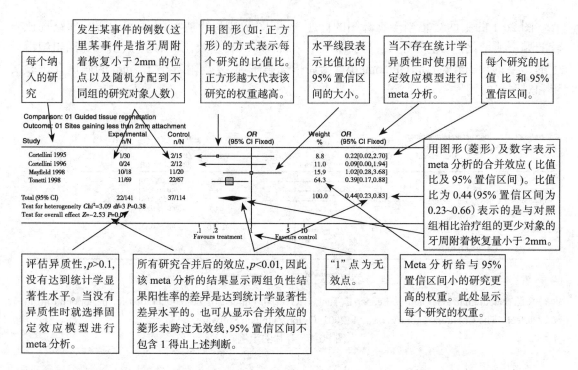

资料来源：Needleman IG，Giedrys-Leeper E，Tucker RJ，et al. Guided tissue regeneration for periodontal infra-bony defects. The Cochrane Library，Issue 1，2002. Oxford：Update Software.

图20-2 分类变量的森林图（标记图）

此种情况所用效应量为比值比（OR）或相对危险度（RR，也称危险比）。当 OR 或 RR 等于1时视为无效（当 OR 为1时，表示在治疗组与对照组中，某一事件发生与不发生的机会是相同的。同样，当 RR 为1时，则表示在治疗组与对照组中，不良事件发生的危险度是相同的）。

结果为连续性变量（例如：牙周袋深度，疼痛记分值，或其他一些可测量的数值如距离等）进行 Meta 分析时，每一个原始研究都应提供治疗组和对照组的样本含量，均数及标准差，这些信息可以通过森林图或用表格列出。所用统计量为加权均差（WMD）或标准化均差（SMD）（当结果测量使用不同的度量值时，则用 SMD）。无效用数值为0（加权均差为0时，意味着对照组与治疗组测量值之均差相等）（图20-3）。

进行 Meta 分析合成结果时，应根据异质性的大小而选择固定效应模型或随机效应模型。假定各研究的结局一致时，则选择固定效应模型；各研究间由于纳入对象、剂量、干预时间不一致而存在过大的异质性时，则选择随机效应模型。当用固定效应模型进行 Meta 分析，得出的结果显示异质性有统计学意义时，则应改用随机效应模型。可以通过亚组分析和 Meta 回归的方法揭示异质性的来源（异质性表示各研究的结果有明显差异，其真正的结局可能不同），这样就易于分辨出能够影响研究结果的纳入研究的某些特征，例如某项治疗可能对于老年人的效果优于青年人。此种信息对临床医生根据病人的不同情况给予相应的治疗措施有很大帮助。

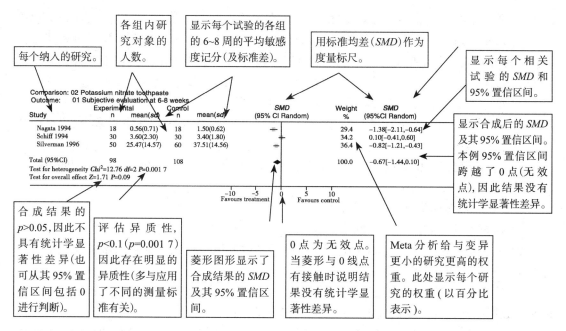

资料来源：Poulsen S, Errboe M, Hovgaard O, et al. Potassium nitrate toothpaste for dentine hypersensitivity. The Cochrane Library, Issue 1, 2002. Oxford：Update Software.

图 20-3 连续性变量的森林图（标记图）

第四节 系统评价制作质量的评估

对系统评价的质量以及其外部真实性进行评估，是判断一个系统评价的结论是否可行的前提。遗憾的是，并不是所有已发表的系统评价都具有高质量（即在设计、制作以及分析的过程中已将偏倚降至最小）。因此在运用某一系统评价的结果前，应对其方法学质量或制作质量（conducting quality）进行严格的评价。如上所述，系统评价质量的主要方面与其制作过程有关。在对系统评价的质量进行评价时主要需考虑以下几个方面的问题：

1. 是否专注于一个有意义的临床问题 一篇高质量的治疗性的系统评价应该有着明确的关注点，着眼于以 PICO 定义的一个临床问题。我们假设有以下四个题目：

（1）防止危重病人呼吸机相关性肺炎发生的措施

（2）口腔保健措施防止肺炎发生的措施

（3）口腔保健措施防止危重病人呼吸机相关性肺炎

（4）氯己定含漱液防止危重病人呼吸机相关性肺炎

我们可以发现前两个题目由于临床问题定义得过于宽泛和模糊，使得我们很难迅速地判断这篇系统评价中是否有我们想要寻找的信息。而后两个题目则较为具体，让我们清楚地知道其中可能有想要的信息。其中题目（4）比（3）更加具体，可能只有口腔医生能检索和意识到这篇研究是我们需要的。

2. 是否对相关文献进行了全面的检索 如果一篇系统评价不能将有价值的相关研究尽可能穷尽地检索出来，那么这篇系统评价的结论就可能是有偏颇的，甚至完全是误导性的。对于大多数临床问题而言,仅检索一个数据库是远远不够的。有研究表明,单独检索 MEDLINE 数据库只能获得全部临床试验的 55%,而单独检索 Embase 数据库只能获得 49%。另有研究表明 42% 已发表的系统评价与 Meta 分析纳入了至少一篇 MEDLINE 未收录的研究。一篇高质量的系统评价的检索至少应该达到以下要求:

(1) 检索了 MEDLINE、Embase 和 CENTRAL 数据库;

(2) 主题词和自由词在检索策略中应联合运用,同一个概念的检索应有多个(尽可能全面的)同义检索词;

(3) 检查了已发表的相同主题系统评价的纳入文献列表,检查了纳入文献和相同主题综述的参考文献列表。

还有一些其它有助于全面检索的措施:

(1) 检索了其它数据库,如 CNKI、LILACS 等

(2) 检索美国国立卫生院临床试验注册平台和世界卫生组织国际临床试验注册平台等寻找正在进行的相关临床试验;

(3) 检索 PROQUEST 等数据库查找相关主题的学位论文,检索 SIGLE、Open Grey 等灰色文献数据库查找内部发布或未公开发表的研究结果;

(4) 联系相关文献的第一作者和 / 或通讯作者,以获取该研究可能存在的最新进展或更多细节数据。

Villar 等曾在 2016 年发表一篇相近主题的系统评价,其检索策略的描述如下:

"Search strategies were developed for the MEDLINE, EMBASE, and LILACS databases. MeSH terms and key words were combined with Boolean operators and used to search the databases. All searches were done without language restriction, up to January 2015. The following terms were used:([chlorhexidine OR "gluconate chlorhexidine" OR "oral decontamination" OR "oral hygiene" OR antiseptics OR "antiseptic decontamination"] AND ["ventilator-associated pneumonia" OR VAP OR "nosocomial pneumonia" OR pneumonia OR intubation OR "mechanical ventilation" OR "intensive care units" OR "critical care"]) AND ("clinical trial" OR RCT OR "randomized controlled trial" OR "randomized controlled clinical trial"). Electronic search was complemented by manual searches of the reference lists of selected full articles."

我们可以发现这篇系统评价运用了多种检索方法来试图完成全面的检索,但其检索策略的合理性值得我们进一步的探讨,如:CENTRAL 没有被检索会不会导致漏检? 对于"随机对照试验"的限定不符合当前 Cochrane 推荐的检索词会不会导致漏检? 在存在更早发表的相同主题的系统评价的情况下,没有检查其它系统评价的纳入文献会不会导致漏检? 这些问题都值得我们考虑。

3. 文献纳入、信息提取和偏倚风险评价的过程是否恰当且可重复 系统评价的制作人员必须决定纳入哪些研究、偏移风险的程度和提取哪些数据。即使系统评价的制作过程遵从预先制订的计划书的流程,部分决定仍然具有很强的主观性并可能产生疏漏和错误。有两名或两名以上的制作人员参与到每一个决策中有利于减少错误和主观性。El-Rabbany 等在 2015 年发表的另一篇相近主题的系统评价中的部分文献选择、文献评价和数据提取过程摘抄如下:

"Study selection for this review was conducted by one author (ME) and reviewed by a senior author（AA）... Data extraction of the included studies was conducted by the primary author（ME）and reviewed by the senior author（AA）... The Cochrane risk of bias tool（Higgins et al.，2011）was applied to assess the quality of the included trials based on the information in the original publications... studies were given an overall assessment of their risk of bias where "low risk of bias" corresponded to having no less than 5 domains with a low risk of bias， "medium risk of bias" corresponded to having 3-4 domains with a low risk of bias，and "high risk of bias" corresponded to studies having 2 or less domains with a low risk of bias）."

我们可以发现整个过程都是由一位作者完成、另一位作者审查。当执行的作者遗漏了本应纳入的文献或本应提取的数据时,审查者只能减少研究误纳的可能,而完全不能减少文献的漏筛。更为恰当的做法是至少两名作者独立地、背对背地完成整个过程。另外,尽管作者称采用了 Cochrane 偏倚风险评估工具,但并没有按照 Cochrane 偏倚风险评估工具的使用说明来正确地评估纳入研究的偏倚风险。按照 Cochrane 偏倚风险评估工具的指示,只要一项研究在所有的评估条目中有一条被评为高偏倚风险,那么该研究在总体上就具有高偏倚风险。我们并不能够确定仅有一条高偏倚风险的研究比有多条高偏倚风险的研究的结果更为可信,任何一个高偏倚风险的条目都可能使得研究结果与真实情况相悖从而误导读者。

4. Meta 分析呈现的结果是否做好了临床应用的准备 Meta 分析应该提供效应量的估计值,来反映两组间差异的大小。效应量的类型取决于该研究选择的结局指标,包括相对风险比（relative risk，RR）、比值比（odds ratio，OR）、风险差（risk differences，RD）、危险比（hazard ratio，HR）、加权均数差（weighted mean differences，WMD）、标准均数差（standardized mean differences，SMD）。Meta 分析的结果还应该呈现效应量的置信区间,最为重要的是,结合口腔临床的专业知识,并对其加以合理的解释。

我们仍以前文中提到的漱口水与呼吸机相关性肺炎这一临床情景为例:

（1）氯己定漱口水的应用能减少 55.6% 的呼吸机相关性肺炎的发生（OR=44.4%）。首先本例将 OR 与 RR 的定义混淆,夸大了结果的效应量;其次,用 OR 值来估计干预措施对疾病的预防效果不是最佳选择,在干预性的 Meta 分析中,OR 值的大小难以被解释为一个具体的效应大小,而 RR 值或许是一个更佳的选择。

（2）氯己定漱口水的应用能减少 20% 的呼吸机相关性肺炎的发生（RR=80%）。本例和上一例中,均未给出估计的效应量的置信区间,单纯依靠效应量的平均估计值并不能为结果的解释提供足够的依据。当置信区间包括 1 时,结论甚至是完全错误的。

（3）氯己定漱口水的应用倾向于减少呼吸机相关性肺炎的发生（RR=80%，CIs 0.59～1.07）。本例中作者依据效应量的值和置信区间的宽度给出了"倾向的干预措施",这是不恰当的。当两种干预措施的结局指标差异没有统计学意义时,我们没有理由主观地给出"倾向"。这一倾向往往符合我们内心对结果地预期,但这样的结果解释使得严谨的系统评价失去了其客观性。

（4）氯己定漱口水的应用不能减少呼吸机相关性肺炎的发生（RR=80%，CIs 0.59～1.07）。本例中虽然效应量的置信区间包含了 1,但是并不能解释为"不能减少",而应该是"没有明显证据表明能减少",这是两个完全不同意义的说法。

我们相信读者在阅读了第二十一章后会对本部分中关于 Meta 分析的内容有更好的理解。

我们在前文中为读者列出了阅读一篇系统评价时可以参考的内容,并举出了一些例子。但是不同的读者对于同一篇系统评价的看法可以是不同的,对于其质量的把握可以是灵活的。读者应该在掌握基本要求的基础上,根据自身的需求和临床经验,谨慎地对系统评价的结论作出个性化地判读。

第五节　系统评价证据质量的评估

我们在上一节中简单地向大家介绍了评估系统评价的制作质量的方法。但是一篇高质量的系统评价并不见得能告诉我们哪种治疗更有益于患者,哪种治疗应该在临床实践中使用,哪种治疗更适合自己想解决的临床问题。

证据质量(quality of evidence)和制作质量相互影响,但并不是相同的概念。一篇粗制滥造的系统评价可以声称其结果非常可信,一篇制作精细的系统评价也可以告诫读者其结论有待考证。我们已经在第十八章为大家介绍了多种评价证据质量的分级标准,这里我们将选择 GRADE 证据分级系统作为评估系统评价证据质量的主要参考。

1. 证据的偏倚风险是否严重　一篇高质量的系统评价一定会对单个纳入文献和整体证据的质量进行评估。相反地,一些不太严格的系统评价往往会过高地估计治疗措施或预防措施的价值。这样的结论有时甚至可能与后来出现的高质量的证据相反。因此,我们不能盲目地相信系统评价位于证据金字塔的顶端,而忽略了对其证据偏倚风险的严格评估。我们已经为大家介绍了一些评估原始研究证据质量的方法,此处我们不再赘述。我们仅在此阐述如何基于单个研究的证据质量评估系统评价总体的证据质量。

我们注意到图 20-4 中两个研究所占的权重差异非常大,其中研究 2 对证据总体的结论起了主导作用。如果研究 1 是高偏倚风险的,而研究 2 是低偏倚风险的,那么我们认为证据总体是低偏倚风险的。反之,如果研究 2 是高偏倚风险,那么我们应该对这个证据的结论持怀疑态度。

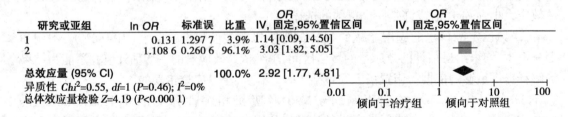

图 20-4　证据总体偏倚风险评估示例

但是,对于大多数情况,评估证据总体的偏倚风险并不会像本例中那么简单,我们往往需要结合我们的临床经验来进行判断。有时,我们还可以通过剔除低质量的证据,单独对高质量证据进行敏感性分析,来观察证据结论是否稳定可靠。

2. 证据中各研究间的结论是否一致　由于系统评价的证据来自于多个原始研究,这些原始研究间结论是否一致十分重要。如前文提到的,异质性分为临床异质性和统计学异质性,临床异质性往往会导致统计学异质性,但有时也不会。

通常我们选择 I^2 的大小来判断各研究结果间的统计学差异。I^2 的值越大,各个研究结果的统计学异质性就越大。在森林图中，如果我们找不到一根平行于无效线的直线与所有的置信区间相交，那么我们认为研究间存在着一定的统计学异质性。当研究间存在统计学异质性时，如何解释异质性的存在是系统评价的撰写者的一项重要任务。我们需要从临床的角度对各个原始研究的差异进行分析，寻找可能存在的异质性来源，必要时进行亚组分析、敏感性分析或 Meta 回归分析。但是有时临床异质性并不能很好地解释统计学异质性，如下面这个例子：

异质性：$Tau^2 = 0.35; Chi^2 = 58.24, df = 6 (P<0.000\ 01); I^2 = 90\%$

总体效应量检验：$Z = 7.42 (P < 0.000\ 01)$

亚组差异检验：$Chi^2 = 0.08, df = 1 (P = 0.78), I^2 = 0.0\%$

研究者根据其临床知识进行了亚组分析。在研究间总体异质性巨大的情况下，亚组间异质性却没有几乎没有，说明亚组的分组依据可能不是异质性的来源。这说明统计学异质性并不一定都能从临床异质性中得到解释，或者我们有时找不到导致统计学异质性的临床差异。对于难以解释的异质性，进一步的探讨和研究可能是必要的。我们不知道我们面临的临床情况会受何种未知因素的影响，因而我们应用证据时也应更加谨慎。

3. 证据结论是否精确　证据误导临床应用可能有两个原因，一个是前面已经提到的偏倚，另一个则是随机误差。如果高质量的研究样本量不足，结论的不精确性也可能会误导读者。精确性表现为 95% 置信区间的范围局限。如果得到的证据的精确性较差，新出现的证据可能会对结果产生较大的改变。我们仍以图 XXX 为例，Amin 2008 的样本量很少，其95% 置信区间范围很宽，跨过了无效线，我们从该研究不能推断两种窝沟封闭材料有差异。合成了 Baseggio 2010 的数据后，尽管两个研究的结果在统计学上完全一致，合成后的证据的精确性大大提高，并反映出了两种材料的差异。因此，在偏倚风险等因素允许的情况下，我们更应该相信那些精确性高、不易被推翻的结论，用以指导我们的临床工作。

另外，精确的结论中反映的差异并不一定说明两种干预措施有优劣之分。当样本量足够大，结果一定会在统计学上出现差异。我们已经在第十八章向大家介绍了证据质量与推荐强度的差别。只有当精确的结果告诉我们差异大到具有临床意义时，我们才能推断不同干预措施存在优劣之分。比如，我们发现 3 个月的高强化牙周治疗能降低高血压患者的收缩压 4.65~8.89mmHg，但是我们不能因此推荐所有的高血压患者去进行强化牙周治疗来达到降低血压的目的，因为尽管在统计学上强化的牙周治疗能降低血压，但是这种差异非常小，不能体现强化的牙周治能非常明显地帮助高血压患者控制血压。

4. 证据结果能否直接指导临床工作　医疗决策中的最佳证据往往来自于直接对比我们感兴趣的不同干预、评估我们感兴趣的人群并测量我们感兴趣的结局指标的研究。如果研究中的干预、人群和结局指标与我们在临床中所真正关切的相差甚远，那么我们就认为这个证据是缺乏指导性的。

例如，Chen Q 等在 2017 年发表的一篇系统评价认为地塞米松的黏膜下注射能减少第三磨牙拔出术后的不适，但是纳入研究的人群年龄都在 45 岁以下，那么我们则认为该证据对于老年人群的应用指导性是欠佳的。另外，在临床实践中，对于我们认为可能会发生术后疼痛肿胀的患者，我们往往会开具非甾体类解热镇痛消炎药来减轻其不适。而在这篇系统评价中绝大多数纳入研究都将黏膜下注射地塞米松与不用药对比，也就是说该证据不能证明黏膜下注射地塞米松比临床上使用的干预措施更有效，使得其临床指导性降低。

再如,Colella G 等的一篇系统评价比较了多形性腺瘤不同范围的手术切除的复发率,但是没有对面神经的损伤和 Frey 综合征的发生进行对比。由于多形性腺瘤复发和这些重要并发症的发生都是选择手术方案时需要考虑的问题,因此仅研究复发率的大小并不能为我们选择最优的手术术式提供较好的参考。

(Hooper L　Glenny AM　郭春岚译,史宗道校,李春洁　曹钰彬改写)

参考文献

1. 李春洁,吕俊,史宗道.如何撰写口腔疾病防治性系统评价.口腔资源导读,2010,(9):34-42

2. 李幼平,刘雪梅.系统评价的起源、发展和作用.中国循证医学杂志,2011,11(1):2-6

3. 王萍,谢蟪旭,张绮,等.如何在 Cochrane 系统评价中设计资料提取表.中国循证医学杂志,2011,11(3):341-345

4. CASP. Evidence-based healthcare workbook(with cd-rom).Oxford:Update Software for the Critical Appraisal Skills Programme,1999

5. CHALMERS I,ALTMAN D.Systematic reviews.London:BMJ Publishing Group,1995

6. CLARKE M,OXMAN A.Cochrane reviewers' handbook 4.1.4 [updated october2001].In:The Cochrane library,issue 4,2001.Oxford:Update software,2001

7. CROMBIE I.The pocket guide to critical appraisal:A handbook for health care professionals.London:BMJ Publishing Group,1996

8. EGGER M,ZELLWEGER-ZAHNER T,SCHNEIDER M,et al.Language bias in randomised controlled trials published in english and german.Lancet.1997,350:158-162

9. EGGER M,DAVEY S G,SCHNEIDER M.Systematic reviews of observational studies.In:Egger M,Davey Smith G,Altman D,editors.Systematic review in healthcare.Meta-analysis in context London:BMJ Publishing Group,2001

10. Evidence-Based Medicine Working Group.Evidence-based medicine.A new approach to teaching the practice of medicine.JAMA,268(17):2420-2425

11. FURBERG C D.Effect of antiarrhythmic drugs on mortality after myocardialinfarction. Am J Cardiol,1983,52(6):32-36

12. HIGGINS J P T,GREEN S.Cochrane Handbook for Systematic Reviews of Interventions Version 5.1.0 [updated February 2011].The Cochrane Collaboration,2011

13. IOANNIDIS J.Effect of the statistical significance of results on the time to completion and publication of randomized efficacy trials.JAMA,1998,279:281-286

14. LEE E,DOBBINS M,DEC K,et al.An optimal search filter for retrieving systematic reviews and meta-analyses.BMC Med Res Methodol,2012,12:51

15. LINDE K,SCHOLZ M,RAMIREZ A,et al.Impact of study quality on outcome in placebo-controlled trials of homeopathy.J Clin Epidemiol,1999,52:631-636

16. MOHER D,LIBERATI A,TETZLAFF J,et al.Preferred reporting items for systematic reviews and meta-analyses:the PRISMA statement.BMJ,2009,339:b2535

17. MULROW C.The medical review article:State of the science.Ann Intern Med,1987,106:485-488

18. MULROW C.Rationale for systematic reviews.BMJ,1994,309:597-599

19. NHS Centre for Reviews and Dissemination.Undertaking systematic reviews of research on effectiveness:CRD's guidance for carrying out or commissioning reviews.2nd ed:NHS Centre for Reviews and Dissemination,University of York,2009

20. PETTICREW M.Systematic reviews from astronomy to zoology:Myths and misconceptions.BMJ,2001,

322:98-101

21. SCHERER R,DICKERSIN K,LANGENBERG P.Full publication of results initially presented in abstracts.A meta-analysis.JAMA,1994,72:158-162

22. STERN J,SIMES R.Publication bias:Evidence of delayed publication in a cohort study of clinical research projects.BMJ,1997,315:640-645

23. VILLAR C C,PANNUTI C M,NERY D M et al,Effectiveness of Intraoral Chlorhexidine Protocols in the Prevention of Ventilator-Associated Pneumonia:Meta-Analysis and Systematic Review. Respir Care,2016; 61(9):1245-1259

24. EL-RABBANY M,ZAGHLOL N,BHANDARI M et al.Prophylactic oral health procedures to prevent hospital-acquired and ventilator-associated pneumonia:a systematic review. Int J Nurs Stud,2015;52(1): 452-464

25. CHEN Q,CHEN J,HU B et al. Submucosal injection of dexamethasone reduces postoperative discomfort after third-molar extraction:A systematic review and meta-analysis.J Am Dent Assoc,2017,148(2):81-91

26. COLELLA G,CANNAVALE R,CHIODINI P. Meta-analysis of surgical approaches to the treatment of parotid pleomorphic adenomas and recurrence rates. J Craniomaxillofac Surg,2015,43(6):738-745

思考题

1. 什么是系统评价?
2. 结合您自己感兴趣的立场问题尝试做一个系统评价的计划书。

附英文原文

Chapter 20　Systematic review

I. **What is a systematic review**

The process of conducting a systematic review involves "locating,appraising,and synthesising evidence from scientific studies in order to provide informative empirical answers to scientific research questions".Mulrow has highlighted that many traditional,medical reviews were haphazard and biased,often reflecting the opinion of the review's authors. In contrast, systematic reviews follow explicit,well-documented,scientific methodology in order to reduce both systematic errors(biases)and random errors(those occurring by chance)and provide a more objective,comprehensive view of the research literature.

II. **Why are systematic reviews important**

Systematic reviews of randomised controlled trials are considered the best level of evidence for answering questions about the effectiveness of healthcare interventions. The rationale for systematic reviews has been well documented. In addition to the reduction in bias,one of the many advantages of systematic reviews is that they enable us to reduce the ever-increasing torrent of both published and unpublished research literature into manageable portions.

Another important reason for carrying out systematic reviews, particularly those containing meta-analysis, is that pooling of data from individual studies leads to an increase in sample size, and an increase in power, which is particularly important when the size of effect is small or there is a relatively low event rate. The increase in sample size not only means an increase in power, but also an increase in the precision in the estimate of effect, demonstrated in the narrowing of associated confidence intervals.

The reduction in bias and the increase in precision and power make systematic reviews of randomised controlled trials the best level of evidence for answering questions about the effectiveness of healthcare interventions.

III. Who needs systematic reviews

Systematic reviews can be used to formulate policy and develop guidelines on the organisation and delivery of health care. They are of particular benefit in areas of clinical uncertainty or where there is a wide variation in practice. Healthcare providers, researchers and policy makers can use systematic reviews to efficiently integrate existing information, providing data for rational decision making.

Not only can systematic reviews be used to inform clinical decision making, but also to inform the research agenda. The comprehensive searching, appraising and synthesising of research literature does not guarantee a definitive answer to a scientific research question. By identifying questions for which, at present, there is insufficient, good quality evidence upon which to base clinical decisions, systematic reviews can highlight areas requiring further primary research. Conversely, the results of systematic review may actually provide strong evidence regarding the benefits or harms of a particular intervention and may actually preclude a new study from being conducted. Funding bodies are increasingly demanding that applicants proposing new trials justify the need for such trials in light of relevant systematic reviews.

IV. Where can I find systematic reviews

Systematic reviews are published in many medical and dental journals, and indexed by a variety of electronic databases, such as MEDLINE and EMBASE. The problem is that, with so many other articles of different types (trials, case studies, ordinary reviews, letters etc) it is difficult to find systematic reviews either by browsing through journals or by searching on MEDLINE.

The best solution is to search the Cochrane Library, which contains two databases dedicated to helping you locate the systematic review you need. The Cochrane Database of Systematic Reviews (CDSR) includes full text systematic reviews that have been completed to the exacting standards of the Cochrane Collaboration, and protocols of reviews that are underway. The Database of Abstracts of Reviews of Effects (DARE) is produced by the NHS Centre for Reviews and Dissemination (CRD) based at the University of York, UK, and is a compilation of abstracts of systematic reviews that are published in paper journals, along with helpful commentary on their quality.

One search on the Cochrane Library allows you to scan through the systematic reviews held on both of these databases, without having to wade through all the other studies in your subject area.

V. How will I know if it is a good systematic review

Only when the quality of the review and its generalisablity have been considered should a judgement about the applicability of the review's findings be made.

Unfortunately not all published systematic reviews are of a high quality (with quality being defined as the confidence that the design, conduct and analysis of the review minimised biases). It is important therefore, to undertake critical appraisal of any systematic review before acting on it's findings. The main issues regarding the quality of a review are closely linked to the steps involved in the review process, outlined above. A list of the key issues to be examined when appraising a review article are outlined in Tab.20-1.

Tab. 20-1　Critically appraising systematic reviews

1. What are the review's objectives?
A good review should focus on well-defined questions, stating the populations, intervention/control groups, and outcomes to be included.

2. How comprehensive was the search strategy?
The reviewers should make a substantial effort to search for all the literature relevant to the question. Published and unpublished literature should be sought, any restrictions regarding language of publication should be stated and justified, as should the time period covered by the search. Ideally a systematic review needs to be up to date, incorporating all the recent literature.

3. What were the inclusion/exclusion criteria?
The criteria for selecting or rejecting studies should be clearly stated and appropriate. The process* by which articles are assessed for relevance should also be recorded.

4. How was the validity of the primary studies assessed?
The process* by which validity assessment was undertaken and the criteria used to assess the quality of the primary studies should be clear. It should also be apparent how the results of the validity assessment are used within the review's data synthesis.

5. How were data extracted from the primary studies?
The process* by which data was extracted from the primary studies should be transparent.

6. Are the characteristics of the included studies clearly displayed?
A table illustrating the study characteristics of each included primary study should be presented. This allows the reader to view more closely the populations, interventions, mode of delivery, outcomes, settings, etc...that have been examined in the individual studies

7. Does the review examine differences/similarities between the included studies and their results?
Heterogeneity between studies should be explored and the reasons for any variations discussed. Heterogeneity can be explored statistically, graphically or through a narrative.

8. Was the synthesis of the data carried out appropriately?

Was data pooled qualitatively or statistically? If statistical pooling (meta-analysis) was used, was it used appropriately? If there is no discussion of heterogeneity within the review, or significant heterogeneity between studies was identified, then the appropriateness of statistical pooling must be examined.

9. Were the results interpreted appropriately?

Any conclusions, implications for research or practice should follow on logically from the results.

*Ideally the assessment of relevance and validity, and data extraction should be carried out independently by two (or more) reviewers and a comment made on how discrepancies were resolved.

Checklists have been published to guide the reader through the process of critically appraising review articles, helping to draw conclusions on the review's validity and generalisablity to the local population. A good checklist is produced by 'CASP' and freely available on the CASP website for personal use.

VI. Still having doubts

In recent years the interest in systematic reviews, their production and publication, has been growing. Yet, despite the well-documented advantages of this scientific technique, some are still doubtful about the usefulness of such reviews. These doubts are often based upon misconceptions regarding the 'history, purpose, methods and uses of systematic reviews'. Common misconceptions are that systematic reviews include only randomised controlled trials; that they can be done without experienced information/library support; that they necessarily involve statistical synthesis (meta-analysis); and that they are only interested in disease outcomes.

In order to further promote the role of the systematic review and dispel criticism aimed at them, it is imperative that those undertaking systematic reviews ensure that the reviews are robust, and follow a rigorous, "transparent" protocol.

VII. How is a systematic review conducted

The use of a tightly defined set of explicit systematic methods in reviewing helps to minimise the biases (systematic errors) and random errors that can otherwise creep into reviews. This section will describe the basic steps in a systematic review, but if you intend to conduct or commission one then read one or both of the essential manuals, the "Cochrane Reviewers" Handbook or CRD Report number 4.If you are producing a systematic review to be published in a peer-reviewed journal you may be asked to adhere to the QUOROM statement guidelines.

The first step in a systematic review is to specify a tight question. For a review assessing the effectiveness of a healthcare intervention the question will usually be formulated in the following terms:

- population (group to whom the intervention will apply),
- intervention (the therapy, treatment or preventive policy to be carried out),
- comparison (what will the intervention be compared against-it could be a common alternative intervention, a placebo or no intervention) and

• outcomes (what do we wish to measure at the end, what is important to us and to consumers?).

This question is stated upfront and explicitly, allowing potential users of the review to decide quickly whether it addresses their question.

Following the specification of the question it is usual to run a search checking that a systematic review on this topic does not yet exist. This type of search, run on the Cochrane Database of Systematic Reviews and the Database of Abstracts of Reviews of Effects (at least, other databases may also be checked, CDSR and DARE are both found on the Cochrane Library) limits duplication of effort.

All scientific studies begin with a clear protocol, describing the background to the work, hypothesis to be tested and methodology to be used-a systematic review is no exception. The protocol limits bias by allowing peer (and often consumer) review of the question to be asked, and methods to be used, so that these can be improved. It also limits vague inclusion criteria that may preferentially allow in studies with 'good' results, and data dredging where lots of analyses are tried out, but only those with significant results reported.

Clear inclusion and exclusion criteria are specified in the protocol and relate to the question asked. Besides the population, intervention, comparison and outcomes that should be represented in the inclusion and exclusion criteria, it is important to specify the type of studies that will offer the least biased evidence for the review. For questions of therapy, this is usually the randomised controlled trial, but other types of study are better suited to answer different questions. Ideally the process of deciding on inclusion of studies is performed independently by at least two people, on a form specifically designed for the review, sometimes blinded to authors and results.

If a systematic review is to represent a good summary of current evidence on the chosen question then it must use a transparent and inclusive search strategy, aiming to include all the published and preferably also unpublished data that exist. Ideally several types of searching are adopted, so that if one strategy misses a relevant study it may be picked up through another searching method. Search strategies generally include several of the following: structured searches of several electronic databases (including the Cochrane Library), checks through the reference lists of included studies and relevant reviews, letters to relevant pharmaceutical companies and experts in the field asking about unpublished or ongoing work, handsearching of relevant journals or conference abstracts, and translation of foreign language articles. There is good evidence of publication bias according to the results of a study-those with statistically significant results are more likely to be submitted for publication, more likely to be published in English language journals, more likely to be published sooner than studies with more equivocal results. For this reason it is useful to check for bias in trial results, even after comprehensive searching, by graphing a funnel plot.

Studies of varying quality are performed and published. It is often the case that studies with lower quality suggest more favourable results than those with higher quality. An important aspect of quality is a study's internal validity. Potential types of bias relating to internal validity include selection bias (where the process of randomisation is subverted so that there are non-random differences between the people allocated to the different experimental groups), attrition bias (where more participants drop out of one experimental arm for some reason), performance bias (where those receiving the intervention and/or those caring for them are aware of the experimental allocation and may alter concurrent treatments accordingly) and detection bias (where those assessing outcomes are aware of the experimental allocation and may be open to biased outcome measurement). Assessment of study validity (preferably independently duplicated) and some statement on how those biases may affect outcomes is essential in understanding the believability of the results of a systematic review. Sensitivity analyses (leaving out certain studies when pooling data to discover if this radically alters the results of the review) excluding low quality studies can be helpful.

Extracting data from studies may sometimes involve arbitrary decisions and mistakes that can result in random error or bias. Ideally the process is independently duplicated, based on prior decisions (in the protocol), comprehensive (on a form designed for the review, and may involve contacting authors to fill in any gaps in published reports) and clearly tabulated to allow transparency and possibly corrections at a later date.

Pooling of data is usually narrative, and may also involve statistical pooling or meta-analysis. The decision to stay with a narrative data pooling or add in a meta-analysis is generally made referring to guidelines set down in the protocol, and based on a decision as to whether the trials to be pooled appear similar enough for this to be sensible. Narrative or meta-analytic comparisons and sub-groupings should be pre-specified in the protocol (to avoid multiple analyses being carried out with only the 'statistically significant' ones being published).See the next section for more on meta-analysis.

Results of the review process are ideally clearly presented, often tabulated, along with details of the primary studies, an assessment of validity, and results of sensitivity analyses. The results are reflected directly in the conclusions drawn.

VIII. What is meta-analysis

Meta-analysis aims to pool extracted numerical data, weighted so that larger studies, or those with less variability, contribute more to the outcome.This pooling provides an answer with greater precision that each included study on its own (it should be noted, however, that for systematic reviews of observational studies, meta-analysis may not be appropriate. Meta-analysis of such studies have been shown to provide very precise but false results). The pictorial representation of a meta-analysis is called a forest plot (Fig. 20-1).

Various sorts of data extracted from included studies can be included in meta-analysis. Where the outcome is dichotomous (an 'event' like success or failure, alive or dead, haemorrhage or not) then each trial will provide the number randomised to each arm, and the number in whom the event occurred in each arm. The summary statistic may be an odds ratio or relative risk (also known as a risk ratio) where the point of no effect is 1.0 (an odds ratio of 1.0 means that the odds of an event are the same in the control and intervention groups, similarly a relative risk of

1.0 means that the risk of an event is the same in the control and intervention groups).

Where the outcome measured is continuous (like pocket depth, pain scores or a measured number or distance) each trial will provide a number of participants, a mean and standard deviation for each arm (the intervention and control arms). This information for each study may be shown in a forest plot or in a table. Here the summary statistic may be a weighted mean difference (WMD) or a standardised mean difference (SMD, used when differing scales are used to measure the outcome) and the point of no effect is 0 (a weighted mean difference of 0 would mean that the mean of the measurements made in the control group was the same as the mean of measurements made in the intervention group).

The meta-analysis itself may use fixed effects (where it is assumed that the true outcomes of the various studies are the same) or random effects methodologies (where the true outcomes are assumed to vary a little with differing study inclusion, dose, duration etc). Where fixed effects meta-analysis produces a result that is statistically heterogeneous it is usual to switch to random effects meta-analysis. Reasons for statistical heterogeneity of studies (large differences in their results, suggesting differing true outcomes) is ideally explored through subgrouping or meta-regression. This allows those characteristics of studies that alter the results to be discerned-for example a treatment may work better in older adults and poorly in young adults. This type of information is especially helpful as it can allow practitioners to fit treatment decisions to individuals in their care.

IX.　How can I perform a meta-analysis

A meta-analysis is a very good way of summarising data from a group of studies. However, this is only useful where the set of studies is representative of the whole body of literature, so should generally be restricted to use within systematic reviews.

Meta-analyses can be performed by hand or with a calculator, but are usually completed with the help of specialised computer software (that may also create a forest plot). There are many very good types of software available, but for those embarking on a Cochrane review the free Review Manager software (downloadable from the main Cochrane website) is excellent, creating forest plots such as those in Fig.20-1.

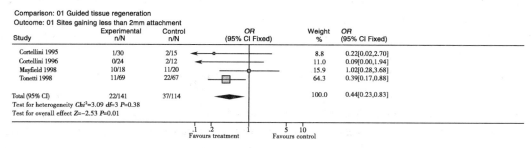

Reference: Needleman IG, Giedrys-Leeper E, Tucker RJ, et al. Guided tissue regeneration for periodontal infra-bony defects. The Cochrane Library, Issue 1, 2002. Oxford: Update Software.

Fig.20-1　Forest plot

Summary

Systematic reviews of randomised controlled trials are considered the best level of evidence for answering questions about the effectiveness of healthcare interventions. They follow explicit, well-documented, scientific methodology in order to reduce both systematic errors (biases) and random errors (those occurring by chance) and provide a more objective, comprehensive view of the research literature. Healthcare providers, researchers and policy makers can use systematic reviews to efficiently integrate existing information, providing data for rational decision making.

Systematic reviews may be found on the Cochrane Library (and other electronic databases), and their quality and generalisablity should be considered before their results are applied. The process of carrying out a systematic review has been described, and an introduction to meta-analysis provided.

(Hooper L, Anne-Marie Glenny)

References

1. MULROW C. The medical review article: state of the science. Ann Intern Med, 1987, 106 (3): 485-488

2. MULROW C. Rationale for systematic reviews. BMJ, 1994, 309: 597-599

3. CHALMERS I, ALTMAN D. Systematic reviews. London: BMJ Publishing Group, 1995

4. CASP. Evidence-based healthcare workbook. Oxford: Update Software for the Critical Appraisal Skills Programme, 1999

5. CROMBIE I. The pocket guide to critical appraisal: A handbook for health care professionals. London: BMJ Publishing Group, 1996

6. PETTICREW M. Systematic reviews from astronomy to zoology: Myths and misconceptions. BMJ, 2001, 322: 98-101

7. CLARKE M, OXMAN A. Cochrane reviewers' handbook 4.1.4 [updated october 2001]. In: The Cochrane library, issue 4, 2001. Oxford: Update software. Updated quartley, 2001

8. MOHER D, COOK D, EASTWOOD S, et al. Improving the quality of reports of meta-analyses of randomised controlled trials: The QUOROM statement. Lancet, 1999, 354: 1896-1899

9. IOANNIDIS J. Effect of the statistical significance of results on the time to completion and publication of randomized efficacy trials. JAMA, 1998, 279: 281-286

10. SCHERER R, DICKERSIN K, LANGENBERG P. Full publication of results initially presented in abstracts: A meta-analysis. JAMA, 1994, 272: 158-162

11. EGGERr M, ZELLWEGER-ZAHNER T, SCHNEIDER M, et al. Language bias in randomised controlled trials published in english and german. Lancet, 1997, 350: 158-162

12. STERN J, SIMES R. Publication bias: Evidence of delayed publication in a cohort study of clinical research projects. BMJ, 1997, 315: 640-645

13. LINDE K, SCHOLZ M, RAMIREZ A, et al. Impact of study quality on outcome in placebo-controlled trials of homeopathy. J Clin Epidemiol, 999, 52: 631-636

14. EGGER M, DAVEY S G, SCHNEIDER M. Systematic reviews of observational studies.//EGGER M, DAVEY S G, ALTMAN D. Systematic review in healthcare. Meta-analysis in context. London: BMJ Publishing Group, 2001

第二十一章

Meta 分析及相关统计学问题

 内容提要

Meta 分析又称为荟萃分析,是为了对符合一定条件的针对同一临床科研问题的多个研究结果进行整合所使用的统计学方法。需要全面收集相关研究并分别进行严格评价和分析后才能进行的一种科学研究方式,其目的是在合理处理各研究结果的不一致性的基础上,得到更为精确可靠的综合结论,如果尚不能得出肯定结论,也可发现单个研究尚未阐明的问题,提出新的研究方向,寻求新的假说。但是,如果没有全部纳入相关研究,未能提取全部相关数据,或受到发表偏倚的影响,其结论也可能是无意义的。本章详细介绍 Meta 分析的统计学原理,影响因素和正确使用的方法,如何对结果进行解释和评价。

第一节　Meta 分析及其发展

一、Meta 分析的定义

Meta 分析(meta-analysis)是一种将多个科学研究的结果进行定量合并的统计学方法。"Meta"为希腊词,有"after""more comprehensive""secondary"之意。中文译名较多,有 Meta 分析、荟萃分析、综合分析、元分析、二次分析等。其中以"Meta 分析"最为常用。Meta 分析通过对多个同类独立研究结果的汇总和合并分析,可以达到增大样本含量、提高检验效能之目的;同时也可提高效应量的估计精度;特别是当多个研究结果不一致或都无统计学意义时,用 Meta 分析可得到更加接近真实情况的统计结果。

二、Meta 分析的发展历史

Meta 分析的从最初的尝试算起已有 100 多年的历史,但是直到 19 世纪 70 年代后期才真正开始确立 Meta 分析这一方法,并到 90 年代才开始迅速发展。我们为大家列举了一些Meta 分析发展过程中的重要事件,如下:

(1) 1904 年 K. Pearson 作了第一个合并多来源信息的尝试,用以确定接种疫苗对防止士兵感染伤寒的作用;

(2) 1925 年 R. A. Fisher 介绍了从多个研究中合并概率的现代统计学方法;

（3）19 世纪 30 年代晚期，W. Cochran 和 F. Yates 描述了基本与现代固定效应模型和随机效应模型相同的方法；

（4）1954 年，W. Cochran 概括并正式确定了 Meta 分析的基本方法（固定效应模型和随机效应模型）；

（5）1976 年正式确定了"Meta 分析"的专有名词；

（6）1977 年 G. Glass 和 M. Smith 发表了第一个现代科学意义上的 Meta 分析，用以确定心理治疗的效用；

（7）1986 年建立了计算研究间变异度的方法；

（8）1997 年引入了评估发表偏倚的方法（漏斗图和 Egger 检验）；

（9）1999 年建立了 meta 分析的报告规范 QUOROM（Quality of Reporting of Meta-analyses）标准；

（10）2002 年变异系数 I^2 被提出；同年，正式确定了"网状 Meta 分析"的专有名词；

（11）2009 年建立了系统评价和 Meta 分析的报告规范（Preferred Reporting Items for Systematic Reviews and Meta-Analyses，PRISMA）；

……

自从 1993 年 Cochrane 协作网建立以来，系统评价在医学和社会科学中的作用愈发受到重视，逐渐形成了临床实践者和统计学家共同协作的局面，系统评价与 meta 分析也越来越多地被共同运用。

三、Meta 分析与系统评价的关系

系统评价作为一种二次研究方法，对文献检索、纳入与筛选、严格评价、汇总分析方法等综述核心环节进行了全面改进，如针对某一具体临床问题（例如疾病的诊断），系统、全面地收集全世界所有已发表或未发表的研究文献，采用临床流行病学的原则和方法严格评价文献，并筛选出符合质量标准的文献，进行汇总分析，从而得出综合可靠结论。

系统评价（或系统综述）中的汇总分析分为定性与定量分析两种。如果纳入的原始研究缺乏有效数据或者研究结果间差别过大，那么就无法进行定量评价，只能得到定性描述结果；相反，若条件允许，可考虑进行定量分析，即 Meta 在一个系统评价中可以选用某个结局指标进行一次 Meta 分析，也可选用多个结局指标实施多个 Meta 分析。事实上，由于纳入研究的质量、设计类型、资料类型以及方法学等限制，只有部分系统评价可以进行定量分析。

四、Meta 分析在临床口腔医学的应用

目前，有关 Meta 分析已经在临床研究和临床实践中得以普及与推广。Meta 分析在临床口腔医学的应用还处在成长阶段，截至 2009 年 3 月，由我国作者注册发表的 Cochrane 系统评价有 422 篇（综述 97 篇、计划书 126 篇、题目 199 个），其中口腔健康组仅有 12 篇，占 2.8%。另有国内研究者对 2001—2010 年期间发表在《中国循证医学杂志》的系统评价进行了文献计量分析。结果表明，各学科的发表数量贫富不均，差异明显。在 425 篇系统评价中属于口腔医学的有 11 篇，仅占 2.6%，在 2004 年或 2005 年才开始有研究发表。同其他相关医学领域相比，口腔医学系统评价的数量偏少但增长速度较快，但超过一半的系统评价者认为现有证据的论证强度不是很高。近十年来，系统评价和 Meta 分析的数量呈指数级增长，Meta 分

析再口腔临床中应用越来越广泛。

第二节　Meta 分析的基本过程

Meta 分析过程包括数据提取及汇总、异质性检验、模型选择、合并效应量估计及假设检验等。

目前可用于 Meta 分析的软件有很多,对于制作 Cochrane 系统评价制作者来说,免费的 Review Manager(RevMan)软件(可在 Cochrane 的网站中免费下载)可以制作出森林图、漏斗图等,操作简单。目前 RevMan 软件已经升级到 5.3 版本,其可以完成防治性研究、诊断性研究、预后研究等的系统评价。当然,STATA、SARS 等软件也有同样甚至更好的功能,然而,其界面不如 Revman 友好,对于初学者来说不够实用;但是 STATA、SARS 等功能相对强大,可以完成 Meta 回归、累积 Meta 分析、Egger 检验等多种 Revman 无法完成的检验。除此以外,对于诊断性试验的系统评价,研究者可以采用 MetaDisc 完成其 Meta 分析。而想要进行网络 Meta 分析的研究者,可以使用 STATA 或 R 软件。

一、数据提取

数据是否准确可靠,尤为关键,它是 Meta 分析的基础,否则即使再先进的统计学方法,也不能弥补数据本身的缺陷。所以在收集与提取数据时,应广开渠道,通过多途径收集,确保数据全面完整;同时,采取有效的质控措施,例如多人同步提取数据并进行交叉核对,防止选择性偏倚;最后对数据资料自身的真实性也要进行严格评价,在此基础上,方可实施 Meta 分析。

二、数据类型及其效应量的表达

目前可用于 Meta 分析的数据类型主要包括以下 5 类:①二分类变量资料,按照某种属性分为互不相容的两类,如描述临床结局时,选用存活、死亡,复发或不复发等;②数值变量 / 连续性变量资料,如血压值、血糖、CD4/CD8 等,往往有度量衡单位,且能够做到精确测量;③等级资料 / 有序多分类变量资料,即将某种属性分为多个类别,类与类间有程度或等级上差异。例如疗效判定用痊愈、显效、有效、无效等表示。以上三类数据类型比较常见。④计数数据或密度资料,即同一个体在一定观察时间内可发生多次不良事件,如龋齿数、入院次数等;⑤生存资料,同时观察两类数据,即是否发生不良事件以及发生不良事件的时间等。

不同数据类型决定了效应量的表达方式有所不同。效应量(effect size)常被定义为临床上有意义的值或改变量。当结局观察指标为二分类变量资料时,常用的效应量表达有相对危险度(relative risk,RR)、比值比(odds ratio,OR)、绝对危险度(absolute risk,AR)或 NNT 等;当结局观察指标为连续性变量资料、非罕发的计数数据、较多分类的等级资料时,效应量采用均数差值(mean difference,MD)或标准化均数差值(standardized mean difference,SMD)等表达方式。对于较少分类的等级资料或罕发的计数数据,可转化为二分类变量资料进行处理,并选用相应的效应量;对于类似发病密度的数据,可以使用 risk ratio,也简写成 *RR*。

在此基础上，按照统一设计的数据提取表，系统收集所纳入研究的重要信息，如样本量、分析方法、主要结果变量、设计方案、发表年份、具体实施时间及地点、质量控制措施等。

（一）二分类变量资料的效应量及其 95% 置信区间

例 21-1：一项含氟牙膏预防青少年龋齿发生的研究中，试验组使用了含氟牙膏，对照组则使用不含氟牙膏，随访一段时间后，分别观察两组对象的龋齿发生情况。结果观察指标定为"是否发生龋齿"，具体数据见表 21-1。

表 21-1　两组对象的龋齿发生情况比较 / 例

组别	发生龋齿	未发生	合计
含氟组	37(a)	13(b)	50(n_t)
对照组	54(c)	5(d)	59(n_c)
合计	91	18	109

对于此例，可选用的效应量有比值比（OR）、相对危险度（RR）。分别计算 OR、RR 及其 95% 置信区间，结果如下：

本例 $OR = \dfrac{ad}{bc} = \dfrac{37 \times 5}{13 \times 54} = 0.264$，$v_{\ln OR} = \dfrac{1}{a} + \dfrac{1}{b} + \dfrac{1}{c} + \dfrac{1}{d} = \dfrac{1}{37} + \dfrac{1}{13} + \dfrac{1}{54} + \dfrac{1}{5} = 0.322$

则 OR 的 95% 置信区间：$\exp(\ln OR \pm 1.96\sqrt{v_{\ln OR}}) = \exp(-1.332 \pm 1.96\sqrt{0.322}) = (0.09, 0.80)$。$OR$ 的下限值为 0.09，上限值为 0.80。

本例 $RR = \dfrac{a/(a+b)}{c/(c+d)} = \dfrac{37/50}{54/59} = 0.809$，

$$v_{\ln RR} = \dfrac{b}{a(a+b)} + \dfrac{d}{c(c+d)} = \dfrac{13}{37 \times 50} + \dfrac{5}{54 \times 59} = 0.008\,6$$

则 RR 的 95% 置信区间：$\exp(\ln RR \pm 1.96\sqrt{v_{\ln RR}})$

$$\exp(-0.212 \pm 1.96\sqrt{0.008\,6}) = (0.67, 0.97)$$

（二）连续性变量资料的效应量及其 95% 置信区间

例 21-2：Monila 进行的一项含氟漱口剂预防青少年龋齿发生的研究中，干预后分别测试使用含氟漱口剂组与对照组的龋失补指数增加值，结果见表 21-2：

效应量可用标准均数差值（SMD）：$d_i = (\bar{x}_i^t - \bar{x}_i^c)/s_i^*$，

$$s_i^* = \sqrt{\dfrac{(n_i^t - 1)(s_i^t)^2 + (n_i^c - 1)(s_i^c)^2}{n_i^t + n_i^c - 2}}$$，d_i 的标准误为 $\mathrm{se}_{(di)} = \sqrt{\dfrac{N_i}{n_i^t + n_i^c} + \dfrac{d_i^2}{2(N_i - 2)}}$，则其 95% 置信区间为 $d_i \pm 1.96 se_{(di)}$

本例 $s^* = 2.335$，$d = (2.37-3.19)/2.335 = -0.35$，标准化均数差值（SMD）的 95% 置信区间

表 21-2　两组龋失补指数增加值比较

组别	例数	龋失补指数增加值	标准差
干预组	145(n_i^t)	2.37($\bar{x}_i^t$)	2.32(s_i^t)
对照组	150(n_i^c)	3.19($\bar{x}_i^c$)	2.35(s_i^c)

本例 $s^* = 2.335$，$d = (2.37-3.19)/2.335 = -0.351$，标准化差值 d 的 95% 置信区间为 $-0.576 \sim -0.116$。

为 $-0.58\sim-0.12$。

另外对于生存资料,效应量表达可用风险比(hazard ratio, *HR*),由于其计算相对复杂,我们不再本书中介绍,有兴趣的研究者可以参考相应文献。

三、异质性检验

Meta 分析之前,应进行异质性检验(heterogeneity test),并根据异质性检验结果,来决定是否估计合并效应量。异质性检验又称同质性检验,旨在检验多个原始研究结果间的一致性。异质性检验方法主要有 *Q* 检验法与图形目测法等。若 *Q* 检验有统计学意义,则表明存在统计学异质性(statistical heterogeneity),需要探讨异质性的来源并进行相应处理。异质性来源主要从两个方面考虑:①临床异质性(clinical heterogeneity),例如纳入研究在研究对象、干预措施、结局观察指标等存在差异;②方法学异质性(methodological heterogeneity),例如纳入了不同设计方案、不同方法学质量的原始研究等。

(一) *Q* 检验及 *I*² 指数

Q 检验的无效假设为:所有纳入研究的效应量均相同(即 $H_0: \theta_1 = \theta_2 = \cdots\cdots = \theta_k$),*Q* 统计量定义为:$Q = \sum w_i(\theta_i - \bar{\theta})^2$,进一步可表达为:$Q = \sum_{i=1}^{k} w_i\theta_i^2 - \dfrac{(\sum w_i\theta_i)^2}{\sum w_i}$ 上式中 w_i 为第 i 个研究的权重值。θ_i 为第 i 个研究的效应量,$\bar{\theta}$ 为合并效应量,$\bar{\theta} = \dfrac{\sum w_i\theta_i}{\sum w_i}$。$k$ 为纳入的研究个数。*Q* 服从于自由度为 $k-1$ 的 χ^2 分布。若 $Q > \chi^2_{(1-\alpha)}$,则 $P < \alpha$,表明纳入研究间的效应量存在统计学异质性,可进一步计算异质指数 $I^2 = \dfrac{Q-(k-1)}{Q} \times 100\%$,用以定量描述异质程度。若 I^2 指数为 $0\sim40\%$,表明异质性可以忽略不计;$I^2 = 30\%\sim60\%$,表明存在一定程度的异质性;若 $I^2 = 50\%\sim90\%$,表明纳入研究的效应量存在较明显的异质性;当 $I^2 = 75\%\sim100\%$ 时,表明异质性明显,需探讨异质性来源,考虑进行亚组分析、Meta 回归等,甚至放弃 Meta 分析。

例 21-3:Marinho 收集了 7 个含氟牙膏预防青少年龋齿的临床试验研究,用 Meta 分析综合评价含氟牙膏的防龋效果。资料见表 21-3,表 21-4。

$Q = 34.76 - [(-36.61)^2/117.71] = 23.37$,$v = 7-1 = 6$,$p < 0.01$ 异质性检验有统计学意义,可以认为研究间效应量是不同质的,$I^2 = 74\%$。

表 21-3 7 个含氟牙膏随机试验研究的预防龋齿疗效观察(例)

研究	干预组		对照组		合计
	发生	未发生	发生	未发生	
Dolles(1980)	13	11	15	8	47
Forsman(1974)	174	240	56	89	559
Forsman(1974a)	139	123	69	63	394
Hanachowioz(1984)	425	48	447	25	945
Kleber(1996)	45	32	40	39	156
Marthaler(1974)	37	13	54	5	109
Torell(1965)	113	222	169	164	668

表 21-4　Q 统计量计算过程（以 OR 为例）

研究	$\ln OR_i$	$Var_{(\ln ORi)}$	w_i	w_i*OR_i	$w_i*OR_i^2$
Dolles（1980）	−0.46	0.36	2.78	−1.28	0.59
Forsman（1974）	0.14	0.04	25.64	3.63	0.51
Forsman（1974a）	0.03	0.05	21.89	0.69	0.02
Hanachowioz（1984）	−0.70	0.07	15.29	−10.74	7.55
Kleber（1996）	0.32	0.10	9.60	3.03	0.96
Marthaler（1974）	−1.33	0.32	3.10	−4.14	5.52
Torell（1965）	−0.71	0.03	39.42	−27.80	19.61
合计	0.73		117.71	−36.61	34.76

　　需要注意的是 Q 检验法的检验效能较低，如在纳入研究数目较少的情况下，有时不能检测出异质性，出现假阴性结果，可考虑提高检验水准，如 $\alpha = 0.10$，以增大检验效能；相反，如果纳入研究过多，既使研究间结果是同质的，也可能出现 $P < \alpha$ 情况，即异质性检验有统计学意义。因此，对 Q 检验结果的解释要慎重，需要结合异质指数 I^2 以及森林图进行综合判断。

（二）图形法

　　此外，还有一些图形法用于展示异质性。如 forest 图（森林图）、标准化 Z 分值图、radial 图、L'Abbe 图等。其中通过目测森林图中的置信区间重叠程度，借以判断异质性最为常用。若置信区间大部分重叠，无明显异常值，一般可认定同质性较好。

四、合并效应量估计及其假设检验

　　在异质性检验的基础上，选用适当的方法进行分析。若异质性不明显（部分研究定义为：$I^2 < 50\%$，$P > 0.10$），同时假定理论效应量为某一固定值，纳入研究效应量间的差异是由机遇造成的，可采用固定效应模型（fixed effect model）估计合并效应量；若存在一定程度异质性（部分研究定义为：$I^2 \geqslant 50\%$，$P \leqslant 0.10$），且假定理论效应量不固定、服从于某种分布类型，如正态分布时，可用随机效应模型（random effect model）估计效应量；若异质性明显，可考虑亚组分析、Meta 回归分析直至放弃汇总分析，只对结果进行简单描述。

　　以四格表资料为例，演示合并效应量估计及其假设检验过程。鉴于此类资料合并效应量的估计方法较多，诸如 Mantel-Haenszel 法、方差倒置法（inverse-variance methods）、Peto 法等。现仅以 Mantel-Haenszel 法为例，加以阐述（表 21-5，表 21-6）。

表 21-5　M-H 法计算过程

项目	观察阳性数	理论频数	方差	ad/T	bc/T	OR
单个研究	a_i	E_i	v_i	a_id_i/N_i	b_ic_i/N_i	a_id_i/b_ic_i
汇总	$\sum a_i$	$\sum E_i$	$\sum v_i$	$\sum a_id_i/N_i$	$\sum b_ic_i/N_i$	

表 21-6　Mantel-Haenszel 法计算合并效应量的具体过程

研究	阳性数	理论频数	方差	ad/T	bc/T	OR_i
Dolles（1980）	13	14.30	2.89	2.21	3.51	0.63
Forsman（1974）	174	170.34	26.05	27.70	24.04	1.15
Forsman（1974a）	139	138.31	21.93	22.23	21.54	1.03
Hanachowioz（1984）	425	436.46	16.86	11.24	22.70	0.50
Kleber（1996）	45	41.96	9.73	11.25	8.21	1.37
Marthaler（1974）	37	41.74	3.77	1.70	6.44	0.26
Torell（1965）	113	141.42	40.80	27.74	56.16	0.49
合计	946	984.53	122.03	104.07	142.61	0.73

（一）估计合并效应量及其 95% 置信区间

$$OR_{MH}=\frac{\sum a_i d_i/N_i}{\sum b_i c_i/N_i},OR_{MH} \text{对数的方差为} Var(\ln OR_{MH})=\frac{\sum P_i R_i}{2(\sum R_i)^2}+\frac{\sum (P_i S_i+Q_i R_i)}{2(\sum R_i)(\sum S_i)}+\frac{\sum Q_i S_i}{2(\sum S_i)^2}$$

其中 a_i,b_i,c_i,d_i 为四格表的实际频数，$R_i=\dfrac{a_i d_i}{N_i}$；$S_i=\dfrac{b_i c_i}{N_i}$；$P_i=\dfrac{a_i+d_i}{N_i}$；$Q_i=\dfrac{b_i+c_i}{N_i}$，则 OR_{MH} 的 95% 置信区间为：$\exp(\ln OR_{MH})\pm 1.96\sqrt{Var(\ln OR_{MH})}$

本例 $OR_{MH}=\dfrac{\sum a_i d_i/N_i}{\sum b_i c_i/N_i}=104.07/142.61=0.73$，$\ln OR_{MH}$ 的方差为 $Var(\ln OR_{MH})=\dfrac{\sum P_i R_i}{2(\sum R_i)^2}+$

$\dfrac{\sum (P_i S_i+Q_i R_i)}{2(\sum R_i)(\sum S_i)}+\dfrac{\sum Q_i S_i}{2(\sum S_i)^2}=0.0082$，则 OR_{MH} 值为 0.73，其 95% 的置信区间为 0.61～0.87。

Study or Subgroup	干预组		对照组		Weight	Odds Ratio M-H, Fixed, 95% CI	Odds Ratio M-H, Fixed, 95% CI
	Events	Total	Events	Total			
Dolles1980	13	24	15	23	2.5%	0.63 [0.19, 2.04]	
Forsman1974	174	414	56	145	16.9%	1.15 [0.78, 1.70]	
Forsman1974a	139	262	69	132	15.1%	1.03 [0.68, 1.57]	
Hanachowioz1984	425	473	447	472	15.9%	0.50 [0.30, 0.82]	
Kleber1996	45	77	40	79	5.8%	1.37 [0.73, 2.58]	
Marthaler1974	37	50	54	59	4.5%	0.26 [0.09, 0.80]	
Torell1965	113	335	169	333	39.4%	0.49 [0.36, 0.67]	
Total (95% CI)		1635		1243	100.0%	0.73 [0.61, 0.87]	
Total events	946		850				

Heterogeneity：$Chi^2=23.37$, $df=6$ (P=0.0007); $I^2=74\%$
Test for overall effect：$Z=3.48$ (P = 0.0005)

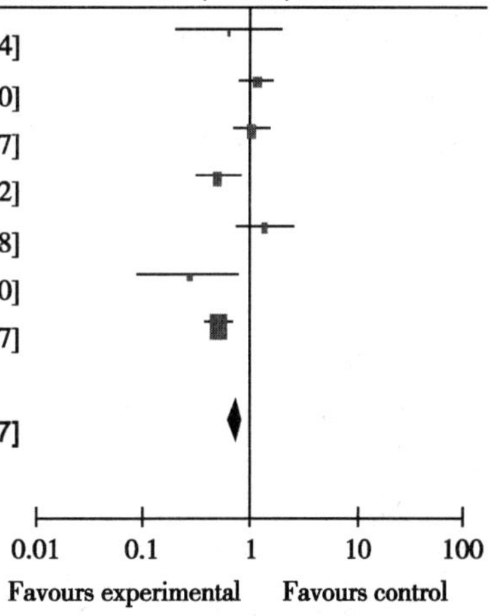

0.01　0.1　1　10　100
Favours experimental　　Favours control

图 21-1　例 21-3 资料的 Meta 分析结果（森林图）

图中 "◆" 表示 Meta 分析合并效应量图示，"0.73（0.61，0.87）" 表示合并效应量及其 95% 置信区间；"$Z=3.48$，$P=0.0007$"：表示合并效应量的假设检验及其 P 值。"$Chi^2=23.37, df=6, P=0.0005$"，表示异质性检验结果 Q 值、自由度及其 P 值。"I^2" 表示异质指数 $I^2=74\%$。

（二）合并效应量的假设检验——Z 检验

$$Z = \frac{\ln OR_{MH}}{\sqrt{Var(\ln OR_{MH})}}$$，统计量 Z 服从于 u 分布（外文文献常表示为 Z 分布），用于检验合并

效应量是否有统计学意义。

本例 $Z = -0.314\,7/0.090\,6 = -3.48$，则 $P<0.001$，表明合并效应量有统计学意义。

实际上，估计合并效应量以及进行异质性检验，可以借助一些现成分析软件来完成，方便快捷。这其中首推 RevMan 软件，图 21-1 则是利用该软件对例 21-3 资料的 Meta 分析结果。

第三节　固定效应模型与随机效应模型的选择

合并效应量的估计模型包括固定效应模型（fixed effect model）、随机效应模型（random effect model）以及最新提出的质量效应模型（quality effect model）等。模型的选择取决于异质性检验结果以及对效应量变异的理论假设。假如异质性检验无统计学意义且 $I^2<40\%$，并假设总体效应量为一个固定值时，可认为理论效应量是固定的，原始研究间的效应量即使有差别，也是由于抽样误差造成的，合并效应量估计可选用固定效应模型；当异质性检验有统计学意义（$P<0.10$）且 $I^2>50\%$，若假设合并效应量不固定并服从于服从某种分布（常假定为正态分布）时，考虑选用随机效应模型，计算合并效应量。随机效应模型因将研究间的变异因子 τ^2 作为校正权重，其结果比固定效应模型结果更稳健，但可信区间的精度会有所降低；若异质性明显（$I^2>75\%$），考虑 Meta 回归、亚组分析，探讨异质性来源；若临床异质性过于明显，则应放弃进行 Meta 分析，仅作定性描述。

一、固定效应模型

上例数据类型为典型的二分类变量资料，选用固定效应模型的 M-H 法估计得到了合并效应量。若遇到数值变量资料（连续性变量资料），且异质性检验无统计学意义时，同样可选用固定效应模型进行 Meta 分析，具体过程与二分类变量资料相同，采用方差倒置法进行合并效应量估计。数值变量资料的效应量表达可以选择均数差值（mean difference，MD）和标准化均数差值（standardized mean difference，SMD）。当纳入研究的结果变量均采用相同方式测量与表达时，效应量表达可使用均数差值，因其带有自然单位，易于临床解释。而结果变量采用不同的度量衡单位或者效应量大小相差较大时，宜采用标准化均数差值，但需谨慎解释这类结果。现以 SMD 作为效应量，阐述固定效应模型的估计过程。

1. 单个研究的 SMD 及 95% 置信区间估计（见第二节）。

2. SMD 合并值及其 95% 置信区间：

$$d_{合并} = \frac{\sum w_i d_i}{\sum w_i}$$，95% 置信区间为 $d_{合并} \pm 1.96 \sqrt{\dfrac{1}{\sum w_i}}$，其中 w_i 为 d_i 标准误的平方。

3. 异质性检验：$Q = \sum w_i d_i^2 - \dfrac{(\sum w_i d_i)^2}{\sum w_i}$，进一步计算异质指数 I^2。

4. SMD 合并值的假设检验：$Z = \dfrac{d_{合并}}{SE(d_{合并})}$，$SE(d_{合并}) = \sqrt{\dfrac{1}{\sum w_i}}$

例 21-4：Marinho 收集了 13 个含氟漱口剂预防青少年龋齿发生的 RCT 研究，干预后分别测

试试验组与对照组龋失补指数增加值,试分析含氟漱口剂的防龋效果,具体结果如表 21-7。

表 21-7　龋失补指数增加值的 *SMD* 合并值的计算过程及结果

研究	干预组			对照组			s_i	d_i	w_i	d_iw_i	$d_i^2w_i$
	n^t	$\bar{x}_t$	s_t	n^c	$\bar{x}_c$	s_c					
Bastos 1989	280	3.02	3.48	140	4.59	4.38	3.80	−0.41	91.59	−37.81	15.61
Blinkhom 1983	190	2.65	2.31	184	3.51	2.61	2.46	−0.35	92.06	−32.16	11.23
Finn 1975	292	3.34	3.68	161	4.27	4.21	3.88	−0.24	103.10	−24.73	5.93
Horowitz 1971	133	0.54	1.15	123	0.72	1	1.08	−0.17	63.68	−10.61	1.77
Horowitz 1971a	98	0.79	1.68	110	1.63	2.62	2.23	−0.38	50.92	−19.20	7.24
Koch 1967	85	7.48	2.77	82	8.41	2.9	2.83	−0.33	41.18	−13.51	4.43
Koch 1967a	117	2.58	2.7	134	2.95	2.89	2.80	−0.13	62.33	−8.23	1.09
Koch 1967b	114	2.9	2.67	137	2.78	2.81	2.75	0.04	62.21	2.72	0.12
Mc Conchie 1977	496	2.56	3.18	247	3.12	3.55	3.31	−0.17	164.36	−27.83	4.71
Monila 1987	145	2.37	2.32	150	3.19	2.35	2.34	−0.35	72.60	−25.49	8.95
Radike 1973	348	1.39	1.66	378	2.01	2.04	1.87	−0.33	178.73	−59.33	19.70
Ringelberg 1979	341	2.78	2.94	186	3.38	3.29	3.07	−0.20	119.83	−23.44	4.58
Rugg-Gunn 1973	222	3.74	2.49	212	5.47	3.19	2.85	−0.61	103.66	−62.85	38.10
合计	2 861			2 244				−0.28	1 206.24	−342.47	123.47

合并标准化均数差值为 −0.28,其 95% 置信区间为 −0.34～−0.23,合并 *SMD* 假设检验 $Z=9.86$,$P<0.001$;异质性检验 $Q=26.24$,$P<0.005$,有统计学意义,$I^2=\dfrac{Q-(k-1)}{Q}\times100\%=$ 54%。以例 21-4 为例,使用 RevMan 分析,结果见图 21-2。

由于 RevMan 在估计过程中对 *SMD* 及其标准误进行了 Hedges 校正,结果略有差别。

二、随机效应模型

当异质性检验有统计学意义且假定真实效应量不固定但服从正态分布时,考虑选用随机效应模型(random effect model)估计合并效应量。随机效应模型就是在固定效应模型分析的基础上采用了 DerSimonian-Laird 校正。两类模型的区别在于加权的方式不同,固定效应模型以每个研究内方差的倒数作为权重,而随机效应模型是以研究内方差与研究间变异之和的倒数作为权重,调整的结果就是样本量较大研究的权重适当降低,而样本量较小研究的权重则适当增大。

随机效应模型(random effect model)中的 DerSimonian-Laird 法最早于 1986 年提出,假设各原始研究的效应量不尽相同,以研究内方差及研究间变异之和的倒数为权重,并以此估计合并效应量。与固定效应模型相比,主要步骤相同,依次估计单个研究效应量、合并效应量及其 95% 置信区间,最后进行假设检验。唯一不同的是需事先计算研究间变异因子 τ^2。

Study or Subgroup	Experimental Mean	SD	Total	Control Mean	SD	Total	Weight	Std. Mean Difference IV, Fixed, 95% CI	Std. Mean Difference IV, Fixed, 95% CI
Bastos1989	3.02	3.48	280	4.59	4.38	140	7.6%	−0.41 [−0.62, −0.21]	
Blinkhom1983	2.65	2.31	190	3.51	2.61	184	7.6%	−0.35 [−0.55, −0.14]	
Finn1975	3.34	3.68	292	4.27	4.21	161	8.5%	−0.24 [−0.43, −0.05]	
Horowitz1971	0.54	1.15	133	0.72	1	123	5.3%	−0.17 [−0.41, 0.08]	
Horowitz1971a	0.79	1.68	98	1.63	2.62	110	4.2%	−0.38 [−0.65, −0.10]	
Koch1967	7.48	2.77	85	8.41	2.9	82	3.4%	−0.33 [−0.63, −0.02]	
Koch1967a	2.58	2.7	117	2.95	2.89	134	5.2%	−0.13 [−0.38, 0.12]	
Koch1967b	2.9	2.67	114	2.78	2.81	137	5.2%	0.04 [−0.20, 0.29]	
McConchie1977	2.56	3.18	496	3.12	3.55	247	13.6%	−0.17 [−0.32, −0.02]	
Monila1987	2.37	2.32	145	3.19	2.35	150	6.0%	−0.35 [−0.58, −0.12]	
Radike1973	1.39	1.66	348	2.01	2.04	378	14.8%	−0.33 [−0.48, −0.19]	
Ringeberg1979	2.78	2.94	341	3.38	3.29	186	9.9%	−0.20 [−0.37, −0.02]	
RuggGunn1973	3.74	2.49	222	5.47	3.19	212	8.6%	−0.61 [−0.80, −0.41]	
Total (95% CI)			2 861			2 244	100.0%	−0.28 [−0.34, −0.23]	

Heterogeneity: $Chi^2=26.13$, $df=12$ ($P=0.01$); $I^2=54\%$
Test for overall effect: $Z=9.84$ ($P<0.000\ 01$)

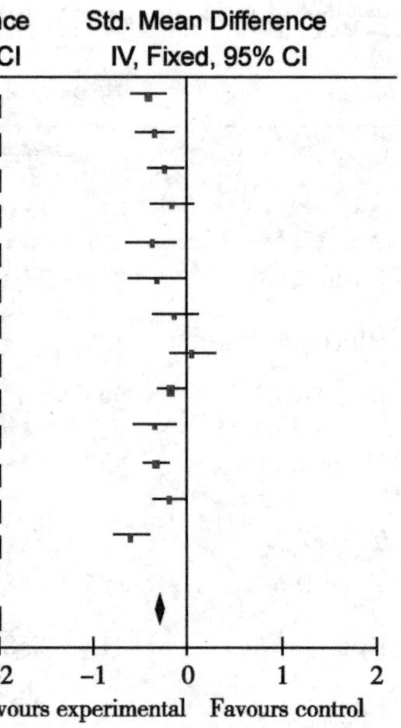

−2　−1　0　1　2
Favours experimental　Favours control

图 21-2　RevMan 分析结果（固定效应模型）

图中"◆"表示 Meta 分析合并效应量图示，"−0.28（−0.34，−0.23）"表示合并效应量 $SMD_{合并}$ 及其 95% 置信区间；"$Z=9.84$，$P<0.000\ 01$"表示合并效应量的假设检验及其 P 值。"$Chi^2=26.13$，$df=12$（$P=0.01$）"，表示异质性检验结果 Q 值、自由度及其 P 值。"$I^2=54\%$"表示异质指数 $I^2=54\%$

校正权重 $w_i^*=(w_i^{-1}+\tau^2)^{-1}$。其中 $\tau^2=\max\left[0,\dfrac{Q-(k-1)}{\sum w_i-(\sum w_i^2/\sum w_i)}\right]$，$Q$ 为异质性检验统计量，k 为

纳入分析的研究个数。若 $Q<k-1$，$\tau^2=0$，若 $Q>k-1$，$\tau^2=\left[\dfrac{Q-(k-1)}{\sum w_i-(\sum w_i^2/\sum w_i)}\right]$。

使用随机效应模型估计合并效应量及其 95% 置信区间：

$$OR_{合并}=\exp\left(\frac{\sum w_i^*\ln OR_i}{\sum w_i^*}\right)，95\%\ 置信区间为\ \exp\left(\ln OR_{合并}\pm\frac{1.96}{\sqrt{\sum w_i^*}}\right)。$$

以例 21-3 为例，$Q=23.37>6$，$\tau^2=\dfrac{23.37-(7-1)}{117.71-25.77}=0.189$，随机效应模型 Meta 分析计算过程如表 21-8：

表 21-8　利用随机效应模型计算合并效应量

研究	OR_i	$\ln OR_i$	w_i	w_i^2	τ^2	w_i^*	$\ln OR_i^*\,w_i^*$
Dolles(1980)	0.63	−0.46	2.78	7.74	0.189	1.82	−0.84
Forsman(1974)	1.15	0.14	25.64	657.23	0.189	4.39	0.62
Forsman(1974 a)	1.03	0.03	21.89	479.02	0.189	4.26	0.13
Hanachowioz(1984)	0.50	−0.70	15.29	233.63	0.189	3.93	−2.76
Kleber(1996)	1.37	0.32	9.60	92.25	0.189	3.41	1.08

续表

研究	OR_i	$\ln OR_i$	w_i	w_i^2	τ^2	w_i^*	$\ln OR_i^* w_i^*$
Marthaler(1974)	0.26	−1.33	3.10	9.62	0.189	1.96	−2.61
Torell(1965)	0.49	−0.71	39.42	1 553.82	0.189	4.66	−3.29
合计	0.73	−0.315	117.71	3 033.31		24.43	−7.67

则 $OR_{合计}$ 为 exp(−7.67/24.43)=0.731,其95%置信区间为0.49～1.09。使用RevMan软件的分析结果,见图21-3。

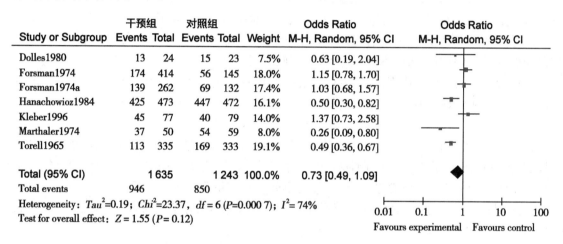

图21-3　RevMan分析结果(随机效应模型)

由于固定效应模型以各研究内方差的倒数为权重,而D-L校正法则以研究内和研究间变异之和的倒数为权重,所以当异质性不明显时,两种模型估计结果完全相同;若存在较明显的异质性时,结果会有差异,利用随机效应模型估计的置信区间明显宽于固定效应模型的估计结果。若存在较明显的异质性时,则选用后者。本例D-L法估计的置信区间范围(0.49～1.09)明显宽于固定效应模型的范围(0.61～0.87),且 $OR_{合计}$ 假设检验无统计学意义。因本例异质性较为明显,I^2=74%,对该例Meta分析应选用随机效应模型的最后估计结果。

随机效应模型可以允许研究间效应量存在一定的异质性,并试图用特定的权重系数来解释这些异质性,所有纳入研究均使用相同的权重系数进行权重校正。但备受争议的是这些权重系数也许并无实际意义,所有研究都采用同一权重系数的做法也值得商榷。为此,Doi和Thalib两位研究者提出的质量效应模型(quality effect model)可以较好地解决上述问题,他们认为异质性大多与原始研究的方法学质量有关,提出了偏倚风险概率(Qi),以其作为权重校正系数,Qi取值范围为0～1,若 Qi 为0,表示该原始研究质量高,无偏倚发生风险。目前已有一款免费软件MetaXL,可以利用质量效应模型估计合并效应量。

第四节　异质性的分析方法

我们在上一节中已经提到,研究间异质性明显时,需探讨异质性来源,考虑进行Meta回归、亚组分析、敏感性分析等。

一、Meta 回归与混合效应模型

在临床研究中,即使研究目的完全相同,总会或多或少地存在一些差别。例如在药物生产厂家、剂量、研究对象特征、病情轻重、测量时间、随访时间等方面有所不同,这些都是异质性的潜在来源。若这些因素能够被准确测量,可以选用 Meta 回归模型,估计合并效应量。

$$\theta_i = \beta_0 + \beta_1 \times X_1 + \cdots + \beta_p \times X_P + e_i$$

其中 β_0 为固定效应量。若无混杂的影响,$\beta_1, \cdots, \beta_p = 0$,则 Meta 回归模型可简化为固定效应模型。Meta 回归模型可适用于 RCT、病例 - 对照研究、诊断性试验等研究类型,也可用于敏感性分析。但 Meta 回归容易产生聚集性偏倚,特别是当资料不齐或纳入分析的研究数目较少时,如小于 10 个时,不宜进行 Meta 回归分析。

尽管上述回归模型中考虑了一些混杂因素,仍不能完全解释研究间的变异,可进一步在模型中加入随机效应项,那么该模型就成为混合效应模型。

$$\theta_i = \beta_0 + \beta_1 \times X_1 + \cdots + \beta_p \times X_P + u_i + e_i$$

其中 u_i 为随机效应项。混合效应模型的参数估计可采用加权最小二乘法或极大似然估计法,可以用来解释已知的异质性来源。但存在两大缺点:①是如果的研究个数目较少,如小于 10 个,则不能建立混合效应模型;②是不能进行剂量反应回归分析等。

除 Meta 回归模型与混合效应模型外,其他相关的方法还有:累积 Meta 分析、迭代随机效应模型、多水平 Meta 模型等。

二、亚组分析

亚组分析包括将所有受试者数据分到不同亚组中,以致在各亚组间能进行比较。亚组分析可以对不同受试者(如男性和女性)或不同的研究(如在不同地点实施)进行。亚组分析也可作为分析异质性结果的方法而进行,或用于回答有关特定患者、干预类型或研究类型的问题。我们可以分别思考每个亚组的 Meta 分析结果以比较不同亚组的效应估计值,并讨论和解释导致亚组间差异的原因。如果各亚组间的异质性较大,而亚组间的异质性较小,说明该亚组的分组方式能够解释异质性的来源;反之,如果亚组内的异质性仍然很大,说明我们可能需要考虑其他的分组方式,并进一步讨论异质性的来源。

三、敏感性分析

敏感性分析是对最初分析或 Meta 分析再次分析,来取代随意或不清楚的备选决策或决策的价值范围,通过改变纳入标准(特别是那些尚有争议的研究)、排除低质量的研究、或采用不同统计方法 / 模型分析同一组资料,观察 Meta 分析结果的变化情况,借以考察结果的稳定性如何。例如在排除某个低质量研究后,重新估计合并效应量,并与未排除前的 Meta 分析结果进行比较,探讨该研究对合并效应量影响程度及结果稳定性。若排除后的结果未发生大的变化,说明敏感性低,结果较为稳健可信;相反,若排除后得到差别较大甚至截然相反结论,说明敏感性高,结果的稳健性差,在解释结果和下结论时应非常慎重,提示存在与干预措施效果相关的、重要的、潜在的偏倚因素,需进一步明确争议的来源。

第五节　发表偏倚

Meta 分析为一种二次研究方法,即基于原始研究结果进行二次分析。纳入的原始研究是否全面无偏,将直接影响 Meta 分析结果是否真实可靠。在可能影响 Meta 分析结果真实性的偏倚中,发表偏倚的影响程度较大且较难控制,因而备受关注。发表偏倚可使 Meta 分析过分夸大治疗效应量或危险因素的关联强度,导致临床个体治疗与卫生决策的失误。

发表偏倚(publication bias)通常是指有统计学意义的研究结果比无统计学意义的研究更容易投稿和被发表,由此而产生的偏倚。对于无统计学意义的研究,研究者可能认为意义不大,不发表或推迟发表;作为杂志编辑则更有可能对这类论文退稿。因为存在发表偏倚,即使具备周密的检索策略和手段(如检索临床试验注册平台、与研究者个人联系),也不可能完全地纳入所有相关研究。发表偏倚的类型较多,常见的有:①当完成的临床试验得到阴性结果时,因研究者缺乏信心向国际知名的医学杂志投稿,而转投地方性杂志;②如非英语国家研究者,可能发表于本国的地方性杂志;但当得到阳性结果时,则作者更愿意在国际性杂志上用英文发表,这种发表偏倚被称为语言性偏倚;③另外还有一些论文不能发表的原因,例如博士、硕士读完学位而离开原来研究单位而未能发表;④或者一些研究结果可能违背了经费提供方(如药企)的利益,被迫搁浅不能发表;⑤出现发表偏倚的另一种极端情况是,一些作者为提高知名度而一稿多投,或者作为多中心研究的参研单位,同时报告各自部分结果,造成多重发表偏倚。

漏斗图法是用来正确识别与处理发表偏倚的最常用的方法。它是基于样本含量(或效应量标准误的倒数)与效应量(或效应量对数)所绘制的散点图。效应量可用 RR、OR、RD 或者 RR、OR 的对数值等。漏斗图的前提假设是效应量估计值的精度随着样本量的增大而提高,其变化范围也随精度的增加而逐渐变窄,最后趋近于点状,其形状类似一个对称倒置的漏斗,故称为漏斗图。即样本量小的研究,数量多、精度低,分布在漏斗图的底部呈左右对称排列;样本量大的研究,精度高,分布在漏斗图的顶部,且向中间(合并效应量)集中。利用漏斗图可以直接观察原始研究的效应量估计值是否与其样本含量有关。当存在发表偏倚时,漏斗图往往呈现不对称的偏态分布(见图 21-4)。但绘制漏斗图,需要纳入较多的研究个数,原则上要求 5 个甚至 10 个以上才能进行。

图 21-4 所示假设为漏斗图的两种情况,左图中所有研究围绕中心线对称排列,表明没有发表偏倚,图中空心散点代表结果无效的小样本研究,小样本研究估计的效应量变异较大,出现效应量极端值机会要多于大样本研究;右图,呈不对称分布,表示存在发表偏倚,所缺失部分恰恰为结果无统计学意义的小样本研究。基于例 21-4 资料,利用 RevMan5 绘制漏斗图如下(图 21-5)。

图 21-5 显示所有研究围绕中心线对称排列,表明发表偏倚不明显,对 Meta 分析结果的影响可以忽略。

除漏斗图法外,也可以进行 Egger 回归、Begger 分析以及计算失效安全数(fail-safe number)等,用以评估发表偏倚。前者分析需要借助一些特定的软件,例如 Stata 等。

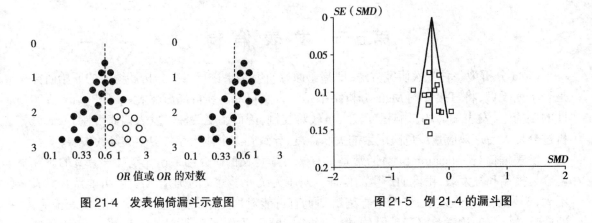

图 21-4　发表偏倚漏斗示意图　　　　　　图 21-5　例 21-4 的漏斗图

第六节　Meta 分析中的数据缺失问题

我们在 Meta 分析可能遇到中诸多问题,包括原始数据的报告缺失、多种干预措施之间的比较、罕见事件的研究等。我们将在本节就原始数据的缺失向大家作一些简单的介绍。

一、原始数据缺失的类型

在系统评价和 Meta 分析中缺失数据的表现形式多种多样。例如:在系统评价中可能是缺失了一个完整研究,或者一个研究中可能缺失了一个结局指标,或一个结局指标的汇总数据缺失,或者汇总数据中缺失了某个体病人数据。

统计学家常用"随机缺失"和"非随机缺失"表示不同的缺失类型。如果丢失与数据本身无关,则称为"随机缺失"。例如,如果在邮寄过程中丢失一些生存质量调查问卷,这种丢失与调查对象的生存质量并无关联。如果丢失与数据本身有关,就属于"非随机缺失"。例如,在一项研究抑郁的试验中,抑郁复发患者非常有可能放弃随访,从而造成结局数据缺失。这类数据缺失对结果的影响"不可忽视",否则会造成基于可用数据典型的有偏估计。发表性偏倚、选择性报告偏倚以及原始研究中的个体病人退出和脱落等,根据这个定义都属于非随机性缺失。

二、数据缺失的处理方法

对于 Meta 分析中的数据缺失,我们进行处理的一般方法如下:

1. 仅分析现有数据(即忽略缺失数据)

2. 用一些可以当作观测值的数据进行替代(如用最近一次的随访观测值、数据缺失个体均按最坏结局估计、使用均数替代或用回归分析的预测值估计)

3. 用不确定数据替代(如多重估计或结合标准误进行简单校正估计,方法同上)

4. 基于现有数据结构与缺失数据的关系,使用能处理缺失数据的统计模型分析。

第 1 种方法可能适用于随机性数据缺失的处理。第 2~4 种方法主要用于处理非随机性数据缺失。第 2 种方法在很多情况下实用并在系统评价中常用,但需注意替代值往往是不确定的,并且其置信区间过窄。第 3 和第 4 种方法较为复杂,需要有经验丰富的统计人员参与。

针对 Cochrane 系统评价中的缺失数据还有如下四个处理的一般建议：

• 只要可能，就应联系原始研究者、获取相关缺失数据

• 对缺失数据的任何处理方法均应做出明确的假设：如，假设数据是"随机丢失"的，或者缺失数据均假设按照最坏结局处理。

• 实施敏感性分析用来评估在所假设的条件下缺失数据替换对结果的影响以及结果的稳定性。

• 在系统评价的讨论部分应说明缺失数据对结果的潜在影响。

这样的几条措施有利于确定缺失数据对结果的影响，从而评估分析结果的稳健性和可靠性。

三、标准差的缺失

标准差缺失在计量资料 Meta 分析中常见，一种解决方法是需要进行估计。最简单的估算方法就是直接从一个或多个类似原始研究中借用标准差。若有多个标准差可供选择，是使用它们的平均值、最大值、相对较大值或是其他，需要系统评价者自己决定。

对于仅报道了各干预组基线水平和治疗后的计量资料的均数和标准差时，各组均数差值一般由各组治疗前后测量值直接相减得到，然而根据上表信息无法计算出前后变化差值的标准差，以至于不能判断前后变化差值的变异大小。但是用替代统计数据可计算或估计丢失的标准差（如标准误、置信区间、检验统计量或 P 值）。当这些数据均缺失时，我们通过其他原始研究的数据计算相关系数，但是从不同原始研究计算得到的相关系数往往差异较大时，我们并不推荐这一方法的使用。

综上所述，当数据缺失时，我们应当判断数据缺失的类型及其对 Meta 分析的影响，可对缺失的数据进行估算和推断。我们应当对缺失数据的估计保持谨慎，必要时应该放弃将缺失的数据纳入 Meta 分析。

第七节 网状 Meta 分析

一、网状 Meta 分析的发展背景

传统的系统评价仅涉及一种干预与另一种干预（可以是安慰剂或其他积极干预措施）的成对比较，我们称之为成对 Meta 分析（pairwise meta-analysis）（直接比较与直接证据）。成对 Meta 分析的缺点主要是其所涉及的比较仅限于在临床试验中进行直接比较的干预措施。当针对同一类患者存在多种干预措施时，如干预 A、干预 B、干预 C、干预 D、干预 E，研究者所采用的试验方法往往是将某种干预方式与安慰剂或某项标准治疗手段进行比较。若只存在干预 A vs. 安慰剂、干预 B vs. 安慰剂以及干预 C vs. 安慰剂的不同研究，虽然能够得出 A、B、C 干预相对于安慰剂的治疗效果，但由于缺少将它们全部纳入试验的原始研究，这 3 种干预的有效性之间的对比并不能通过成对 Meta 分析得出。同时，很少有试验会对比所有可能存在的干预措施之间的优劣，而成对 Meta 分析也不能告诉我们多种预措施中，哪一种或几种是比较好的措施。

二、网状 Meta 分析的定义

为了解决多种治疗措施相互比较存在的困难,一种新的 Meta 分析形式应运而生,即多种干预措施比较(multiple treatment comparison,MTC)Meta 分析(间接比较与间接证据)。因为多种干预措施比较 Meta 分析涉及多种治疗之间的对比网络的构建,也称为网状 Meta 分析。无论是否在 RCT 中进行了成对的直接比较,网状 Meta 分析都可以完成对所有治疗干预之间全部可能的两两比较的效应量大小进行估计。图 21-6 为常见的治疗对比网状的示例。

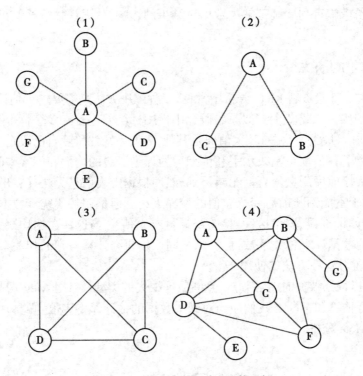

图 21-6　常见的治疗对比网状示例

每个节点表示一种干预措施,每条边表示存在于原始研究中的成对比较。多治疗对比网络可以被大致分为四种形态:(1)星状结构:存在一个共同的干预 A,其他不同的干预仅与这一共同干预进行比较;(2)闭环结构:由 3 个或以上的干预组成的闭环,其中每一对成对比较之下均包含直接比较与间接比较;(3)全连接结构:网络中每一种干与其他所有干预之间均存在直接连接,其中每一对成对比较之下也包含了直接比较与间接比较,且间接比较可来自不同的子网络;(4)复合结构:既包含了存在仅与一种干预相连的零散星状结构,也包含了闭环结构。

经典的网状 Meta 分析基于频率学派的统计理论,除此以外还有基于贝叶斯学派理论的网状 Meta 分析。与仅基于样本统计量及其抽样分布的"经典统计"方法不同,它是在"先验"的基础上,利用样本信息对"先验"更新后,得到统计推断结果,即效应量的迭代。在 Meta分析中准备采用贝叶斯方法的系统评价者,最好能向统计专家寻求帮助,以避免方法误用。

三、网状 Meta 分析中不一致性的考虑

在成对 Meta 分析,我们需要考虑研究间或亚组间的异质性。而在网状 Meta 分析中,我

们需要考虑的是不一致性,其最直观的表现为直接比较(direct comparison)和间接比较(indirect comparison)间的结果不一致。

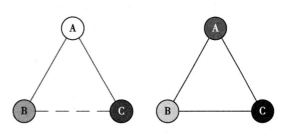

在面对网络 Meta 分析时,研究者必须考虑三个主要问题。首先,在可以用传统的成对 Meta 分析进行数据合成时,所合并的涉及同一成对比较的临床研究之间的异质性的大小是否满足成对 Meta 分析的条件。其次,在将所有可能的干预措施通过网络 Meta 分析的方式进行合并时,涉及不同成对比较的临床研究之间的异质性(从 PICOS 等方面进行比较)是否满足进行网络 Meta 分析的条件。最后,在某项成对比较之下既存在直接证据也存在间接证据时,这两类证据的结果是否一致。需要注意的是,两者的不一致性(inconsistency)越大,所得结果的可信性就越低。

图 21-7　简单的星状网络与闭环网络

左:在这个简单的双臂星状网络中,虽然没有研究直接进行干预 B 和干预 C 的比较,但存在干预 A 和干预 B、干预 A 和干预 C 这两对直接比较(直接证据),故通过统计分析即可得出干预 B 和干预 C 这一间接比较的数据结果(间接证据),但其中不涉及不一致性的问题。右:在这个简单的闭环网络中,干预 A、干预 B 和干预 C 两两之间均存在直接证据,同时通过间接比较也可获得间接证据,从中可以看出直接证据与间接证据是否一致

网状 Meta 分析中不一致的组成十分复杂,既包括同一对比中直接比较和间接比较的不一致性,也包括同一干预措施在不同比较中不一致性,还包括同一对比中同一干预措施中的异质性。因此,关于网状 Meta 分析异质性的分析可以非常复杂和深入,其涉及的统计学方法我们不在此处详细阐述。若大家要对网状 Meta 分析中的异质性来源进行深入的分析,请参考相关文献和生物统计学家的意见。

四、网状 Meta 分析结果的解读

网状 Meta 分析中的图表相对于普通的成对 Meta 分析更为复杂,我们将为大家介绍几种常见的图表形式及其含义。

1. 网状图(network plot)

网状 Meta 分析中,各种干预措施间往往同时存在直接和间接的比较,这使得其关系显得较为复杂。仅通过数据来反映其关系较为困难,网状关系图的出现很好地解决了这一问题。网状图(图 21-8)中,用周围的点来代表干预措施,点的大小代表纳入研究中采取该干预的人数;用点间的连线来代表直接比较,线的粗细代表进行该直接比较的研究的数目。

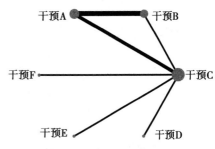

图 21-8　网状图示例

2. 排名图

排名图和正交表都能体现网状 Meta 分析中多种干预措施的效果的优劣。这种排序关

系通过该干预措施在各个排名位次中的概率大小来表示。效果越好的干预措施,排在前位的概率越大,排在后位的概率越小,反之亦然(图 21-9)。有时某一干预措施排在某一前位和某一后位中概率都较大,即呈现"双峰"分布,则这个干预措施的实际效果不能确定,这一情况往往是由于证据的有限和不一致造成的。

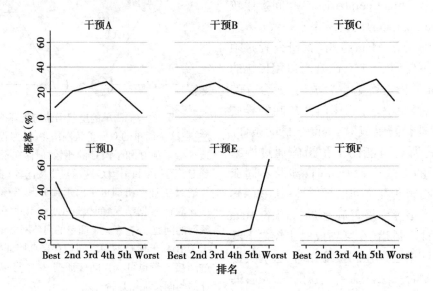

图 21-9　排名图示例

3. 正交表(league table)

正交表与排名图的最大区别在于排名表能展示各个直接和间接比较的估计效应量,但只能反映各个干预措施为最优干预时的概率顺序,而不明确该干预措施位于其它排名时的概率(表 21-9)。

表 21-9　正交表示例

干预 A		−0.05[−0.23;0.14]	−0.32[−0.79;0.15]	−0.13[−0.37;0.11]
−0.02[−0.17;0.13]	干预 B		−0.16[−0.59;0.27]	−0.15[−0.33;0.02]
−0.05[−0.34;0.25]	−0.02[−0.31;0.27]	干预 C		−0.33[−0.73;0.07]	−1.47[−2.67;−0.27]
−0.17[−0.35;0.00]	−0.15[−0.30;0.00]	−0.13[−0.42;0.16]	干预 D	−0.02[−0.62;0.58]
−0.40[−0.99;0.19]	−0.38[−0.97;0.21]	−0.36[−0.98;0.26]	−0.23[−0.80;0.35]	干预 E

注:正交表中对角线上为各干预的名称,左下方为间接比较(网状 Meta 分析)的结果,右上方为直接比较的结果。表中缺失的部分表明两种干预措施之间无直接比较的原始研究,表中阴影强调的部分表示直接或间接比较的结果在统计学上差异显著($P<0.05$)。表中各干预的高低位次可按干预的优劣排序,也可按作者的意愿排序。

五、网状 Meta 分析的评价

我们已经在第二十章中学习了系统评价和 Meta 分析的评价原则,网状 Meta 分析的评价原则与前面阐述的基本一致,我们仅在此处列出一张简表(表 21-10)供大家参考。

表 21-10　网状 Meta 分析的评价原则

评价角度	问题
研究的结果有用吗	该研究是否清晰地阐述了所研究的临床问题
	该研究的文献检索及筛选是否足够全面、系统
	该研究是否对自身产出证据等级进行评价
	该研究是否将网状 Meta 分析的结果进行了展示
结果是怎样的	该研究所纳入原始研究的偏倚风险如何
	该研究的结果数据是否精确
	该研究所纳入不同原始研究的结果之间是否一致
	该研究中间接比较的可信性如何
	该研究中间接比较与直接比较的结果之间的一致性如何
	该研究是否给出了发表偏倚相关的证据
	该研究是否展示了治疗手段的排名,排名结果是否可靠
能将结果应用于病人的治疗吗	该研究的整体证据质量如何
	该研究产出证据的局限性有哪些
	该研究的结果是否能够被应用于我的患者

第八节　慎重应用 Meta 分析的结果

我们已经在第二十章向大家介绍了系统评价和 Meta 分析的评价方法,大家应在合理评价的基础上谨慎地应用其结果。对于 Meta 分析,还有一些问题也需要大家的注意,我们再次为大家作简单的介绍。

一、异质性检验与处理

若研究间有足够的同质性,选用合适的模型(例如固定效应模型或随机效应模型,两者均可)估计合并效应量;若存在异质性且来源已知,采用 Meta 回归模型或亚组分析,估计合并效应量。若异质性检验有统计学意义但异质性来源未知,当假设研究间效应量虽不固定、但服从正态分布时,应选择随机效应模型的估计结果;若异质性过大,应放弃 Meta 分析,只对结果作一般性描述。

二、考察 Meta 分析结果的稳健性

考察 Meta 分析结果的稳健性,常常采用敏感性分析。敏感性分析(sensitivity analysis)即通过改变纳入标准(特别是那些尚有争议的研究)、排除低质量的研究、或采用不同统计方法/模型分析同一组资料,观察 Meta 分析结果的变化情况,借以考察结果的稳定性如何。例如在排除某个低质量研究后,重新估计合并效应量,并与未排除前的 Meta 分析结果进行比较,探讨该研究对合并效应量影响程度及结果稳定性。若排除后的结果未发生大的变化,说明敏感性低,结果较为稳健可信;相反,若排除后得到差别较大甚至截然相反结论,说明敏感性高,结果的稳健性差,在解释结果和下结论时应非常慎重,提示存在与干预措施效果相

关的、重要的、潜在的偏倚因素,需进一步明确争议的来源。

三、Meta 分析结果的适用性

合并效应量实际上是多个原始研究效应量的加权平均值,因此 Meta 分析的结果在推广应用时,应注意个体对象的特征及生物学或文化变异、干预场所、干预措施及依从性、有无辅助治疗等。不宜推荐没有 Meta 分析证据支持的建议。在无肯定性结论时,应注意区别两种情况,是证据不充分而无定论,还是有证据表明确实无效。

四、Meta 分析结果的时效性

同系统评价(综述)一样,Meta 分析的结论同样不是一成不变的,它只是对现有资料综合分析的结果,随着新的研究资料的不断纳入,其结论应加以更新。

(康德英　曹钰彬)

参考文献

1. 贾文琴,杨克虎,田金徽,等 . Cochrane 系统评价发表状况调查 . 中国循证医学杂志,2009,9(6):635-639
2. 杨娟,郑青山 .Meta 分析的统计学方法 . 中国临床药理学与治疗学,2005,10(11):1309-1314
3. 郑利荣 .Meta- 分析在循证医学应用中应注意的几个问题 . 现代医院,2004,4(6):30-33
4. 曾艳彩,陈飞,黄正东,等 . 国内循证医学文献计量学研究 . 医学与哲学,2003,24(8):24-26
5. 曾宪涛,刘慧,陈曦,等 .Meta 分析系列之四:观察性研究的质量评价工具 . 中国循证心血管医学杂志,2012,4(4):297-299
6. 张超,陶华,李胜,等 . 应用 Stata 软件 mvmeta 程序包实现网状 Meta 分析 . 中国循证医学杂志,2014,14(9):1150-1159
7. ISMAIL A I,BADER J D. Evidence-based dentistry in clinical practice. JADA,2004,135:78-83
8. COLDITZ G A,BURDICK E,MOSTELLER F. Heterogeneity in meta-analysis of data from epidemiologic studies:commentary. The American Journal of Epidemiology,1995,142:371-382
9. BADER J D,ISMAIL A I.Survey of systematic reviews in dentistry. JADA,2004,135:464-473
10. KONTOPANTELIS E,REEVES D.Metaan:Random-effects meta-analysis. Stata Journal,2010,10(3):395-407
11. KONTOPANTELIS E,REEVES D. Performance of statistical methods for meta-analysis when true study effects are non-normally distributed:A simulation study. Statistical Methods in Medical Research,2012,21(4):409-426
12. LES I,PETRA M,PAUL G,et al. Meta-analysis methods for diagnostic test accuracy. Journal of Clinical Epidemiology,1995,48(1):119-130
13. MARINHO V C C,HIGGINS J P T,LOGAN S,et al. Fluoride mouthrinses for preventing dental caries in children and adolescents.UK:John Wiley & Sons,Ltd Chichester,2003
14. MARIA B,WILLI S,BRIGITTE S,et al. Traditional reviews,meta-analyses and pooled analyses in epidemiology. International Journal of epidemiology,1999,28:1-9

思考题

1. 当异质性检验结果 $P<0.10$ 时,是否必须使用随机效应模型估计合并效应量? 如果不是,正确的处理方式是什么?
2. 如何进行发表偏倚的分析?
3. 尝试对您感兴趣的临床课题(适合 Meta 分析者)收集相关资料并进行 Meta 分析。

第二十二章

临床试验注册与透明化

 内容提要

　　由于临床试验申办者的利益纠葛常常使得正性结果的临床试验比阴性者更容易发表，研究者也存在部分报告有统计学意义结果的倾向，这种发表偏倚及报告偏倚的存在常常导致过高估计试验结果，其结论对临床实践造成误导，因此，对临床试验应进行注册以公开其试验结果，使之透明化，成为医学伦理、医学界及公众的迫切需求。本章着重讨论临床试验注册的发展历程及实施的方法。

　　公正透明，不管是在政治、经济以及科学研究中，都有着至高无上的地位，因为它是整个社会的最为基本的行为准则。在大医学以及口腔医学的临床决策中，临床试验的结果都是主要依据；而作为这种决策的接受者——患者，有权知道这种决策的科学基础，以及该科学基础是否正确；因此，临床试验的过程及结果数据的透明化就显得十分必要。

　　临床试验透明化（clinical trial transparency）是指临床试验的各细节都应该予以公开，包括临床试验的研究内容、参与人员信息、参与单位信息、研究经费、研究结果、研究过程中可能出现的偏倚等。临床试验透明化包括三个方面的内容，即临床试验注册（clinical triala registry）、临床试验过程的实时监控以及临床试验的规范报告。2008 年更新后的赫尔辛基宣言中指出：任何医学研究都应该在纳入第一名受试者之前在公共注册机构进行注册登记；准确报告临床试验结果是伦理的基本要求。

　　临床试验透明化意义重大。有学者曾对 1994-2005 年间发表的中文临床试验进行回顾研究，通过对 2 235 篇文中指出使用"随机"分组的文章的作者进行调查后发现，仅 207 篇（6.8%）使用了正确的随机方法进行随机，其余均不是严格意义上的临床随机对照试验。这些打着"随机对照"旗号的文章，其结果可能被读者错误地认定是可靠的证据，用以指导其临床实践，可想而知这对临床治疗会造成错误的导向，最终导致患者的健康受损。据报道，由于制药业赞助支持的临床试验在报告结果时往往存在选择性报道，有利于厂家的文章更容易发表的现象，过高估计了新上市药物的疗效，许多美国人甚至把制药业和烟草业相提并论，而临床试验的透明化，能够为临床医师提供另一平台来验证发表论文的具体研究类型及其主要资料，防止对研究类型的误读。对研究者改进临床试验的设计方案有一定的帮助，也能够增加大众对临床研究的监督。

第一节　临床试验注册

　　临床试验注册就是指在高度开放的公认的权威性平台上对临床试验注册登记,我们知道英国医生詹姆斯·林德(James Lind)于1747年用水果预防及治疗船员坏血病的试验被认为是第一个临床试验,1863年就有作者在临床试验中应用安慰剂进行对照;但随机临床试验的思想是1923年才提出的,1948年确立链霉素治疗结核病疗效的临床试验才被认为是开始了在医学领域广泛进行随机临床试验以证实干预措施效果及安全性的纪元。

　　为什么不是在临床随机对照试验出现时或在其被推广的早期就提出注册问题? 主要是因为临床随机对照试验由于设计的严谨性,对影响试验结果的偏倚控制较好,其结果被认为是在各种临床研究方式中论证强度最高的,因而在临床科研中迅速得到广泛应用。然而人们逐渐发现,从医学刊物上看到的多是阳性的结果,但是在临床实践中引入被论证具有较高治疗效应的干预措施往往得不到同样出色的结果,甚至是无效的。这使得医务人员及公众怀疑是否阴性结果的研究没有被发表,或得到发表的是否选择性地报道有统计学意义的某些结果,即发表偏倚和报告偏倚可能掩盖了随机临床对照试验的真相。医学界逐渐认识到该问题的严重性,以及从随机临床对照试验一开始就让医学界及公众知道真相的重要性。因此临床试验注册机构的出现可被视为医学发展史上的重要事件。

一、临床试验注册的发展历程

　　从临床试验注册的提出到全世界范围的实施,从临床试验注册机构的产生到临床试验注册被临床医师和科学研究者广泛接受,经历了漫长而艰辛的历程。

　　1986年,Simes在其研究中比较了注册后的临床试验与未注册的临床试验结果的差异,并提出对所有临床研究进行注册是十分必要的。说明在此前在发达国家已经出现了多个注册中心,例如1987年美国布朗大学就曾经建立了一个包括500多个临床试验注册中心的注册系统。

　　早在1988年美国就立法强制要求建立AIDS临床试验的注册系统。1997年美国又进一步立法扩展这个注册系统,并将临床试验注册纳入食品和药品管理局管理。

　　2000年2月,临床试验注册资料库(the registries ClinicalTrials.gov)通过网络向公众开放,并首先开始注册美国国立卫生研究院资助的试验。迄今该平台已经变成全球最大的临床试验注册平台,至2015年1月2日,已经注册181 612个临床试验,涵盖美国50个州及全球187个国家。

　　2004年,是临床试验注册发展史上最为关键的一年,在这一年的八月,国际医学杂志编辑委员会(International Committee of Medical Journal Editors,ICMJE)发表宣言,宣布从2005年7月1日起,ICMJE成员杂志发表临床试验的先决条件是该试验已在公共临床试验注册机构注册。同年11月,在墨西哥城举办的各国卫生部长峰会上,各国卫生部长正式宣布支持前瞻性临床试验注册并发表《墨西哥宣言》,建议由WHO牵头建立国际临床试验注册平台(International Clinical Trials Registry Platform,ICTRP)。

　　2005年4月,临床试验渥太华宣言发布,该宣言指出:履行对受试者的伦理义务,要求所有临床试验进行注册和早期信息公布很有必要。

2005年5月,世界卫生大会签署支持此项《墨西哥宣言》,建议全球科学界、国际合作者、私人团体、民间组织和其他利益相关者因地制宜地建立一个自发的国际临床试验注册机构的平台,以确保一站式的检索入口和临床试验的唯一识别性。

2006年4月,48家医(药)学期刊的代表与中国临床试验注册中心(Chinese Clinical Trial Register,ChiCTR)、卫生部中国循证医学中心、Chinese Cochrane Centre、循证医学教育部网上合作研究中心在第4届亚太地区循证医学研讨会期间就提高我国临床试验整体水平、信息透明化进行了深入讨论,达成共识,决定共同发起创建中国临床试验注册和发表机制,共同发布了《创建中国临床试验注册和发表机制的联合宣言》。

2006年5月,WHO临床试验注册平台ICTRP正式启动建立。

2007年5月-2008年12月,包括ChiCTR在内的共10个临床试验注册平台被认证成为WHO ICTRP一级注册机构。

2008年10月发表的赫尔辛基宣言中指出:所有临床试验必须在纳入首个受试者前,在向公众开放的注册机构注册。

2008年11月,在马里进行的全球卫生部长级论坛上发表了《巴马科卫生研究行动宣言》,该宣言指出:为确保研究过程公平、负责和透明的标准、有必要研发、建立和实施临床试验注册的规章及规范,包括伦理审核和实施,产品研发和生产,病人护理质量和安全,临床试验注册和结果报告,公开公正的获取试验数据、方法和信息。从而使临床试验注册、临床试验透明化成为各国政府的行动。

二、WHO临床试验注册平台

WHO临床试验注册平台ICTRP最初的工作是制订临床试验注册标准和建立试验注册数据库,而后期主要工作重心为建立工作平台的两个活性部分,即国际临床试验注册机构协作网和一站式检索入口。其中,协作网旨在为WHO一级注册机构为主的临床试验注册机构提供信息交流平台。这里所指的一级注册机构除了要得到ICMJE的证实认可以及本国政府的资助,还需要满足注册内容、质量、真实性、可访问性、唯一识别性、技术能力、管理和监测方面的特定要求。所有的一级机构要求以英语提交临床试验方案,但是在ChiCTR中,临床试验方案也同时需要提交中文版本。ICTRP临床试验检索门户(CTSP: apps.who.int/trialsearch)提供一站式检索入口以甄别试验真伪。

三、临床试验注册的必要性

在WHO ICTRP的网站上列出了注册临床试验的必要性,指出所有干预性试验的注册均被视为一种科学、伦理和道德责任,因为:

1. 需要保证卫生保健相关的决策均具备所有相关的证据。

2. 如果出现发表偏差及选择性报告,则难以做出明智的决策。

3. 赫尔辛基宣言规定,"在第一个主体募集前,每个临床试验都必须在可公开访问的数据库中注册"。

4. 提高类似或相同试验的知晓度将有可能避免研究者和资助机构的不必要的重复试验。

5. 对正在进行的临床试验的描述将更容易确认临床试验研究之间的差距。

6. 让研究者和潜在参与者知道募集试验能促进募集工作。

7. 使研究者和卫生保健从业者能够识别感兴趣的试验,这将导致研究者之间更有效的协作。这种协作可包括前瞻性的 Meta 分析。

8. 作为注册流程的一部分,注册中心的数据检查可确认研究过程早期潜在的问题(例如有问题的随机选择法),从而改善临床试验的质量。

四、如何对临床试验进行注册

作为临床试验的研究者,首先应该了解自己的临床研究是否需要进行注册,根据 ChiCTR 的相关规定,所有在人体中和采用取自人体的标本进行的研究,包括各种干预措施的疗效和安全性的有对照或无对照试验(如随机对照试验、病例 - 对照研究、队列研究及非对照研究)、预后研究、病因学研究,包括各种诊断技术、试剂、设备的诊断性试验,均需注册并公告。

临床试验注册的地点:WHO ICTRP 不是临床试验注册中心。如果需要注册试验,需要将详细信息直接提交给任何一个 WHO 一级注册机构或 ICMJE 批准的注册中心。对于在我国进行的临床研究,建议到 ChiCTR(www.chictr.org)进行注册。

临床试验注册所需要准备的材料:

1. 按照 GCP 规范制订研究计划书。

2. 病例观察表。

3. 患者知情同意书。

4. 伦理审查表。

5. 其他相关材料。

第二节　临床试验过程监控与透明化

临床试验实施过程的监控与透明化是临床试验透明化中的重要内容。其主要指临床试验在实施过程中的实施数据结果受到全程监控并由中央数据库管理,进而达到监控试验进度及数据真实性的目的。试验过程中所有的数据应该录入电子数据表并实时上传到中央数据库,任何的更改都需要有明确的原因。

临床试验过程监控与透明化的重点在于,参与临床试验的各研究相关人员应该尽职尽责,高效而透明地完成自身工作,同时,做好对临床试验过程及数据的监督工作。参与临床试验过程的人员包括研究者、临床试验协调员、临床试验监查员等。

一、临床试验的研究者

研究者是具体在受试者身上执行临床试验的人员,在临床试验中负有很大的责任。研究者不仅要完成临床试验的任务,还要负责受试者的医疗和安全。在一定程度上临床试验是否很好地完成,主要取决于研究者的工作。每一项临床试验由一位研究者总负责,其他人员在其指导和协调之下进行工作;这一位研究者称为主要研究者或研究者组长(principal investigator,PI),他的主要助手称为合作研究者(co-investigator),其他参加的人员则称为协助研究者(sub-investigator)。由于临床试验是在人体进行的研究,因此研究者必须是一位医师。由于主要研究者责任重大,所以必须具有丰富的临床经验,足以胜任上述任务,原则上应是临床研究基地中的主任医师或教授。至于在主要研究者领导下参加临床试验并处理受试者病情的合作研究者,至少应具备医师职称。在新药的生物等效性研究中以及一期临床试验中,药师和临床药理专业人员各有其具体任务,但对于受试者的安全健康的责任仍由临床医师负责,在这种情况下应由各专业人员组成一个集体,在主要研究者领导下分工合作。

临床试验的研究者的主要工作是对执行临床试验整个过程并保证临床试验过程的透明化。研究者应该主动更新临床试验进程中的数据,保证数据的完整与正确,保证临床试验的各个过程公开透明。

二、临床试验协调员

临床试验协调员(clinical research coordinator,CRC)是指参与协调临床试验各个步骤工作的人员。他可以由临床试验中心的医师、护士担任,也可以由申办者派出。

临床试验协调员的工作职责涉及到临床试验的各个方面,包括试验的准备,与伦理委员会和申办者的联络,协助试验实施的各项工作,如获取知情同意,与患者及其家属的教育、联络、咨询与商谈,数据收集与 CRF 转录,以及临床检查、不良事件、试验药物、文件资料等管理,应对监查、稽查与视察。

临床试验协调员的日常工作主要是协助研究者完成临床试验并保证临床试验各个阶段的结果的正确记录及临床试验过程的透明化。在试验中,临床协调员直接参与受试者的筛选与登录、病历等原始资料的制作、管理以及 CRF 填写(与临床判断无关的),远程数据录入、CRF 与原始资料的核对,这些过程应该保证资料的及时准确的录入,做到实时更新。同时,临床试验协调员还要参与临床实验室检查标本的管理;实施某些体格检查:如体温、血压、心电图检查等;临床检查结果管理:发现异常结果或异常变动,及时报告研究者;申办者提供的检查设备的保管、管理;不良事件的发现、报告、调查、追踪与记录不良事件。在试验结束时,临床试验协调员还需要将试验实施机构应保存的文件归档。临床试验协调员自身本职工作的高效、准确的完成,是临床试验过程的透明化的重要环节。

三、临床试验监查员

临床试验监查员(monitor,又叫临床研究助理,CRA)是指由临床试验申办机构或共同研究组织委托或雇佣而参与检查项目的执行情况,包括临床试验过程中资料的完整性、内容真实性、时间的逻辑性、医生的合作性、患者的依从性等,并及时发现试验中所存在的问题,包括不良反应,新的适应证等。监查员应有适当的医学、药学或相关专业背景,并经过必要的训练(药品研发、临床试验、GCP、SOPs 等),熟悉药品管理有关法规,熟悉有关试验药物的临床前和临床方面的信息以及临床试验方案及其相关的文件。监查员的数量应该根据该试验的监查频率、试验方案设计的复杂程度来决定,如试验性质、试验目的(注册试验、上市后Ⅳ期试验)、试验设计(开放、盲法)、样本量(入选的受试者人数)和参与试验的试验中心数等因素。

临床试验监查员的职责是保证研究者和申办者在进行一项临床试验时完成他们各自的责任,即对整个试验过程的监督管理。监查员应该定期对临床试验的进行情况进行监查,如检查知情同意书的签署完整情况以确保试验受试者的权益;及时核对原始资料以保证试验数据的真实、准确、完整;与试验协调员、试验护士一起对试验用药品及文件进行管理等;同时保证试验的实施与操作必须按照试验方案、SOPs、GCP 来完成。临床试验监查员应该谨记"没有记录,就没有发生过"。临床试验监查员的日常工作应该保证对临床试验过程的监控及透明化。

第三节 临床试验的规范报告及结果透明

相比于临床试验的注册、临床试验过程的透明化,临床试验结果的透明显得更加重要。任何临床研究的结果漏报、误报都可能对患者的治疗带来重大影响。临床试验的结果应该通过正确的方式进行完整的报告,这就牵涉到临床试验的规范报告及结果透明。

一、临床试验的规范报告

在本书第二十八章运用循证医学提高医学期刊编辑质量中提到了临床研究的报告指南,其中,介绍了《临床随机对照试验报告规范》。这一规范,正是临床试验的规范报告及结果透明的产物之一。

1993 年,由医学杂志编辑、临床试验人员、流行病学家及方法学家组成的 30 人小组齐聚渥太华以开发一种能够评价临床随机对照试验报告质量的量表,经讨论,形成了临床研究标准化报告规范[Standardized Reporting of Trials(SORT)statement],这一报告规范共由 32 个条目和一个流程图组成。到了 1996 年,专家们融合 SORT 和其他一些报告规范的优点,发表了临床随机对照试验报告规范[Consolidated Standards of Reporting Trials(CONSORT)Statement];此后,CONSORT 又分别在 2001 年和 2010 年被更新。

临床试验的规范化报告具有十分重要的意义,它不仅仅是体现了赫尔辛基宣言中所提及的"保证其报告的完整性和准确性",同时,规范化的报告能够让读者及研究者深入了解试验的进程,进而评价在试验过程中可能存在的偏倚,最终评估该试验结果的可信度。不规范的报告可能导致试验过程中某些重要问题以及结果的隐瞒,这是不符合伦理学要求的。

二、临床试验的结果透明

临床研究结果的完整报告无论是对于患者还是医师来说都具有十分重要的意义。然而,临床研究的发表受到杂志篇幅的限制,作者往往无法将每一细致的结果一一列出,更不可能将单个患者的结果直接发表。那么,这些未能完整公开的结果可能会对临床医疗造成严重的影响。

近期一系列系统评价发现,多种药物的不良反应与安慰剂之间没有明确的差异。研究者可能认为,在这些药物组的患者出现的不良反应为非药物性的。这样的结果往往可信度较高,因为他们多来源于纳入临床随机对照试验的系统评价;这些临床随机对照试验往往纳入了大量的患者,其可信度明显高于观察性研究。这样的观点从循证医学角度来说是正确的,却又是不正确的。因为,要保证这些结果是准确的,必须建立在这些临床随机对照试验完整地报告了不良反应的基础上,否则,即使这些都是临床随机对照试验的结果也不可信。Wieseler 等研究者曾比较了一些研究未发表的数据与其发表了的数据之间在不良事件发生率上的差异,结果令人惊奇;这些研究在相关的杂志上的数据显示其不良事件的发生率为

26%,而其未发表的结果显示其不良事件的发生率却为 87%。因而,即使这些临床试验都进行了注册,即使其试验过程受到全程监控,就算是他们规范地进行了报告,但是,没有人能够对其结果的真实性进行二次评估,这样不透明的试验结果的发表会导致临床医师做出错误的临床决策,进而损害患者的健康。鉴于此,临床试验结果的透明化势在必行。

2012 年,Eichler 等学者发表文章,分析了临床试验结果透明化的利弊。他们认为临床试验结果的不完全发表是不符合伦理道德的;而完整的试验结果一经公开,临床医师和决策者就可以自行进行分析,能够更加容易地为患者选择个性化的治疗。他们建议,在进行临床试验结果透明化之前,必须确保形成一套完整的机制以保护患者隐私,同时也需要有必要的准入机制。欧洲医药管理局于 2014 年 10 月规定,对于所有 2015 年 1 月 1 日后新授权的商品化药物以及存在新的适应证需要进一步授权的药物,都需要向公众开放其临床研究报告的核心内容并允许研究者下载或使用该报告进行进一步的分析。同时,在解决了伦理和技术等问题后,欧洲医药管理局将致力于单个患者数据的透明化,这将是临床试验结构透明化新的进展。

(李春洁)

参考文献

1. 李幼平 . 循证医学 . 第二版 . 北京:高等教育出版社,2009

2. ABBASI K,GODLEE F. Next steps in trial registration. BMJ,2005,330(7502):1222-1223

3. DAVINA G,TIKKI P. 从墨西哥到马里:临床试验注册发展历程四年回顾 . 中国循证医学杂志,2009,9(2):123-126

4. EICHLER H G,ABADIE E,BRECKENRIDGE A,et al. Open clinical trial data for all? A view from regulators. PLoS Med,2012,9(4):e1001202

5. HALPERN S D,SALLUH J I. Improving transparency in registration of randomized clinical trials in critical care. Intensive Care Med,2014,40(5):743-745

6. SIMES R J. Publication bias:the case for an international registry of clinical trials. J Clin Oncol,1986,4(10):1529-1541

7. WIESELER B,WOLFRAM N,MCGAURAN N,et al. Completeness of reporting of patient-relevant clinical trial outcomes:comparison of unpublished clinical study reports with publicly available data. PLoS Med,2013,10(10):e1001526

8. WU T,LI Y,BIAN Z,et al. Randomized trials published in some Chinese journals:how many are randomized? Trials,2009,10(7):1-8

思考题

1. 什么叫临床试验透明化?
2. 临床试验透明化包括什么样的内容?
3. 为什么要进行临床试验的注册?

第二十三章

知 识 转 化

 内容提要

　　大量研究证明在知识与实践之间存在鸿沟,新知识的产生并不能自然地被广泛实施,随着工业革命后人类文明的进展,知识转化问题得到哲学、社会学、医学界等多学科的广泛关注,知识转化是知识与实践二者之间的桥梁,涉及从知识产出到知识应用的所有过程,其中涉及多学科的交流融汇,需要涉及各方的倾力相助,是一个非线性的、以应用者需求及最终效果为导向的化知识为行动的过程。本章介绍创新传播理论、知识转化的概念、实施途径与方法、知识转换、转化医学及精准医学的进展。

　　知识是潜在的力量,要能够正确、有效地应用它才能成为现实的力量。先进的医学知识必须被医务人员掌握,转化为医务人员的技能和解决医学难题、挽救患者生命、解除患者痛苦的能力,才是有用的知识。因此知识转化(knowledge translation)非常重要。

　　创新(innovation)就是知识(knowledge),创新传播(diffusion of innovation)实际上是一切人类新知识的转化问题,其思想渊源可以上溯到达尔文的进化论、弗洛伊德的精神分析理论和马克思主义,以及人类学和社会学理论。

第一节　创 新 传 播

　　20世纪20～30年代美国农业发展过程中,农民何时采用先进的玉米种子,先进农业设备和技术以提高其农作物产量和品质的问题引起了社会学家的注意,社会学家在研究这些"创新"扩散和传播规律的过程中,创建了创新传播理论,此后被迅速传播并被应用于不同领域,例如市场化与发展研究、教育、知识转化、医学社会学、健康促进等。二战以后,传播与发展成为时代的主要命题,有效的传播被作为发展的重要组成部分,大众传播媒介被认为是社会变迁的重要推动力量,推动了全球化进程,也推动了中国社会和文化的发展。

一、什么是创新

　　我们面对的世界是充满竞争的世界,这种竞争,主要是创新能力的竞争。没有强烈的创新意识,不可能取得各行各业的发展。创新(innovation)即是多角度、多方面地观察事物,在已有经验的基础上,找出新点子,寻求新答案的思维。创新表现为被人类创造的不同于现有形式的任何新产品、新技术、新思想、新行为或其他新事物,既包括科学技术的发明和新发现,也包括对社会和文化的改造与革新。从经济学的角度看,创新意味着建立了一种新的生产函数,实现了生产要素新的组合,表现为产品创新、工艺创新、新市场的开辟、生产过程中引进新的生产要素以及在管理结构、管理制度和管理体制方面的创新。从医学的角度看,在医学的基础研究、应用开发研究、临床研究、医药卫生管理研究中的最新科研成果:新思维、新理论、新技术等都是创新。

创新产生新的使用价值,大大提高人们的生活质量,提高了人们的生活和生产的效率;医疗卫生事业中的创新提供了人们诊断和防治疾病的能力,挽救了更多生命,使更多的患者得到更快更好的康复;锐意技术创新的企业,在市场竞争中获取了高效益回报;总之,创新是个人、企业、民族、国家的希望所在,是国家和社会发展的动力,在知识经济时代,创新的知识就是财富的源泉。

在创新扩散领域做出划时代贡献的学者罗杰斯(Rogers)从创新采用者的角度定义创新,认为创新是在采用的个人或团体心目中被认定的一种全新方法,一次实践或者一个物品。从客观上评判是否为新的并不重要,重要的是个体认为这个该方法、实践或物品是新颖的,并因而产生了相应的对该"创新"的反应。也就是说,如果某个个体或社会团体看起来是新的事物,就可以认为其是一个创新。该观点在传播学中很重要,获得了普遍认可。

创新具有以下特征即相对优势、兼容性、复杂性、可试用性和可观察性。相对优势是指一项创新比被替代的方法、技术所具有优势,即个体感受到的优势,可否获益;兼容性是指创新与潜在采用者价值观、以往的各种实践经验和用户需求和现实情况和谐一致;复杂性是指创新被学习、理解、实施和使用的相对难度;可试用性是指创新在一定条件下可以被试用的程度;可观察性是指应用创新后其结果能够被感知、观察和测量。这些特性互相联系,需要被潜在采用者作为整体进行分析和判断,后者才能做出采用还是拒绝该创新的决策。

二、创新传播

创新传播是指一种创新通过某种渠道随时间推移在社会系统成员中传播的过程。一项创新只有通过充分地扩散,它的潜在经济价值和社会价值才能最大限度地发挥出来。据创新传播理论集大成者 Everett Rogers,创新传播的效率受到四个基本要素的影响:创新本身、时间、传播渠道和社会系统。

创新本身:任何创新之所以被采纳,是由于该创新能为采纳者带来更高的效益,但由于信息不对称,采纳者最初对该创新并没有深入了解,因此创新扩散过程,也是采纳者对创新知识不断积累和获取的过程。一般来说,创新的有用性和易用性两个因素会间接影响个体的创新采纳行为。

如何使潜在使用者感受到创新的优势,大众媒体作为传播手段非常有效,特别是网络传播更迅速,更有效;然而人际关系网络,如口碑推荐在影响采用者是否接受这种创新的决策方面似乎更加有效。众多学者研究累计采用创新的成员比例随时间而变化的规律,提出了多种创新扩散模型,在预测特定创新项目的扩散速度方面各具特色。

由于时间影响创新扩散的速度和模式,因而在创新扩散中是非常重要的变量。创新性是指个体比社会系统中其他成员愿意更早采用创新的程度,在参与创新传播的社会系统成员中,根据其创新性可以分为创新者、早期采用者、早期大众、晚期大众和落伍者五类(例如下百分数表示该组成员在所有潜在接受创新人数中所占比例):

创新者:2.5%,热衷于尝试新观念,具有见多识广的社会关系和较高社会地位,勇于大胆进行创新;

早期采用者:13.5%,易于接受新观念,易于接受创新,通常是社会系统内部的意见领袖,行事比前者谨慎,在创新扩散过程中扮演重要角色;

早期大众:34%,是接受创新的早期跟进者,社会地位和状态高于均值,具有深思熟虑、善于与同事沟通的特质;

后期大众:34%,通常由于经济或社会关系的压力,对创新疑虑较多,是接受创新的后期跟进者;

落伍者:16%,通常处于比较闭塞的环境,社会交往少,行事多参考以往经验,因循守旧,对创新没有兴趣,但创新带来的获益大,接受创新风险小的情况下,最后还是接受了创新。

社会机构是多个个体的集合,其采用创新的动力源于急需改变落后现状的强烈愿望,学习和采用创新知识的能力,以及创新本身的特质,如可能产生的获益及弊端的比值大小,与原有系统的兼容性等。意见领袖的积极推荐,在推动创新方面起着重要作用。

传播渠道及传播过程:允许创新信息在个人与个人之间、社会组织与组织之间交流和传递,从而达到创新信息被采纳者接受的目的。从创新知识的出现到被接受,需要经过一定的时间。创新传播过程可以分为五个阶段:了解阶段、兴趣阶段、评估阶段、试验阶段和采纳阶段。

了解阶段:察觉到并开始接触创新,但知之甚少;

兴趣阶段:对创新发生兴趣,并愿意充实更多的信息,逐渐被说服;

评估阶段:根据创新带来的利弊及自身需求,进行是否采纳的决策;

试验阶段:通过试验,观察创新是否适合采纳者个人或社会团体,如适合则先在小范围内实施,进一步确定加深对该项创新的认识;

采纳阶段:确认采用创新可以取得明显效益,从而决定在大范围内实施。

对于采用创新的决策,可以是个人或机构、组织做出,也可以由事关全局的权威部门做出。如果是后者,创新将可能带来最大的社会效益。

社会系统:创新传播都是在一定的社会系统内完成的,创新传播速率直接受到社会系统的控制和影响,如大众传媒覆盖程度,政府或机构是否对采纳创新有强制要求,创新采用者之间的社会联系程度的强弱等。

第二节 知 识 转 换

Polanyi 早在 1958 年就提出,人类的知识有两种即显性知识和隐性知识。能够被人类以一定符号系统,例如口头语言和书面文字、图表、数学公式、盲文及手势语等加以表述的知识,称为显性知识(explicit knowledge)。这是一种需要通过有意识的努力,例如课堂听讲,参加学术会议,阅读书刊杂志,上网搜索等方式,或继续教育项目才能获得的知识。但人类在其行为和行动中蕴含的,未被表述或有时知道也难以描述的知识,例如信仰、观点、经验体会等,是另一种更为重要的知识,称为隐性知识(implicit Knowledge,tacit Knowledge),是个体在其生存的自然和社会环境的潜移默化中无意识习得的,具有自动性和概括性、可以长时储存在脑海中并被无意识提取,是一种无意识的非语言心理活动,可表现为洞察力、直觉、感悟、团队默契等,是人格和能力的体现。

创新思维在很大程度上是以直观、猜测和想象为基础而进行的一种思维活动,具有隐性知识的特征。在人才培养中,文化、艺术、德育等提高个人素质的教育,有助于培养创新能力,突破常规思维的束缚,取得创新成果。

显性知识和隐性知识之间能够相互作用和变化,在知识管理领域称为知识转换(knowledge conversion,knowledge transfer)。知识的转换包括四个部分:即隐性知识的社会化或群化、从隐性知识到显性知识的外化、显性知识的连接化或融合和显性知识到隐性知识的内化。

隐性知识社会化(socialization):是隐性知识到隐性知识的转化,是指个体的隐性知识传递到另一个体的传播,隐性知识可以通过这种传播实现共享、群化,即社会化,例如刚刚走出大学校门的医科学生,仅凭课堂上学到的知识进行临床工作非常困难,只有细心观察上级医生的临床操作、反复体会其操作背后的情操和临床思维过程,从简单的模仿到自己亲身实践,才能逐步具备临床操作能力,逐步积累临床经验。

隐性知识外化(externalization):是指个体之间可以通过深度交流,将难以表达的隐性知识通过类比、隐喻的方式转化为容易接受和理解的形式。用符号系统将思维、想象、感情、信仰等表达出来,使感性知识升华为理性知识,将原来只可以意会的经验转变为明晰的概念和理论,从而便于知识共享。例如高年资医生、医学专家将自己从医经验写成文章发表,作家通过作品将自己的人生体验和生活感受表达出来,都是隐性知识到显性知识外化的体现。对医疗卫生系统来说,不断挖掘和整理医务人员的新设想、新经验,不断进行创新,才能持续地提高医疗质量。

显性知识连接化(combination):是从显性知识到显性知识的转化,是通过信息采集、组织、管理、分析,产生新的理念,得出新的证据并予以传播。表现为显性知识的组合或融合。系统评价、Meta 分析、决策分析、临床指南等的生产都是显性知识连接化的例子,其传播极大地推动了医学的发展,提示知识转化的过程非常重要。

显性知识到隐性知识的内化,简称显性知识内化(internalization):个体接收了文字符合系统表述的显性新知识后,将其运用到自己的工作和生活,创造出新的隐性知识。医疗卫生行业举办的各种各样培训,医务人员带着临床问题寻找答案,通过勤奋读书、上网求索深刻领会新知识的实质,都是将显性知识隐性化的有效方法,正是循证医学倡导的循证理念。显性知识隐性化的过程是实现知识应用与创新的过程,是提高医务人员业务水平、工作能力的重要手段,是提高医疗卫生系统整体水平,满足国民需求的重要途径。

上述知识转化过程构成了从新知识到实践,再到更新知识的完整循环,而且是呈螺旋向上的循环。显性知识和隐性知识之间的转换和传递是从心理活动的规律阐释知识转化过程。善于运用这些规律将使知识增值的幅度放大。知识作为一种动能,将产生更大的能量。

第三节　知 识 转 化

一、强化和优化的知识转化

实践是人们改造自然和社会的有意识活动,任何成就必须通过认真实践才能获得。实践的依据是知识,是经过学习和训练才能获取的他人经验或经过验证的证据。有学者指出:"在从事任何事业中,思想只占 2%～5%,其余 95%～98% 是行动。"可见,知识转化为实践何等重要。

医学实践中的知识转化(knowledge translation,KT),加拿大卫生研究院(Canadian Institutes of Health Research,CIHR)2000 年较早提出,是指由研究者、应用者在一个交互作用的复合系统中通过交流、合成和合理运用知识,高效地利用已有的研究成果,优化卫生保健系统,更有效地利用卫生服务设施和产品,促进健康。此后,医学知识转化的概念不断丰富,方法不断完善,并逐渐得到国际医学界认可。例如,多伦多大学医学院知识转化项目论及知识转化概念时强调高效及时地整合证据信息用于临床实践,以得到最佳的防治结果,最大限度地发挥医疗系统的潜力。WHO 强调知识转化就是在利益相关方共同努力下,合成、交流和利用知识,促进全球及各地区的创新。美国国家残疾康复研究院强调知识转化是一个多维的积极正向的过程,将最新研究成果予以最大限度的利用,将促进残疾者生命质量,更好地参与社会生活。

若要取得高效的知识转化成果,卫生健康系统的决策者,即卫生健康系统资源管理者,在知识转化过程中应该承担项目发起者、组织者和支持者的关键作用。例如,负责残疾者事务的政府部门,为涉及失能残疾者急需解决的问题设立特定项目,组织相关研究者与受益者共同参与,前者是知识提供者,后者是知识应用者,将加强和优化知识产出和应用过程。因此,知识转化项目往往是以健康急迫需求为导向,以取得最大效果、最好效益为目标,具有研究内容的特异性和研究的周期性,不是仅仅笼统地提倡循证医学和知识转化而已。实际上,这里所提出的知识转化是老概念被赋予了新的具体内容,是强化和优化的知识转化,是在循证医学发展的基础上提出的,是医学现代化的表现。知识转化主要研究知识利用的决定因素,如何有效地促进知识吸收方法,提高用户对知识利用的认识,推动知识到实践中应用,完善健康保健体系,促进公众健康。

实现知识转化,需要研究人员与用户处于交互的综合体系中。知识转化的途径主要包括:①证据合成(synthesis):在较大范围的知识体系内,使用透明、可重复的定量和 / 或定性方法,就某一待研课题相关的各种研究结果进行汇总,如叙述性综述、Meta 分析、Cochrane 系统评价和实践指南等。②证据传播(dissemination):采用量身定制的方法与知识用户共享研究证据,有针对性地传播证据。例如相关证据摘要的翻译、出版或网页显示、举办教育讲座等。③知识交换(exchange):研究者、知识用户、决策者通过相互交流、相互学习和协作解决问题,在计划、制作、传播和决策程序中应用当前最新研究成果。④在符合良好的伦理原则下应用知识(ethically-sound application of knowledge):在改善卫生保健过程中,知识利用应符合伦理原则、技术规范、社会价值、法律及其他社会规范。

知识转化类型可分为两大类:整合型知识转化和课题后型知识转化。

整合型知识转化(integrated knowledge translation)是指研究人员和知识用户间在研究的各个阶段保持合作,以行动为导向,通过协作研究,增加项目结果与终端用户间的相关性,从而提高研究结果被吸收和利用的可能性。研究者与用户形成伙伴关系,有助于明确研究问题、研究结果解释和研究成果的传播与转化。

科研课题结束后的知识转化(end-of-grant knowledge translation)是指在科研课题完成后再实施研究成果的传播,如在同行评审的学术期刊上发表论文,或在会议和培训班上宣讲研究结果,顺其自然地进行知识扩散。

在知识扩散过程中,应注意如下关键内容:①目标的界定必须明确合理。②详细报告用户群体及其在决策过程中的作用。③报告知识转化的策略,是否支持预定目标、是否适应特定用户的知识需求和应用环境。④详细报告研究结果,并与全球已有知识比较,明确是否具有先进性和适当性。⑤利用知识成果的资源需求,进一步拓展研究的可行性。

二、知识转化的模式

(一) 研究周期模式

加拿大卫生研究院 2005 年指出,一个研究周期的知识转化内容和步骤应包括六部分:①研究者与知识用户共同根据用户需求确定研究课题及研究方法;②在研究课题利益相关方的积极参与下,进行工作;实现从科研设想、科研设计到科研实践的转化;③将研究结果与全球范围其他类似研究比较、分析、整合,产生新证据、新知识,用大众化语言和易于理解的形式发表研究结果;④探讨该整合结果与具体社会文化环境的适应性;⑤根据整合的新证据或新知识合理进行决策,采取适当的干预措施,也就是应用新的知识到实践中去,并检查评估新知识所产生的效果;⑥研究者及知识采用者共同评价该知识转化的成果,根据新知识在实践应用中的反馈信息来确定新的研究方向。上述六个步骤就代表了从知识产生到知识应用的完整周期。

(二) 利益相关方共同参与的从知识到行动的循环往复模式

该模式由 Graham 等于 2006 年提出(图 23-1)。在该模型的框架中,有多个利益相关方参与其中,包括临床医务人员、政策制订者、患者及公众,在知识生产者和知识采用者之间始终保持着密切合作关系。

内侧倒三角形表示知识产生(knowledge creation)过程,外侧行动环(action)表示知识的应用过程。在倒三角形中,从底部到尖部依次为科研课题的提出、实施及得出结果,将此研究结果与全球类似研究进行汇总整合(synthesis),形成方便用户使用的更准确精简、可作为工具用的知识产品,这种排列层次代表了知识由粗到精的产出过程。在知识产出的全过程,都需要评价研究质量及社会文化适应性,既要考虑具体的研究,又要进行相关研究的系统评价,并精细调整以适应用户需求。知识不仅包含科研产生的结果,也包含经验性知识,在其产生阶段,各步骤可以相继发生或同时发生。倒三角形外侧的箭头构成环状,表示知识产出的各个阶段是互相联系的动态过程。

外侧行动(知识利用)环有 7 个步骤,每个步骤之间用箭头连接。按顺时针方向依次是:①根据个体或群体用户需求提出问题(identify problem),并根据用户急需解决的问题进行文献复习,通过严格评价研究质量及适用性寻找可靠证据(identify review,select knowledge);②调整知识适应当地环境(adapt knowledge to local context);③评估影响采用者利用知识的

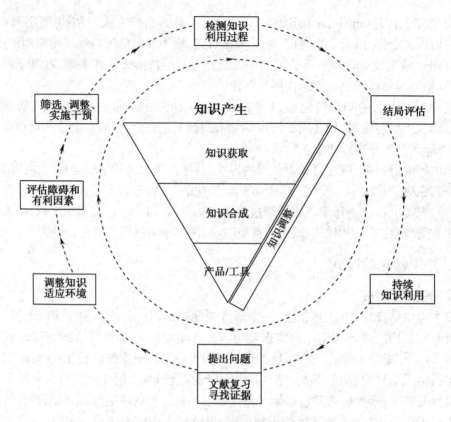

图 23-1　知识到行动的循环往复流程

障碍和有利因素,是否还有其他潜在用户及局部环境对知识应用的适宜性(assess barriers to knowledge use);④充分利用上述信息筛选适宜的干预措施,因地制宜实施(select,tailor, implement interventions);⑤监测知识利用过程(monitor knowledge use);⑥对结局进行评估 (evaluate outcome),结局是否有利于患者、医务人员或医疗卫生系统;⑦制订持续地利用知识 转化成果计划(sustain knowledge use)以获取更大效益。

在知识的产出和利用间以及各步骤间均没有明显的界限,并且可以相互作用,反过来, 知识利用也可以影响知识的产出。

三、知识转化的实例

加拿大卫生研究院 2011 年对其 2004-2008 年资助的 379 个知识转化项目(占其总数的 45.5%)进行了总结,其中项目结束的有 189 个(占其总数的 47.1%),纳入对象包括多种符合 知识转化总体要求的项目如知识综合项目、促进卫生系统伙伴关系的研究、知识到行动转化 研究和知识传播研究等。

例 1:减少新生儿重症监护室感染率研究　由 Lee,Whynot 等团队完成。新生儿重症监 护室的院内感染是造成新生儿死亡及患病的重要原因。尽管有的新生儿重症监护室采用了 持续质量促进措施,但是感染率下降不明显。于是团队进行了循证实践,提高质量的临床试 验研究,证实具有降低院内感染率成效。在知识转化项目基金资助下,加拿大在所有新生儿 重症监护室推广此科研成果,并建立机制促进项目结束后仍能在全国范围内持续运行。课题组认为自下而上的机构改革才能取得可持续发展,因此纳入了从医院管理者到病房清洁工所有与院内感染的相关人员。首先,形成以临床医师为核心,明确机构中阻碍院内感染率下降的因素,然后,在医院资源支持和当地卫生当局激励措施共同作用下,采取针对性措施,员工志愿付出额外工作时间,最终结果是该项目提高了加拿大新生儿重症监护室的医护质量,参与试验研究的 11 个新生儿重症监护室的院内染率持续下降,说明项目提倡的质量改进措施是可持续的。

例 2:中国儿童与老年健康证据转化平台　由甘肃省循证医学与临床转化重点实验室和美国南加利福尼亚大学社会工作学院人力服务科学研究中心共同开发和维护,其中儿童健康项目主要来自加州儿童福利证据转化平台(California Evidence-Based Clearinghouse for Child Welfare,CEBC),老年健康项目主要来自美国循证研究与实践注册数据库(National Registry of Evidence-based Programs and Practices,NREPP),并规定所有这些资源用于交流和教育,不作商业盈利(available at:www.ccetchina.org)。

该平台顾问委员会由国内外十余名相关专家组成,专注于服务中国大陆儿童及老年人健康,为相关服务人员提供社会支持、心理干预和环境支持等健康干预证据服务,通过证据转化适用性量表评估相应证据在中国的适用性,对数据进行筛选,已筛选出的国外证据覆盖老年健康领域的抑郁症、自杀、酒精 / 药物滥用、精神分裂症、老年痴呆、防摔倒、慢性疾病及压力管理等 8 个方面,儿童健康方面的破坏性行为治疗、焦虑及抑郁治疗等。

例 3:肿瘤与转化医学是目前研究较充分的领域和热点之一,涵盖肿瘤遗传基因检测与评估、外周血循环肿瘤细胞(CTC)、肿瘤标记物、肿瘤分子靶向用药指导、肿瘤细胞免疫治疗、肿瘤靶向药物研发等内容。利用转化医学理念,可促进肿瘤在预防、早期诊断、靶向治疗、术中成像以及抗肿瘤药物研发领域的发展。

例 4:美国哈佛大学 Wyss 研究所和 AstraZeneca 团队使用一种芯片上的组织(organs-on-chips)——一种微缩型的人类组织,由明确、可变多聚体组成,包含有少量导管,连接着人类活细胞,该芯片半透明,帮助优化药物测试,可观察对动物和人体组织内部作用,通过利用组织芯片来模拟器官的生物功能,为取代传统的动物实验提供了可能。

其他还有很多成功的知识转化实例,国际循证医学协作网 Cochrane collaboration 被认为是当前最好的可持续的证据转化中心。

四、知识转化的影响因素

尽管知识转化显著改善全球的健康结果,但在实践中仍然面临诸多挑战,特别是在资源有限的发展中国家,由于卫生教育资源匮乏,从业医务人员缺乏规范的培训和继续医学教育,对临床医疗和科研缺乏严格的评估审查制度,可持续的质量改进程序并未完全整合到卫生体系中。在同一个国家的不同地区,不同国家之间的健康结局依然存在明显的不平衡。

通过对大量已经完成的知识转化项目研究,人们发现知识转化项目必须具备以下要素才能取得成功:

研究设想具有临床重要性,来源于急需获得相关信息的人群,科研获得医疗管理部门的行政、后勤支持及科研经费资助,提出科研设想的医务人员积极参加到科研过程中,认识到知识转化的重要性,并能将知识转化作为科研过程的一个必要的组成部分。研究者要始终保持开放的态度,随时注意倾听项目有关利益方的意见和建议,与潜在的科研成果应用者和直接受益者均保持密切联系,而且这些联系都应该是双向的,有紧密的互动关系,真正做到"双赢"。

未来,应进一步研究临床医生的行为决定因素,借助较好的行为改变模型,从"微观"(个体医生和患者)、到"中观"(社会团体和组织机构)和"宏观"(管理者与决策者的经济和政治)三个层面制订相应激励措施,消除证据应用的障碍。

第四节 转 化 医 学

传统医学的资源配置中,基础研究与临床实践是严格分隔的,然而随着生物-医药科技的发展,人类面临的重大疾病往往需要追溯到基因和分子层面,如依靠基因组医学可以迅速查明缺陷发生的基因位置,及时做出正确诊断,临床上常见的威胁生命健康的重大疾病也可能在分子、基因层面探索发病机制,为治疗和预防带来更多机会。为更好地攻克人类重大疾病的病因、发病机制,寻求更好的医疗康复措施,缩短从基础研究到临床应用的时间成为医学发展的急迫需要,因此转化医学研究(translational medical research)应运而生,并迅速风靡全球。

转化医学是近十年来提出的新概念,强调以患者为中心,临床医务人员与基础医学研究人员组成多学科科研团队,通力合作,从临床实践中发现亟待解决的问题后,由基础研究人员迅速进行深入研究,为患者开发新的诊断治疗技术,及时转向临床应用,并促进其在医疗实践中的推广,以提高医疗总体水平。故转化医学在基础研究与临床医疗之间建立了直接的联系,促进基础研究的成果转化为高效的诊断治疗手段,是一种"从实验台到病床旁"(Bench to Bedside,B2B)的知识转化模式。

美国卫生及公共服务部从2006年起就开始推进转化医学的奖项和科研赞助,并于2012年建立了国家级推进转化医学中心,欧盟2007—2013年投入60亿欧元于转化医学研究。从2007年开始国外一些著名大学先后开设了转化医学学位课程。在我国也已经建立了多个国家级转化医学中心。例如,中国科学院于2009年成立了转化医学与发展中心,北京协和医院与美国加州大学旧金山分校(UCSF)于2010年合作建立了转化医学研究中心,联合培养转化医学高端人才,并在共同感兴趣的肿瘤、代谢性疾病和免疫疾病等转化研究方面开展深入合作。哈佛大学医学院、中国医学科学院、上海交通大学医学院、复旦大学上海医学院2012年合作成立了中国-哈佛医学院转化医学联合中心。据转化医学网资料,至今我国已经建立了140多家转化医学中心。

越来越多的学者发现,借用某一物种来提供其他物种信息的不良后果。几乎没有证据表明基于动物模型的实验,能充分反映人类潜在疾病。随着科技进步,尤其是细胞、组织培养、基因组学、蛋白质组学与代谢组学、计算机模拟辅助评价系统等不断发展,使得以前需要活体动物进行的研究可以部分利用体外方法实现。我国部分实验室研究人员在生物制品、药品研发、安全性检测等方面进行了探索,但相关工作缺乏系统性,在立法体系、人性化教育和替代方法学研究等方面滞后于国外。鉴于动物研究的科学有效性、经济性与社会伦理、生态可持续性发展等系列问题,动物替代研究有望成为未来转化医学研究重要的发展方向之一。

在我国大力发展转化医学将促进基础研究与临床医疗实践的深度整合,在重大疾病发病机制研究方面取得突破性进展,提升我国药物研发能力,不仅为中国人民也为全人类生命健康做出贡献。实践转化医学,将培养出具备现代科研意识,生理生化遗传等基础领域知识丰富的医学大家。

重视转化医学研究具有前瞻性及战略性意义。同时,有助于推动人性化、创新的医学教育发展模式。但必须在互相尊重的基础上真正建立多学科的交叉合作,以全球相应的基础研究成果为转化平台,但在开展国际合作中,既要尊重合作伙伴的知识产权,也要注意保护自己的知识产权,通过双赢的战略取得突破性的医学成果。

第五节 精 准 医 学

一、精准医学的科学基础

医学的最终目的是能够预防和治疗人类的一切疾病和损伤,减少过早死亡,最大限度解除由疾病引起的疼痛和疾苦,促进和维持健康,从而体现医药卫生事业工作着对人类命运的最深切的关怀。为此必须对人体的组织结构和生理病理变化有确切而细致的了解,然而,做到这一点谈何容易。人的身体开始仅为一个受精卵细胞,通过日夜不停的新陈代谢、分裂、繁殖,迅速发展到百兆亿个细胞,形成功能不同的组织和器官系统,完成生长、发育、繁殖和遗传的生命活动,整个生命过程之复杂多变然而又和谐平稳可靠完美。充满了无穷的奥秘,人类要彻底了解自己,像探索浩瀚无边的宇宙一样艰难。

生命可以说是物质运动的高级形式,而这种运动方式是通过 10 万种以上的蛋白质来实现的。蛋白质是一切生命活动的基础,其构成的基本要素氨基酸种类繁多,其形态构象变化无穷,并且随着空间和时间的变化而不断变化,使得分离和分析蛋白质极其困难。通过表达载体进行蛋白质的体外扩增和纯化也充满挑战,只是高通量、高灵敏度、高准确性的研究技术出现,蛋白质组学得以兴起,如通过双向凝胶电泳将蛋白质分离,然后利用质谱对蛋白质逐一进行鉴定,采用新型的荧光染色技术等,才能同时处理成千上万种蛋白质,从细胞水平上对蛋白质进行平行分离和分析。

蛋白质组是指在特定时刻、特定环境和实验条件下基因组所表达的全部蛋白质。蛋白质组学(proteomics)是指大规模地对特定细胞、组织、器官、个体或物种的蛋白质进行综合分析,彻底弄清完整的蛋白质组或蛋白亚型在某种生理或病理状态的表达水平、蛋白质与蛋白质的相互作用、细胞内定位以及蛋白质与疾病的关联性等,精细和准确地阐述蛋白功能。

生命的稳定和活力有赖于机体内蛋白质构成、形态构象、时间空间转换及其功能的稳定性,而这一切为人类的遗传基因所控制。基因是脱氧核糖核酸(desoxyribonucleic acid,DNA)分子具有遗传效应的特定核苷酸序列,在真核细胞生物中,DNA 主要位于细胞核内的染色体中,和蛋白质结合在一起,贮存了决定物种性状的蛋白质及其表达特点的几乎全部的遗传信息,通过 RNA 转录遗传信息,翻译组建蛋白质,从而控制蛋白质合成,使遗传信息在蛋白质上表达,完成个体发育的所有程序,因此 DNA 具有引导生物发育与生命机能运作的作用。破译人类基因,才能描绘生命路线图,从分子水平展示病因及发病机制,设计靶向治疗药物,精准恢复细胞和器官功能。但是,人类大约有 2 万~3 万个基因、30 亿个碱基对序列,在分子水平上识别基因的难度可以想见。

与核武器研制的曼哈顿计划和载人航天器研制的阿波罗计划并称为三大科学计划的人类基因组计划(human genome project,HGP),于 1985 年提出,1990 年正式启动。集美英法德日中六个国家科学家的共同参与之力,耗资 30 亿美元,到 20 世纪的最后一年完成 95% 常染色体区域的测序,序列错误率低于万分之一,然而直到美英科学家 2006 年发表人类最后一个染色体基因测序结果,测序工程覆盖了人类基因组的 99.99% 时。历时 16 年的人类基因组计划才最终得以完成,人体基因密码被全部破译了。

随着人类基因测序工作的完成,基因组学研究重心转移到在分子整体水平对基因功能的研究上,即功能基因组学(functional genomics),其重点是了解基因序列的生物学意义,其被转录、翻译的全部过程和结果,高通量注释基因组所有编码产物的生物学功能,从而进一步识别基因,进行所有基因产物的生物信息关联分析,在基因组水平揭示生命的起源和进化,深入认识人类的疾病与健康。

在口腔医学领域,对基因与疾病的关联研究已经取得了很好的进展。例如,动物实验全基因组扫描与关联分析显示,ACTN2、MTR、EDARADD、MPPED2、LPO 等基因与患龋风险密切相关,Meta 分析显示 MPPED2 与乳牙患龋风险显著相关,而 ACTN2 与乳牙和恒牙患龋风险均显著相关。人体微生物功能基因组芯片技术显示与编码毒力因子、氨基酸代谢、糖胺聚糖代谢和嘧啶代谢相关的功能基因在牙周炎患者龈下菌斑微生物中大量富集,可能是牙周炎的可疑危险因素。Kebschull 等 通过对慢性牙周炎或侵袭性牙周炎患者的牙周组织进行转录组分析,发现基于转录组信息进行的分类与个体牙周炎相关临床指标相符,提示有可能根据个体基因信息对牙周炎进行分子生物学分类,对牙周炎风险进行精准评估。

头颈部肿瘤组织的高通量测序研究证实多数头颈部鳞癌存在基因突变,如 p53 信号通路相关的 TP53、与有丝分裂相关的 PIK3CA、Notch 信号通路相关基因 Notch1、Notch2、Notch3 等。亚洲人群口腔癌的易感性与某些基因突变密切相关,例如血管内皮生长因子基因突变(936 C>T,rs3025039) 等。应用重组腺病毒 p53 基因结合常规化疗药物动脉灌注治疗口腔鳞状细胞癌三期患者,比单用化学治疗药物或单用基因药物动脉灌注可显著提高生存率。同样的基因治疗药物 Recombinant adenovirus-p53 在有恶变倾向的白斑基底多点注射也取得了良好的效果。

可能与Ⅲ类错𬌗畸形发生有关的基因的发现为预防其发生提供了干预位点,而牙种植失败相关遗传因素的研究则为牙种植术前发现高危病人提供了良好的手段。

上述科学成就正是精准医学的科学基础,没有这些突破性的科技进展,精准医学就无从谈起。

二、精准医学的概念和发展历程

当染色体形态或数目异常,基因受损或突变时,可能使相对应的某些蛋白表型异常,产生特定的症状体征,例如囊肿性纤维化、唇腭裂、颅颌面畸形及其他常见先天畸形等。受损的基因可能从亲代遗传到子代,成为遗传性疾病。目前已知有大约 4 000 种遗传疾病。如果能有效的利用人类基因组计划的成果对高发人群进行研究,可能更有效地检出基因相关疾病。

精准医学(precision medicine),是指通过对人体生物遗传学信息、生活环境及行为信息与临床相关资料的大数据进行综合分析,深入了解疾病发生的病因,针对特定靶点设计药物,为患者制订个体化治疗方案,从而有效地改善患者的健康结局。

在人类基因组计划完成后,生命科学研究进入了后基因组时代。采用基因表达序列分析(Serial analysis of gene expression,SAGE)仪器设备等,可以在更加广阔的范围和领域进行结构基因组研究。临床各个亚专业都可以通过基因组、蛋白质组等组学技术和其他医学前沿技术,对罹患特定疾病的大样本人群进行生物标志物的分析、鉴定,确定该病的分子生物学机制,对该病的不同临床及病理生理状态进行精确再分类,寻找可能的治疗靶点,以便对特定患者进行个性化精准治疗,提高疾病诊断的准确性和治疗结局的可预测性,改善治疗结果,提高疾病防治和康复的效益。

美国在精准医学研究方面起步较早。2011年美国高端咨询与决策机构就提出了迈向精准医学的倡议,2015年启动了国家精准医学计划,促使患者、研究者和医疗服务提供者的合作,将个体疾病的遗传学信息用于指导其诊断和治疗,提高个体化治疗效果。

精准医学的特点为:预测性(predictive)、预防性(preventive)、个体化(personalized)及参与性(participatory),简称4P医学。

精准医学研究的方法学包括基因组学、转录组学、蛋白组学、代谢组学等多组学技术、大样本人群与特定疾病类型的生物标记物分析与鉴定、验证与应用、精确疾病原因和治疗靶点等。目前主要研究领域包括:癌症、糖尿病等生物样本库、队列研究、知识系统等。

精准医学综合考虑了人体基因、环境及生活行为方式差异,基于大数据分析构建患者群体的疾病预测模型,增加了疾病诊断和治疗反应的准确性,从而更加合理地制订患者预防、诊治和管理策略、避免不合理的诊断性探查手术和无意义的医疗措施。减少患者的伤害和经济负担,推动人类健康科学研究成果迅速转化为合理的医学实践。

精准医学也是当前国内医学研究的热点。目前国内已有上百家三甲医院建立了精准医学中心。笔者用"精准医学"作为关键词检索中文数据库VIP,2013—2015年公开发表精准医学相关文献25篇,其中23篇发表于2015年,说明国内学者已经意识到精准医学的重要性,特别关注肿瘤、内分泌、基因等领域,但尚缺乏原始研究文献。用"精准医学"作为关键词检索万方数据库得到类似结果。

所谓口腔精准医学,是指将口腔疾病患者自身生物材料或相关微生物样本的高通量组学研究(基因组、转录组、蛋白组、代谢组)数据,与其临床信息相连接,从分子生物学水平为其寻找该口腔疾病的病因,提出合理的治疗方案。其成功的关键在于数据的真实性。如果高通量组学测定操作欠规范,在实验条件的控制、实验材料与仪器设备的质量控制及结果判读的准确性等方面存在失误,则可能造成错误结果。在生物材料的取样、保管、处理方面,微生物的培养、分离、鉴定方面的失误,临床数据采集方面的失误同样也都会造成错误结果,这样的大数据合在一起进行分析,要从数十个数据中得出结论而又难以判别哪些数据异常是何种数据错误的,其最终结论难免远离真实,不仅仅是数量值的精确度不够的问题,更可能是质的定性问题,可能南辕北辙,指鹿为马,与真实的基因学病因、靶点风马牛不相及。因此,口腔医务人员在精准医学的过程中,更要严谨求实,注意科研基本功训练,关键步骤一定要有纵向(同一实验者前后两次实验间)的、横向的(不同实验者之间或不同中心之间)的一致性检验,追求每一个实验细节和每一个数据的准确性,并严格保存本单位所有病人已经获得的高通量组学研究数据和临床信息相数据,才亦可能用真实的经得起重复和检验的结果形成口腔疾病知识网络,以此为基础为病人提供精准诊断及精准治疗方案。

转化医学致力于将基础科学研究的发现及时用于健康医疗实践,是医学研究发展的方向。精准医学则重在遗传基因与临床现实之间的关联,为转化医学的实现提供了一种创新型的诊治实践途径。将促进医学教育、研究和实践方式的改变。

三、应用遗传学相关观察性流行病学研究的报告指南

口腔医学作为医学的重要组成部分,许多全身系统性疾病与口腔健康有着十分密切的关系。现代口腔医学应主动参与全球医学研究前沿,构建新的口腔疾病知识网络,优化口腔疾病个体预防、诊断及治疗,提高口腔医疗的均等性、可及性和先进性,降低重大口腔疾病的发病率,提升疑难疾病的治愈率,实现口腔精准医学(precision stomatology),促进中国口腔医疗事业持续健康发展。

尽管基因关联性研究和经典的探索生活方式与环境因素影响的观察性流行病学研究(例如断面研究,病例对照研究和队列研究)有许多相似点,但基因关联性研究也具有一些独有的特点,如往往是大数据资料然而个体效应却非常小,基因发挥作用的途径非常复杂,基因环境与基因间相互作用也非常复杂。现有的基因-疾病关联的证据强度不高,并可能存在方法学问题。往往因为报告不全面,报告质量低劣而影响研究证据论证强度的判定和证据合成。为了提高报告质量,使得研究过程和结论透明化,也非常重要。

鉴于早在 2004 年就发表了针对流行病学观察性研究的报告指南(Strengthening the Reporting of Observational Studies in Epidemiology,STROBE),并于 2005 年 4 月、2005 年 9 月分别发布其第二、第三版,在用户反馈的基础上于 2007 年发布第 4 版,业已获得广泛认可和应用,经过遗传学家、流行病学家、统计学家和杂志编辑等的共同讨论,在 STROBE 第四版的基础上制订了遗传学相关研究的报告指南(Strengthening the reporting of genetic association studies,STREGA),该指南在 2009 年发表,该表的条目内容中,左侧为 STROBE 原有条目,右侧为 STROGA 条目,在使用时应看作一个统一的表格,右侧空白时,参照左侧,两侧均有内容时,要综合运用。读者在阅读相关文章时,可对照本表,避免遗漏重要环节,主动采取减少偏倚风险的措施。杂志编辑和审稿专家可用以对照待评价遗传学相关研究文章的质量。

(卫茂玲　史宗道)

参考文献

1. 关联,常健博,范源,等. 证据转化中心简介及应用. 中国循证医学杂志,2015,15(2):240-243
2. 刘鸣. 系统评价、Meta 分析设计与实施方法. 北京:人民卫生出版社,2011
3. 卫茂玲,刘鸣. 中国指南循证制订的方法学现状分析. 中国循证医学杂志,2013,13(8):927-932
4. 肖飞. 从循证医学到精准医学的思考. 中华肾病研究电子杂志,2014,3(3):123-125
5. 徐欣,郑欣,郑黎薇,等. 口腔精准医学:现状与挑战. 华西口腔医学杂志,2015,33(3):315-321
6. 于军. "人类基因组计划"回顾与展望:从基因组生物学到精准医学自然杂志,2013,35(5)326-331
7. 张鸣明,李静. 知识转化:缩短研究证据到实践的距离. 中国循证医学杂志,2005,(5):357-359
8. AI J Y,SMITH B,WONG D T. Bioinformatics advances in saliva diagnostics.Int J Oral Sci,2012.4(2):85-87
9. CAMPBELL M,FITZPATRICK R,HAINES A,et al.Framework for design and evaluation of complex interventions to improve health.BMJ.2000,321:6946
10. DAVIS D,EVANS M,JADAD A,et al. The case for knowledge translation:shortening the journey from evidence to effect. BMJ,2003,327(7405):33-35

11. Evidence-Based Medicine Working Group. Evidence-based medicine.A new approach to teaching the practice of medicine. JAMA,1992,268:2420-2425

12. FERLIE E,FITZGERALD L,WOOD M. Getting evidence into clinical practice:an organisational perspective. J Health Serv Res Policy,2000,5:96-102

13. GUYATT G H,MEADE M O,JAESCHKE R Z,et al. Practitioners of evidence based care. Not all clinicians need to appraise evidence from scratch but all need some skills. BMJ,2000,320(7240):954-955

14. IAN A S.. 研究证据向临床实践转化的科学进展.陈耀龙,译.中国循证医学杂志,2007,7(6):403-406

15. KEBSCHULL M,DEMMER R T,GRÜN B,et al. Gingival tissue transcriptomes identify distinct periodontitis phenotypes. J Dent Res,2014,93(5):459-468

16. KNIGHT A. Systematic reviews of animal experiments demonstrate poor human utility. Altern Lab Anim,2007,35(6):641-659

17. LI Y,HE J,HE Z,et al. Phylogenetic and functional gene structure shifts of the oral microbiomes in periodontitis patients. ISME J,2014,8(9):1879-1891

18. LI Y,LI L J,WANG L J,et al. Selective intra-arterial infusion of rAd-p53 with chemotherapy for advanced oral cancer:a randomized clinical trial. BMC Med,2014,12:16

19. LI Y,LI L J,ZHANG S T,et al. In vitro and clinical studies of gene therapy with recombinant human adenovirus-p53 injection for oral leukoplakia. Clin Cancer Res,2009,15(21):6724-6731

20. MANDAL R K,YADAV S S,PANDA A K,et al. Vascular endothelial growth factor 936 c>T polymorphism increased oral cancer risk:evidence from a meta-analysis. Genet Test Mol Biomarkers,2013,17(7):543-547

21. MCLEAN R,GRAHAM I,MACLEOD M,et al. Evaluation of CIHR's Knowledge Translation Funding Program. http://www.cihr-irsc.gc.ca/e/47332.html

22. PABLOS-MENDEZ A,SHADEMANI R. Knowledge translation in global health. J Contin Educ Health Prof,2006,26(1):81-86

23. POUND P,EBRAHIM S,SANDERCOCK P,et al. Where is the evidence that animal research benefits humans. BMJ,2004,328:514-517

24. SANTOS M C,CAMPOS M I,SOUZA A P,et al. Analysis of MMP-1 and MMP-9 promoter polymorphisms in early osseointegrated implant failure. Int J Oral Maxillofac Implants,2004,19(1):38-43

25. STANLEY B O,FEINGOLD E,COOPER M,et al. Genetic Association of MPPED2 and ACTN2 with Dental Caries. J Dent Res,2014,93(7):626-632

26. XUE F,WONG R W,RABIE A B. Genes,genetics,and Class Ⅲ malocclusion. Orthod Craniofac Res,2010,13(2):69-74

思考题

1. 什么是创新？影响创新传播的主要因素是什么？
2. 知识转换四种情形的具体含义是什么？
3. 怎样才能在你的学习和未来工作生涯中实现知识转化？
4. 转化医学研究的意义是什么？
5. 精准医学是怎样发展起来的？
6. 如何保证精准医学研究结果的真实性？

第二十四章

卫生技术评估及其在口腔医学中的应用

 内容提要

> 卫生技术的革新有益于改进卫生服务和病人的结局。然而,层出不穷的卫生技术也导致了医疗费用的明显增长,引起社会、伦理、法律和政治问题。卫生技术评估是卫生政策和卫生管理决策的基础工具和方法,通过系统评价卫生技术的技术特性、经济学特性、社会伦理及政治影响,疗效和(或)其他影响,以便为卫生技术的决策者提供决策依据。本章讨论卫生技术评估的基本概念、评估范畴、评估方法及在口腔医学中的应用。

　　随着人口增长、年龄老化、新技术和新药物的应用、人类健康需求层次的提高,医疗费用以高于国民生产总值增速的速度增长,国家卫生总费用已超过了社会经济的承受能力;而高新技术、高档设备、高价药品层出不穷,更加剧了有限卫生资源与无限增长的卫生需求之间的矛盾。一方面,高科技卫生技术的应用与推广增强了人们诊断、防治疾病的能力,提高了人类健康水平;另一方面,某些医疗技术被滥用,某些不成熟卫生技术的应用也带来消极影响和不良后果,使人们认识到应该对卫生技术应用产生的影响和社会后果进行系统研究和全面评价,制订相应的政策和策略进行控制,在保证或提高医疗质量的前提下防止、限制卫生技术的副效应和医疗费用上涨。卫生技术评估正是在此种背景下应运而生。随着流行病学、卫生统计学、卫生经济学和社会医学的日益成熟,特别是随机对照试验和成本-效果分析的应用,使卫生技术评估飞速进展。

　　通过卫生技术评估,可从多方面为卫生决策提供科学信息,如特定药物、治疗方案或程序和其他技术是否可以进入市场? 是否应将某项卫生技术列入卫生福利计划? 哪些报销项目和什么样的报销比例是合理的? 临床医务工作者、卫生技术的提供者和消费者如何合理选择卫生保健措施? 医院、卫生保健网络和机构的管理人员如何更好地管理卫生技术? 卫生保健产品生产厂商如何进行产品开发和市场规划? 如何制订卫生技术的生产、应用、维护和再利用等方面的标准? 为卫生技术的创新、研究、开发、调控推广等方面的政策提供决策依据。

第一节　卫生技术评估概述

一、基本概念

卫生技术(health technology)是指用于卫生保健和医疗服务系统的特定知识体系和技能。例如应用医疗器械、设备、材料、药物、疫苗、医疗方案、技术程序、相关组织管理系统和运作支持系统,或泛指一切用于疾病筛查、预防、诊断、治疗和康复,促进健康、提高生活质量和生存期的技术手段和社会系统。

对卫生技术的描述包括以下内容:①物质特性:例如药物、仪器和物资、内科和外科程序、后勤支持系统、组织管理系统;②作用和目的:例如用于疾病筛查、预防、诊断、治疗和康复的卫生技术;③卫生技术所处的阶段:处于构思阶段、实验阶段、早期临床研制阶段、成熟阶段和过时/型号陈旧/淘汰阶段的卫生技术。

卫生技术评估(health technology assessment,HTA)是指对卫生技术如药品、生物制剂、仪器设备和诊疗程序等的技术特性(设计、组成、生产、使用、维护等相关性能特征)、安全性、有效性(效力、效果和生存质量)、经济学特性(成本-效果、成本-效益、成本-效用)和社会适应性(习俗、法律、伦理、政治)进行全面系统地评价,以及对公共卫生项目(如疾病干预措施)、医疗支持系统(如药品目录、电子健康档案管理等)、组织管理系统(如卫生资源配置与调整、医疗费用支付方式与管理、卫生政策等)的综合评估,为各层次决策者提供合理选择卫生技术的科学信息和决策依据,对卫生技术的开发、应用、推广与淘汰实行政策干预,从而合理配置卫生资源,提高有限卫生资源的利用质量和效率。

卫生技术的技术特性(technical properties)是指卫生技术的操作特性,在设计、加工、维护、测试耐受性、可靠性、易用性等方面的规范。

卫生技术的安全性(safety)是指卫生技术在特定条件下,如对具有某种健康问题的患者、由具有一定训练的医生在特定治疗场所应用该技术时可能出现的风险(不良反应的发生率和严重程度)及患者的可接受程度。例如华法林和阿司匹林均可用于治疗心房纤颤患者,虽然前者的疗效优于后者,但导致出血的风险却明显高于后者,且需要定期监测,因此有的患者宁愿使用阿司匹林。

卫生技术的有效性　是指卫生技术在应用时改善患者健康状况的能力,包括效力(efficacy)和效果(effectiveness)。效力是指在理想情况下将卫生技术应用于某一特定的健康问题,例如精心设计和管理的随机对照试验、严格选择受试对象和在条件极好的研究中心开展研究。效果是指在常规条件下将卫生技术应用于某一特定的健康问题,如在社区医院由全科医生将某一卫生技术应用于各种类型的患者。一般来说,卫生技术在严格控制的条件下或在精心挑选的患者中应用时获得的结果比在常规条件下好。例如评估长期氧疗的作用,其在医院内的作用和患者出院回家后的作用差别较大。原因是前一种情况下由护士帮助患者操作氧发生器和监测患者是否定时应用,获得的是效力;后一种情况下由患者或其家属操作,有时是患者根据自身感受确定是否使用。如果今天感觉好,可能患者就不用,感觉不好时又用一下,且操作氧发生器的方法也不一定规范,这时获得的是效果。

卫生技术的经济学特性(economic attributes or impacts)包括卫生技术的微观经济特性

（microeconomic attributes or impacts）和宏观经济特性（macroeconomic attributes or impacts）。微观经济学特性主要涉及某一卫生技术的成本、价格、付费情况和支付水平等，也涉及应用卫生技术时对资源的要求和产生的结果，例如成本 - 效果、成本 - 效用和成本 - 效益分析。宏观经济学特性涉及新技术对国家健康费用的影响、对卫生资源在不同健康项目或健康领域中分配的影响、对转变医疗场所如从住院至门诊的影响，对调控卫生改革和技术革新政策、技术竞争、技术转换的影响等。

卫生技术的社会和伦理适应性　指某些卫生技术如遗传试验、辅助生殖技术、重要器官的移植和临终患者的生命支持系统等，均涉及法律条例和社会规范，蕴含着社会和伦理问题（social and ethical concerns）。

二、卫生技术评估中健康结局的测量

卫生技术的安全性和有效性可用健康结局指标测量，如疾病的死亡率或发病率。例如，对癌症患者主要关心的结局是 5 年生存率；对缺血性心脏病患者主要结局是致死性或非致死性急性心肌梗死发生率和心绞痛复发率。在评估不同治疗方案的临床试验中，比较试验组和对照组的结果可采用绝对危险度降低率（absolute risk reduction，ARR）、比值比（odds ratio，OR）、多减少一例不良事件发生所需治疗的患者数（number needed to treat，NNT）和效应值（effect size）。

针对慢性疾病时目前常联合采用健康相关生存质量指标（health-related quality of life，HRQL）与传统的结局指标描述健康结局，提供较完善的评估信息。HRQL 是用于测量躯体功能、社会功能、认知功能、焦虑、体痛、休息／睡眠、精力和对健康的认识。可针对某种疾病进行测量如心脏病或关节炎，也可测量总的健康情况；或用于测量某一方面如认知功能，也可测量多个方面。HRQL 还可用于测量某一卫生技术对患者的作用、比较不同技术对患者的作用、或者比较不同技术改善患者生存质量的能力。质量调整寿命年（quality-adjusted life years，QALY）是较常用的测量 HRQL 的指标，另外还有伤残调整寿命年（disability-adjusted life years，DALYs）和健康等价年（healthy-years equivalents）等，具体请参考有关专著。

三、评估卫生技术的时机

被评估的卫生技术可处于其产生、传播和应用的不同时期。如技术的设计或试验阶段、新产生的技术、刚进入应用的技术、已经广泛应用的技术等。何时进行卫生技术评估没有统一的要求和规定，可在卫生技术应用的整个周期中，随时根据需要为卫生决策者提供决策依据。在技术的早期阶段进行评估，可防止某些无效或有害技术的广泛推广应用；但如果把早期评估结果作为对某项技术的最终评价，则可能产生误导。由于技术的不断更新、完善，某些早期认为效果不佳的技术经过改进，可能发挥最佳效果。而某些早期认为有效的技术经实践后发现害大于利，则应予淘汰。例如，某些药物早期疗效差，但经过改变剂型、用药剂量和应用人群，最后成为一种有效的药物。又如 PCR 技术曾被广泛应用于诊断肠道肿瘤，但在临床应用过程中却发现其敏感度太高，而特异度较低，不是一种诊断肠道肿瘤的好方法。因此，卫生技术的评估不是一次性的评估，应根据需要在不同阶段反复进行。

四、卫生技术在国内外发展情况

技术评估在 20 世纪 60 年代首先在美国兴起,1972 年制订和通过了针对工农业技术领域的技术评估条例,建立了技术评估办公室(Office of Technology Assessment,OTA),1973 年延伸到生物医学技术领域,首次进行了卫生技术评估。20 世纪 80 年代丹麦、荷兰、瑞典相继开展了医学技术评估工作。20 世纪 90 年代法国、英国、加拿大、澳大利亚先后建立了国家医学技术评估规划和相应机构,有些国家如加拿大以立法形式明确卫生技术评估在卫生决策中的重要地位,有的国家如英国,其相关机构国家卫生与服务优化研究院(National Institute for Health and Care Excellence,NICE)在卫生技术评估中,通过临床效果的利弊比和经济的效益成本比两个方面的衡量,在以下四个推进等级中,即推荐使用(recommended)、有条件推荐(optimized)、仅限于研究使用(in research)或不推荐使用(not recommended)给出属于某个等级的明确意见,从 2000 年第一季度至 2015 年第一季度共制订了 338 个卫生评估技术指南,提出了 578 项推荐意见。为合理配置医疗卫生资源,实现患者相对公平地享受既有临床效果又有合理成本效益的医疗卫生服务,做出了较大贡献。

总的来看,欧美国家已经普遍开展了对具体卫生技术的常规评估,并逐步渗透到卫生服务体系规划、医疗法规、市场准入、医疗保险政策、支付方式和医疗管理决策等领域,从法律上确定了卫生技术评估机构的社会地位和评估功能,予以财政支持或由政府购买评估服务,建立了高水平的评估队伍和卫生技术评估机制。我们应当认真汲取这些发达国家在卫生技术评估方面的经验。

中国拥有世界上 1/5 的人口,要用有限的卫生资源满足日益增长的卫生需求,我们面临的挑战更为艰巨。我国在 20 世纪 80 年代引入技术评估的概念,20 世纪 90 年代起医学技术评估日益受到重视,在几个重点大学中先后建立了卫生部医学技术评估中心(原上海医科大学现复旦大学,2004 年组建卫生部卫生技术评估重点实验室,2008 年组建 WHO 卫生技术评估管理合作中心)、生物医学工程技术评估研究中心(浙江大学,主要评价生物医学工程技术)、医学伦理研究中心(原北京医科大学现北京大学),循证医学中心(原华西医科大学现四川大学)。上述中心成立以来举办了多种类型卫生技术评估和循证医学理论与方法研讨班。开展了医疗设备、预防干预措施、保健技术和技术管理模式等多项技术评估研究项目,取得了一些成果,例如 1991 年首批淘汰了 35 项临床检验技术,同时确定了相应的替代技术。出版了医学技术评估专著、卫生技术评估和循证医学《简报》,制订了《造血干细胞库管理办法》(1999 年),《人类辅助生殖技术管理办法》(2001 年),《卫生知识产权保护管理规定》(2002 年),《医疗技术临床应用管理办法》(2009 年)等。

但总的说来卫生技术评估在国内还是处于起步的状态,有的学者认为我国目前的卫生技术评估水平与阿根廷、巴西等中等发达国家比较接近。目前我国卫生技术评估机构呈散点状分布,发展状态不一,专业队伍有限,缺乏国家级的卫生技术评估协调机构,因研究经费的缺乏,提交至政府部门的研究报告较少,卫生技术评估结果转化为卫生政策的机制尚不健全。

近年来,卫计委在卫生技术评估方面做了大量工作,提出了更高要求。例如在科教司 2015 年工作计划中,强化卫生计生新技术评估是其重要年度工作之一。在这一年中,将进一步研究制订卫生技术评估管理办法,组织开展卫生适宜技术推广,评估验收上一年度卫生技术评估项目并遴选本年度卫生技术评估项目,计划正式发布《关于促进卫生技术评估工作的指导意见》和《卫生技术评估指南》,作为卫生技术评估的国家级规范,以便更好地转化卫生技术评估成果于卫生医疗实践。

第二节　卫生技术评估的基本步骤

卫生技术评估的范畴、评估方法的选择和评估的细致程度在不同的评估机构差别较大,但多数卫生技术评估遵循下列 10 个基本步骤。然而并非所有的评估报告均要完成每一个步骤。许多评估报告利用现有的研究资料,而不进行原始研究;有的卫生技术评估不涉及结果的传播和监测评估结果产生的影响。

一、优选评估主题

需要进行卫生技术评估的项目非常多,但由于资源和资金有限,必须在众多的项目中进行优选。一般来说,评估项目的确定主要取决于提出评估申请的机构的目的、医疗实践的需要、用户和决策者的需要。例如,新药上市前必须进行Ⅰ、Ⅱ、Ⅲ期临床试验验证其疗效和安全性,新的内科或外科程序在未被公认前也必须进行评估。有的卫生技术已经进入临床应用,但在应用中发现问题时,也需要重新被评估,如试管婴儿及人工授精技术等辅助生殖技术的诞生,一方面使众多不孕不育的患者实现了生儿育女的愿望,另一方面,因其广阔的市场前景和经济上的诱惑力,某些不具备技术力量的区县级医院也开展了该技术,致使目前全国至少有几百家医院在开展此项研究。造成大量人、财、物的浪费,不合规范的操作损害了患者的利益,也带来一些伦理、道德等方面的负面影响。因此,我国就迫切需要对辅助生殖技术进行严格评估,建立相应的法规和实施细则。

如何进行优选呢?多数评估项目在优选评估题目时有明确的标准,如评估题目是否涉及花费较大的健康问题或昂贵的技术设备?评估的健康问题是否影响较大的人群?或评估的健康问题是否威胁生命?对该卫生技术的应用是否存在较大的争议?

优先选择评估项目的参考标准包括:①可以明显减轻疾病的负担:患病率、发病率、死亡率、并发症发生率;②过高的价格或费用:例如施行某项昂贵技术、使得医疗总费用过高;③临床实践应用中由于缺乏规范操作或结果判断差异大的技术;④可以明显改善健康结局/降低危险性;⑤亟需降低医疗成本;⑥急需解决存在的伦理、法律、社会问题;⑦已经有足够的资料可以用于评估;⑧公众、政策迫切需要的;⑨需要制订适宜的调控费用支付的政策等。

二、确定评估问题和视角

在卫生技术评估中不同的利益相关方如政治家、研究人员、卫生系统、医疗机构、医保支付方、患者或社会公众等,看问题的角度和具备的专业知识水平不同,对同一技术问题的观点和立场、对技术评估的需求、最终报告的形式、结果使用方式及如何传播相关证件等方面可能有很大不同,因此,确定评估视角非常重要。

在确定评估的具体问题时至少应包括的基本要素有:具体健康问题、涉及的患者人群、评估的技术类型、技术的使用者、技术应用的场所、评估内容等(见表 24-1)。

表 24-1　确定评估具体问题的范例

评估的具体问题	范例
涉及的健康问题	中度高血压病的处理
研究的患者人群	男女患者、年龄 >60 岁、舒张压 100～109mmHg、收缩压 <180mmHg、无其他严重健康问题
评估的技术	药物和非药物治疗
技术的使用者	初级保健人员
技术应用的场所	门诊病人,自己服药
评估内容	安全性(包括不良反应)、效能、效果和成本 - 效果(特别是成本 - 效用)

三、确定评估机构及地点

评估问题的性质决定最佳评估机构的选择,有的组织内部有评估机构如大型保险公司和药厂,有的依赖于专门的 HTA 机构。是"自己评估或购买 HTA 报告"取决于评估问题的性质、资金、技术人才力量和时间要求。

四、收集现有证据

进行卫生技术评估的最大挑战之一就是全面收集与某一评估题目相关的数据、文献和其它信息,这是保证评估成功的关键。对于非常新的技术,可能资料非常有限且难以查寻;对大多数技术而言,可能有较多资料,但分散、质量差异较大。在检索文献时特别在制订检索策略时应咨询信息专家,以保证合理选择数据库、检索词和制订检索策略,获得所有相关的信息。

常用的资料来源包括:计算机数据库、杂志的索引和目录、政府工作报告和专著、政策文件和研究机构报告、专业协会报告和指南、市场研究报告、公司报告和出版物、现有文献资料的参考文献、特殊报告数据库、健康时事通讯和报纸、公司的报告和新闻稿、国际互联网(Internet)、同事和其它研究人员。资料收集过程中需要注意避免偏倚影响,如发表性偏倚(阳性研究结果易于发表)和语种偏倚(许多研究人员习惯于排除非中、英文文献),偏倚影响卫生技术评估结果的真实性。

五、收集新的原始研究数据

如果评估早期卫生技术,缺乏相关资料,或现有资料不符合评估要求,则需要收集新的研究数据。

产生原始研究数据的方法包括:随机对照试验(RCT)、非随机对照试验(non-RCT)、同期或历史对照、队列研究、病例 - 对照研究、断面研究、监测、调查、使用数据库和注册库、病例系列、病案报道,以及卫生经济学分析等。卫生技术评估时是否开展原始研究受项目资金、时间等诸多因素的限制。

六、评价解释研究证据

卫生技术评估需要从不同类型、不同质量的研究中获得科学的证据,评估者必须对现有的资料进行系统、严格的评价。评价证据需要掌握研究的方法和统计学知识,因此评估小组中应有具备这些知识的人员。某些评估项目先由专业和证据评价方面的专家评价资料后,再由评估小组进行资料分析和合成。一般来说,证据评价包括三方面:①研究分类:根据研究设计类型和研究特征,采用证据表格(evidence table)总结多个证据,有利于系统比较研究的特征,对可用证据的数量和质量提供总体概述。总结信息包括:研究设计特征(随机、对照、盲法)、患者特点(病例数、年龄、性别)、患者结局(死亡率、并发症发生率、HRQL)、统计量(P值、CI)。②证据分级:根据方法学的严格性对证据分级,分级方法种类繁多。下面为其中一种分级方法:Ⅰ:至少一个设计合理的RCT;Ⅱ-1:设计合理的非随机对照研究;Ⅱ-2:设计合理的队列、病例对照研究、特别是多中心的研究;Ⅱ-3:有或没有干预措施的序列研究,或者无对照研究但疗效显著;Ⅲ:专家意见,基于临床经验、描述性研究、专家委员会报告。③选择可用的研究:目前尚缺乏统一认识。基本原则为:使用所有发表的研究,或者根据纳入、排除标准确定,或者根据研究质量给予权重,或者校正研究结果,减少偏倚影响。

七、整合研究证据

评价证据后,为了形成决策依据,需要将不同类型研究的结果进行合成,或者从社会、经济等更广的角度对卫生技术进行评估。

常用的合成研究结果的方法有定性的文献综述(或定性的系统评价)、系统评价或Meta分析或其它定量合成方法、决策分析、小组讨论决策或专家共识等。由于定性的文献综述缺乏严格、统一的方法,难以避免偏倚因素的影响。因此,目前主要的合成方法有系统评价或Meta分析(直接比较的Meta分析和网络Meta分析)、决策分析和定性研究方法(小组讨论与专家共识)。

专家意见在证据分级中论证强度不高,特别是评价某一干预措施的效果和安全性时。但当缺乏高级别研究证据时,也可由专家组从有限的证据中总结出意见。专家共识是由互不相关的小组成员各自进行独立判断的过程或技术,这是一种定性的方法,可以是正式或非正式的,例如nominal group technique和Delphi技术等。

八、形成评估结论和推荐意见

结论是指评估的结果或发现,推荐意见是根据研究发现所做出的建议、意见和忠告。例如,对某一技术的评估发现:该技术安全性较好,适合于某种常见的健康情况,但也有某些患者不能耐受其不良反应。推荐意见则为:建议向具有某种健康情况的患者推荐应用该种新技术,具体实施请咨询临床医生。

结论和推荐意见必须与证据的质量和强度相联系,基于已有的证据和评估发现,不能根据主观感觉进行推断。评估报告在形成是否使用、在什么情况下使用一项特定技术的推荐意见时,应该清楚说明理由和分析依据,使读者更好地理解形成评估报告结论和推荐意见的理由。但有的评估报告所做的推荐意见并未反映证据的相对论证强度,读者可能错误认为所有评估报告的推荐意见均是同样真实或具有同等权威性。

九、传播结果和建议

进行卫生技术评估的目的是为决策提供科学信息,因此必须采用多种方法传播评估结果的建议,使相关用户知晓。但由于未针对特定用户或对用户的要求理解错误、包装形式如格式和内容不恰当、选择的传播媒介有问题、评估时间选择不当和其它因素等,常常造成HTA报告未能传播或传播后未引起注意。

传播卫生技术报告结果和建议应从三方面考虑:确定目标人群(潜在读者),选择恰当的媒体如印刷品、电子刊物、音像、会议报告结果,制订有效的传播技术或策略。评估报告书写的形式(研究、学者型与务实、实用型)会影响研究者、开业者以及其他读者的接受程度。

十、监测评估结果的影响

卫生技术评估结果的传播可从多方面产生影响,如影响企业投资策略、改变研究重点和经费使用、改变调控政策、改变技术的市场营销、改变第三方付费政策、影响新技术的认证和使用、改变技术使用率、改变医务人员和患者的行为、改变机构或医疗措施的传递、再分配国家或地区卫生资源。

评估结果是否能够产生影响,受许多因素制约,如传播技巧、目标人群的特征、环境因素和评估结果本身等。常见影响HTA结果产生作用的因素包括四方面:①提供技术服务的机构如医院和医师所属单位情况(综合医院或专科医院、营利医院或非营利医院);②医务人员(医生类型如内科医师、口腔科医师、等,专业、培训情况、所属机构和获得最近文献信息的熟练程度);③环境因素(城市或农村、经济状况、是否有健康保险);④评估结果/建议的特点(结果强度、类型和表达形式、政府的干预、费用、对提供技术者利益的影响)。

第三节 卫生技术评估在口腔医学领域的应用

卫生技术评估的最终目的是通过提供科学、可靠的信息或提出明确的建议,以影响卫生技术的推广和应用,提高卫生保健系统的效率(增加效果或降低成本)。

口腔医学领域同临床医学领域一样,涉及许多医疗技术,包括药物、医疗器械、手术程序、种植牙及牙充填材料等,应用于病人前也必须严格评估其技术特性、疗效和安全性、卫生经济学特性和社会适应性等。例如,芬兰曾对31名口腔专家进行访谈,了解他们对卫生技术评估的看法。结果显示,所有的专家均认为卫生技术评估及对评估结果进行传播非常重要,并提出了对某些最常用的技术如预防龋齿的方法、错𬌗畸形的正畸治疗等应进行评估等。

为了合理利用我国有限的卫生资源,建立我国具有权威性的卫生技术评估机构,科学地进行医学技术的评估,将技术评估成果与卫生决策相结合,合理配置和使用先进的医疗技术,改进卫生政策和卫生技术管理中存在的问题,迫在眉睫。

国内外文献中已有较多相关研究,特别是某些存在争议的卫生技术的应用方面,已经发表了不少口腔医学中的卫生技术评估报告,下面举例说明。

例1:复合树脂充填的成本效益 龋病是大多数工业化国家影响大于6岁儿童及成人的主要公共卫生问题之一,表现为牙硬组织局部进展性脱矿。虽然早期龋可以被逆转,但绝大部分将进展为龋洞并需要去除龋坏组织后由合适的口腔充填材料进行修复。

过去150多年里,银汞合金是牙体修复中最常用的材料,但其潜在的人体及环境安全性问题一直受到质疑,例如人体可能暴露于来自银汞合金材料的汞蒸气中,银汞合金材料可能与全身疾病如多发性硬化和苔藓样病变有关,银汞合金材料废弃物可能对环境造成长远影响等。近年来,复合树脂材料以更佳的美学价值和易操作性在临床应用越来越多。但复合树脂材料的某些特性也影响其全面取代银汞合金材料,如有研究提示复合树脂材料的使用寿命不如银汞合金材料,可能发生继发龋,以及价格较高等。那么,作为充填材料的复合树脂的安全性如何?使用复合树脂充填的临床效果如何?较之银汞合金,复合树脂的成本效益又如何?

在 2015 年更新的加拿大的一篇卫生技术评估报告纳入了 1 篇系统评价,1 篇非随机对照试验及 1 个临床指南,证据的质量属于低到中等,结果发现,在 6～10 岁儿童使用复合树脂较银汞合金充填的使用寿命较短,易罹患继发龋及牙髓并发症,目前的研究还无法回答复合树脂中双酚 A 的暴露是否存在对全身健康的危害,尚无关于该材料成本效果分析的报告。美国儿童牙科研究院推荐应用复合树脂材料或银汞合金材料于儿童恒牙龋的 I 期及 II 期充填修复。

例 2:糖尿病人的牙周治疗　严重的牙周炎会导致牙龈疼痛不适、咀嚼功能受损、牙松动甚至牙缺失,主要使用非手术手段去除牙根或牙冠表面结石和菌斑来治疗。有研究证明糖尿病人更容易罹患牙周炎且其程度更重。但是牙周治疗对糖尿病人的血糖控制及糖尿病并发症的影响是不确定的。那么糖尿病人的牙周治疗是否可以增强血糖控制呢?哪一种牙周治疗更为有效?

一个 2010 年发表的 Cochrane 系统评价于 2014 年底进行了更新,纳入 1997—2014 年发表的 35 个随机对照试验 2 565 例糖尿病伴牙周炎患者,治疗措施包括洁治术、根面平整术、根面平整术联合其他治疗、常规口腔护理或没有任何积极的牙周治疗。牙周治疗后牙周健康水平在治疗后 3 至 4 个月均得到不同程度的改善,但某些病例仍然有残余牙周感染。

14 个研究(1 499 个病例)的合并结果显示,积极的牙周治疗后 3~4 个月牙周健康指标如探诊出血指数、临床附着水平、牙龈指数、牙周指数、牙周袋深度等仍然有显著改善,与常规口腔护理或未进行积极牙周治疗相比,根面平整治疗可以在 4 个月时降低糖化血红蛋白水平 0.29%,95% 置信区间[−0.48%,−0.10%],但没有证据表明此作用可以持续 6 个月以上。

21 个研究(920 个病例)比较不同牙周治疗的效果。但研究质量低,仅有少量资料可以合并。其中 12 个研究(450 个病例)比较联合根面平整及抗微生物治疗与单纯根面平整治疗,糖化血红蛋白的水平在联合牙周治疗后 3 至 4 月时,与对照组相比没有降低(0.00%)。

例 3:饮水氟化防龋　饮水氟化防龋已有 60 多年历史,其防龋效果被世界卫生组织,美国疾病控制与预防中心,以及 90 多个国家学术组织、专业协会认可。牙菌斑及唾液中的氟可以防止牙釉质脱矿并促进其再矿化,此外,饮水氟化可以被全社会人群所享受,尤其是那些很少接触口腔预防的人群,因此饮水氟化可以避免局部用氟的低依从性及可获得性问题。那么,饮水氟化是否会造成氟斑牙?其防龋效果及成本效果如何呢?

共纳入 2 个系统评价,2 个经济学评价,1 个指南。结果表明,氟化水可以显著减小成人及儿童的龋发生率,氟斑牙的患病率随着氟化水中的氟浓度增高而增加。但一旦停止氟化,则组间龋发生率水平差异减小,加氟水中氟浓度与骨折、癌症发病率或死亡率无关,未见其他严重不良反应。所有的相关研究均表明饮水氟化是低成本的防龋措施。

例 4:种植牙技术管理规范　种植牙由于其优良的功能性、美观性,显著改善了失牙患者的生活质量,被人们誉为"人类的第三副牙齿"。口腔种植学已经成为现代口腔科学中重要的临床学科之一。随着种植义齿技术的拓展,也可以为颌面部创伤、肿瘤造成的器官缺损修复提供良好的技术支撑。但是,种植技术复杂,需要应用先进的种植设备、材料,严格的手术环境,经过良好训练的专业技术人才及配套的技术条件和人才团队才能顺利完成。然而,长期以来我国口腔种植领域存在鱼龙混杂的及"无标准"现象,不具备技术条件的医院、口腔诊所也盲目开展此项技术,造成严重后果。

为此,原卫生部及国家卫生和计划生育委员会多次组织相关专业学会及该领域专家进行研讨和卫生技术评估,并在部分省市首先制订规范及试用,在此基础上,于 2013 年颁布了口腔种植与颌面器官种植管理及行业准入方面的规范文件,在规范中明确规定了医疗机构应该具备的条件,对从业医生提出了明确的资格、及相应工作经历的具体要求,对诊疗过程、手术技术、医患沟通、病人知情同意及病例管理等都提出了规范性要求。无疑,这将大大提高口腔种植的医疗质量和安全,使我国口腔种植与颌面器官种植技术科学化、规范化、标准化。

(李 静 岑 啸 赵少峰)

参考文献

1. 李静,李幼平,刘鸣.循证医学与卫生技术评估.华西医学杂志,2000,15(1):6-9
2. 茅艺伟,陈英耀,唐檬,等.国内部分卫生技术评估机构现状分析.中国卫生质量管理,2015,22(3):77-80
3. 隋宾艳,齐雪然.英国 NICE 卫生技术评估研究决策转化机制及对我国的启示.中国卫生政策研究,2015,8(7):74-78
4. CHALMERS I. Underreporting research is scientific misconduct. JAMA,1990,263(10):1405-1408
5. CHALMERS T C,FRANK C S,REITMAN D. Minimizing the three stages of publication bias. JAMA,1990,263(10):1392-1395
6. GOODMAN C S. HTA 101:Introduction to Health Technology Assessment. Bethesda,MD:National Library of Medicine(US). 2014
7. JACOB R,MCGREGOR M. Assessing the impact of health technology assessment. International Journal of Technology Assessment in Health Care,1997,13(1):68-80
8. SIMPSON T C,WELDON J C,WORTHINGTON H V,et al. Treatment of periodontal disease for glycaemic control in people with diabetes mellitus. Cochrane database of systematic reviews,2015,11:CD004714

思考题

1. 什么是卫生技术?
2. 什么是卫生技术评估?
3. 卫生技术评估的基本步骤有哪些?
4. 尝试对您认为重要的一项口腔技术进行评估。

第二十五章

患 者 安 全

 内容提要

　　患者安全又称病人安全,是医疗保健服务的核心内容,侧重于医疗差错的报告、分析和预防。医疗差错伴随着医疗行业出现以后是经常发生的,但是直到20世纪末期才引起广泛重视。本章介绍并讨论有关患者安全的国内外理论及实践研究进展。

一、患者安全的概念与实例

　　2000多年以前希波克拉底就说过"医护人员的第一要务就是不要伤害病人(First do no harm)"。1984年,美国麻醉师协会(American Society of Anesthesiologists,ASA)建立的麻醉患者安全基金会(Anesthesia Patient Safety Foundation,APSF),首次应用了"患者安全(patient safety)"这个术语。1999年美国医学研究院(Institute of Medicine,IOM)在"是人皆会犯错,构建一个更为安全的卫生体系"的报告中将患者安全定义为:"在医疗服务过程中不发生对病人的意外伤害"。

　　医疗差错(medical error)指在医疗实践中医务人员发生过失,使用错误的方法或有违预期目标或医学规范的行为,或应用错误的计划去实现目标,导致治疗计划和目标的失败。既包括可能造成患者的组织器官损伤、功能障碍、残疾、甚至造成死亡的医疗事故,也包括经及时纠正未给患者造成严重后果或未造成任何后果的工作失误。在过去,医疗机构对发生医疗差错的医务人员往往采取惩罚措施,由于担心受到惩罚,医务人员不愿意主动报告和公开讨论不良事件和医疗差错,对于一些病人不知情的医疗差错不会主动向病人告知。从而使医疗机构难以发现系统隐患和流程缺陷,使患者安全受到严重威胁。

　　"是人都会犯错",是人类行为学研究的结论。医疗差错难以避免,正如瑞士奶酪模型理论所示:医疗差错多半由系统的一连串错误连环发生造成,主要是系统的问题,而非单纯的个人行为。换言之,只有将医疗差错从归咎或苛责于个体的失误转变为提高或改进整个医院系统,才可以避免再次造成病人伤害的机会,进而真正改善患者安全。在医疗活动中试图完全杜绝医务人员出现医疗差错是不可能的事情,但这并不等于我们在患者安全的实践中无所作为。相反,有很多工作需要去做,比如通过改进流程使医务人员"做对容易犯错难",增加复核或缓冲环节使医务人员的差错难以导致病人的伤害,通过建立比较安全的卫生体系,杜绝一系列医疗差错的发生,及时纠正未给患者造成严重后果的工作失误,避免或减少不良事件的发生,才能确保患者安全。

患者安全(patient safety)指在医疗护理过程中采取必要措施来避免、预防医疗差错(medical error)、系统偏差(bias/deviations)及意外事故(accident),避免或减轻不良后果,使患者免于在医护过程中由于意外而导致不必要伤害,强调尽可能降低医疗护理过程中不安全的设计、不规范的操作及行为。

患者安全问题涉及方方面面。其中,规范操作问题(practice)、医疗用品问题(product)、程序问题(procedures)及系统问题(systems),是影响患者安全的主要因素(图 25-1)。系统因素包括是否具有高素质的卫生人力资源、安全的就医环境、对潜在医疗风险是否进行了有效评估、控制感染的措施是否有效、是否构建了患者安全文化等。

患者安全的核心理念是"以患者为中心",强调患者的参与,构建医患之间的合作伙伴关系,主张公开(disclosure)医疗风险(medical risk),强调医患的有效沟通和患者的知情同意。

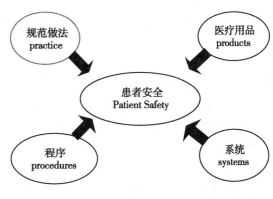

图 25-1 影响患者安全的四个主要因素

医疗安全(medical safety)重在强调医疗服务的供给侧,例如医院的环境、建筑、设备及就医流程等方面,是否存在危害患者安全的因素;医疗机构及其医务人员在医疗活动中是否遵守医疗卫生管理的法律、法规、部门规章和诊疗护理规范;医疗机构是否制订了防范、处理医疗事故的预案,预防医疗事故的发生,减轻医疗事故的损害;对已发生的医疗过失行为,是否采取了有效措施,避免或减轻对患者健康的损害,通过对风险发生的机制和相关法律条款的分析和研究,制订严格的规章制度,合理规避风险,从而体现医院对患者的人文关怀。

患者安全重在强调医疗的需求侧,例如患者对治疗的满意度等,直观体现现代医疗模式及以人为本的时代特点。与医疗安全是一个问题的两个方面。两者间稍有差异,侧重面有所不同。医疗安全和患者安全是对立统一的关系。

有关患者安全实例举证如下。

(一) 医院感染控制

近年全国发生了多起医院感染控制不到位,威胁患者安全的事件,其中不乏出现因输血造成感染的事件。例如某患者因"妊娠+重度贫血"入住浙江某市一医院,次日输 A 型全血 400ml;而后转入另一家医院,同年 4 次输血 1 200ml;两年后发现 HIV 抗体阳性,孩子和丈夫 HIV 抗体也属阳性。内蒙古某县医院非法自行采血,13 人直接或间接感染 HIV,其中2 人术后不久死亡,其余 11 人中 2 人已感染家人。某患者因交通事故入住湖北某市一医院,输血后感染丙肝病毒。安徽某医院,某患者输血后感染 HIV。吉林某市宋某携带 HIV,但先后 15 次献血,在接受宋某血液的 25 人中,至少 21 人感染 HIV。

原因分析:①有关输血法律法规未得到严格遵守,非法采血情况时有发生,导致携带传染性病原体的血液或制品进入医疗机构;②对输血指征、输血管理存在缺欠和漏洞,临床上对输血监测不够。

（二）用药安全

近年全国各级人民法院受理的医疗诉讼案件多达数百万件，37%涉及药物纠纷。用药不合理是威胁患者健康的重要原因，主要表现在以下六个方面：

1. 不合理过度联合用药。
2. 不遵守药物禁忌证恣意用药。
3. 超剂量用药或不足量用药。
4. 给药途径错误。
5. 给药时"张冠李戴"发错药品，音似形似药品发生混淆。
6. 用药过程中监测不足，如长期使用抗凝药物患者，不监测凝血指标。

2007年香港1名27岁女性病人死于一起严重医疗差错，原因是医生误将长春新碱用于鞘内注射。WHO发布的2007年第115号警示公布了上述事件。为了预防此类事件的再次发生，WHO提出以下建议：①在药品说明书或包装上进一步明确标识"仅用于静脉注射，其它途径将产生致死危险"；②禁止用注射器静脉推注长春新碱；③将长春新碱的注射途径改为稀释后静脉滴注。

药品使用差错可以发生在药品使用全过程中的任何一个环节。例如医生开具处方时、药剂师审核处方时、药剂科准备、分发药品时、执行医嘱用药时、观察药效及不良反应时等。一项回顾性研究发现，1993年美国共有7 319名病人死于药品使用差错。2009年WHO在患者安全报告中要求：确保正确的病人通过正确的途径，在正确的时间，按照正确的剂量接受正确的药物治疗。

（三）设备器械安全

医疗器械，尤其是植入性医疗器械，如果存在设计缺陷容易引发不良事件，危及患者健康甚至生命。例如美国FDA批准西罗莫司药物洗脱支架（Cypher）上市后不到半年就收到290多份关于植入该支架后1～30天发生血栓的报告，且60多例患者死亡与使用该支架有关。因当时尚未确定不良事件的原因，2003年10月FDA就西罗莫司药物洗脱支架（Cypher）有关的不良事件对医师发出公共健康通告，并决定由FDA与该支架制造商共同开展跟踪随访和监督研究。在确定原因是支架缺少足够的聚合物载体，影响该支架的疗效后，2004年1月美国强生公司300个西罗莫司药物洗脱支架被召回。

医疗设备器械安全主要表现为：

1. 产品质量问题或违法违规使用。
2. 缺乏有效监管、人为恣意扩大医疗器械使用的适应证，如放射诊疗手段滥用。
3. 关键设备维护不好，功能不稳定，故障频发，直接影响治疗质量和患者安全。

（四）临床操作规范及就医环境

每个医疗决策、每个医疗处置、每个医疗检查都必须符合临床诊疗技术规范，不容许人为地恣意更改或超越，但违背临床诊疗技术规范的行为并不少见。例如医生无视感染情况、病原学检查结果及患者基础情况，过度联合用药、超长时间用药、超大剂量应用抗菌药物，导致其滥用，引起耐药菌剧增、耐药谱日广，不但影响临床疗效，还可能造成爆发严重感染时无药可用的局面。

患者就医环境安全问题，如医疗机构存在火灾隐患而不予处置导致发生火灾；患者在医院意外死亡，如在医院内自杀、他杀、住院期间外出意外伤亡等。

我国卫生行政部门业已制订多种法律法规,明确要求医疗机构和从医人员必须在相关法律的约束下为患者提供安全有效的医疗卫生保健服务,在明确医疗机构及医务工作者的职责,减少医疗差错,提高医疗质量方面起到了明显的促进作用。

二、全球患者安全面临的挑战

医疗差错是医疗风险的重要内容之一。据估计,发达国家每 10 个接受治疗的患者就会有 1 位受到伤害。据美国医学研究院(IOM)1999 年披露:按保守估计,美国每年住院病人中因医疗差错导致死亡的约有 4.4 万~9.8 万人,高于全年交通事故、乳腺癌和艾滋病三者的死亡总数,造成 170 亿~290 亿美元的经济损失。该报告使用了纽约州、科罗拉多州及犹他州分别于 1984 年、1992 年完成的两项调查结果,发现在医院就医的患者中有 2.9%~3.7% 在医院经历过医疗事故。该结果震惊了美国社会,不仅使公众对医疗风险问题的关注迅速升温,也引起美国政府的高度重视。而据生命时报 2013 年报道,美国因医疗事故导致的死亡率甚至增至每年 20 万例。英国卫生部在其 2000 年度报告中估计,英国住院患者中负性事件达 10%,每年约 850 000 例负性事件。

药物是医疗伤害中最常见的原因。美国食品及药品监督管理局每年接到药物不良事件报告 25 万起。所有药物不良事件中约 1% 是致死性的,12% 可能危及生命。药物不良事件导致的严重后果中许多是可预防的,在危及生命的不良事件中 42% 是可预防的。

一个多世纪以来外科手术已经成为重要的医疗干预措施,全球每年约 2 亿 3 千 4 百万人接受手术治疗,大手术后的病死率约占其总数的 0.5%~5%;每 4 个接受手术者中可有 1 个病例发生手术并发症。在发达国家,估计约一半的不良事件与手术相关,据估计,其造成的伤残调整寿命年损失占全球所有伤残调整寿命年损失的 13%。

在非洲,重复使用注射针头占注射给药总数的 18%,全球每年不安全注射导致死亡人数高达 130 万,主要是因血源性病原体,例如乙肝病毒、丙肝病毒和艾滋病毒感染。

相关研究报道,因负性事件引起的医源性感染、残疾、再次住院、误工、诉讼等导致国家和个人的额外支出数额惊人,每年因医疗差错引起伤害产生的费用达 2 000 亿美元之多,在美国医疗保健每支出 5 美元就有 1 美元是支付医疗差错伤害的。

发展中国家普遍因资源相对匮乏而基础设施设备不完善、管理不力、医药卫生人员缺乏技术培训、药品质量低劣、感染控制能力较差等,医疗过失和事故发生率远远高于发达国家。例如与发达国家相比,感染相关的负性事件高 20 多倍,将近一半医疗设备器械不能使用或仅部分使用,不规范的诊断或有害治疗更严重危害患者安全。

三、倡导患者安全是 21 世纪的重要举措

(一) 患者安全历史沿革

如果说关注患者安全问题在希波克拉底的历史性命题到 1850 年的"感染传播与不干净的手部卫生"的漫长历史时期里只是局部问题;至 20 世纪初在美国和英国等发达国家"对患者的伤害"成为国家问题,那么在今天"患者安全"已成为一个全球问题,更多的国家正在高度关注这一问题。

2002 年第 55 届世界卫生大会在其决议中督促成员国重视患者安全,进行患者安全研究,建立卫生保健科学的基础体系改善患者安全,并要求 WHO 牵头制订全球患者安全规范

和标准,建立相应的循证策略框架及机制。

2004 年第 57 届世界卫生大会支持成立改善患者安全的国际联盟,启动患者安全联盟项目,提出"安全"是患者接受医疗服务的基本原则,是体现卫生保健质量管理的基本要素。联盟聚集了相关国家卫生行政部门、患者安全机构、卫生保健专业协会、用户组织及患者安全专家,积极探索更快、更有效地交流患者安全信息的方法,在全球传播有效信息,建立干预患者安全问题的知识基地。

为预防患者在治疗和护理期间发生医疗差错,确保患者安全,WHO 2007 年启动了"患者安全九项措施",即:①读音相似的药名要书写清楚,易于辨认,或应用事先印好的处方,或使用电子处方;②患者识别;③交接患者时确保与患者本人及其家属的沟通;④确信操作规程和手术时所选躯体部位、术式正确无误;⑤控制高浓度电解质液体;⑥确保医疗全过程药物处方的核对,保证正确给药;⑦避免导管和置管的错误连接;⑧使用一次性注射器;禁止注射针头重复使用,并保证安全处置丢弃的针头;⑨注意手部卫生,确保使用含酒精的制剂进行手部消毒,在工作场所放置关于手卫生的提示,防止医源感染。

为改进全球手术安全,WHO 多次发起了"安全手术,挽救生命"(safe surgery save lives)为主题的活动,强调基于相关证据制订适用于不同医疗环境的外科手术的基本操作规范和标准,如手术室的感染预防,安全麻醉,建立注重安全的手术团队,改进手术管理等。

为提高医学生及医务人员整体素质和技术水平,2008 年 WHO 患者安全联盟启动了"患者安全研究"及"患者安全本科医学教育"项目,在全球医学院校开设患者安全本科教育课程,让医学生掌握患者安全知识,强化患者安全意识。支持在我国出版 WHO《患者安全》教材的中译版。2009 年 WHO 在其"医学本科生患者安全教育"项目的课程指南中,要求课程内容包括如下内容:病人安全基本概念;人体工程学因素及对病人安全的重要性;医疗系统复杂性对病人的影响;如何成为团队中的有效成员;如何从错误中吸取教训;如何处理临床风险;质量改进方法介绍;病人参与病人安全活动;加强感染控制,降低院内感染;病人安全与介入性诊疗及提高药品安全等。在教学方法方面,可根据实际情况应用讲授法、讨论法、角色扮演法与情景模拟教学法、案例分析法、PBL 等。

2012 年 WHO 患者安全项目制订了未来 5 年工作规划,即:①提高全球患者安全领导者/管理者的核心能力;②加强患者安全相关知识学习,支持一线医护人员的工作,改进各医疗层次中的患者安全现状。③倡导医疗机构、非政府组织、公众及全社会参与患者安全活动,努力促进医疗保健的安全。

(二) WHO 患者安全主题内容

提高医务人员的患者安全意识、增强识别医疗差错发生环节的能力,改进医患沟通的技巧,进行患者安全教育,对保障患者安全至关重要。WHO 患者安全主题内容如下:

1. 有效沟通　医疗差错与交流不畅(不充分的、错误的、或者完全无沟通)密切相关。医患之间、医生之间的沟通常会影响到治疗结局。医患、医护、医生之间及医院管理人员之间清晰明确、及时有效的沟通交流是保证医疗服务质量和患者安全的重要举措。优秀的医务工作者应当具有与其知识和经历水平相适应的有效沟通能力。

2. 学习辨别,预防和处理不良事件　医护人员应学会识别各类医疗差错和系统失误,了解差错的性质及潜在的影响因素,知道采取何种质量改进措施可能防止该类事件发生或降低差错发生率。

3. 使用最新证据和信息　医护人员应不断更新知识和技能,善于发现、构建临床问题,善于将其转化为可回答的科学问题,善于检索最佳证据,结合临床实践进行循证决策。

4. 通过团队协作提高患者安全　有多学科成员参与团队工作将改进医疗质量、促进患者安全实施。要在医疗团队成员各自临床责任不同的情况下,学会适时、准确地与合适的人进行有效沟通,除院内的团队成员外,还要密切联系其他成员,例如全科医生和社区医疗小组,善于整合双方的临床观察报告,为患者提供最优化服务。

5. 伦理实践　道德高尚的医务工作者(不论其职位高低)应始终以患者利益至上,一切以病人为中心,把病人和病人的健康价值放在第一位,尊重和珍视患者的生命,尊重病人的人格和意愿,实践生物-心理-社会-伦理医学模式,同情、关心、爱护并且平等对待病人,耐心解除其疑惑,博得患者充分信赖,彰显仁德慈善之心。应具有深厚的医学理论知识和高超的医术,遵守本领域本专业所有成熟的规范,使诊治行为的后果有利于病人,避免或尽可能减少对病人的伤害。病人享有医疗自主、监督对自己的医疗措施、拒绝某些治疗和实验的权利,对疾病获得清楚认知、对施加的干预措施知情同意的权利以及保守个人秘密的权利,病人的所有这些权利都应当得到充分尊重。卫生和医院部门要积极开展医学伦理、临床伦理道德的教育和培训,严格实行伦理审查、考核和问责制度。

6. 继续教育和学习　医疗服务是终身职业,医务工作者工作繁重,然而医学信息快速更新,个人难以通过传统方法如阅读教科书、专业杂志或参加讲座和会议更新知识。需要充分利用现代信息手段,学习和自我学习、自我监督、自我评价和同行督促。学习运用循证医学原理,尤为重要。卫生服务组织结构则需要创新方法支持临床教学,如动态临床教学,临床情境教学等。

四、我国患者安全活动的发展及对策

与 WHO 对患者安全问题的关注同步,我国也采取了系列措施,改善患者就医环境,保障患者安全,保护人民健康。1998 年颁布了《中华人民共和国执业医师法》;2002 年《医疗事故处理条例》《重大医疗过失行为和医疗事故报告制度》《医疗机构药事管理暂行办法》;2004 年《药品不良反应报告和监测管理办法》、《抗菌素药物临床应用指导原则》等,这些法规制度都与患者安全问题紧紧相关。特别是以下活动进一步促进了患者安全在我国的开展。

2004 年 WHO 首届患者安全世界联盟日大会在上海召开,为在我国推广患者安全策略奠定了一定基础。

2005 年卫生部与国家中医药管理局把患者安全作为全国医院管理年的主题之一。"2005 国际医院交流与合作论坛" 的与会者就 "医疗质量与患者安全:共同的责任" 进行深入研讨。同年,中国循证医学中心积极参与卫生部等相关部门启动的医疗与患者安全课题研究,包括与药物、卫生技术风险管理相关的原始研究和二次研究,旨在用循证医学方法,为我国最终建立和完善医疗质量保障体系与持续改进提供科学理论与实践依据。

2006 年,卫生部指出,当前我国患者安全问题面临不可忽视的六大挑战:①医务人员整体素质和技术水平有待提高,继续教育和培训相对滞后,个别人员责任心不强,忽视患者安全,医疗事故和差错时有发生;②有些医疗机构的医疗服务不规范,过度服务、追求经济效益;③高新技术应用中缺乏管理,加之医疗技术本身的风险性,给患者造成了伤害;④患者知情同意权、选择权、隐私权和参与权等未得到充分尊重和保护;⑤对临床治疗和患者安全缺乏有效的信息、检测和评价系统;⑥药品使用不合理,尤其是滥用抗菌药物,注射安全,血液安全等隐患问题。

2007年,卫生部医政司、国际合作司和中国医师协会与WHO联合举办"加强患者安全管理和教育项目",旨在加强对广大医务人员和患者的教育培训,提高全社会对患者安全问题的重视,减少不良医疗事件的发生,减少医患纠纷,保障医疗安全,提高医疗服务的安全性和有效性。同年,中华医院管理学会举办"医疗质量与患者安全:国际经验—各国实践"国际医院交流与合作论坛,促进患者安全实施。中国医院协会在卫生部医政司指导下,根据开展医院管理评价与评估工作的实践,参考美国医疗机构评审联合委员会(JCAHO)等文献资料,选择了具有普遍性、可操作性强、重点明确的项目,提出协会《2007年度患者安全的目标》的8个目标。

2008—2009年,卫生部根据"以患者为中心"的医疗安全百日专项检查方案对急诊科、重症监护病房、新生儿病房、血液净化室、手术科室和麻醉科、药剂科、中心供应室、护理管理、病理科、医院感染管理等进行了检查,要求开展全员医疗安全教育,提高职工医疗安全意识;落实医疗安全监督、分析、评价工作;建立医疗纠纷防范和处置机制,及时妥善处理医疗纠纷;设计防范非医疗因素引起意外伤害事件的预案。

根据《2009年患者安全目标》,中国医院协会要求各会员医院从2009年3月至2010年3月,结合本院实际情况,全面落实十项目标:①严格执行查对制度,提高医务人员对患者身份识别的准确性;②提高用药安全;③严格执行在特殊情况下医务人员之间有效沟通的程序,做到正确执行医嘱;④严格防止手术患者、手术部位及术式发生错误;⑤严格执行手卫生,落实医院感染控制的基本要求;⑥建立临床实验室"危机值"报告制度;⑦防范与减少患者跌倒与坠床事件发生;⑧防范与减少患者压疮发生;⑨主动报告医疗安全(不良)事件;⑩鼓励患者参与医疗安全。

"十二五"(2011—2015年)期间,医疗服务体系进一步健全,医疗质量和技术管理得到强化,医疗服务效率进一步提高,重大疾病防治策略不断优化,初步建立了适应行业特点的临床医师培养制度,从而使病人安全水平得到进一步提高。鉴于目前人民群众感受最强烈的问题主要集中在就诊环境、医院标识、服务态度、服务流程、隐私保护、信息透明、急诊服务、纠纷投诉等领域,国家卫生计生委和国家中医药局决定从2015年起,利用3年的时间在全国医疗卫生系统实施"进一步改善医疗服务行动计划",实现便捷就医、人文就医、安全就医、明白就医、智慧就医。2015年国家卫生计生委还全面启动了《健康中国建设规划(2016—2020年)》编制工作,即"十三五"时期卫生计生事业发展的总体规划,从大健康、大卫生、大医学的高度出发,以人的健康为中心,实施"健康中国"战略,医疗安全和病人安全水平将得到进一步提升。

五、口腔疾病诊治中患者安全问题及对策

在口腔医疗服务过程中,可能发生失误或过失导致治疗失败,病人口腔颌面及头颈部器官、生理功能受损,甚至永久性伤残的不安全事件,虽然其中危及生命的严重事件相对较少,但是由于口腔疾病治疗的特殊性,危及病人安全及医务人员自身安全的事件却是非常多见。例如传染病患者就诊可能隐瞒病情,由于治疗中常常用到尖锐器械,口腔医生手指易被割伤,伤口接触病人唾液血液使被感染的机会大大增加,例如史宗道等于1993年对四川省

18 所县级以上医院口腔科及专科口腔医院的口腔医务人员等进行 HBV 感染的血清学调查，共调查口腔医生、护士、口腔医学生及行政后勤人员等共 1 329 人，经常接触血液／唾液者占 67.9%，工作中有手指损伤史者 59.4%，曾接受 HBV 免疫接种者，其 HBV 抗体阳性率为 39.3%，HBV 感染率 4.0%，未接受 HBV 疫苗接种者，HBV 抗体阳性率为 19.2%，HBV 感染率 7.0%。20 世纪 90 年代以来，也有口腔医生感染艾滋病并将其传染给病人的报道。

口腔医师必须用高速手机进行牙体治疗，用超声聚焦洁牙、用低速手机打磨义齿，因而产生飞沫、气雾和粉尘，飞沫气雾含有大量来自病人口腔、呼吸道的细菌，其中不乏致病微生物，高速手机停转瞬间负压可将口腔污染物回吸，在水气管道侧壁形成微生物膜，成为交叉感染源；粉尘颗粒可长时间飘浮于诊室环境造成污染。口腔治疗中经常用到的酚、醛及含氯消毒剂、银汞合金制备过程中的汞及树脂材料制备时所用的单体，易挥发污染诊室空气，或者通过皮肤黏膜的直接接触引起医务人员及病人的过敏、中毒。非独立包装的牙胶尖，咬合纸及一些液体制剂等，反复取用亦可造成污染。

鉴于口腔诊疗特殊性对病人安全和医务人员安全造成的严重威胁，国内外口腔医务工作者高度重视维护二者的安全，长期以来进行了卓有成效的科学研究，规范口腔医疗行为，并随着科学技术的进步不断修正口腔医疗规范和指导原则。如 2005 年卫生部出台的《医疗机构口腔诊疗器械消毒技术操作规范》规定，综合医院口腔科、口腔专科医院、口腔诊所等医疗机构，必须制订并落实口腔诊疗器械消毒工作的各项规章制度，建立健全消毒管理责任制，确保消毒工作质量。口腔医务人员应当熟练掌握口腔诊疗器械消毒及个人防护的基本知识和基本技能，进入病人口内的所有诊疗器械，必须达到"一人一用一消毒或者灭菌"的要求。口腔诊疗器械消毒纳入医疗质量和医疗安全管理，不符合《规范》要求的医疗机构不得开展口腔诊疗服务。

六、前沿与探索

患者安全是医学领域的永恒课题，也是医疗服务的最基本出发点和终极目标。医务人员实施临床诊疗、提供医疗服务的过程都会涉及患者安全问题。医学生作为未来的临床医生，也应该学习如何应对这些挑战。应该知道医疗系统不健全将如何影响卫生保健质量和安全，缺乏沟通将如何导致不良事件的发生，学习并执行安全的医疗行为规范和程序。WHO 患者安全联盟 2008 年启动了"患者安全本科医学教育"项目，旨在为医学生提供全面的患者安全知识和技能指导，将患者安全的教育贯彻到医学教育的各个阶段，将患者安全意识整合到医疗服务的各个环节，防患于未然。已经在部分成员国的医学院校开展和实施了"患者安全本科医学教育"课程；同时强化对医生，护士及其他医务工作者关于患者安全理念及原则的再教育和培训。强调从我做起，积极参与患者安全活动，积极报告威胁患者安全的不良事件。

WHO 患者安全联盟提供了一定研究资金，用以开展患者安全前沿研究，协调和集合国际力量，探索患者安全最佳实践模式，促进证据化的卫生保健，确保患者安全。目前在研项目包括：探索不良事件及接近过失／不良事件（near miss）的覆盖、类型、原因、严重程度及后果，制订全球认可的定义和分类不良事件及接近不良事件框架，预防和缓解不良事件及接近不良事件的发生；制订国际认可的患者安全研究日程及方法，在选定的发展中国家和欠发达国家测量和了解患者伤害的程度和性质，制订更好的测量方法及工具等，为 WHO 成员国提供改进患者安全新技术的使用机会,为卫生保健各行各业提供有证可循的患者安全最佳临床实践模式。

(张鸣明　赵少峰)

参考文献

1. 陈同鑑.患者安全与医疗系统的持续改进.中国医院,2005,9(2):2-4
2. 刘丽杭.病人安全的概念与措施.中国医院管理,2005,25(12):20-22
3. 彭华,王怡,罗林枝,等.病人安全办公室的工作理念和实践.中国医院,2010,14(9):72-73
4. 徐正云.浅谈门诊口腔科诊疗中的医源性感染原因及对策.中国实用医药,2011,(33):274
5. 张鸣明.倡导患者参与患者安全活动,建设医患和谐社会环境.医学与哲学,2006,27(6):9-11
6. 张鸣明,艾昌林,段玉蓉.WHO患者安全挑战:提高手术安全,挽救更多生命.中国循证医学杂志,2008,8(1):65-66
7. 张秋实.病人安全的现状、意义及策略初探.现代医院管理,2006,12(2):21-22
8. 张忠鲁.病人安全:概念与实例.医学与哲学,2006,27(6):12-16
9. 周新歌,申昆玲,孙琳,等.我国患者安全与医疗质量评价指标体系的循证分析研究.中国医院,2015(3):14-16
10. EICHHORN J H. The Anesthesia Patient Safety Foundation at 25:a pioneering success in safety,25th anniversary provokes reflection,anticipation.Anesth Analg,2012,114(4):791-800
11. KOHN L T,CORRIGAN J M,DONALDSON M S,et al. To err is human:building a safer health system. National Academy Press:Washington,DC,1999

思考题

医学生作为未来的临床医生,在校期间学习患者安全知识对今后临床实践有何重要意义?

第二十六章

临床路径

内容提要

临床路径(Clinical pathway)是指医疗机构以循证医学证据、临床指南及专家经验为依据为特定病种或特定手术等预定制订的治疗模式及程序,以便规范医疗行为,提高医疗质量和医疗安全,降低成本,合理利用资源,是医疗机构对医疗进行过程管理的方法。临床路径在20世纪兴起于西方经济发达国家,从20世纪末起,得到我国大学医疗机构和卫生决策部门的重视,正在得到广泛推广。本章要求了解实行临床路径的理论基础及其与循证医学的关系,以及影响其实践运作的因素和对策。

口腔医疗机构是保障人群口腔及颌面部健康,对口腔颌面部疾病及时有效地提供诊断、治疗、康复以及人群预防手段的场所,必须以病人为中心,把质量放在首位,把质量管理纳入到各项医护活动中,保证医护技团队、医疗环境、设施、设备等以最佳状态为病人服务。为此,实行临床路径是重要措施之一。

临床路径(clinical pathway,CP)是指医疗康复系统以患者为中心,以质量为核心,根据循证医学证据、临床指南及专家经验,针对特定病种或手术制订的诊断、医疗和护理的方案,强调多学科团队协作和患者参与度,严格设定工作流程和时间要求,将诊疗过程标准化,减少诊疗过程的变异性,是程序化的临床操作规范和医疗管理工具。其目标是尽可能减少医疗差错和医疗风险,提高医疗质量和病人生命质量、使医疗及相应的社会资源的消耗符合成本效益,让患者获得最佳医疗护理服务。

在英语文献中,临床路径除 clinical pathway 的名称外,还有多种同义的名称,例如 care pathways(医疗路径)、care map(医疗路线图)、critical pathways(关键路径)、collaborative care (协作医疗)、coordinate care(协调医疗)、integrated pathway(整合路径)、clinical benchmarking (临床标杆)、anticipated recovery plans(预期康复计划)等,在查阅文献时应予注意。

第一节　临床路径的发展历史及应用

一、临床路径的发展历史

临床路径是现代工业科技发展中出现的管理科学分支之一质量控制(quality control)在

医疗服务领域的应用,具有深厚的理论和实践基础。

在建立质量控制的理论方面,其开拓者当属美国统计学家 Walter A. Shewhart,1891—1967 年)。他成功地将统计学、工程学和经济学相结合,被尊称为现代质量控制之父。其经典之作是其 20 世纪 20 年代提出的工程质量控制图,通过精心设计的实验和抽样对产品进行测量,计算均值、标准差,标准误等统计学指标,将统计学引入工业产品生产过程的质量控制中。他认为在产品生产过程中产品之间的变异与两种因素有关,即随机因素与可追溯因素,后者又称为非随机因素。如果变异小于某特定界值,产品变异度小,绝大多数产品的质量正常,则生产过程是正常的,具有经济学效益,这种变异是随机因素引起的。在变异度增加超过某特定界值时,产品变异大,不符合质量要求,则是由非随机因素引起的,必须追溯原因,予以控制并通过监控持续地进行必要调整保持控制的效果。这种质量控制方法又称为统计学质控。将统计学服务于工业生产,为通过质控降低生产成本提供了科学基础。作为现代科技时代的敏感的观察者,其 20 世纪 30 年代发表的著作《工业产品质量的经济学控制(Economic Control of Quality of Manufactured Products)》被认为是质量控制领域的开山之作。他引入了"计划 - 执行 - 检查(Plan-Do-See,PDS)"循环的设想,为后来的学者如 W. Edwards Deming 等提出质量控制的"计划 - 执行 - 检查 - 处理(plan-do-check/study-act)"循环打下了坚实基础。

在第二次世界大战中,急需大规模、高速度、低成本、高质量生产各种军需产品,在工业工程界管理科学得到极大发展,项目评估、标准规程等用于复杂项目质量控制。这种系统管理方法学的成功实践为医药卫生领域改进医疗质量提供了样本和借鉴。

1983 年,美国政府为了抑制医疗费用的过快上涨,以法律的形式确定了"按疾病诊断相关组别定额预付款制度 diagnosis related group-prospective payment system,DRGs-PPS)",由于同一种诊断分组的疾病具有类似的病情和相似的处理方法,因此可以按同样的标准向医院支付费用,而与医院实际发生的医疗成本无关。这样,医院若要盈利,就必须控制单病种的成本使其低于 DRGs-PPS 的标准。在此背景下,1985 年美国马萨诸塞州波士顿新英格兰医疗中心的护士 Karen Zander 和 Kathleen Bower 率先在病人护理管理中引入病人管理计划,发现这种管理计划在达到预期的治疗效果的前提下,可缩短住院天数,节约护理费用。此后,该模式受到了美国医学界的重视,许多医疗机构纷纷实践,并不断予以发展,逐渐成为既能保证质量持续改进(continuous quality improvement,CQI),又能节约资源的标准化治疗模式。

20 世纪 90 年代初期,西班牙、新西兰和南非等国家开始运用临床路径,20 世纪 90 年代后期,在更多国家如日本、新加坡、澳大利亚和德国等参与下,进入临床路径病种范围的不仅有外科手术,还有内科病种,并从大医院延伸至社区服务中心。

进入 21 世纪,临床路径得到更广泛应用,更加重视实施临床路径后的效果评价和对变异的控制。

2018 年 12 月 5 日在 Pubmed 用"clinical pathway"作为关键词进行检索,可以查到 124 100 篇相关文献,按年统计逐年增加,开始是缓慢加速,渐渐变为几何级数增长。表 26-1 显示 1937—2015 年文献发表数目及从 1966—2015 年每十年比上一个十年文献发表数目倍增的情况。该数据充分说明临床路径已经在全球得到广泛应用(表 26-1)。

表 26-1 用"clinical pathway"在 Pubmed 检索的文献数目变化

年代	1937-1965	1966-1975	1976-1985	1986-1995	1996-2005	2006-2015
文献数 / 例	13	130	1 107	4 275	20 173	62 196
后 10 年为前 10 年的倍增数	-	1	8.5	3.9	4.7	3.1

二、临床路径的应用

最初,临床路径是作为医疗保险预付制度的保障措施引入临床的,但随着其日益广泛的应用,其效益和影响已经远远超过当初的设想,而成为了医疗质量管理的有效模式和工具。

传统的诊疗模式实际上是医生个人的诊疗路径,在同一疾病不同病人的诊疗上都会存在差异,而不同医疗机构、不同地区针对同一疾病可能采用千差万别的治疗方案。采用临床路径,可以最大限度避免同一疾病在不同医师、不同地区、不同医疗机构间治疗方案的差异,避免了临床诊疗行为的随意性,使得医疗处置结果是可预测的。由于其操作的标准化和记录的可溯源性,有助于缩短诊疗过程、提高疗效、改善预后,对医疗康复过程中人财物消耗等可精确评估,为临床诊疗规程的优化改进提供了坚实基础,成为医疗质量持续改进的重要方法。

文献报道临床路径能极大降低患者的平均住院时间。例如 Wazeka 等对未实行临床路径时的 206 例 2～18 岁哮喘患者与实行临床路径后的同年龄段的 1 004 例患者进行比较,平均住院日从 4.2 天下降至 2.7 天,住院治疗总费用从 2 万美元下降至 1.4 万美元,其中护理和检查费用明显降低。Breiterman-White 报告晚期肾病血液透析患者动静脉瘘成形术原来需要住院治疗,每例需花费 1 万～2 万美元,实施临床路径后,95% 的病人可以在门诊进行治疗,手术费用也降至 0.4 万～0.5 万美元,病人及家属都非常满意。Painter 报告腹主动脉瘤修复术实行临床路径后,患者费用比路径使用前降低了 33%。

临床路径的优越性可以以下六个方面进行概括:①明确医生、护士以及相关人员的责任,易于发现治疗或护理过程中偏离标准的操作和行为,并及早处理,从而提高医疗质量,控制和降低医疗风险;②临床治疗过程中过于随意的变异减少;③在规范条件下进行诊疗,医护人员可照看更多的同类病人,从而充分、有效地利用医疗资源;④便于单病种付费制度的全面实施,减少医疗成本的支出,控制医疗费用的过度上涨;⑤通过医护技团队的全员参与集思广益,增强团队协调性;⑥患者了解治疗计划,自身管理意识提高,积极配合治疗,病人、家属与医务人员沟通得到加强。

第二节　临床路径的建立

临床路径作为一种操作规范,其建立和实施遵循操作规范发展的一般规律,即整个过程遵循严格的流程,以确保其有效性和准确性,同时还应具有持续演变和改进的特性。临床路径均需经历包括制订、实施、评价、改进等阶段,即采用 PDCA 循环法实现其持续质量改进。P(plan)计划,即确定临床路径的方针、目标及活动规划;D(Do)执行,即根据计划进行具体运作,以实现计划中的全部内容;C(check)检查,对是否达到预期结果进行检查核对,找出影响结果的主要因素,A(act)修正,针对主要影响因素提出改进措施,投入实践进行修正,对修正结果进行总结,如有重大问题,投入下一个 PDCA 循环,使临床路径标逐步完善,最终达到预期目标。

一、临床路径的制订

制订临床路径时,首先要系统复习国家对临床路径制订的政策和要求,国内外临床路径制订的理论和方法,特别是与本专业有关的临床路径文献,借鉴其经验教训。

考虑其应用范围,是应用于单体医院,还是应用于地区内多家医院。根据其适用范围,在相应的范围内遴选经验丰富的临床医生和医疗管理等相关专业的专家参加路径的制订,需要相关学科如其他临床专业、麻醉、护理、营养、康复、药剂、检验、影像学、药事管理、心理、卫生管理和信息管理的配合。并需要组成有一定行政效能的管理团队以保证路径的贯彻和实施。

(一) 现状评估和分析

政府已经公布的需要进行单病种控制的疾病是临床路径实施的必选对象。对于已经颁布的具有一定行政约束力的临床路径,需结合医院实际,对其进行适应性修改。

但不同地区、不同临床医疗单位由于自然环境、社会环境、疾病流行状况的差异,有针对性地选择疾病及相关治疗实施路径管理非常重要。为此应充分利用已有的医院信息系统和病种数据库,将病人按诊断、临床特征、不同手术或非手术处理方式、医疗资源消耗指标等归类分组,如此,可以清楚掌握该地区或医疗机构的常见多发疾病,确切掌握其目前的诊疗水平,在取得客观评价结果的基础上,对特定疾病或治疗过程开展临床路径的可行性和有效性进行评估。临床路径的病种应尽量单一,若疾病所含亚类繁多且诊疗措施差异较大的,不宜笼统设计路径管理,对这类疾病应进行细化,尽可能纳入单一的病种或具有相对独特诊治特点的疾病的某特定阶段。

运用疾病编码便于临床路径的信息化管理,以及与其他临床电子信息系统的链接,因此是建立临床路径的基本要求之一,需采用通用的国际疾病编码,例如 ICD-9 和 ICD-10。其中 ICD-9 是手术和操作分类,ICD-10 是对疾病诊断进行分类。ICD 编码并不强求完全统一,因为不同国家和地区临床专业分工有差异,各地好发疾病和医生诊断习惯亦有差异。故在ICD 编码的基础上,很多国家和地区通过扩展编码对 ICD 进行适应性修订。目前我国采用的编码是北京版编码。ICD-10 编码可以对伴发和继发疾病进行追加项目编码,并在诊断上表达出来,借此可以反映一类疾病的变异性和治疗难度。临床路径对象是一组特定诊断或操作,一般为某个 ICD 码对应的某种疾病或某种手术等。对于已经颁布的临床路径,则只需结合医院实际,对其进行适应性修改就可以了。

(二) 临床路径的设计

1. 临床路径设计的依据 临床路径一般用于诊断明确的疾病和相对成熟的诊疗技术,应以业已公布的临床诊疗指南为基本依据。在某一疾病缺乏充分依据及广泛认同的诊疗指南时,循证医学证据是临床路径制订时首先考虑的因素,高质量的系统评价和 Meta 分析是临床路径制订时要参考的首要内容,但是在缺乏有力的循证医学证据的情况下,应着重参考专家意见。因为不同地区、不同医院的技术水平、患者的实际需求等实际情况可能与文献报道的条件有较大差异,应该更加重视本地专家的意见。得到的专家意见应予注明,并在后续的效果评价、临床科研和循证医学研究中进行进一步论证。

而且要依据诊疗的时间流程,规定检查治疗的项目、顺序和时限,并设计适合医护人员使用的表单,构建能客观和准确反映路径实施情况的评价体系。

2. 路径的内容　临床路径作为医务人员需要遵循的可操作的时间表,应明确规定何人何时在什么状况下怎样处理病人。其内容包括疾病的诊疗项目、操作规程、执行进度、各步骤完成目标,以日为单位记录多学科的各种医疗活动、预后目标,资料收集整理的要求及监控组织与程序等。据此确定需要记录和统计的数据,治疗护理及相关医疗执行成员执行相关医疗活动后的签字、变异记录和附加的协议等内容。

临床路径所设立的内容应当适时更新,所以在设计制订路径时应考虑其可修订性并准确记录其修订,以便根据实际情况对路径进行恰当的调整,与疾病的最新治疗标准或指南保持一致。

3. 临床路径表单　临床路径的表单是其执行过程的记录,体现了临床路径的具体内容和流程。要依据各地区和人群特点、医疗机构和科室具体情况和病种特点来设计。可以是总表单也可以是分表单。

(1) 总表单:其内容包含疾病诊疗全过程中医疗工作、护理工作、健康教育、病情发展等全部情况。这种表单适合相对处理较为简单,治疗周期较短的病种,尤其是记录工作以手工记录而非电子表单的情况,单一的表单便于资料的总结整理。

(2) 分表单:对病情和处理较为复杂、诊疗过程较长的病种,要根据执行路径的不同人员各自角色设计、便于相互应证、相互补充的表单。常分为医师版、护理版、医患沟通版,部分需要病人自身健康管理较多的疾病,可以设计对应的患者版表单。这种表单要便于执行人员记录,避免相互干扰。而数据收集常需要信息系统的支持,后台整合各个表单,进行数据整理和分析以供评价。

(3) 其他:我国卫生行政管理部门对实施医院要求上报路径实施的报表。需要设计相应的报表,以方便临床路径的管理、评价和总结。

4. 工作手册及宣传资料　为了便于培训和宣传,可以根据临床路径实施的需要,设计相应的工作手册和宣传资料,对实施过程中的难点和容易违背方案之处重点说明,并可根据实际情况作出相应调整。

二、临床路径的试运行

在路径和表单初步确定后,应在一定范围内试行对目标病种的临床路径管理。

(一) 组织

为了保证患者的安全,测试对既定方案的遵守情况,在试运行中需严格遵照方案实施,才能发现事实中的问题,进行分析和总结,对临床路径方案和表单进行持续改进,以保证临床医护人员和患者对方案的依从性。同时了解临床路径实施中的变异情况、实施难点、需要的辅助宣教要点等,对上述资料要进行收集和记录,为下一步的全面实施及培训提供依据。

临床路径试行应在有效的组织下开展,管理部门和人员应进行严格监控。在科室层面,应由科主任领导的,包括主管医师、护士长、责任护士和质控小组成员等组成临床路径实施小组,以保证路径的有序开展。

(二) 明确人员职责

应明确并书面界定临床路径实施小组人员、管理和后勤支持部门相应的职责。如医生在路径实施中的主要职责为:①决定病人进入或退出临床路径;②执行临床路径表上的治疗项目;③评估进度;④分析变异等。而护士主要负责:①病人入院后立即通知主管医师及个案管理者;②执行临床路径表上的护理项目;③有变异和病情变化时及时与医生沟通。

(三) 制订标准化操作规程

在路径实施中,有些工作属于常规即必须进行的,并不以病人个体情况而变化,如常规术前检查、术前准备、术前和术后医嘱、用药等;有些应急处理需要在事先做好预案,以免出现纰漏,如术后出血、药品不良反应等。实施的科室应根据临床路径实施要求,结合本科室情况,制订行之有效的标准操作规程。

(四) 培训及教育宣传

临床路径是多部门、多专业人员合作的工作模式,在实施临床路径之前应进行充分的培训,必要时可制作针对不同岗位和角色的工作手册,使临床医生、护士和其他科室人员明确各自的职责。对于在试行中暴露的问题,各部门人员应积极沟通、协调解决,而为了解决普遍性的问题,尚需对路径本身进行改良,所有的改变均应对相关岗位人员进行说明和培训。而为了争取患者的配合,还应制订宣传策略,准备宣传资料,向公众、病人和家属进行说明。

(五) 临床路径试行的评价

试行的评价,与正式实施后的评价内容基本一致。但如果反复出现完成率偏低,则提示路径的设计可能会有问题而需要修订。70% 完成率可以作为一个界值,即临床路径确定后,至少有 70% 的入径病人可按常规路径进行并完成治疗,允许 30% 以内的病人有偏差。

第三节 临床路径的实施及评价

一、临床路径的实施

经过试行阶段,对路径实施中出现的问题和缺陷进行分析和改进后,即可全面实施。尽管不同医院、科室的情况不尽相同,尽管随着入径病例量的扩大,原先不甚明显的问题会显现出来,不过,全面实施临床路径所应注意的问题,与试行过程基本上一致。需要加强组织领导,进一步明确实施团队的职责,使操作规程更加切实可行,团队配合更加默契。

全面实施临床路径时,应加强临床路径的宣传工作,在征得患者知情同意的前提下,应尽可能确保所有符合入径条件的患者均纳入临床路径管理,应严格按照临床路径的要求进行操作,及时做好记录、填写表单,及时处理和记录出现的变异情况。

(一) 评价指标

对实施中的临床路径的评价分为质量评价和过程评价两个部分。质量评价也称结果评价,是考核临床路径完成的质量,即是否实现了既定的结果目标。过程评价则是评估执行者是否按照设计的方案实施及其对方案的修订意见。评价指标可为定性指标也可为定量的指标,主要包括六个方面:效率指标、效果指标、工作量指标、抗菌药物使用指标、卫生经济学指标和社会评价指标等。

在上述指标中,"工作量指标"反映了临床路径本身的执行情况,有风向标作用。从这几个指标可得到下述几个重要数据:

1. 临床路径入径率 路径病人在该院总住院病人中的比率,反映了临床路径的覆盖情况,路径病种是否常见病、多发病,也反映了该院临床路径的执行力度。

$$CP\ 入径率 = \frac{进入路径患者总人次数}{同期住院患者总人次数} \times 100\%$$

另外,也可按病种统计路径病种入径率:

$$CP\ 病种入径率 = \frac{进入路径单病种患者总人次数}{同期该病种住院总人次数} \times 100\%$$

病种入径率反映了路径入口设计的合理性以及科室和医院的执行力度。若病种入径率过低,就要对入径标准、对标准的理解和实施情况进行进一步分析和改进。

2. 临床路径完成率　反映了路径本身设计的合理性和可操作性,同时也反映了医院的实施水平。

$$CP\ 完成率 = \frac{完成路径人次数}{进入路径单病种患者总人次数} \times 100\%$$

病人因为各方面原因中断治疗或未完成主体治疗的,例如诊断变化、病人要求停止治疗、医生根据病人病情变化选择路径外主体治疗方案(如路径规定为手术,而采用化疗)等,即视作退出路径。排除了退出人数即为完成路径人次数(包括变异的人次数)。

3. 路径变异率　对变异应进行仔细分析,查明原因以利于改进。通常情况下,可接受的变异率应低于30%。单个病种路径的变异率不仅反映临床路径设计的合理性和可操作性,也反映了实行单位的执行能力。而总的变异率反映了医院的路径执行能力。

$$CP\ 变异率 = \frac{变异的患者数}{进入路径患者总人次数} \times 100\%$$

（二）变异分析

1. 定义　变异（variance）是指在临床路径实施过程中出现偏离既定程序的事件,或在根据路径程序进行诊疗过程中结果出现偏差的现象。变异是临床路径工作的重点和难点,也是路径评价的重中之重。只有及时发现变异、找出变异发生的真正原因并进行针对处理,临床路径才能不断得到改进。

2. 分类　变异按性质可分为正变异和负变异。正变异是指计划好的活动或结果提前进行或完成,如提前完成手术、提前出院等。对此类变异要注意其合理性,作为改进临床路径的依据。负变异是指计划好的活动未执行(或结果没有产生)、推迟完成或出现意外不良事件,如伤口感染、延迟出院、手术延后等。对此也要分析其发生原因,以便及时采取针对性措施予以纠正。按照变异发生的原因,可分为疾病转归变异、患者需求变异、医务人员变异和医院系统变异四种:

（1）疾病转归变异:是指由于病人个体差异,尽管按照路径实施,但仍出现非预期结果。例如:月经来潮、原有背景疾病的加重等。

（2）患者需求变异:患者因自身需要,拒绝路径中某项措施或坚决要求更改,为其他诊疗模式,如病人要求换用高档药物、要求增加检查项目、要求更换相对保守的其他治疗方案等,并不能以违反诊疗常规为由简单回绝。

（3）医务人员变异:由于医务人员工作中的不足或差错导致的变异。如医生延误开列医嘱、换药不当致伤口感染等。

（4）医院系统变异：由于医院部门协调之间导致的计划外变异。如手术室不敷使用致手术安排滞后、护理组配备人员不足导致健康教育次数减少、病理检查与临床检查不符等。

（三）变异的应对措施

上述四种变异中，前二者多属于不可控变异，其发生有一定随机性，自发性，可接受性；后二者多属于可控性变异，其发生多是由不合理因素引起，只要找准原因，采取得力措施，具有改进的空间。从临床路径的管理来说，是应该重点予以关注的。然而在变异的原因尚未明确前，不能排除其对临床路径实施及改进的重要作用，所以临床医护人员应认真记录所有观察到的变异，以便随后进行讨论和分析。变异程度超过临床路径调节能力的，及时终止临床路径，改为传统的个案治疗。

疾病转归变异和患者需求变异应记录在临床路径个案变异记录单上，其他变异记录在科室的临床路径变异登记本上。科室临床路径实践小组应定期开展讨论，深入剖析变异性质及其原因。建立科学严谨的变异分析管理制度，在分析中应，运用质量控制工具并结合专业知识，以提出合理的有效的改进措施，优化临床路径。

二、临床路径评价常用质量控制工具

由于实施临床路径后，临床操作和规范相对统一，并实现了全程监控，这为在医疗服务中引入全面质量控制打下了坚实基础。在临床路径的日常管理和变异分析中，常引入质量控制工具进行统计、分析并提出改进意见。质量控制工具起源于美国，成熟于日本，于20世纪五六十年代，日本企业在开展质量管理活动中开发和总结出7种常用的质量控制工具和方法，用于全面质量控制，被称为经典的全面质量控制七工具，即检查表、直方图、控制图、因果图、排列图、散点图和流程图。简要介绍如下：

（一）检查表（Check Sheet）

又称调查表，是进行数据系统收集的工具，用以从原始数据中获得有用信息。如不合格品检查表、缺陷位置检查表、变异细因分布表、体格检查数据分布表等。

（二）直方图（Histogram）

是一种频数分布图，展示的是某个特定指标在全集中的频率和数值。作为一种基本的统计工具，直方图可形象直观地显示质量波动的状态，传递相应的过程质量信息，是进行质量改进的重要依据，需要注意的是，在用直方图对数据进行解释时，样本量应足够大才具有代表性，一般不少于50个。

（三）控制图（control chart）

又称为管理图。是在运行图的基础上绘制而成，即以观测对象的某一特性数值为纵坐标、以时间为横坐标制作的折线图。运行图可以直观地演示目标值随着时间推移变化的趋势。适用于低产量过程的数据，如临床路径入径病人、外科手术或牙科特殊操作等。也可用于定期抽样的统计指标，如按月份统计的抗菌药物处方率，中位数，或每单位的缺陷率等（图26-1）。

（四）因果图（cause and effect diagram）

由日本的石川馨最初提出，因此也称为石川图；因为它的形状像鱼骨，通常又被称为鱼骨图。是表达和分析偏差或其它质量问题与其产生原因的因果关系的一种图表（图26-2）。横轴的末端列出一个需要解决的质量问题，每一条指向主干的分支代表一个可能的原因，指向原因的分支则代表造成该原因的因素。因果图常通过小组讨论、头脑风暴来集思广益，获

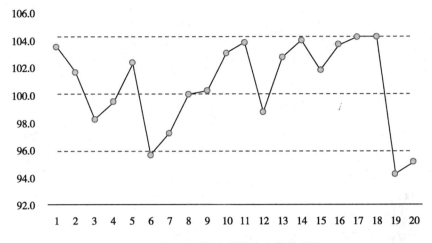

图 26-1 控制图举例:某患者血糖控制图

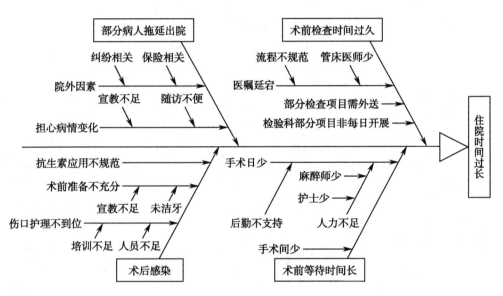

图 26-2 因果图(鱼骨图)举例

得产生问题的可能的原因。

(五)排列图(pareto analysis)

由意大利经济学家维尔弗雷多·帕累托(vilfredo pareto)提出,故又称帕累托图,是观测对象的频数的直方图和一条累计的频数曲线组成,如图 26-3 所示。根据帕累托图,我们可按重要顺序显示出每个质量特性对整个质量问题的影响和作用,并将关键的少数从次要的多数中分离出来,找到最应进行改进的主要问题。

(六)散点图(scatter diagrams)

是研究两个变量之间相互关系的图示方法,因果图中得到的可能原因和结果的相关性可用散点图进行统计分析。如果相关性接近于零,则变量间没有线性关系。若有相关性,可建立相关方程,明确其正相关或负相关(图 26-4)。

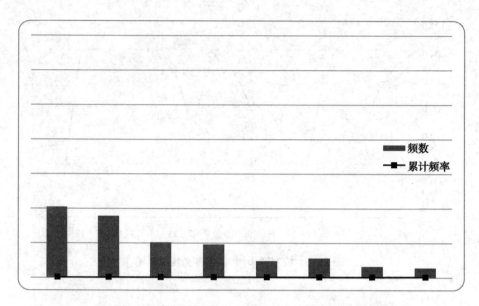

图 26-3　排列图举例：某义齿加工中心缺陷件原因排列图

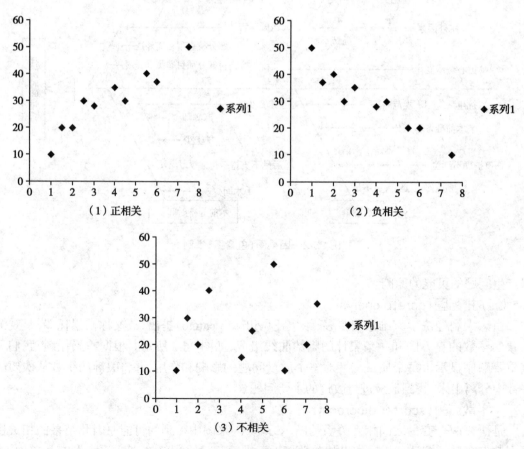

图 26-4　散点图（成对数据形成的点子云分布）

(七) 流程图(Flow Chart)

是用简单且易识别的标识符号和文字,简明表示达成某个目标(产品)而设计的,它明确了全部动作的次序和／或材料物资的流动方向。编制流程图的人员应包括一线操作人员,以保证其可操作性。在建立流程图的过程中,对其中各步骤的仔细研究可发现潜在的问题,亦可用流程图来培训员工(图 26-5)。

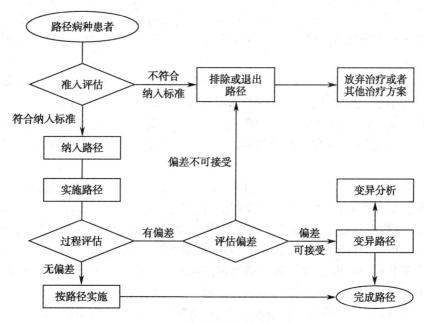

图 26-5 临床路径实施流程图

随着社会发展水平和相关学科的进步,不同地区的人群特点、社会和经济发展条件、医疗机构和医务人员的等因素也都会发生变化,即使针对同一疾病,临床路径也应当随之改变,因而可有不同的版本和实施方案。临床路径的开展恰逢循证医学大发展的时代,两者相辅相成,成为当代临床医学和医疗卫生管理发展的重要方向和研究领域。

第四节 在口腔医学领域应用临床路径

我国医药卫生事业在新中国建立后,特别是改革开放后取得了巨大进展,但是由于人口众多,医药卫生资源仍然十分贫乏,合理应用现有的医药卫生资源,降低医疗费用已成为医疗卫生事业改革的目标任务之一。为此,国内与发达国家学术交流频繁的大学附属医院率先进行了临床路径的试用和探索。例如四川大学华西医院 1996 年即对膝关节镜手术和人工关节置换术进行了临床路径管理,随后更多的医院如浙江台州医院、山东济宁医学院等对临床路径管理模式进行了广泛探索,初步显示了临床路径管理对于提高医疗质量、降低医疗费用的优越性。

2009 年《中共中央国务院关于深化医药卫生体制改革的若干意见》要求公立医院优化服务流程,规范诊疗行为,卫生部同年启动了中国临床路径管理试点工作,卫生部在 2009 年

12 月《关于开展临床路径管理试点工作的通知》中,要求在 23 个省 110 家试点医院开展临床路径管理试点工作;并发布了《临床路径管理指导原则(试行)》,对临床路径的组织、实施、文本表单设计、结果评价等进行了规范。其中列入了口腔医学领域的舌癌、下颌骨骨折、腮腺多形性腺瘤、下颌前突、唇裂和腭裂等六个病种,2010 年 4 月中旬下发了《临床路径管理试点工作评估方案》要求实施临床路径的有 100 种常见疾病,到 2011 年底,病种数量增加到 300 个,50% 的三级甲等综合医院和 20% 的二级甲等综合医院应包括的病种分别不少于每家医院 10 个和 5 个。截至 2011 年 6 月,试点省份、医院、专业进一步扩大,试点病种已达 199 个。2015 年末国家卫计委要求在全国所有三级医院和 80% 的二级医院开展临床路径管理工作。

与上述临床路径在全国迅速铺开的情况一致,相关文献发表的数量也是近年来极速增加。以"临床路径"为关键词检索万方数据库(建库至 2018 年 12 月 5 日),共检索到 13 542 篇文献。其中 87.2% 多为期刊论文,3.9% 学位论文,余为会议论文等。文献计量结果显示,基本呈逐年上升态势,近 3 年文献数量约占总检索文献的 24.9%,近 5 年约占总检索文献数量的 47.5%。

在口腔医学领域,将临床路径作为医疗质量管理和效率管理的重要管理手段已经成为口腔医疗机构的共识。但口腔医疗的特点是门诊医疗活动更多,病人往往需要多次复诊才能完成治疗。针对此难点,已有作者提出对策建议。其中关键是要建立高效的门诊病历系统,与临床路径表单建立链接,对临床医生进行训练,熟悉疾病 ICD 分类。

四川大学华西口腔医院根据临床路径相关规范要求设计临床路径子系统,将需入径的疾病诊断 ICD 码与病历模板中的诊断进行关联,电子病历诊断与临床路径疾病均使用 ICD 码实现诊疗交互,与电子病历进行系统整合,在书写电子病历时自动进行临床路径关联,使病历书写、入径表单录入一步完成,从而使疾病诊疗计划标准化和规范化,还能实现各路径重要指标的统计,如临床路径使用情况、完成和退出人次、路径执行中变异情况和治愈率的。既提高了电子病历的质量又增强了临床路径的管理力度。

郑杰等报告临床路径在口腔外科病房腮腺肿物、颌下腺肿物、颌骨囊肿及甲状舌管囊肿等四个病种临床路径的使用效果,术前住院日降低了 0.96~1.33 天,平均减少 1.07 天,平均住院日缩短了 1.63~2.67 天,平均减少 2.11 天,住院费用减少了 193~416 元,平均下降了 306 元。不仅如此,作者还发现应用临床路径后,病人充分了解手术计划,花费等,建立了医患关系,能积极配合治疗。对临床医师也起到了很好的促进知识更新,不断接受本专业新技术、新药物、新进展的作用。

胡丽萍等对纳入临床路径的口腔种植患者 42 例与未纳入临床路径的 42 例进行随机对照临床试验研究,对前者由责任护士与患者进行充分交流与评估、针对心理问题进行积极干预;做好手术准备;术中与医师紧密配合。注意消除患者紧张心理。术后明确随访并对患者及家属进行健康宣教。对照组则是接受常规护理。两组患者在年龄、性别、病情等方面比较具有可比性,结果显示种植成功率与对照组相近,但临床路径组的心理状况及病人满意度明显优于对照组($P<0.05$)。提示临床路径中积极的护理干预提高了临床治疗效果,改善了病人的生活质量。

总之,临床路径是一种跨学科、整合医疗、护理和辅助诊断科室的的医疗管理模式。医疗、护理、检验、诊断、治疗等各种处理措施,必须严格依照时间安排顺序进行,任何一个环节的差错、延误、疏忽都将影响到整个治疗效果,因此其实践不但有利于增强多专业间的合作。有利于培养团队精神和提高凝聚力。各科室的协调配合是贯彻落实临床路径的充分保障。

(华成舸 杨文宾)

参考文献

1. 崔琦,黄迪,宋旭萍,等.临床路径评价工具及报告规范的比较分析中国循证.医学杂志,2015,15(7):810-815
2. 高峰.口腔门诊专科临床路径管理系统设计的初步研究.国际医药卫生导报,2012,18(24):3693-3696
3. 胡丽萍,方海琼,肖炜.临床护理路径在口腔种植患者中的应用.护理实践与研究,2013,10(13):30-31
4. 李静,沈冲.中医临床路径的影响因素分析及建议.国际中医中药杂志,2014,36(7):585-587
5. 李明子.临床路径的基本概念及其应用.中华护理杂志,2010,45(1):59-61
6. 罗云,黄艳,钟怡.口腔电子病历系统中临床路径管理的实现和探讨.中国数字医学,2014,9(4):89-91,94
7. 彭明强.临床路径的国内外研究进展.中国循证医学杂志,2012,12(6):626-630
8. 魏晓琼,郑显兰.临床路径变异分析研究现状.中国护理管理,2011,11(7):15-17
9. 张蓉.信息系统在口腔专科医院临床路径实施与管理中的应用.现代医院,2012,12(6):141-143
10. 郑杰,胡祥文,尤欣,等.临床路径在口腔外科病房的应用.现代医药卫生,2008,24(3):456-457
11. BREITERMAN-WHITE R. Developing a critical pathway for vascular access management. Case study of the anemic patient.ANNA J,1997,24(1):70-77
12. PAINTER L M. Abdominal aortic aneurysm path reduces charges by 33%. Hosp Case Manag,1997,5(1):9-12
13. WAZEKA A,VALACER D J,COOPER M,et al. Impact of a pediatric asthma clinical pathway on hospital cost and length of stay. Pediatr Pulmonol,2001,32(3):211-216

思考题

1. 什么是临床路径?为什么要在我国医疗机构推广临床路径?
2. 以一个口腔常见病种为例简述如何建立临床路径?
3. 临床路径实施中可能出现哪些变异?
4. 如何评价和改进临床路径?

第二十七章

循证医学与口腔医学教育

 内容提要

　　摆脱经验医学的束缚，走循证医学之路是口腔医学的发展趋势，因此不但需要对一线口腔临床医务人员进行循证医学教育，更要从培养人才的源头抓起，对口腔医学本科生和各类研究生进行循证医学教育，并且通过应用循证手段改进教育过程，以学生为主体，充分调动其学习主动性，从传统的以课堂讲授为主要手段的被动灌输式学习模式转变为以问题为中心的主动探究式学习方法，重视人文素质教育，提供学习效率，培养胜任21世纪口腔医疗和科学研究发展需求的口腔医学人才。

　　循证医学（Evidence-Based Medicine，EBM）是临床流行病学和现代信息学与临床医学结合的典范。它的研究结果直接为临床治疗、临床科研和卫生决策提供信息指导。EBM适用于各个医学领域。它虽然是新近产生的新兴学科，但该学科对临床医疗实践和治疗决策已产生了重大影响，与此同时，EBM也对传统的医学教育提出了挑战。

　　国际著名教育家Paul Lengrand的终身教育（lifelong education）思想认为，教育不只是为了传授知识，而是促进人的全面发展。在终身教育制度下，教师的作用不应是单纯传递知识，而应培养学生的自学能力、为学生全面发展创造条件。

　　Ransey等发现医生掌握新知识的情况与其从医学院毕业的年限之间呈显著负相关关系。因此，为了更新知识和提高临床技能，临床医师应该参加医学继续教育（continuing medical education，CME）项目的培训。对有关医学继续教育项目效果的随机对照试验进行系统评价（systematic review，SR）发现，传统的、灌输式CME项目虽然能短时期内增加知识，却既不能改变临床医师的临床实践行为，也不能改善疾病的最终结局，迫切需要改进教育模式。

第一节　中国高等口腔医学教育的发展

　　高等口腔医学教育是世界各国培养口腔临床医疗、科研和教学人才的主要途径和方式。1917年加拿大牙科专家林则博士在华西协和大学创立牙学系，是我国现代高等口腔医学教育的发端，1950年中央人民政府教育部、卫生部批准口腔医学专业作为高等院校医学教育的四大专业之一，正式启用口腔医学的名称，并沿用至今。口腔医学教育事业的发展与社会制度、政治、经济及科学技术发展水平密切相关。1949 年前半封建半殖民地的旧中国,从 1917 年算起 32 年间只有四个院校先后设立牙科学系;1949 年后的新中国,人民翻身当家做了主人,走上了社会主义道路,至文化大革命结束,在计划经济体制下从百废待兴到建立了工农业及科技发展的基础,增加了 10 个口腔医学院系;1977 年至 2008 年,中国开始了发展社会主义民主政治的历程,随着改革开放和四个现代化建设,以及科技水平的迅速提升,增加了 48 个口腔医学院系或医学院系下设的口腔医学专业。显然,我国当代口腔医学教育事业的发展呈现了可喜的井喷式、跳跃式发展的势头,在满足居民对口腔疾病治疗迫切需求的奋斗路程上,前进的速度越来越快。

不可否认的是,我国的高等口腔医学教育长期存在人才培养模式单一、教学内容更新缓慢、教学方法过简的问题。尽管我国培养的高等口腔医学人才基础理论和基本训练较好,但创造精神和创造能力不足是很大的弱点。

如何搞好高等口腔医学教育,是人民的需求,也是一代又一代口腔人的最迫切的愿望。口腔医学教育是 1951 年成立的中华医学会口腔科学会及其演变而成的中华口腔医学会(1996 年)的主要学术交流内容之一。2000 年成立了中华口腔医学教育专业委员会,2007 年国家教育部组建了教育部高等学校医药学科(专业)教学指导委员会之一的口腔医学专业教学指导委员会,开展了高等学校口腔医学专业本科教学的理论与实践研究,在制订口腔医学专业规范、教学质量标准、对全国口腔医学专业教学质量进行监督和评估等方面做了大量工作。

对于高等口腔医学教育培养人才的合理模式尚存在争论。现在公认的看法,合理的人才结构应该是全科口腔医学人才占 80%、专科口腔医学人才占 20% 的比例,而我国迄今为止的口腔医师的结构是不合理的,口腔全科医师与专科医师的比例严重倒置,并且中等口腔职业教育没有得到应有的重视,以致高等口腔医学教育培养的人才忙于应付中等口腔职业教育人才就可以完成的临床任务,造成高等口腔医学教育资源的严重浪费。对于高等口腔医学教育资源的合理使用,应该通过学习国际上先进的经验进行"循证"决策,只有顶层设计符合循证医学的原则,才能尽快满足广大民众对口腔疾病预防和治疗的急迫需求。

高等口腔医学教育的目标是培养口腔医学事业的精英人才,其应该具有科学的世界观和创新意识,通晓基础医学、临床医学特别是口腔医学的理论知识,具有扎实的专业知识基础和熟练的临床技能,掌握科学的思维方式,善于独立思考,在分析批判的基础上不断吸收新知识,坚持不断学习,终身学习,跟得上国内外口腔专业领域的最新进展,始终站在时代的前列,敢于担当推动中国的口腔医学事业赶超世界先进水平的重任。

在一些高等口腔医学教育先进的国家,普遍对高等口腔医学教育机构提出了严格的人才培养要求,采用定量指标进行评价,评价合格者才能通过认证。其主要评价指标就是看这些机构培养的人才是否在以下六个方面具有胜任力:①口腔医学知识与临床技能;②口腔疾病预防与健康促进;③职业精神与道德素养;④批判性思考与终身学习;⑤医患沟通与团队合作;⑥口腔医学信息与实践管理。

为了使我们培养的学生具有"胜任力",我们必须有一支品德高尚,学术卓越,教学优秀的口腔医学教学队伍。这支队伍无比热爱和真诚关心病人,高度认同自己的专业,把探索口腔疾病的奥秘,为病人寻求最佳诊断治疗决策,产生最好的社会和经济效益作为最高目标;在学术上精益求精,兢兢业业,善于从临床实践中发现和提出问题,具有良好的科研设计能力、知道如何避免或减少各种偏倚因素的干扰,诚实报告研究结果,客观地、实事求是地评价其临床及科研价值。要让学生站在世界的前列,这支队伍必须具备检索和评价世界一流科学证据的能力,因此必须学习循证口腔医学,具有循证的理念、深谙循证的方法和技巧;还要不断改进教学方法,以学生为主体,充分调动学生学习的主动性,使课程设计、教材、课堂教学和实践教学都符合"胜任力"的要求。

积极推动高等口腔医学教育的发展已经成为我国口腔医学界关心的热点问题。不少医学网址建立了口腔医学教育论坛,2011年周学东教授等编写出版了《中国现代高等口腔医学教育发展史》专著,单是在中华口腔医学会口腔医学教育专委会于2015年8月在新疆乌鲁木齐举办的全国口腔医学教育学术年会上,就收到181篇教学及教学管理的学术论文,涉及口腔医学教学模式与教学方法、实践教学与能力培养、师资队伍、研究生与长学制教育等内容。会议主题也被确定为能力胜任的课程体系建设问题。国内外专家就美国口腔医学院系中胜任力教育的发展状况,实施方法、评估过程和要求与国内数个重点高校以胜任力为导向、优化课程体系的问题进行了交流,提示我国高度口腔医学教学改革已经进入深水区,更加宏大的深刻变革时代已经到来。

第二节　口腔医学教育必须重视人文教育

在西方已经流传两千多年的表达医生愿意规范自己的行为,对病人及社会负责的誓言,是以出生于公元前370年的古希腊名医希波克拉底命名的。该誓言向世人郑重宣告从医者的态度:"我要竭尽全力,采取我认为有利于病人的医疗措施,不能给病人带来痛苦与危害。"中国传统医学中亦有"医乃仁术"、"济世救人"的论述,说明人们自古以来就认识到从医者品德的重要性。

然而在第二次世界大战中出现了医务人员直接参与人体实验、毒害杀害战俘平民及老弱妇孺的罪行,引起了人们对医务人员如何才能真正坚守正义和社会责任的思考,那就是要强化医务人员的道德规范,加强对从医者的人文素质教育。世界医学会于1948年在希氏誓言的基础上制订了《日内瓦宣言》,作为医生的道德规范。要求所有从医者"在行医中一定要保持端庄和良心,……把病人的健康和生命放在一切的首位。"

医学作为自然科学的分支之一,与其它众多自然科学学科的重要不同点是其包含的人文性,因为医学一切活动的对象是个体的人和人群,而人体发生疾病除了和自身的生物属性即生理病理状态、遗传素质及自然环境有关以外,也和社会环境以及个体的心理因素及行为有关。只有具有高超的医术同时具有深厚的人文素养的医务人员才能全面考虑这些因素,为疾病患者做出正确的诊断,并给予合理的治疗方案。

对从医者的人文素质教育要从医学生抓起。代表全球医学教师和医学教育机构的国际组织世界医学教育联合会(World Federation for Medical Education,WFME),从1972年成立时起即倡导实施最高的医学教育科学和道德标准,通过开展医学教育的创新管理,不断革新教与学的方法,提高全球的医学教育质量。2003年颁布了《本科医学教育全球标准》,该标准在推广过程中赢得了国际社会的广泛认可,2008年,我国教育部和卫生部联合发布《本科医学教育标准——临床医学专业(试行)》,规定我国高等医学教育的总体目标,是培养具有良好的思想品德和职业道德,较广泛的社会科学知识,较宽厚的医学基础,较熟练的专业实践能力和解决医学实际问题的医学专门人才。

WFME 于 2013 年颁布了修订本《本科医学教育质量改进全球标准》。在全球医学教育最低基本要求(global mmimum essential require,GMER)中,提出世界各地医学院校培养的医生除了须具备行医的基本能力。适应医学的任一分支领域职业发展的基础,胜任医疗卫生部门所规定的医生能力,还应该具有终身学习的能力,掌握科学方法及循证医学的原理,具有分析性和批判性思维,与其他卫生领域从业者、患者及其家属相处和交流沟通的能力,适应社区的医疗需求,卫生系统和其他社会责任的要求,具有社会责任感(social accountabilitv),忠诚于从医者的社会职责(social responsibility),在整个从医生涯中,以患者为中心,尊重生命,爱护生命。因此在课程计划中要涵盖行为科学。社会科学。医学伦理学及医学法学,确保基础生物医学与临床医学和行为与社会科学的纵向整合,确保相关专业、学科和课程的横向整合。

在中华口腔医学会口腔医学教育专业委员会、全国高等医学教育学会口腔医学教育分会、中华医学会口腔医学教育学组提出的中国口腔医学本科教育标准(讨论稿,2013 年)2.4 课程设置中要求,口腔医学院校(系、专业)必须在课程计划中安排一定学时的思想道德课程(2.4.1 思想道德修养课程);适当安排行为科学、社会科学和医学伦理学课程,以适应医学科学的发展和日益变化的人口、文化背景以及社会对口腔医疗卫生服务需求及人文素质教育课程(2.4.4 行为科学、人文社会科学以及医学伦理学课程)。人文素质教育课程通常包括艺术类、文学类、科技论文写作、医学史、口腔医学史和医德修养、医患沟通技巧等。

世界卫生组织指出,21 世纪的医生,应该是优秀的卫生管理人才,病人的社区代言人,出色的交际家,有创见的思想家、信息家,掌握社会科学和行为科学知识的专业医师和努力终身学习的学者。

在口腔医学教育中,要对教学内容与教学方法不断进行改革。不仅重视开设人文课程,还应充分利用口腔医学教育过程中显性和隐性的人文教育资源,教师在医学和口腔医学的各类课程传授中,也要注意体现生命理念、医学道德和健康价值,在临床实践中体现高尚的人文素养,为人师表。还要重视校园文化建设,邀请其他行业的大家,医学专家或临床一线医生为学生开设讲座,通过多种形式的人文教育,使口腔医学生成为适应社会发展需要的复合型高级人才。作为受教育者,口腔医学生要高度重视人文素质教育,勤读书,多实践,勇于肩负起推动中国口腔医学发展的重任,在口腔临床建立和谐的医患关系、时时处处体现尊敬和关爱患者的崇高理念。

第三节　口腔医学教育必须融入循证医学

哈佛大学荣誉校长 Rudenstine 教授在回答记者关于 21 世纪高等教育将扮演怎样的角色时说“教育是通向未来的钥匙”。他认为 21 世纪高等教育最主要的任务是帮助学生学会学习,不仅学习新的知识,而且学会提出问题,并进行独立思考,使他们获得终身学习的能力,在毕业后 50 年仍能从中受益。

Shin 等将以问题为基础的、自我教育式 EBM 课程与传统医学教学方式进行比较,发现前者的学生毕业后在掌握高血压的最新诊断知识、处理方法上明显优于后者,这与医学生毕业后在临床实践中能够应用 EBM 的学习方法,不断地自我更新知识有密切关系。

循证医学口腔医学教育模式和循证医学自身的模式一样,首先要启发和鼓励学习者从实践中发现问题,归纳问题,其次是如何高效率地从浩瀚的知识海洋中寻找答案,并能对文献中的"答案"进行分析和评价,提炼出针对具体问题的答案。显然陈旧的教科书、过时杂志、药商代表的陈述和传统综述是远远不够的。那么从众多的文献中寻找答案的过程有无捷径可走呢?回答是肯定的。学习者可首先寻找附有专家评述的二次摘要及系统评价。现在有些方法学家正致力于与具有丰富临床经验的临床医生合作,将研究方法科学、结论准确而又具有临床实用价值的文章(这类文章只占所有医学文献的 2%)以结构摘要的形式二次出版,并附有专家评述,以光盘或印刷的形式发表。(如"Best Evidence"杂志),是最可靠的提供临床研究证据的方法之一。系统评价是系统全面地收集全世界所有已发表及可得到的未发表临床研究,经过严格评价,筛选出符合质量标准者,定量合成(Meta-analysis)得出的综合、可靠的结论,为疾病的预防、治疗和康复提供了高水平、高质量的证据,使忙碌的临床医务工作者能在短时间内查寻到科学、可靠的信息。

鉴于从事口腔医学教学的老师同时也是临床医生,因此要注意接受他人对自己临床工作质量的评价和反馈、听取学过循证医学的老师的建议、参考药商代表提供的采用 EBM 方法评价的药物信息、与 EBM 实践基地建立联系等。

上述方法可帮助临床医师在医学信息海洋中迅速有效地查寻所需的临床证据,促使医疗实践从经验医学(empirical medicine)向循证医学的转化。

研究证据并不能取代临床判断,文献所获得的结果是所有研究对象的"平均效应",而我们自己主管的病人的特点可能不同于文献中的研究对象,因此在将临床研究证据应用于具体病人时应进行综合考虑和相应调整。

从上所述我们可看出 EBM 的医学教育与传统的医学教育有 4 个主要区别:

(一) 从传播临床知识转变为教会学习

传统教育教育模式重在知识灌输,EBM 医学教育模式则重在能力培养,即教会如何学习,使学习者从被动接受者转变为学习的设计者和主动者。

(二) 从"死"学转变为"巧"学

传统医学教育模式影响下,养成了尽量多地吸收知识的习惯,对临床知识的学习过程主要表现为"死板"记忆的过程。然而临床知识具有无限性,知识总量的"爆炸"使得"通晓一切"变得既不可能,又无必要。在有限的时间与无限临床知识的矛盾面前,如以临床问题为基础,首先掌握那些最有用的最迫切的知识,就可以实现学习的最优化,变"死"学为"巧"学。

(三) 从"被动"接受转变为"主动"求索

使学生改变处于被动服从的地位,不是一味地接受现成知识,而是要充分发挥求知的积极性、主动性和创造性,由"被动"接受转变为"主动"求索,由获取知识转变为探究知识。

(四) 从短期的"充电"转变为终身教育

如果说传统教育模式是"充电"式的,那么 EBM 医学教育模式则要求养成不断学习的习惯与能力。终身教育从纵向上体现了教育的连续性。现代临床医学科学技术发展日新月异,要求我们要从终结性教育转变为终身教育。

在口腔医学教育中引入循证医学的原则和方法,帮助医学生和医务工作者学会掌握自我更新医学知识和临床技能的方法和技巧,在临床口腔医疗决策中将现有的最好临床研究证据融入到临床判断中,将极大地提高口腔疾病的医疗水平,改变目前口腔医学教育的局面。

世界医学教育联合会发布的本科医学教育质量改进全球标准(2012年修订版)的第2项教育计划,2.2项科学方法中,对医学院校的要求是:必须在整个课程计划中教授循证医学(B 2.2.3)。在中华口腔医学会口腔医学教育专业委员会、全国高等医学教育学会口腔医学教育分会、中华医学会口腔医学教育学组提出的中国口腔医学本科教育标准(讨论稿,2013年)2.3项科学素质培养中,要求口腔医学院校(系、专业)必须在整个教学期间实施科学方法及循证医学原理的教育,使学生学会批判性思维,了解一定的研究方法。由此可见学习和推广循证口腔医学的重要性和急迫性。

第四节　口腔医学教育中如何应用循证医学

循证医学本身的主要宗旨是为执业医生提供医疗保健行为的科学依据,因此,从医学教育三阶段的视角上看,大学教育、毕业后教育(包括研究生教育、住院医生规范化培训)和继续医学教育都应该是循证医学大有作为的用武之地。为改变目前口腔医学院校重在大学教育阶段内增长知识,而忽视创新精神和能力培养的状况,应当进行教学方法的改革,培养学生从被动的"要我学习"到能发现问题并寻找最佳科学证据以解决问题的"我要学习"的主动学习的意识和能力。

大学教育阶段应着重介绍循证医学的理念和原则,让学生从思想上建立起对经验医学的缺陷和循证医学优势的认识,并对通过何种途径可以取得Cochrane图书馆资料等循证医学资源有所了解。在这样的教学活动中还应当特别注意引导学生具有全面系统观察事物的理念,不要无原则否定前人实践经验,也不要思想僵化,丧失挑战权威的创新精神。

一、以问题为导向的教学法

以问题为导向的教学法(problem based learning,PBL)是20世纪60年代加拿大McMaster大学的Barrows等首先提出的,是以学生为中心,通过探究式学习回答问题的主动学习教学法。通常学生被分成6~10人为一组的小组,教师根据学习内容设置开放性问题,要求学生首先明确哪些知识是已经知道的,哪些是未知的,怎样才能获得信息解决问题,然后由学生自己根据小组分配的子问题通过教科书,专著,学术杂志及网络的检索,或请教专家等多种方法寻求答案,写出综述性报告,在小组进行陈述和讨论,对预先提出的问题形成较系统较完善的答案。指导教师的责任不是直接授课,灌输知识,而是鼓励学生,协助学生完成预定任务,并与学生一起对学习过程及结果进行评价。还可以采用模拟某种疾病状态的标准病人(Standard Patient,SP)作为病案,其病情细节事先由教师根据教学进度及要求设置,再过渡到真实病人(Real Patient,RP)病案。从病案引出需要学习的问题。

PBL教学的目的是激发学生的学习热情,将当前学习任务与自己未来的职业目标联系起来,帮助学生增加自我导向的学习能力及解决问题的能力,团队合作能力。而在传统的教学方式中,是以课堂授课为基础的所谓四段式(预习—听课—复习—考试)学习方式,学生是被动接收知识。PBL教学方法不仅被用于医学领域,也被文理工科采用。是我国医学及文理工科教育改革探索的新方法、新途径之一。大量研究证明采用这种学习方法的学生,毕业后具有更好的职业能力,有更好的发展潜力与后劲。

在口腔医学领域亦有不少应用 PBL 教学方式的报告,如美国南加州大学在进行 PBL 教学前新教师要接受培训,学习《PBL 教员须知》,在资深教师上 PBL 课时跟班学习至少 10 个小时,学生第一次接触 PBL 课程前也要参加数个课时的 PBL 入门讲座。进行 PBL 教学时,由教师提供病例,根据病例的复杂程度分为 3~5 个单元进行讨论。学生在研读病例图文资料时要总结病史要点,提出待解决的问题,利用课余时间查阅教材和文献,撰写报告,与其他同学和教师通过电子邮件进行交流,在课堂上进行讨论,最后集体绘制概念图,串联知识点。

上海交通大学口腔医学院在《循证医学与科研论文写作》课程中应用了 PBL 教学方式,认为该方法重在能力和素质培养,可以使学生探究知识而不是被动接收,变为学习的设计者和主动者,为规范其临床实践行为奠定了良好基础。新疆医科大学口腔医学院用随机对照临床试验的方法比较了单纯 PBL 法与 PBL 配合循证医学方法的结果,前者为对照组,有 20 个 2008 级本科学生;后者为试验组,样本量 20,亦为同年级学生,结果表明:两种教学方法都能提高学习兴趣、自学能力、分析解决问题的能力和语言表达能力,促进了学生间的合作、培养良好的临床思维模式,体现了 PBL 教学的优势;但试验组实践能力、与患者沟通能力、文献检索、评价和利用能力及、对目标疾病的诊疗能力更优,提示循证医学的理念和方法贯穿与 PBL 教学过程中,可以取得更好的教学效果。

循证医学教学理念是以病人需要解决的临床问题为出发点,带着问题有目的地检索和发现证据、评价证据、运用证据,并且关注运用后的效果评价以不断调整诊疗策略。循证医学在教学中体现"以问题为出发点"的理念与 PBL 的内涵不谋而合,因此,在 PBL 教学法的实施过程中,将循证医学贯彻始终是非常重要的。

二、案例学习法

许多国家都在改进大学教育阶段的教学方法,强调循证医疗和以问题为基础的自我教育式的学习方式,"案例学习法"(case study)是其方式之一。

(一) 临床前期的医学生

对于临床前期的医学生(Preclinical students)的教学以课堂讲授的形式进行,教学内容主要包括以下几部分:①循证医学的基本知识,主要介绍循证医学的概念、由来、循证医学发展的现状和学习循证医学的必要性等;②循证医学中的文献检索方法,如何分析待检索问题,选择适宜的检索词,构建检索策略、确定检索工具、如何提高查全率及查准率等;③循证医学研究证据的来源与检索;④证据的评价,为医学生以后进入临床,实践循证医学打下良好的基础。

如何进行以问题为基础的教学方法呢? 现以美国 Virginia 大学采用的方法为例:

1. 采用投影胶片或放 VCD 的形式报告具体案例(真实或模拟的病例)的病史、体格检查和实验室检查结果(例如 76 岁的高血压患者,心房纤颤复律失败,心功能Ⅱ级);

2. 确定需要解决的问题(如采用何种药物控制心律? 抗凝治疗采用阿司匹林还是华法林?);

3. 报告所查寻的相关临床研究证据(如大规模的随机对照试验、系统评价等);

4. 评价研究证据的真实性、临床重要性(采用临床流行病学/循证医学评价医学文献的原则和方法,明确研究结果的真实性、研究措施的长期效应、不良反应、适应证等);

5. 将证据应用于上述具体的病例(例如该患者年龄 >65 岁,有高血压病史,因此具有发生脑卒中的高危因素,应采用华法林进行抗凝治疗,但需要密切监测出、凝血时间)。

未进入临床的医学生由于缺乏临床经验,在上百人的课堂上组织有效的讨论有一定难度。因此,病例和查寻研究证据主要由教师提供。在讲授每一步骤时让学生自由讨论 3~5 分钟,启发学生根据病史和体格检查资料提出需要解决的问题,采用临床流行病学/循证医学的原则和方法正确地评价文献的质量和临床价值,最后应用研究证据解决病人的具体问题。通过上述步骤,可充分调动学生学习的主动性,使医学生在以后的生涯中掌握如何主动学习以获取新知识、新技术的方法,如何科学地解决临床实践中的问题,而不只是单纯掌握现有的信息和技术。

(二) 进入临床的医学生和各级口腔医师

对于进入临床的医学生和临床医生,一方面其作为使用者,教师重点强调如何结合临床实际,实践循证医学,将文献的综合评价结果与具体病人的情况相结合,解决临床实际问题。在临床实践中,每天都会面临许多有关疾病诊断、治疗和预后的问题,如何采用以问题为基础的自我教育方式,变被动为主动,充分调动学生的主动性和积极性以解决临床实际问题?与临床前期的医学生不同之处是,整个过程中不是由教师或上级医师准备病例和查询资料,而是由主管病人的口腔医师报告在医疗实践中遇到的疑难病例,提出需要解决的问题,提供查寻的最新研究证据,大家一起讨论、评价研究证据的真实性和实用性。最后结合具体病例制订诊断、治疗决策。教师或上级医师的作用在于指导各级口腔医师采用正确的检索策略,全面地查寻研究证据,正确评价文献的真实性和临床价值,引导将文献的结果与具体病人的病情相结合以解决临床实际问题。采用以问题为基础的自我教育方式,可变被动为主动,充分调动学员的主动性和积极性以解决临床实际问题。

例如某医院收治了一例原发性三叉神经痛患者,由于该病病因及发病机理目前不清,治疗方法多种多样,可口服药物、局部封闭、射频热凝、骨腔病灶刮除、开颅行微血管减压或三叉神经感觉根部分切断术等多种治疗方案,学生和医师都希望全面知道这些治疗方法各自的适应证,疗效和并发症。此时医师可根据自己的专业技能及临床经验,引导学生对患者进行全面检查,对疾病相关的情况得出正确的诊断,利用循证医学选择最佳方案。

毫无疑问,EBM 是 21 世纪临床医学发展的趋势,而如何向一线口腔医师提供有用的临床研究证据并帮助他们应用于医疗实践以解决临床实际问题、提高口腔医师的临床技能、改善口腔疾病的结局将是我们面临的最大挑战。在终身教育制度下,教师不仅应传播知识,而且应注重培养学生的自学能力,发掘学生的特长。

总之,EBM 来源于临床实践,并对现代临床医学实践产生巨大的推动作用。传统的医学教育模式观念已不适应 EBM 时代的医学教育的要求。EBM 医学教育新观念的引入将是必然趋势。循证医学教育模式的采用,对促进 EBM 的进一步发展,提高口腔医生的技能,改进口腔医疗将产生重大的影响。相信随着循证医学的进一步有机融入到口腔医学中来,必将把口腔医学教育推向一个更新、更高的境界。

(李　刚　李春洁)

参考文献

1. 范亚平 . 临床教学中应重视循证医学思维和方法的培养 . 中国交通医学杂志,2005,19(5):249-250

2. 李丹. 循证医学与医学教育模式的转变. 医学教育探索, 2006, 5(3):204-205

3. 廖义东, 林焕彩, 欧阳勇, 等. 运用循证医学理念构建口腔预防医学教学新方法. 中国高等医学教育, 2009, (12):103-104

4. 刘明社, 赵中夫. 循证医学对临床医学教学改革的作用和影响. 现代医药卫生, 2006, 22(21):3390-3491

5. 牛巧丽, 努尔比亚木·麦麦提依明, 赵今. 应用 PBL 和 TBL 的多元化循证教学模式探讨牙体牙髓病学教学效果的研究. 继续医学教育, 2013, 27(12):69-71

6. 邱蔚六, 郑家伟, 叶晨. 学习和实践循证医学, 努力推进口腔医学发展. 继续医学教育, 2006, 20(22):92-94

7. 任辉, 李晓红, 安虹, 等. 循证医学在口腔医学教育中的应用探讨. 西北医学教育, 2004, 12(4):337-339

8. 申德山, 刘亚蕊, 张清彬. 循证医学在口腔颌面外科学临床实习中的应用. 课程教育研究, 2013, (17):251

9. 世界医学教育联合会(中国教育部临床医学专业认证工作委员会秘书处翻译). 本科医学教育质量改进全球标准(2012 年修订版). 中华医学教育杂志, 2014, 34(3):321-334

10. 孙玉亮, 赵今, 梁学萍, 等. PBL 教学法联合循证医学在牙体牙髓教学中的应用研究. 继续等医学教育, 2014, 28(5):59-61

11. 王磊. 美国牙科 PBL 教学的实践与思考. 实用口腔医学杂志, 2014, 30(3):443-445

12. 文才, 丁农乐, 唐娟, 等. 口腔循证医学在教学改革中的应用探索. 教育教学论坛, 2015, 36(9):122-123

13. 伍伟锋. 循证医学与临床医学教育观念的更新. 医学与社会, 2000, 13(4):41-42

14. 杨燕方, 刘海霞, 张红妤, 等. PDCA 循环管理结合循证医学教学法在口腔本科生教学中的应用. 中国高等医学教育, 2014, (9):100-101

15. 郑家伟, 叶晨, 徐菱, 等. 开展口腔循证医学教育的必要性和可行性探讨. 中华医学教育探索杂志, 2011, 10(1):67-70

16. 周刚, 张静, 杜格非, 等. 构建多元立体化互动式口腔黏膜病教学模式. 华西口腔医学杂志, 2012, 30(1):106-108

17. FORREST J L. Treatment plan for integrating evidence-based decision making into dental education. J Evid Based Dent Pract, 2006, 6(1):72-78

18. RICHARDS D. Evidence-based dentistry-a challenge for dental education. Evid Based Dent, 2006, 7(3):59

思考题

1. 循证医学和口腔医学教育有何种联系？
2. 口腔医学生接受人文素质教育的重要性？
3. 如何进行以问题为基础的教学方法？
4. 如何将循证医学理念贯穿于案例教学中？

第二十八章

运用循证医学提高口腔医学期刊论文质量

内容摘要

本章主要介绍如何运用循证医学提高医学期刊论文质量。首先借鉴 Cochrane 图书馆严格把关方法学质量,借鉴循证医学证据分类、分级方法筛选高质量论文,评审和发表重要研究方案提高研究的透明度,组织专家发表评论,对已发表论文进行后效评价;应用报告规范提高审稿质量、论文报告质量和编辑质量,并介绍目前应用较多的临床研究报告规范如随机对照试验报告规范(CONOSRT)、研究性研究报告规范(STROBE)、诊断准确性试验报告规范(STARD)、针刺对照研究报告指南(STRICTA)随机对照试验的系统评价/Meta 分析报告规范(PRISMA)的清单和流程图,为医学期刊作者、审稿专家和编辑提高论文质量的工具。

第一节 运用循证医学保证期刊论文的质量

一、运用循证医学理念和方法指导医学期刊的编辑工作

虽然近年我国医学期刊文献质量已有很大提高,但我国医学期刊发表的研究结果在完整性、科学性和透明性等方面仍可进一步提高。文献报道,我国 10 种顶级医学期刊有 52.2% 的临床研究存在统计报告错误,如未报道统计量、统计学方法描述不完整、统计结果解释不正确等;中国注册的临床试验中仅 16.7% 报告了伦理审查机构名称,仅 33.3% 报告了患者知情同意书的签署情况;调查《中华医学杂志》英文版 2005—2008 年的伦理审查报告结果显示,仅 39.4% 的前瞻性研究报告了伦理审查委员会批准情况。

在 clinicaltrials.gov 注册的临床试验仅 46% 发表了研究结果,即有一半以上的研究未发表研究结果;在 WHO 临床试验一级注册中心注册的中国临床试验结果发表率仅为 35.2%,而且由企业资助的中国临床试验结果发表率明显低于由政府(23.8%)、医院(35.1%)或大学(40.7%)资助的同类研究的结果发表率,这提示利益冲突可能会导致更多研究不发表。

重复发表现象也非常普遍,在 ScienceDirect 数据库 2001—2010 年被撤销的中国作者已发表论文中,84% 的撤销原因为重复发表。我们在制作系统评价或编辑稿件过程中也经常会遇到重复发表、一稿多投等学术不端现象。

期刊编辑是保证发表文章质量的最后一道关卡。英国医学杂志一篇社论曾指出,杂志上发表的文章方法学质量低下,以其不可靠的结论误导读者,是一种很普遍的现象,提示期刊编辑对拟发表文章的质量进行把关是非常重要的。

那么,如何才能做到这一点呢? 编辑一方面要扩大自已的知识面,提高鉴别和判断稿件质量及审稿意见的能力,另一方面应该与审稿专家密切配合,学习审稿专家的长处弥补自身不足。

循证医学强调依据当前最好的科学证据进行决策和行动,实事求是、全程监控、后效评价和温故而知新。通过学习、应用循证医学理念,循证编辑可以准确认识稿件中可能存在的偏倚并采取对应措施,将偏倚控制在最小程度,精确判断稿件内容的科学价值。有计划地对已发表文献进行后效评价,也会反过来促进期刊质量的提高。

运用循证医学理念保证期刊论文的质量建议从以下 5 点入手:

(一) 借鉴 Cochrane 图书馆和循证医学杂志的成功经验

Cochrane 图书馆注重方法学研究以保证其高质量、可持续发展。强调在全世界已发表相关文献的基础上,按照严格的方法学评价标准筛选出高质量的论文进行评价。Cochrane 图书馆和循证医学杂志保证其高质量的方法是值得所有期刊编辑借鉴的。

(二) 根据证据的级别判断论文结论论证强度的高低

根据牛津大学循证医学中心的分级方法,临床证据可分成四级:Ⅰ级,系统评价;Ⅱ级,至少单个大样本并且正确控制偏倚因素的的 RCT;Ⅲ-1 级,设计良好的对照试验,但未用随机方法;Ⅲ-2 级,设计良好的队列研究或病例对照研究,Ⅲ-3 级,无对照的系列病例观察;Ⅳ级,基于临床经验的描述研究或专家意见。这个证据分级对编辑初步判断论文价值有指导意义。一般来说,杂志应在可能的条件下尽可能发表论证强度较高的文章,才能提高期刊的整体水平。

(三) 评审和发表重要的研究方案

Cochrane 系统评价特点之一是要求首先进行题目注册,并在发表系统评价全文之前先发表研究方案(protocol)。公开发表研究方案,可以促进研究有计划地进行,同时在研究进行之前,让研究方案进入同行评价,对其不足之处进行修订,避免偏倚、提高系统评价全文的质量。理论上,全文的方法与研究方案的方法应一致。在评审系统评价的全文时,应当对照研究方案,若有差异,则对其原因进行分析和质询。

发表和评审研究方案还可减少发表偏倚。发表和评审研究方案有助于提高由企业或公司赞助的临床试验的公开性、透明性及可靠性,让公众知情或接受公众的评论,并促进其研究结果尤其是阴性结果发表的可能性。鉴于此,中文医学期刊也应尝试发表研究方案。

(四) 组织和发表原始研究论文的专家评论和读者评论

发表对原始研究论文的评论对提高期刊质量具有重要的意义。

论文经过同行评审同意发表后,组织本专业专家对其研究质量、方法设计等进行评论,并将其一并发表,迅速传播给读者。专家评论将论文的精华画龙点睛般地提出来,有利于激发读者的灵感,提供未来研究的线索。可引导读者学习评价文献的方法,培养鉴别文献的能力。长期坚持下去,读者就能从专家评论中不断接受科研设计、研究方法方面的培训,当他们成为期刊的作者时就会注意提供高质量的论文,从而提高期刊质量。

读者评论或用户评论是由读者或用户根据原始研究论文写出的评论,这些评论可能对研究结果的使用、未来研究方向等提出一些非常现实、具体的问题,而这些可能就是政府或学术机构未来需要研究的方向。回答这些问题的进一步研究论文又将成为期刊高质量的稿源,这不仅能满足用户需要,还可使编辑部了解用户对期刊的兴趣、对期刊的质量要求等,及时调整编辑政策。从而形成期刊与用户之间的友好互动关系,提高期刊可读性,使医学期刊始终保持实践性和创新性,保持期刊的可持续发展。

（五）运用报告规范提高医学期刊论文质量

目前医学文献数量急剧增长,PubMed 每个月增加 6 万条记录。但我国医学期刊发表文献质量尚有提高空间:研究方法不严谨,研究结果与研究方案不一致,研究数据报道不完整,统计学方法学错误,或描述不完整,报告中遗漏重要的关键信息如研究方法和干预措施,负性事件报告不充分等,选择性报告研究结果,同行评审方法不明确、不规范、无有效机制预防剽窃、重复发表等学术不端现象发生,不同单位的研究结果报告无统一标准,严重浪费研究资源并涉及诸多伦理问题。

近年来,对多种临床结果的报告提出了报告规范,所谓报告规范(reporting guideline)是指用清单、流程图等指导作者如何报告某一类型研究的规范性文件,包括清单、流程图等要素。是在循证医学证据和科学方法的基础上形成广泛一致的意见(consensus process),并定期更新,对论文作者、读者、编剧和审稿专家都是重要的参考文件。对提高稿件质量、编辑质量和医学期刊质量都有重要意义。建议通过执行报告规范来预防或减少论文发表过程中的学术不端及质量控制缺陷,提高期刊文献报告质量。

二、临床研究报告规范

根据所报告的研究类型,报告规范分为原始研究报告规范和二次研究报告规范。原始研究报告规范又分为临床研究和动物研究报告规范。临床研究按研究设计类型分为随机对照试验报告规范(CONSORT)、观察性研究报告规范(STROBE)、诊断性研究报告规范(STARD)、公共卫生与行为非随机研究的报告规范(TREND)。多个临床专业学科据其学科特点制订针对性和专业性更强的报告指南,如 STRICTA 就是针刺对照研究的报告指南。二次研究的报告规范包括系统评价报告规范如 PRISMA、QUADAS 和临床指南的报告规范。截至 2011 年,系统评价的报告规范就有 25 个。

报告规范不仅可提高研究报告的完整性、透明性、科学性,方便对不同研究结果但同种干预措施的疗效进行分析和合并,且能帮助审稿专家提高审稿质量和审稿效率,预防论文发表过程中发生学术不端行为,减少论文发表过程中出现偏倚的风险。如 CONSORT 中要求提供临床试验注册号,可有效避免重复发表,选择性报告研究结果等偏倚。Plint 等对 CONSORT 清单是否提高了随机对照研究的报告质量进行了系统评价,结果发现,期刊接受 CONSORT 报告规范之后与之前比较,在报道 RCT 的随机序列产生[RR=2.78,95% CI(1.78,4.33)]、患者流程[RR=8.06,95% CI(4.10,15.8)]和 CONSORT 清单所有条目[MD=3.67 条,95%CI(2.09,5.25)]方面均有很大提高;与未采用 CONSORT 的 RCT 报告相比较,采用 CONSORT 报告规范的 RCT 报告的随机序列产生、分配隐藏和 CONSORT 清单所有条目报告完整性方面均有所提高。董稳航等在对国内口腔颌面外科学 RCT 的报告质量进行研究后,发现国内口腔颌面外科学 RCT 在报告样本量的确定、随机方法、随机隐藏的方法、盲法的具体实施等方面存在严重不足;除此以外,项陈洋等也通过 CONSORT 对我国牙本质敏感相关的 RCT 的报告质量进行了评价,其结果也显示,国内相关研究对样本量的确定(0%)、随机方法(9.8%)、分配隐藏(0%)、盲法的具体实施(11.5%)等方面存在不足。在系统评价方面,李春洁等通过 PRISMA 对我国口腔医学中文系统评价的报告情况进行了评估。这些运用报告规范进行的评估,均发现我国目前口腔医学领域临床证据报告中的不足,对未来提高临床研究报告质量有一定指导意义。

报告规范对编辑、审稿专家、读者和作者来说,相当于稿件质量对照检查表。编辑可以利用检查表对来稿的文体、方法学等方面进行评价;同时可根据检查表制订出适合于本编辑部的审稿质量对照检查表,供审稿专家使用。审稿专家可据检查表快速对所审稿件进行更科学、客观的评论,以供编辑部参考。作者可按检查表要求撰写论文,使论文准确、全面地报道试验过程和试验结果。Hua 等于 2015 年对 109 本口腔医学国际期刊及主编进行调查,发现其中一半以上的期刊在作者指南中建议或要求作者根据报告规范准备稿件;约七成主编认为所有口腔医学期刊均应支持报告规范的使用。

下面分别介绍关于原始研究及二次研究已达成共识的报告质量对照检查表,以供编辑、审稿专家、作者和读者使用。

第二节　原始临床研究报告规范

一、临床诊断试验准确性研究报告规范

诊断试验准确性报告规范(standards for reporting diagnostic accuracy,STARD),于 2003 年发表,清单包括 9 部分共 25 个条目。STARD 指导委员会一直关注着诊断试验中偏倚来源及其影响的研究进展,从 2013 年起决定将该指南更新,使其更好地反映诊断试验研究进展,更容易为临床使用。除了邀请 2003 年版起草人员,还吸收了更多诊断试验准确性研究专家,杂志编辑等参与讨论,网络调研,经过两年的努力,形成了诊断试验准确性报告规范 2015 年版,共有 30 个条目,见表 28-1;诊断性研究准确性的参试者流程图见图 28-1。

表 28-1　STARD 2015 清单:报告诊断性研究准确性应纳入的项目

部分与主题	条目序号	条目描述
标题 / 摘要	1	文章标题中至少应用了一个关于诊断准确性的词汇(如敏感性、特异性,曲线下面积)
摘要	2	结构式摘要:研究设计、方法、结果及讨论
前言	3	待测试验的科学及临床背景,临床意义
	4	研究目的及假设
方法		
研究设计	5	数据收集是在待测试验和参考试验施行之前计划好的吗
受试者	6	纳入与排除标准
	7	受试者如何选择(根据症状、过去的检查结果,或者是登记注册)
	8	何时何地选择受试者(人群,地点,时间)
	9	受试者是连续就诊者,随机选择的还是以临床方便为准选择的

续表

部分与主题	条目序号	条目描述
诊断试验	10a	对待测试验是否提供了足够的信息以便他人重复
	10b	对参考试验是否提供了足够的信息以便他人重复
	11	选择参考试验的依据(如同时存在另外可以替代的试验时)
	12a	待测试验阳性的定义,确定其截断值或分级的理由,是事先确定的或探索性的
	12b	参考试验阳性的定义,确定其截断值或分级的理由,是事先确定的或探索性的
	13a	施行待测试验者或其结果判断者知道受试者的临床信息及参考试验结果吗
	13b	评估参考试验结果者知道受试者的临床信息及待测试验的结果吗
分析	14	评估诊断试验准确性的方法或指标
	15	如何处理待测试验或参考试验的模糊值
	16	如何处理待测试验或参考试验的缺失值
	17	对诊断试验准确度的变异进行分析了吗? 是事先设定或是探索性的
	18	如何确定样本量

结果

部分与主题	条目序号	条目描述
受试者	19	受试者流程图
	20	受试者基线人口学资料及临床特点
	21a	罹患待检测疾病者其严重程度的分布
	21b	无待检测疾病者罹患其他疾病的情况
	22	施行待测试验与参考试验之间的时间间隔,是否施加了临床干预措施
试验结果	23	将待测试验结果(或其分布)与参考试验结果列表
	24	诊断试验准确度的估计值及其精确度(如95%置信区间)
	25	施行待测试验和参考试验时有无不良事件发生

讨论

部分与主题	条目序号	条目描述
	26	研究的局限性,可能存在的偏倚,统计学分析及研究证据外延的不确定性
	27	待测试仪的临床意义,预期的临床应用

其他信息

部分与主题	条目序号	条目描述
	28	该研究注册号及注册者
	29	何处可查到研究计划
	30	得到的资助及其他支持,资助者的作用

* 作为文章作者使用本表时,应在每一个条目的开始处注明稿件中涉及此条目部分的页码

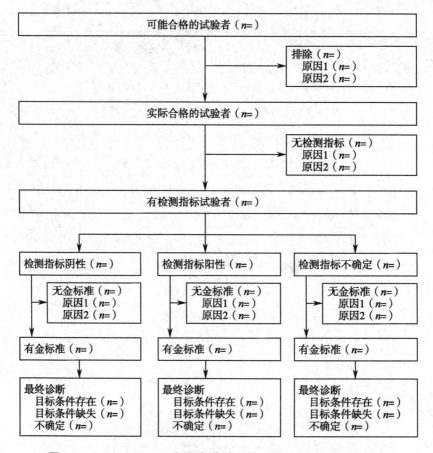

图 28-1 STARD 2015 清单：报告诊断性研究准确性应纳入的项目

二、防治干预性研究报告规范

（一）随机临床对照试验报告规范

随机对照试验报告规范（consolidated standards of reporting trials，CONSORT）由清单（表28-2）和流程图（图28-2）组成。CONSORT 最初起草于1994年，根据实践情况，不断改进完善。已修订了6版，最近的版本修订于2010年。

表 28-2 随机对照试验报告指南（CONSORT）2010 年更新）

部分与主题	条目编号	条目内容	论文页码
文题和摘要	1a	文题能识别是随机试验	
	1b	结构式摘要，包括试验设计、方法、结果、结论几个部分（具体见 CONSORT for abstracts ）	
引言			
背景和目的	2a	科学背景和对试验理由的解释	
	2b	具体目的或假设	

续表

部分与主题	条目编号	条目内容	论文页码
方法			
试验设计	3a	描述试验设计（诸如平行设计、析因设计），包括受试者分配入各组的比例	
	3b	试验开始后试验方案的重要改变（如受试者的纳入与排除标准），并说明原因	
受试者	4a	受试者纳入与排除标准	
	4b	资料收集的地点及其背景	
干预措施	5	详细描述各组干预措施的细节如怎样实施，何时实施以便他人重复	
结果指标	6a	准确定义预先设定的主要和次要结果指标及其测量方法和测量时间	
	6b	试验开始后结果指标是否有更改，若有应说明原因	
样本量	7a	样本量计算方法	
	7b	必要时解释中期分析和试验中止原则	
随机方法			
产生随机序列	8a	产生随机分配序列的方法	
	8b	随机方法的类型，任何限定的细节（如怎样划分区组和区组大小）	
分配方案隐藏	9	完成随机分配的方法（如按序编码袋封藏），描述干预措施分配之前为隐藏随机序列采取的步骤	
完成分配	10	谁产生随机分配序列，谁招募受试者，谁给受试者分配干预措施	
盲法	11a	如果实施了盲法，分配干预措施之后对谁设盲（例如受试者、干预措施提供者、结果评价者），及实施盲法的方法	
	11b	如有必要，描述各干预措施的彼此相似性	
统计学方法	12a	用于比较各组主要和次要结果指标的统计学方法	
	12b	附加分析的方法，如亚组分析和校正分析	
结果			
受试者流程（使用流程图）	13a	随机分配到各组的受试者例数，接受已分配治疗的例数，以及纳入主要结果分析的例数	
	13b	随机分组后，各组失访和排除例数，并说明原因	
招募受试者	14a	招募期和随访时间的长短，并说明具体日期	
	14b	说明试验中断或停止的原因	
基线资料	15	以表格形式描述每组患者基线资料，包括人口学资料和临床特征	
纳入分析例数	16	各组纳入每一种分析的受试者数目（分母），以及是否按最初的分组分析	
结果和估计值	17a	各组每一项主要和次要结果指标的结果，效应估计值及其精确性（如95%置信区间）	
	17b	对于二分类结果，建议同时提供相对效应值和绝对效应值	

续表

部分与主题	条目编号	条目内容	论文页码
辅助分析	18	其他分析结果,包括亚组分析和校正分析,指出哪些是预先设定的分析,哪些是探索性分析	
不良事件	19	每组发生的重要不良事件或意外效应(具体见 / CONSORT for harms)	
讨论			
局限性	20	试验的局限性,潜在偏倚和结果不精确的原因,及多种分析方法(若有的话)对结果的影响	
可推广性	21	讨论试验结果可推广性(外部真实性和实用性)	
解释	22	结果是否具有一致性,权衡试验结果的利弊,并综合考虑其它相关证据	
其他信息			
试验注册	23	临床试验注册号和注册机构名称	
试验方案	24	如果有的话,如何获取完整的试验方案	
资助	25	资助和其它支持(如提供药品)的来源,资助者所起的作用	

备注:阅读和使用本表时推荐同时阅读 CONSORT 2010 的解释性文件,必要时可参阅 CONSORT 2010 关于群组随机对照试验、非劣性及等效随机对照试验、非药物干预、草药干预。实用性随机对照临床试验的延伸核对表。

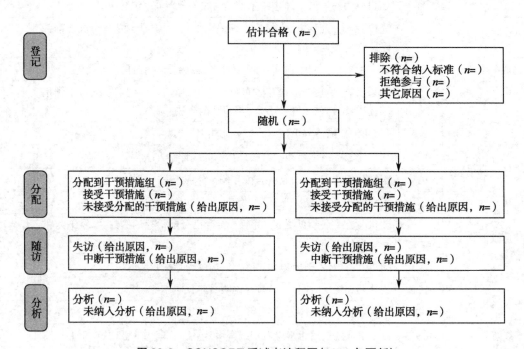

图 28-2　CONSORT 受试者流程图(2010 年更新)

　　2008 年 CONSORT 工作小组对学术期刊和学术会议中随机对照试验的摘要如何撰写,进行了详细描述,见表 28-3。

表 28-3　学术期刊和学术会议随机对照试验摘要报告清单

条目	描述
文题	能鉴定为随机试验
作者	通讯作者的详细联系方式
研究设计	描述试验设计如平行、组群、非等效等
方法	
研究对象	研究对象的纳入与排除标准和资料收集地点与背景
干预措施	每组干预措施
目的	具体的目的和假设
随机	如何将研究对象分配到各干预组
盲法（隐藏）	是否对受试者、干预措施提供者和分析结果者隐藏分配方案
结果	
随机分组例数	随机分配到每组的受试者例数
招募受试者	试验安排
纳入分析例数	每组纳入分析的受试者数量
结果	每组主要结果指标的效应量估计值及其精确度
危害	重要的负性事件和副反应
结论 / 讨论	
临床试验注册	临床试验注册号和注册机构名称
基金资助	基金资助来源

由于随机对照试验的研究设计有其特殊性，CONSORT 还有若干延伸表格分别适用于报告随机对照临床试验的某些特殊事项时应该额外纳入的内容，应结合 CONSORT 2010 年共同使用。与报告不良事件或危害（harms）相关的延伸表详见表 28-4。

表 28-4　随机对照试验中报道不良事件应纳入的项目

文题和摘要	1	如果研究数据包括不良反应与益处，文题或摘要则应有相应描述
引言		
方法		
背景	2	若试验涉及不良反应和益处，引言中应进行相应描述
受试者	3	
干预措施	4	
目的	5	
结果	6	列出涉及的不良事件并附每项事件的定义（注意：当涉及分级，预期与非预期事件相比时，应参照标准或确切的定义，并解释新定义），描述如何收集不良反应相关信息（数据收集方式、收集时间、归因方法、病因学联系强度，不良反应相关性监测，中止试验的标准）

续表

样本量	7	
随机化		
序列产生	8	
分配隐藏	9	
实施	10	
盲法	11	
统计方法	12	描述与分析不良反应信息的计划(包括编码、复发事件的处理、观察时间点的具体界定、连续测量的处理和所有统计分析)
结果		
受试者流程	13	描述每组因不良反应退出的例数及其对干预措施的感受
募集受试者	14	
基线资料	15	
分析人数	16	确切提供用于不良事件分析的分母
结果和估计值	17	给出每组每种不良反应事件的绝对危险度
辅助分析	18	不良事件类型、分级及严重程度及表现
不良事件	19	采用恰当的资料类型来精确表达不良事件严重程度,对不良事件的任何亚组分析和探索性分析(此条内容亦适用于 17,18)
讨论		
结果解释	20	同等讨论益处和不良反应
结论外延性	21	强调研究的局限性及其推论总体的可能性
所有相关证据	22	与不良事件相关的其他文献信息(此条内容亦适用于 20,21)

涉及草药干预(herbal medicinal interventions)的随机对照试验报告规范,可以用作中医药随机对照试验研究报告的核对清单,主要涉及 CONSORT 2010 年第 5 个条目干预措施的细化,如制剂中所含每种草药的命名,制剂特点,给药方案,药品各成分的含量,添加剂的含量,标志物的指纹图检查,以确保制剂的质量稳定性及溯源性,详见表 28-5。

表 28-5　随机对照试验中报道草药干预应纳入的项目

部分及主题	条目内容	
干预措施	若可能的话,草药干预措施的描述应包括以下内容:	
	5A:草药产品名	1. 报告制剂中每种草药的拉丁种属名(双名)及植物命名人姓名和通用名
		2. 专利产品名(如商标名)或提取物名称(EGb-761)及生产厂家名称
		3. 试验采用的草药制剂是否得到所在国家的授权(批件或注册)

续表

部分及主题		条目内容
干预措施	5B:草药制剂特性	1. 所用制剂或提取物采自植物的哪一部分
		2. 所用制剂的类型如新鲜生药或其干制品或提取物
		3. 采用提取物时其溶剂的类型和浓度(如,80%的乙醇,100%的水,90%的甘油等),以及草药与提取物的比例(如2∶1)
		4. 原药材的检验方法(如由谁,怎样做)以及原药材的批次号。检测样本(如留存试样)是否保存及保存地点,保存标号
	5C:给药方案及剂量描述	1. 药物剂量及用药持续时间,如此用药的依据
		2. 报告所有制剂组分(包括草药成分和添加成分)在每单位剂量的含量(如重量、浓度及其波动范围)。黏合剂、填充剂及其他辅料在每粒胶囊的含量,如含有17%的麦芽糊精,3%的二氧化硅等
		3. 对规格标化的草药制剂,报告每单位剂量活性标志成分的含量
	5D:定性测定	1. 产品的化学指纹图谱及其所用方法(设备和化学参考标准),由谁完成化学分析(如实验室名称)。产品的样品(如存留样品)是否保存,如果是,储存或保存在何处
		2. 描述接受了哪些特殊检验/纯度检测(如重金属或污染物检测);去除了哪些不必要的成分和怎样去除(如方法)。
		3. 标化:标化什么(如成品的哪些化学成分)及怎样标化(如活性成分的生物学/功能的测量或化学过程)。
	5E:安慰剂/对照组	采用对照或安慰剂的依据
	5F:医师	作为干预的一部分,报告医师的情况,如其接受过的训练及实践经验等)

关于针刺干预(acupuncture interventions)的随机对照试验报告核对清单,也是对CONSORT 2010年的第5个条目的细化。对针刺的干预措施涉及6个方面,包括针刺原理、针刺细节、治疗程序、同期其它治疗、执业医师背景和对照措施等,详见表28-6。

表28-6 针刺临床对照试验中干预措施报告的标准(STRICTA)条目(2010年更新)

项目	条目编号	细节	页码
1. 针刺原理	1a	针刺类型(如传统中医、日本、朝鲜、西医、五行针、耳针等)	
	1b	治疗原理(如历史背景、文献来源、共识方法,尽可能标出参考文献)	
	1c	治疗的变化程度	
2. 针刺细节	2a	每位患者每个部位的进针数(均数和相关范围)	
	2b	穴位名称(若无标准的穴位名称则描述位点)(单侧/双侧)	
	2c	进针深度基于专业测量单位或某个组织水平	

续表

项目	条目编号	细节	页码
2. 针刺细节	2d	诱发的反应(得气或提插反应)	
	2e	针刺激的方式(电针或手法)	
	2f	留针时间	
	2g	针的类型(标准规格、长度和制造商或材料)	
3. 治疗程序	3a	疗程数目	
	3b	治疗频率和每个疗程时间	
4. 其它同期治疗	4a	其他干预措施(如灸法、拔罐、草药、锻炼、生活方式的建议)	
	4b	治疗背景和环境,包括给执业医师的建议,给患者的解释和信息	
5. 执业医师背景	5	描述针刺医师的资质、所在单位、针刺培训时间和其它相关的临床经验	
6. 对照干预措施	6a	描述基于待研问题选择对照或对比措施的理由及支持其选择的文献来源	
	6b	精确描述对照或对比干预措施。若采用了假针刺或其它类似刺的干预措施,参照 1～3 条目的内容	

注:使用本表时需配合阅读对表内各项条目的解读材料

　　CONSORT 2010 年的其他延伸表格,还涉及群组随机对照临床试验(cluster trials)、非劣效及等效随机对照临床试验(non-inferiority and equivalence trials)、实用随机对照临床试验(pragmatic trials)、单个患者随机对照临床试验(N-of-1 trials)、以患者报告指标(patient-reported outcomes)为重要结局指标的随机对照临床试验(trials)、非药物干预随机对照临床试验(non-phamacologic treatment intervention trials)、个体内临床试验(within person trials)等。

　　(二) 非随机临床对照试验报告规范

　　非随机干预性研究报告规范(the transparent reporting of evaluations with nonrandomized designs,TREND)由美国疾病预防控制中心 HIV/AIDS 综合防治研究小组为提高对艾滋病防治研究的综合能力而制订。TREND 报告规范基于 CONSORT 2001 年版制订,对部分条目针对行为干预研究或公共卫生干预研究进行了补充,于 2004 年发表,共包括 22 个条目,适用于非随机设计的干预效果评价,见表 28-7。

表 28-7　TREND 清单条目(2004 年发表)

部分与主题	条目序号	条目描述	是否报告?	
			√	页码
题目与摘要				
题目与摘要	1	研究单位如何分配到各干预组 推荐采用结构式摘要 目标人群及研究样本的信息		

续表

部分与主题	条目序号	条目描述	是否报告?	
			√	页码
前言				
背景	2	科学背景与研究理由,行为干预的理论依据		
方法				
研究对象	3	研究对象的纳入标准,包括不同招募水平/抽样方案(如城市、诊所、对象)的标准 招募方法(如推荐、自选),包括抽样方法(如果采用了系统抽样方案) 招募环境 采集数据的环境和地点		
干预措施	4	各组干预的细节以及何时、如何实施,具体包括: 内容:给予什么干预? 实施方法:干预内容如何实施? 实施单位:研究对象如何分组? 干预分配者:谁负责分配干预? 环境:干预在什么地方实施? 暴露的总量和持续时间:预计实施多少次干预? 持续多长时间? 时间跨度:预定每次干预实施多长时间? 增加依从性的措施(如奖励)		
目的	5	具体研究目的和假设		
结果指标	6	明确定义主要和次要结局指标; 描述数据收集方法和提高测量质量的方法; 如何验证测量工具的真实性的信息,如心理和生物学特性的测量		
样本量	7	样本量如何确定,解释中期分析和中止试验的条件(如存在这种情况)		
分配方法	8	分配单位(各单位被分配到研究组的情况,如个体、组群、社群); 各单位分配到研究组的方法,包括任何限制细节(如区组、分层和最小化法); 为减少因非随机化而可能产生的偏倚所采取的措施(如配对)		
盲法	9	研究对象、干预实施者和结果评估者是否并不知晓分组情况;若是,盲法如何实现? 如何评价?		
分析单位	10	描述用于评估干预措施效果的最小分析单位(如个体、组群或社群); 如果分析单位与分配单位不同,给出换算方法(如通过设计效应调整标准误的估计值或采用多水平分析)		
统计分析方法	11	比较各组主要结果使用的统计方法,包括相关数据的复杂分析方法; 其他分析方法,如亚组分析和校正分析; 处理缺失数据的方法(如果用了的话); 使用的统计软件或程序		

续表

部分与主题	条目序号	条目描述	是否报告?	
			√	页码
结果				
研究对象流程	12	各阶段研究对象的流动情况,如登记、分配、分配和实施干预、随访、分析(强烈推荐使用流程图) 登记:筛选研究对象数,合格和不合格研究对象数,拒绝参与和入选研究对象数 分配:分配到各研究组的研究对象数 分配和实施干预:分配到每个研究组的研究对象数和接受每种干预措施的研究对象数 随访:各组完成或未完成随访(如失访)的研究对象数 分析:各组主要分析纳入或排除的研究对象数 说明与研究方案的差异,并给出原因		
招募	13	明确招募期和随访时间		
基线数据	14	各研究组基线人口学和临床特征; 与具体疾病预防研究相关的每个研究组的基线特征; 在总体和研究组层面对失访与在访研究对象的基线比较; 研究人群和关注目标人群的基线比较		
基线相似性	15	各研究组基线相似性的数据和用于控制基线差异的统计方法		
分析的数量	16	针对每个分析,纳入各研究组的研究对象数目(分母),尤其是对不同结局分母要发生改变时,如果可行,用绝对数来表达结果 是否进行了意向治疗分析,如未采用,应说明分析中如何处理不依从的研究对象		
结局和效应估计	17	对每个主要和次要结果,报告各组的综合结果,估计效应量大小及其置信区间(显示其精确度); 包含无效和阴性结果; 包含测试预设的干预实施所产生的结果		
辅助分析	18	对所做的其他分析进行总结,包括亚组分析和限制性分析,说明哪些分析是事先设定的,哪些是探索性的		
不良事件	19	对各组所有重要危害和非预期效应进行总结(包括对测量方法、估计效应量和置信区间的总结)		
讨论				
解释	20	结合研究假说、潜在偏倚来源、测量的不精确性、多重分析和研究的其他局限性和缺点,对结果进行解释; 关于结果的讨论,应考虑干预措施的作用机制(因果路径),或其他替代机制或解释; 讨论实施干预的成功之处和障碍,干预的真实性; 对研究、临床实践或决策意义的讨论		
可推广性	21	结合研究人群、干预措施的特征、随访时间长短、激励措施、依从率、研究实施的具体场所和环境以及其他相关因素,讨论试验结果的可推广性(外部真实性)		
证据总结	22	结合现有证据和理论,对结果进行解释		

三、流行病学观察性研究报告规范

流行病学观察性研究的报告规范（strengthening the reporting of observational studies in epidemiology，STROBE）最初于 2004 年发表，第二版、第三版分别修订于 2005 年 4 月、2005 年 9 月，2007 年发布第四版，其项目核对清单包括 6 大部分（题目和摘要、引言、方法、结果、结论、其他信息）共 22 个条目。可用于队列研究、病例对照研究和横断面研究三类研究方式。其中 18 个条目为三种研究设计共用，4 个条目（条目 6、12、14、15）根据研究设计而异。见表 28-8。

表 28-8　STROBE 清单（第 4 版，2007 年更新）

章节与主题	序号	条目解释
题目与摘要	1	题目和摘要中应有常用专业术语指明研究设计
		摘要内容要丰富，且能准确流畅地表述研究中做了什么、发现了什么
前言		
背景/原理	2	解释研究的科学背景和原理
目的	3	阐明研究目的，包括任何预设假设
方法		
研究设计	4	陈述研究设计的关键点
研究地点	5	描述研究环境、具体场所和相关时间范围（包括研究对象募集、暴露、随访和数据收集时间）
研究对象	6	A、队列研究：描述研究对象的纳入与排除标准、来源和方法和随访方法 病例-对照研究：描述选择确诊病例和对照的纳入与排除标准、来源和方法。描述选择病例和对照的原理 横断面研究：描述研究对象的纳入与排除标准、来源和方法 B、队列研究：对于配对研究，描述配对标准和暴露与非暴露数目 病例-对照研究：对于配对研究，描述配对标准和每个病例配对对照数目
研究变量	7	明确定义结果指标、暴露、预测因素、潜在混杂因素和效应校正因素。如果可能，给出诊断标准
数据来源/测量指标	8*	对每个所关注的变量，描述其数据来源和详细的评估（测量）方法；若有多个组，还应描述各组间评估方法的可比性
偏倚	9	描述为找出潜在的偏倚来源所做的任何努力
样本量	10	解释样本量的确定方法
定量变量	11	解释分析中如何处理计量变量；若可能，描述怎样选择分组及分组原因
统计学方法	12	① 描述所有统计学方法，包括如何控制混杂因素； ② 描述用于检验亚组和交互作用的方法； ③ 解释处理缺失数据的方法； ④ 队列研究：如果存在失访，解释处理失访的方法； 　　病例-对照研究：如果进行了配对，解释病例和对照的配对方法； 　　横断面研究：如果可能，描述根据抽样策略确定的分析方法； ⑤ 描述所做的敏感性分析

续表

章节与主题	序号	条目解释
结果		
研究对象	13*	① 报告研究各阶段研究对象的数量,如可能合格的数量、被检验是否合格的数量、证实合格的数量、纳入研究的数量、完成随访的数量和纳入分析的数量; ② 给出各阶段研究对象未参与的原因; ③ 考虑使用流程图
描述性资料	14*	① 描述研究对象的特征(如人口学、临床和社会)及关于暴露和潜在混杂因素的信息; ② 指出每个关注变量的研究对象数量及其缺失数量; ③ 队列研究:总结随访时间(如平均时间及总的时间)
结果资料	15*	队列研究:按时间报告结局事件数或汇总测量结果; 病例 - 对照研究:报告各暴露类别的数量或暴露的汇总测量结果; 横断面研究:报告结局事件数或汇总测量结果
主要结果	16	① 给出未校正和校正混杂因素(如存在混杂因素)关联强度的估计值及其精确度(如 95%CI),阐明根据哪些混杂因素进行校正及纳入这些因素的原因。 ② 将连续性变量转化为分类变量时的分类界值。 ③ 若相关,可考虑将有意义时间范围内的相对风险估计值转换为绝对风险估计值
其它分析	17	报告进行的其他分析,如亚组和交互作用分析及敏感度分析
讨论		
重要结果	18	参考研究目的总结重要结果
局限性	19	结合潜在偏倚和不精确性的来源,讨论研究的局限性;讨论潜在偏倚的方向和大小
解释	20	结合研究目的、局限性、多重分析、类似研究结果和其它相关证据,谨慎对结果进行总体解释
可推广性	21	讨论研究结果的可推广性(外部真实性)
其它信息		
资助	22	给出本研究的资助来源和资助者的角色,如果本文是基于先前的研究开展的,给出先前研究的资助来源和资助者的角色

* 在病例 - 对照研究中,分别给出病例和对照的信息,如可能,在队列研究和横断面研究中分别给出暴露和非暴露组的信息

　　通过 STROBE 的官方网站,可以下载针对这三种设计的独立版本、组合版本及其配套说明文件(每个清单条目的选择原因、方法学背景及高质量报告范例)。

　　STROBE 有两个重要的延伸性指南,一个是与遗传学群体研究相关的,经过遗传学家、流行病学家、统计学家和杂志编辑等的共同讨论,在 STROBE 第四版的基础上制订了遗传学相关流行病学研究的报告规范(strengthening the reporting of genetic association studies,

STREGA),该指南在 2009 年发表(详见第二十三章)。这是多个学科理性合作的产物,其目的是通过相关研究报告的透明化和规范化,如人群的分层,研究对象的选择,基因型分型错误,单体型基因变异,实验室检查的可靠性等。以明确遗传学因素在疾病病因中的确切作用。

另一个与遗传关联性研究以外的分子流行病学研究相关。最初由欧洲 ECNIS 协作网(Environmental Cancer Risk,Nutrition and Individual Susceptibility—European Network of Excellence)提出,然后由包括流行病学、生物统计学和实验室技术专家以及专业期刊的编辑于 2008—2010 年历时 3 年共同开发完成,称为观察性流行病学研究报告质量—分子流行病学研究报告清单(strengthening the reporting of observational studies in epidemiology—molecular epidemiology,STROBE-ME)。在 STROBE 原有的 22 项条目的基础上,扩展了涉及分子流行病学研究特殊性问题的 10 项条目,新增添了 7 项特殊条目,涉及生物样品收集、存储和处理,实验室分析方法等,开辟了 5 个专栏介绍分子标志物、生物样品收集、处理与储存,生物标志的有效性和可靠性以及伦理学问题等。

有关这两个指南的介绍及细节,请参考引用文献及相关网页。

第三节 二次研究报告规范

一、诊断准确性研究系统评价质量评价工具

随着医药卫生科技日新月异的发展,不断有新的诊断方法和科技手段问世,如果能将针对同种疾病的同类新型诊断试验方法进行综合分析,诊断指标的精确性会随着样本量的扩大而有所提高,从而有助于尽早确定其诊断效能和价值,促进诊断试验方法的更新换代,使更准确、更安全、更快速、更便宜的新型诊断方法更快得到临床应用。

诊断试验的目的是确定一个新的诊断方法确诊某种疾病状况的效能,必须有一个系列的受试对象既接受待测诊断试验(index test)又要接受作为标准的参考试验(reference standard),通过一系列诊断试验指标显示新的诊断试验的效能。因此不能简单套用对干预性研究进行 Mmeta 分析与系统评价的方法。

一个由诊断学专家等组成的研发小组为了提出诊断试验 Meta 分析及系统评价的报告规范而进行了大量工作,并最终于 2003 年提出了诊断准确性研究系统评价质量评价清单(quality assessment of studies of diagnostic accuracy included in systematic reviews,QUADAS),详见表 28-9。

表 28-9 诊断准确性研究系统评价质量评价清单 QUADAS

编号	项目
1	受试病人构成是否代表临床真实情况
2	是否清晰描述了受试对象的纳入和排除标准
3	参考试验是否能准确诊断待研疾病状态
4	实施参考试验与待测试验的时间间隔是否足够短以避免病情变化影响
5	是全部受试者还是从中随机选择的样本接受了参考试验
6	是否不管受试者待测试验结果如何都接受了同样的参考试验

编号	项目
7	参考试验是否与待测试验互相独立不相干(金标准不包含待测试验)
8	是否清晰地阐述了待测试验的具体操作方法以供重复验证
9	是否清晰地阐述了参考试验的具体方法以供重复验证
10	对待测试验的结果进行解释时是否不知晓参考试验的结果
11	对参考试验的结果进行解释时是否不知晓待测试验的结果
12	当解释试验结果时可获得的临床资料是否与实际应用中可获得的临床资料一致
13	是否报道了难以解释的或中间状态的试验结果
14	对退出病例是否进行论述解释了

该清单发布后迅速得到广泛应用,并得到 Cochrane 协作网推荐,但在长时间使用过程中用户发现在如何处理和评价病例构成、无法解释或结论模糊的结果或退出病例时存在一些瑕疵,在参考试验涉及随访时不便于使用该清单等问题。为了进一步完善该工具,研发小组对 QUADAS 进行了修订,并于 2011 年推出了 QUADAS-2。将一些易混淆的条目内容进行了删除或完善,将评价的条目改为评价偏倚风险和临床适用性两个方面,并增加了标志性问题。QUADAS-2 包含 4 个主要方面:病例选择、待测试验、参考试验和流程图,详见第二十章表 20-3。

二、临床随机对照试验的系统评价及 Meta 分析的报告规范

1999 年,由加拿大渥太华大学 David Moher 牵头的一个国际性专家小组在 Lancet 上发表了随机对照试验 Meta 分析的报告规范(quality of reporting of meta-analyses,QUOROM),根据用户在实践中的反馈意见,10 年后的 2009 年在 QUOROM 的基础上,更新制订了系统评价及 Meta 分析报告规范(preferred reporting items of systematic reviews and meta-analyses,PRISMA),清单条目也由原来的 22 条增加为 27 条,见表 28-10。PRISMA 流程图也进行了更新,见图 28-3。另外,2015 年以来,有 3 个 PRISMA 的延伸表格被先后开发并发布了。一个是关于如何制作系统评价的计划书 protocol,称为 PRISMA-P,一个是关于如何处理个体资料 individual data 的,称为 PRISMA-IPD,第三个是关于网络 Meta 分析 network meta-analysis 的,称为 PRISMA-NMA。另外,相关联的报告规范还有关于系统评价摘要的,关于 Cochrane 干预性系统评价方法学期望水准(methodological expectations of Cochrane intervention reviews,MECIR)的。

表 28-10　随机对照试验制作的系统评价 /Meta- 分析报告指南(PRISMA)清单(2009 年更新)

部分 / 主题	条目编号	条目内容	所在页码
标题			
标题	1	注明本报告是系统评价、Meta 分析或者两者均是	
摘要			
结构式摘要	2	提供结构式摘要,包括背景、目的、数据来源、纳入与排除标准、参与者和干预措施、评价和合并分析的方法、结果、局限性、结论和主要结果的意义,系统评价注册号	

续表

部分／主题	条目编号	条目内容	所在页码
引言			
基本依据	3	基于目前已知证据描述本评价的基本依据	
目的	4	参照参与者、干预措施、对照、结果和研究设计,清楚地描述问题(PICOS)	
方法			
计划书与注册	5	指出是否有计划书、如何获取(网址)。如已注册,则提供注册号	
纳入与排除标准	6	描述拟纳入研究的特征(如 PICOS,随访期)及报告特征(如纳入年份、语言、发表情况)作为纳入与排除的标准,说明理由	
信息来源	7	描述检索中用到的全部信息来源(如数据库及其收录年限,或联系研究的作者以及明确附加的研究),及最后一次检索日期	
检索策略	8	至少介绍一个数据库完整的电子检索策略,包括使用的检索限制条件,以便该检索策略能被重复	
研究筛选	9	描述筛选研究的过程(亦即排除标准和纳入标准,均应包括在系统评价中,如果可行,也应包括在 Meta 分析中)	
数据收集过程	10	描述从报告中提取数据的方法(如预先制订的表格,完全独立,双重操作),以及任何从研究者处获取及确认数据的过程	
变量	11	列出并定义数据变量(如 PICOS、资助来源),以及作出的任何假设和简化	
每个研究的偏倚风险	12	描述用于评估每个偏倚风险的方法(阐明是在研究水平还是结果水平上完成的),以及这些信息如何被用于数据合成。	
合并分析指标	13	描述主要的合并分析指标(如比值比,均差)	
结果合并分析	14	描述处理数据,合并各研究结果的方法,若做了合并分析,还应描述每个 Meta 分析的同质性检验(如 I^2 检验)	
合并分析的偏倚风险	15	明确评估可能影响合并证据的偏倚风险(如发表偏倚、对涉及研究的选择性报道)	
附加分析	16	描述附加分析方法(如敏感性或亚组分析、meta- 回归),若做了附加分析,则指明哪些附加分析是预先制订	
结果			
研究筛选	17	描述筛选研究数量、符合纳入与排除标准的研究数量及纳入研究数量,每一阶段排除研究的数量和排除理由,宜用流程图表示 R	
研究特征	18	描述每个提取了数据的研究的特征(如样本量、PICOS、随访时间),并标注引文	
研究中的偏倚风险	19	提供每个研究偏倚风险的数据,及结局水平的评估(如有)(见 12)	
单个研究结果	20	描述每个研究的全部结果(有益或有害):(1)描述每个干预组的数据,(2)估计效应量和置信区间,以森林图表示最佳	

续表

部分/主题	条目编号	条目内容	所在页码
合并分析结果	21	描述每个完成 Meta 分析的结果,包括置信区间和同质性检验	
不同研究之间的偏倚风险	22	描述研究间偏倚风险评估结果(见 15)	
附加分析	23	描述附加分析结果(如敏感性分析或亚组分析、Meta 回归,见 16)	
讨论			
证据总结	24	总结主要研究结果,包括每个主要结果的证据强度,证据与研究人群的相关性(如医疗服务提供者、用户及决策者)	
局限性	25	在研究和结果水平上(如偏倚风险)及系统评价水平上(如纳入研究不完全、报告偏倚等)讨论局限性	
结论	26	结合其他证据,对结果进行总结性解释,并阐述其对未来研究的意义	
资助			
资助	27	描述本系统评价的经费资助及其他支持(如数据提供)的来源,以及资助者在本系统评价中的角色	

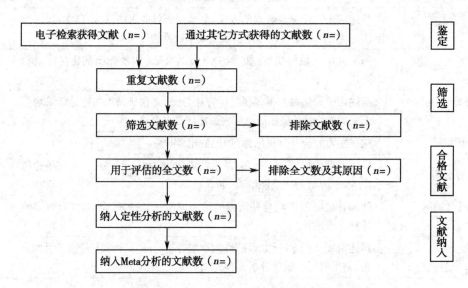

图 28-3 PRISMA 流程图(2009 年更新)

三、观察性研究 Meta 分析报告规范

观察性研究 Meta 分析报告规范(meta-analysis of observational studies in epidemiology:a proposal for reporting,MOOSE),共包括 6 个部分、35 个条目,见表 28-11。

综上,充分运用循证医学提供的有效工具包括证据分级、临床研究报告规范等,可有效提高医学期刊论文质量,但需要相关的培训机制和培训平台来支撑和促进相关工作的顺利开展。

表 28-11　观察性研究 Meta 分析(MOOSE)报告清单

内容	序号	条目
背景内容	1	定义临床问题
	2	提出研究假设
	3	描述研究结果
	4	暴露或干预的类型
	5	研究设计类型
	6	研究人群
检索策略	7	文献检索者的资质(如图书馆员、研究人员)
	8	检索策略,包括检索的时间范围和关键词(检索词)
	9	纳入所有可得的研究所做的努力包括与原著者联系
	10	检索的数据库或注册资料库
	11	使用的检索软件名称和版本,采用的检索方法
	12	是否使用手工检索(如获取文献中的参考文献)
	13	列出所有检索到的文献和排除的文献及其纳入与排除标准
	14	检索非英语文献的方法
	15	如何处理未发表的研究及以摘要形式发表的研究
	16	描述与研究原著者联系的情况(如询问进一步的信息)
方法	17	描述用于评估检验假设所收集研究的相关性和合理性
	18	筛选资料并予以编码的原则(据成熟的临床原则或临时的需要)
	19	资料分类分级编码的方法(如多个文献评价者,盲法,不同的评价者之间的一致性等)
	20	混杂偏倚的评估(如病例与对照组之间的可比性)
	21	纳入研究的质量评估,包括质量评价者是否采用盲法评估;对可预测研究结果的指标进行分层或回归分析
	22	异质性评价
	23	详细描述统计方法(如应用了何种模型以及这种模型对预测指标评价的合理性,剂量效应模型或累积 Meta 分析等),以便其他人重复
	24	提供适当的图或表
结果	25	图示综合分析结果,包括单个研究效应估计与合并的总体效应
	26	用表格列出纳入的每个研究的描述性资料
	27	敏感性分析结果(如亚组分析)
	28	指出研究结果的统计学不确定性(如概率、置信区间等)
讨论	29	定量评估偏倚(如发表偏倚)
	30	排除研究的理由(如排除非英语的文献)
	31	纳入研究的质量评价

续表

内容	序号	条目
结论	32	对观察结果的其他解释
	33	结论的外延性 (对研究资料是否合理,在该 Meta 分析涉及的范围内是否合理)
	34	提出未来研究的方向
	35	报告此研究资助来源

（刘雪梅　史宗道　花　放）

参考文献

1. 陈茹,段芳芳,詹思延.如何撰写高质量的流行病学研究论文,第二讲分子流行病学研究报告规范—STROBE-ME 介绍.中华流行病学杂志,2013,34(7):740-744

2. 董稳航,李春洁,项陈洋,等.中国口腔颌面外科临床随机对照试验的报告质量评价.华西口腔医学杂志,2012,30(5):505-508

3. 李春洁,吕俊,苏乃川,等."系统评价和 Meta 分析报告规范"评价口腔医学领域中文 Meta 分析的报告质量.中华口腔医学杂志,2011;46(5):257-262

4. 王波,詹思延.如何撰写高质量的流行病学研究论文.第一讲观察性流行病学研究报告规范 -STROBE 介绍.中华流行病学杂志,2006,27(6):547-549

5. 王波,詹思延.如何撰写高质量的流行病学研究论文第三讲诊断试验准确性研究的报告规范—STARD 介绍.中华流行病学杂志,2006,27(10):909-912

6. 王小琴,韦当,刘雅莉,等.PRISMA 声明应用现状调查.中国循证医学杂志,2014,14(9):1160-1164

7. 卫茂玲,刘鸣,苏维,等.中文发表系统评价、Meta 分析 18 年现状分析.华西医学,2007,22(4):697-698

8. 项陈洋,李春洁,董稳航,等.牙本质过敏症临床随机对照试验的报告质量评价.华西口腔医学杂志,2012,30(3):267-270,274

9. 尹森林,刘雪梅,何林,等.对系统评价/Meta 分析报告规范的系统评价.中国循证医学杂志,2011,11(8):971-977

10. 詹思延.第三讲如何报告观察性流行病学研究—国际报告规范 STROBE 解读.中国循证儿科杂志,2010,5(3):222-227

11. BOSSUYT P M,REITSMA J B,BRUNS D E,et al. Towards complete and accurate reporting of studies of diagnostic accuracy:the STARD initiative. Standards for Reporting of Diagnostic Accuracy. Clin Chem,2003,49(1):1-6

12. BOSSUYT P M,REITSMA J B,BRUNS D E,et al. STARD 2015:an updated list of essential items for reporting diagnostic accuracy studies. BMJ,2015,351:h5527

13. GAGNIER J J,BOON H,ROCHON P,et al. For the CONSORT Group.Reporting randomized,controlled trials of herbal interventions:an elaborated CONSORT Statement. Ann Intern Med,2006;144(5):364-367

14. LITTLE J,HIGGINS J P,IOANNIDIS J P,et al. Strengthening the reporting of genetic association studies (STREGA):an extension of the STROBE Statement. Hum Genet,2009,125(2):131-151

15. MOHER D,COOK D J,EASTWOOD S,et al. Improving the quality of reports of meta-analyses of randomised controlled trials:the QUOROM statement. The Lancet,1999,354(9193):1896-1900

16. MOHER D,HOPEWELL S,SCHULZ K F,et al. CONSORT. CONSORT 2010 explanation and elaboration:updated guidelines for reporting parallel group randomised trials. Int J Surg,2012,10(1):28-55

17. MOHER D,LIBERATI A,TETZLAFF J,et al. The PRISMA Group.Preferred Reporting Items for

Systematic Reviews and Meta-Analyses：The PRISMA Statement. BMJ,2009,339:b2535

18. MOHER D,TETZLAFF J,TRICCO A C,et al. Epidemiology and reporting characteristics of systematic reviews. PLoS Med ,2007,4(3):e78

19. PANDIS N,FLEMING P S,HOPEWELL S,et al. The CONSORT Statement:Application within and adaptations for orthodontic trials. Am J Orthod Dentofacial Orthop,2015,147(6):663-679

20. STROUP D F,BERLIN J A,MORTON S C,et al. Meta-analysis of observational studies in epidemiology：a proposal for reporting. Meta-analysis Of Observational Studies in Epidemiology(MOOSE)group. JAMA,2000,283(15):2008-2012

21. VOHRA S,SHAMSEER L,SAMPSON M,et al. CENT group. CONSORT extension for reporting N-of-1 trials(CENT)2015 Statement. BMJ.2015;350:h1738

22. WHITING P,RUTJES A W S,RRITSMA J B,et al. The development of QUADAS：a tool for the quality assessment of studies of diagnostic accuracy included in systematic reviews. BMC Med Res Methodol ,2003;3:25

23. WHITING P F,RUTJES A W,WESTWOOD M E ,et al. QUADAS-2 Group.QUADAS-2：a revised tool for the quality assessment of diagnostic accuracy studies. Ann Intern Med,2011,155(8):529-536

24. HUA F,WALSH T,GLENNY A M,Worthington H. Surveys on Reporting Guideline Usage in Dental Journals. J Dent Res. 2016,95(11):1207-1213

思考题

1. CONSORT 清单包括哪些内容？
2. PRISMA 清单哪些内容？
3. QUADAS 清单包括哪些内容？
4. STRICTA 清单包括哪些内容？

第二十九章

用户参与循证口腔医学

 内容提要

　　循证口腔医学证据要转化为用户的实践才能发挥其应有的作用。从这个意义上来说，口腔临床医务人员与本科生研究生、口腔卫生政策制订者、口腔疾病患者以及相关药品、保健品。设备、器材生产经营厂商，都是循证口腔医学的重要用户，循证口腔医学倡导者应深入了解用户需求，使循证医学证据更易理解，更容易获得并且更加便利应用。图书馆工作者，数据库开发者及网络信息提供者都有责任参与循证医学证据的普及有效利用。而用户自身不但是相关证据的使用者，也应该积极参与高质量证据的制作与传播过程。

第一节　概　　述

　　用户（consumer）在医学领域是指使用卫生保健信息，参与循证医学实践的个人或相关机构。就循证口腔医学领域而言，口腔卫生政策的制订者、口腔临床医务人员、口腔疾病患者以及口腔器材药品的生产经营厂商即是其重要的用户。用户参与是循证口腔医学存在和发展的动力，是循证口腔医学证据发挥效益的关键。

　　以病人为中心是循证医学的特征之一，它强调将当前最好的临床研究证据、临床医师的专业技能、病人自身的价值观和愿望完美地结合起来，指导临床决策和实践。因而，循证医学证据的产生、发展、普及和转化均离不开用户参与。

　　（一）循证口腔医学离不开临床口腔医务人员参与

　　临床口腔医务人员工作在医疗实践的第一线，与患者联系最为紧密，因而更容易发现和提出口腔临床和卫生保健问题，关心证据的临床意义及相关性，是否可以用于个体病人。循证口腔医学先行者、倡导者要注重开展循证医学训练，为临床一线提供临床实践指南、临床决策证据以及成本效益证据，使之能够根据风险效益比，个体病人的生理心理因素及经济付出能力等预测结局，并对指南的临床意义及局部适用性进行反馈。口腔临床医务人员也是系统评价制作的参与者和证据的提供者。

　　（二）循证口腔医学离不开患者及其家属参与

　　循证医学证据产生后要真正转化为现实效益，除了临床口腔医务人员的医疗实践外，更离不开证据的直接受益者即患者的参与。病人的自身价值观和愿望体现于诊断与治疗的全过程,病人反馈治疗过程中的体会和经验是医务人员及医药厂商改进产品服务的重要参考。病人了解有关医疗技术和药品的证据,可以减少盲目就"医"吃"药"所造成的精神痛苦和经济损失。因此他们应该积极参与证据的选择和应用。病人可以根据自己的特殊需要而不是根据口腔医生或研究者的标准对证据提出需求,对不符合其愿望和喜好的有权拒绝其使用,病人对接受或拒绝证据有最终决定权,而其接受或拒绝证据的情况,正是研究者在更新其证据时需要参考的。

(三)循证口腔医学离不开口腔卫生政策的制订者参与

医疗决策者在分配医药卫生资源和服务中,起着决定性的作用,提高有限的医药卫生资源的使用效率,使之形成可持续发展的良性循环是其中心任务。要从宏观的高度合理制订相应的卫生政策,必须广泛征集和使用科学证据,组织循证医学队伍,形成循证医学氛围,成为循证医学倡导者,推广者。

(四)循证口腔医学离不开口腔医药、保健品、口腔设备及器材生产和流通商家的积极参与

及时汲取现代科学技术发展成果,不断创新和改进口腔器材技术水平,简化诊疗程序,不断开发新的疗效更好、不良反应更少更轻微、使用方便,价格低廉的新药,淘汰疗效低、不良反应重、使用不便或价格高昂的药品,更好地服务于临床,是口腔医疗器材及药品的生产经营厂商的中心任务,应密切关注有关科学证据,深入了解医患需要。而口腔医疗机构在选择产品时,也应根据循证原则进行采购,促进口腔医疗服务水平,使口腔病人就医更舒适便捷,诊断更准确,治疗更及时,花费更少而疗效更高。

简言之,用户参与是循证口腔医学存在和发展的动力,是循证医学知识得到及时转化,发挥其最大效益的关键一环。

第二节　用户参与循证口腔医学现状

根据四川大学华西口腔医学院循证口腔医学组于 2001 年对我国口腔医学领域知名专家、学者及学术带头人进行的循证实践(evidence-based practice)现状问卷调查,12 所大学中有 50% 为研究生或本科生开设了临床流行病学课程,25% 为口腔临床医师或医学生举办了循证医学讲座,只有 1 个大学为临床医师多次举办了循证医学学习班。近年来这种情况已经并正在发生转变,口腔卫生政策制订者、临床口腔医务人员和医学生正越来越多地认识到循证口腔医学的重要意义,逐渐熟悉和掌握循证医学方法,当然我们也应该清醒地认识到,循证实践真正普及到普通人群中并给他们带来好处,还有很长一段路要走。

尽管循证医学与用户存在着不可分隔的相辅相成的关系,它们之间仍存在着一些阻碍因素:

第一,在用户的认识上,用户自身的知识结构和对循证医学的了解程度参差不齐。中国循证医学中心教师曾对举办的 9 个全国性系统评价培训班的学员进行调查,学员涉及全国 18 个省市大型医院及医科大学的临床医师、科研人员和医学生,70% 介于 25～45 岁之间,近半数已获得了硕士或博士学位。他们表示参加正式培训前,对循证医学、Cochrane 协作网

和 Cochrane 系统评价了解不深;因为获得资料或信息困难、难以得到及时的面对面帮助、网络信息障碍等因素的影响,即使参加了培训,要独立完成一个系统评价仍感到困难,因此,有必要反复进行有关循证医学知识的教育和宣传。在循证口腔医学领域也面临着相同的问题。

第二,在课题的选择上,循证医学强调"以病人为中心",因而病人自身价值观和愿望应成为循证医学证据制作者关注的焦点。然而,由于病人缺乏足够的知识因而不能快速、有效地反馈信息,在病人和研究人员之间也缺乏相关沟通渠道和平台,导致系统评价的制作者难以选择更能符合用户急切需要的课题。

第三,在证据的获取上,尽管每天都有大量的最新的临床试验证据和系统评价产生,但繁忙的分散的用户仍然难以用最快的速度获取他们所关注领域的最新进展。

第四,由于语言障碍或交流途径(如网络的普及程度)的限制,循证医学证据在许多国家尚未能得到有效传播,尤其是那些母语非英语的发展中国家。

针对上述问题,Cochrane 协作网为用户提供了用户简报、用户网络、用户系统评价读者文摘等信息体系,为用户举办培训班,创办了 Cochrane 协作网用户网络(Cochrane consumer network);还成立了 Cochrane 用户与交流系统评价小组(consumer and communication review group)。中国循证医学中心也设计制作了用户健康信息简报和用户与健康的网页。口腔医学领域的用户可通过以上途径获取相应信息。此外,针对循证口腔医学在中国的现状,中国循证医学中心循证口腔学组将通过编写相关专著和科普教材,建立中国口腔医学临床试验注册资料库,举办各类用户培训班对用户进行系统评价制作方法上的指导,不断增强用户参与的深度和广度,推进循证口腔医学在我国的普及。

循证医学数据库是证据转化环节中的重要因素,是整合了病人需求及现代信息技术的循证医学知识库,也是最有效益的知识转化方式。目前我国口腔医学界尚未建立完备的、适应精准医学时代的循证口腔医学数据库。这个数据库的理想情况是及时汇总中国口腔疾病的基本生物学证据,包括微生物组学证据、蛋白组学证据及临床观察证据,能够与国内重要口腔疾病治疗中心的临床路径数据库甚至病人的电子病历通过网络链接,数据库可以提供临床指南、组学证据、临床及经济学效益的证据,解决诊治过程中存在的具体问题,在互动中收集证据用于实践后病人的效应测量值。因为数据库提供的证据是针对"平均"病人的,具体应用时要考虑病人的具体生理病理状、喜好等进行裁量,将这种因人而异的应用证据的结果进行反馈,将会丰富临床指南及其他重要证据的适用性信息。

第三节　循证医学证据的获取

想要及时获取最佳临床证据,就必须熟悉循证医学资源的分类,选择正确的检索方式获取循证医学证据。

一、循证医学资源的分类

列出了常见的循证医学证据的分类(表 29-1)。

表 29-1 循证医学临床证据分类

按研究方法分类	按研究问题分类	按用户需要分类	按获得渠道分类
● 原始研究证据	病因性研究证据	系统评价及 Meta 分析	公开发表的临床研究证据
临床随机对照试验	预防性研究证据	临床实践指南	灰色文献
队列研究	诊断性研究证据	卫生技术评估	正在进行的临床研究
病例 - 对照研究	治疗性研究证据	健康教育材料	
病例报告 / 系列	预后性研究证据		
● 二次研究证据			
系统评价及 Meta 分析			
临床实践指南			
卫生技术评估			

用户可通过循证医学资源获得循证医学证据,然而,在提供证据的易查易用性方面各循证医学资源存在着优劣之分,因此,有必要对其进行分类。Haynes 曾提出了循证医学资源的 "4S" 模型,并在随后根据循证医学的发展,提出了 "5S" 信息服务演进模型("5S" evolution model of information services:studies,syntheses,synopses,summaries and systems),帮助医学工作者选择合适的循证医学资源(图 29-1)。

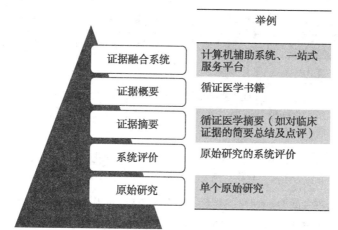

注:5S(自上而下):systems, summaries, synopses, systematic reviews, studies

图 29-1 循证医学资源的 5S 模型

在 "5S" 模型显示的各种循证医学资源中,位居上层的有三类证据,systems 是指与电子病历系统相结合的决策系统,针对病例的重要症状体征,可以在链接的临床指南决策系统中查找到对应的诊断和所有治疗选择,这意味着为用户一站式提供结合具体病例的诊断治疗建议,易于辅助临床决策。这种疾病一定是造成重大疾病负荷的疾病,有大量针对性的设计良好的原始研究,系统评价或 Meta 分析及临床指南,并需要投入人力及时收集文献保持其资源的更新状态。因此达到这种层面的病种资源较少,有待相应专业临床医务人员的循证医学实践的积累。

summaries 是指在整合证据的基础上针对特定临床问题提供概述与建议。也是可以与电子病历系统相链接的,也针对重要的症状体征或特定疾病与健康状态的集合,但缺乏上一级证据的系统性,也缺乏对证据的严格评价,但可及性较好。

synopses 是以非专业人士易于理解的语言书写的单篇文献的述评摘要。多见于循证医学杂志及网页。

以上三种类型都是经过特意筛选与组织的二次文献证据,用户可以通过简单的检索词迅速地。精准地找到相关证据。

Syntheses 是指系统评价或 Meta 分析,studies 是指原始研究,是未经特意筛选容易直接查到的文献资源。其优点是可以找到较新颖的研究证据,缺点是这些证据尚未经过严格评价(原始研究)或再评价(系统评价或 Meta 分析),散在于数据库中。用户最好优先使用位居上层的循证医学资源,从最高层开始,如果该层循证医学资源不足以回答研究者提出的临床问题时,才考虑使用下层循证医学资源。当然用户在获取和选择循证医学证据时也应该密切注意证据的质量及其方法的可靠性,是否是最好的,处于检索时间点的最高水平。比如,根据指南形成的证据整合系统应该保证指南来源的可靠性,并且这些指南应该都是基于最新的系统评价及业已经过严格评价的临床证据。

二、循证医学电子资源及简介

对于口腔循证医学的用户来说,了解具体的循证医学电子资源是必要的,下面列举与口腔医学研究相关的循证医学电子资源,并对重要者进行简单介绍(表 29-2)。

表 29-2 循证医学电子资源

资源名称	特点简介
证据整合系统	
ACP Smart Medicine (原 ACP PIER)	为美国内科医师协会推出的床旁决策辅助系统,采用树状结构,有循证推荐意见、结构化摘要及证据强度评价,每月更新。包括部分颌面外科相关内容,牙科相关内容较少
UpToDate	较为理想的口腔医学证据整合系统,有结构化的临床问题、循证推荐意见及推荐强度,基本涵盖了口腔医学的各个方面。目前已有中文版本
DynaMed	现今的 DynaMed 数据库是由 EBSCO 集团于 2005 年收购的。有自身的证据分级系统、对口腔医学问题有较多涉及,内容每周更新
Clinical Evidence	主要为治疗方面的证据,较少有推荐意见
证据概要	
StatRef	综合数据库,但是包含较多的循证医学参考书, 如:Dental Public Health and Research: Contemporary Practice for the Dental Hygienist,Dental Caries: The Disease and Its Clinical Management 等
Accessmedicine	综合数据库,但是包含较多的循证医学参考书
证据摘要	
National Guideline Clearinghouse(NGC)	由美国医疗保健研究与质量局推出的临床循证指南数据库,包含大量口腔医学相关循证指南

续表

资源名称	特点简介
National Institute for Health and Clinical Excellence（NICE）	NICE 由英国 NHS 设立,主要工作为制订指南,设定质量标准,管理英国国家数据库。其内有大量口腔医学相关的循证指南
ACP Journal Club	月刊,刊登临床证据的简要总结及专家评论
Evidence Based Medicine	双月刊,刊登临床证据的简要总结及专家评论
Evidence Based Dentistry	季刊,刊登口腔临床证据的简要总结及专家评论
系统评价	
Cochrane Labrary	由 Cochrane 协作网建立,包含有 Cochrane 系统评价数据库、其他系统评价数据库等
CRD 数据库	由英国约克大学牵头设立的数据库,包含有大量系统评价、经济学评价以及 Cochrane 系统评价
原始研究	
MEDLINE	美国国立医学图书馆生产的国际性综合生物医学信息书目数据库,存在多个入口,如 PubMed、OVID 等。主要特点为能够使用 MeSH 主题词进行主题检索
EMbase	由荷兰 Elsevier Science 出版公司建立的书目型数据库。能够使用 EMtree 进行主题检索
SCI	美国科学信息研究所在 1961 年创办出版的引文数据库。能够对搜索结果进行量化分析
Google Scholar	免费的文献搜索工具。包括来自所有研究领域的同级评审论文、学位论文、图书、预印本、摘要和技术报告
中国知网（CNKI）	包含期刊、硕士论文、博士论文、报纸、国内和国际重大会议论文、年鉴网络出版、专科论文的中文数据库
中国生物医学文献数据库（CBM）	CBM 收录 1978 年以来中国生物医学期刊,以及汇编、会议论文的文献题录,每月更新。能够像 MEDLINE 一样进行主题检索

三、用户获取循证医学证据应该注意的问题

在获取循证医学证据的过程中,用户应该注意以下问题:

（一）需要对代表性数据库有全面深入的了解

目前,数据库的数目及种类纷繁复杂,用户不必去了解所有的数据库,但是应该对"5S"模型中各层面至少一个数据库的特点有所了解。

（二）选择适宜的数据库

例如数据库的循证方法是否严谨、数据库的内容是否覆盖正在关注的研究领域、数据库的检索方式是否容易掌握、是否有该数据库的检索权限。

（三）严格保证所检索的证据为最佳证据

研究者在进行循证医学资源检索的过程中,应该注意已经检索到的证据是否是最佳的,即高质量证据,证据的整合、评价、分析过程是否符合循证医学的原则,受偏倚影响的程度。以此作为实践循证医学的基础。

（叶青松　李春洁　花　放）

参考文献

1. 叶青松,张鸣明.用户之窗:架设循证医学与用户之间的桥梁.中国循证医学杂志,2002,2(2):134-135

2. 于洁,张钰,张鸣明.Cochrane 协作网用户网络的翻译与传播.中国循证医学杂志,2010,10(9,增刊):33-34

3. 钟丽萍.循证医学信息服务及用户教育的构想.中华医学图书情报杂志,2005,14(6):39-41

4. 张鸣明.用户参与循证医学.中国循证医学杂志,2001,1(3):187-189

5. BAUER J G, CHIAPPELLI F. Transforming scientific evidence into better consumer choices. Bioinformation.2010,5(7):297-299

6. Department of Health. Research Governance Framework for Health and Social Care.London: Department of Health,2005

7. DICENSO A, BAYLEY L, HAYNES R B. Accessing pre-appraised evidence:fine-tuning the 5S model into a 6S model. Evid Based Nurs,2009,2(4):99-101

8. HAYNES R B. Of studies,syntheses,synopses,summaries,and systems:the "5S" evolution of information services for evidence-based health care decisions. ACP J Club 2006,145(3):A8

9. HAYNES R B. Of studies,syntheses,synopses,summaries,and systems:the "5S" evolution of information services for evidence-based healthcare decisions. Evid Based Nurs.2007,10(1):6-7

10. WYATT K, CARTER M, MAHTANI V, et al. The impact of consumer involvement in research:an evaluation of consumer involvement in the London Primary Care Studies Programme.Fam Pract,2008, 25(3):154-161

思考题

1. 循证口腔医学太学术化了,只有专业医师和研究人员才能参加,普通用户参不参与没多少意义。您认同这个观点吗? 为什么?

2. 用户可以通过哪些途径参与循证医学? 请结合自己的实际情况说明您可以参与哪些途径。

跋

从 1992 年 Gordon Guyatt 等在 JAMA 上发表第一篇循证医学（evidence-based medicine，EBM）文章，标志着循证医学的正式诞生至今已 24 年。EBM 在 24 年的探索与实践中逐渐形成了三个鲜明的特点：第一，提倡基于重要的卫生与健康问题进行研究，遵循证据进行医疗卫生决策，研究结果立足于应用，并进行后效评价，以止于至善。第二，遵循以人为本，质量至上的宗旨，提供方法保障，对所有涉及的工作进行全程质控。第三，临床研究证据生产的全过程由 WHO 国际临床试验注册中心负责统一管理，实施预注册，规范透明，全程监督；研究结果全球共享；研、学、产、用一体化推进，在科学快速处理海量信息方面取得了突破性进展，对紧急复杂的卫生与健康问题及时提出综合干预证据的能力和成就已为全球公认。

EBM 在解决问题的过程中逐渐实现的创新体现在：第一，提出了循证医学研究的四原则，即基于问题的研究、遵循证据的决策、关注实践的结果及后效评价止于至善。第二，系统研究医疗卫生研究证据的类型、生产、传播及应用的全过程，提出了证据分类分级的理念和标准，可按设计类型和涉及内容将证据进行分类；同类证据再按偏倚大小进行分级；同时为证据使用提出推荐意见和推荐强度。证据生产要求系统、全面、整合、转化、传播和创新；研究结论可以是肯定、否定或不确定，但都需要证据支撑。第三，提出循证实践的两个模式，即有证查证用证和无证创证用证，循证研究与转化巨细并重，已经被证实是行之有效的创新实践模式，促成了全球广泛的跨学科、跨地域合作。

Cochrane 协作网依靠周密顶层设计下的系统方法学创新和支撑，全员规范化培训，参加者自愿奉献的组织形式，带动全球 150 多个国家中数万名各有专长的志愿者参与。其培养出的人才，生产出的证据，在服务 WHO "Health for all"、联合国千年目标及各国深化医改和医学教育改革的过程中，做出了令人瞩目且不可替代的贡献，成为 WHO 的战略合作伙伴，在世界卫生大会拥有合法席位。

EBM 自身也在不断接受新挑战，不断在解决新问题的探索中完成自身的跨越，在"循证医学"、"循证预防医学"、"循证决策与管理"及"循证卫生体系与科学"方面不断创新，为当今各级各类健康相关大数据生产和应用、精准医学理念和技术的研发、转化留下了平稳的对接空间，贮备了人才和方法，也将成为实现 2030 健康中国国家战略最重要的方法学抓手，决策与实践证据的生产平台之一。

史宗道教授是最早参与中国循证医学培训、科研、教学、临床实践和国际合作的资深口腔医学专家和临床流行病学家。20 多年持之以恒，他丰富的口腔医学专业知识的积累，过硬的临床流行病学基础，一丝不苟的循证实践，使他赢得了国内、外循证医学专家的理解和支持。于 2003 年主编出版了人民卫生出版社《循证口腔医学》专著，入选 2004—2005 年度教育部学位管理与研究生教育司推荐的"研究生教学用书"，2007 年 4 月被全国高等医药教材建设研究会评选列入卫生部"十一五"规划教材。2008 年主编出版了人民卫生出版社《循证口腔医学》第 2 版，将于近期出版的《循证口腔医学》第 3 版在前两版的基础上增补更新。本书亦可作为我国口腔医学领域广大一线医、药、护、研、管工作者更新知识、循证实践的参考书。

27 年过去了，中国口腔医学已取得长足进步，循证口腔医学也已从无到有，从小到大。但本书一些关键章节仍采用了部分其它专业的实例，提示全球口腔医学的高质量证据生产还远远不能满足日益增长和提高的口腔医学临床实践的需求，衷心期望一代代我国口腔医学界的有识之士知之不足，奋起直追……

中国循证医学中心

李幼平

2019 年 7 月 7 日于成都

汉英对照索引

Q

R

S

T

W

X